全国高等医药院校药学类专业第六轮规划教材

医药电子政务

（供药学类专业用）

主　编　孟令全

副主编　闫冠韫　樊玉录　王素　雷超　袁静

编　者　（以姓氏笔画为序）

王　闯（沈阳药科大学）　　　　　　　　王　素（沈阳药科大学）

王秋力（沈阳药科大学）　　　　　　　　朱　虹（哈尔滨医科大学）

朱伟松（长春中医药大学）　　　　　　　刘丹丹（福建卫生职业技术学院）

闫冠韫（哈尔滨医科大学）　　　　　　　江雯雯（浙江药科职业大学）

孙婉萍（辽宁中医药大学）　　　　　　　李晓丹（漳州卫生职业学院）

杨菁郁（沈阳药科大学）　　　　　　　　连桂玉（沈阳药科大学）

陈　广（江西中医药大学）　　　　　　　陈玉文（沈阳药科大学）

林　琳（沈阳药科大学）　　　　　　　　罗　刚（沈阳药科大学）

周　莹（沈阳药科大学）　　　　　　　　孟令全（沈阳药科大学）

赵美眯（中国医科大学）　　　　　　　　段　屹（吉林医药学院）

袁　静（澳门大学药品监管科学研究中心）　袁小量（沈阳药科大学）

雷　超（广东药科大学）　　　　　　　　樊玉录（上海健康医学院）

霍丽丽（黑龙江中医药大学）

中国健康传媒集团

中国医药科技出版社 ·北京

内 容 提 要

本教材是"全国高等医药院校药学类专业第六轮规划教材"之一，较系统地介绍了医药电子政务的理论架构，分为理论基础篇、药品专业篇和其他医药产品专业篇。以贴近使用者的视角，按医药产品全生命周期监管的理论，贯穿医药产品监管的新理论、新方法、新智能，围绕医药产品的研发注册、生产、经营、使用、监管等展开，提升医药监管服务的能力，便捷药事组织活动顺利开展。教材突出医药电子政务理论的同时兼具实务，具有可操作性。本教材为书网融合教材，即纸质教材有机融合电子教材、教学配套资源（PPT、视频等）、题库系统、数字化教学服务（在线教学、在线作业、在线考试），使教学资源更加多样化、立体化。

本教材内容新颖、丰富、全面，切合医药行业的从业者需求，适合于从事医药产品研发注册、生产、经营、使用感兴趣的人员参考阅读，同时可以作为高等院校药学类专业学生全面了解医药产品监督管理的第一手教材使用。

图书在版编目（CIP）数据

医药电子政务 / 孟令全主编. -- 北京：中国医药
科技出版社，2025. 7. -- ISBN 978-7-5214-5423-9

Ⅰ. R199.2-39

中国国家版本馆 CIP 数据核字第 2025U859T5 号

美术编辑 陈君杞
版式设计 友全图文

出版　**中国健康传媒集团** | 中国医药科技出版社
地址　北京市海淀区文慧园北路甲 22 号
邮编　100082
电话　发行：010 - 62227427　邮购：010 - 62236938
网址　www.cmstp.com
规格　889mm×1194mm $^1/_{16}$
印张　21
字数　596 千字
版次　2025 年 7 月第 1 版
印次　2025 年 7 月第 1 次印刷
印刷　北京印刷集团有限责任公司
经销　全国各地新华书店
书号　ISBN 978 - 7 - 5214 - 5423 - 9
定价　69.00 元

获取新书信息、投稿、为图书纠错，请扫码联系我们。

出版说明

"全国高等医药院校药学类规划教材"于20世纪90年代启动建设。教材坚持"紧密结合药学类专业培养目标以及行业对人才的需求，借鉴国内外药学教育、教学经验和成果"的编写思路，30余年来历经五轮修订编写，逐渐完善，形成一套行业特色鲜明、课程门类齐全、学科系统优化、内容衔接合理的高质量精品教材，深受广大师生的欢迎。其中多品种教材入选普通高等教育"十一五""十二五"国家级规划教材，为药学本科教育和药学人才培养作出了积极贡献。

为深入贯彻落实党的二十大精神和全国教育大会精神，进一步提升教材质量，紧跟学科发展，建设更好服务于院校教学的教材，在教育部、国家药品监督管理局的领导下，中国医药科技出版社组织中国药科大学、沈阳药科大学、北京大学药学院、复旦大学药学院、华中科技大学同济医学院、四川大学华西药学院等20余所院校和医疗单位的领导和权威专家共同规划，于2024年对第四轮和第五轮规划教材的品种进行整合修订，启动了"全国高等医药院校药学类专业第六轮规划教材"的修订编写工作。本套教材共72个品种，主要供全国高等院校药学类、中药学类专业教学使用。

本套教材定位清晰、特色鲜明，主要体现在以下方面。

1. 融入课程思政，坚持立德树人 深度挖掘提炼专业知识体系中所蕴含的思想价值和精神内涵，把立德树人贯穿、落实到教材建设全过程的各方面、各环节。

2. 契合人才需求，体现行业要求 契合新时代对创新型、应用型药学人才的需求，吸收行业发展的最新成果，及时体现2025年版《中国药典》等国家标准以及新版《国家执业药师职业资格考试考试大纲》等行业最新要求。

3. 充实完善内容，打造精品教材 坚持"三基五性三特定"，进一步优化、精炼和充实教材内容，体现学科发展前沿，注重整套教材的系统科学性、学科的衔接性，强调理论与实际需求相结合，进一步提升教材质量。

4. 优化编写模式，便于学生学习 设置"学习目标""知识拓展""重点小结""思考题"模块，以增强教材的可读性及学生学习的主动性，提升学习效率。

5. 配套增值服务，丰富学习体验 本套教材为书网融合教材，即纸质教材有机融合数字教材，配套教学资源、题库系统、数字化教学服务等，使教学资源更加多样化、立体化，满足信息化教学需求，丰富学生学习体验。

"全国高等医药院校药学类专业第六轮规划教材"的修订出版得到了全国知名药学专家的精心指导，以及各有关院校领导和编者的大力支持，在此一并表示衷心感谢。希望本套教材的出版，能受到广大师生的欢迎，为促进我国药学类专业教育教学改革和人才培养作出积极贡献。希望广大师生在教学中积极使用本套教材，并提出宝贵意见，以便修订完善，共同打造精品教材。

中国医药科技出版社

2025 年 1 月

数字化教材编委会

前　言

随着信息技术的广泛应用以及全球各国政府创新能力的增强，政务活动呈现出明显的电子化趋势，从而产生了电子政务。在电子政务时代，信息技术不仅促进了政府事务管理，还影响着政府事务管理的组织结构、事务程序、人员技能、与公众沟通的方式等业务程序再造，实现了信息发布、电子监管和网络办公管理格局，驱动一个效率更高、成本更低、服务更好、办事透明、更加智能的电子政府。

2009年，中国启动新一轮医药卫生体制改革，明确提出推进医药卫生信息化建设，促进了医药电子政务的发展。2016年以来，随着"互联网＋政务服务"战略的推进，医药电子政务进一步得到深化，提升了医药管理服务的便捷化、高效化、透明化和智能化水平。近年来，政府工作报告和党的二十大报告中都明确强调全面推进"互联网＋"，打造数字经济新优势；数字技术与实体经济加速融合，加强数字政府建设，推动政务数据共享；建设数字中国是数字时代推进中国式现代化的重要引擎，是构筑国家竞争新优势的有力支撑。因此，医药电子政务快速建设，并有向网络化、智能化、服务化、协同化方向发展的趋势。

本教材力求充分反映近几年来医药电子政务管理理论的最新研究成果，围绕药品全生命周期监管，在架构体系上力求层次清晰、逻辑完整、深入浅出、通俗易懂，从以下几个方面重点研究。

1. 医药电子政务理论基础篇　主要介绍医药电子政务绪论、医药电子政务的应用与发展、医药电子政务系统、医药电子政务系统的技术保障、医药电子政务系统的安全保障和医药电子政务法律制度。

2. 药品电子政务理论专业篇　主要介绍药品研制与注册电子政务应用，药品生产电子政务应用，药品经营电子政务应用，药品使用电子政务应用，药品上市后管理电子政务应用，药品价格、广告电子政务应用，特殊管理药品电子政务应用，执业药师管理电子政务应用和药品智慧监管。

3. 医疗器械、化妆品、保健食品电子政务理论专业篇　主要介绍医疗器械电子政务应用、化妆品电子政务应用和保健食品电子政务应用。

本教材在编写过程中参考了许多学者的研究成果和各医药电子政务网站、平台系统及网络教程资料，对这些学者、网络资料的作者以及网站、系统的开发建设者表示衷心的感谢，并向所有关心、支持和帮助过本书编写、出版工作的各位领导和同仁致以诚挚的谢意。

受编写周期与客观条件所限，书中难免存在疏漏与不足之处，恳请读者不吝指正。我们将持续完善内容体系，不断提升教材质量，力求使读者满意。

编　者
2025 年 3 月

目 录

第三篇　医疗器械、化妆品、保健食品电子政务理论专业篇

第一章　医药电子政务绪论

PPT

1. 通过本章学习，应能掌握电子政务的定义、实质，医药电子政务的内涵；熟悉医药电子政务的重要性、电子政务的基本应用模式；了解电子政务兴起的背景。

2. 具有了解电子政务及相关领域与发展趋势、医药电子政务发展方向和行业需求的能力，具有自主获取知识、比较分析和辩证的思维能力。

3. 树立公共服务意识，创新精神和社会责任感及客观理性的信息素养。

第一节　电子政务的兴起

随着信息技术的广泛应用以及全球各国政府创新能力的增强，政务活动呈现出明显的电子化趋势，从而催生了电子政务。电子政务是在现代信息技术快速发展及其在社会各领域广泛应用的基础上兴起的一场重大社会变革，作为现代信息技术与政府管理结合的产物，其产生和发展是由多种因素共同作用的结果。其诞生与发展植根于深远的社会背景之中，其中信息技术革命和政府改革运动对电子政务的兴起起到了关键性的作用。

一、信息技术革命与电子政务的兴起

信息技术是指应用信息科学的基本原理和方法研究信息的产生、收集、交换、存储、传输、显示、识别、提取、控制、加工和利用等方面的技术。在当代社会，信息技术的飞速进步深刻影响着人类社会的诸多领域，其技术的先进程度、应用的普及范围及实际运用情况，已经成为评价一个国家现代化发展水平的关键指标。这种因信息技术发展而导致的变革被称为信息技术革命。目前，人类已经历了以电子计算机为核心的第一次信息技术革命和以互联网为核心的第二次信息技术革命，正在经历以物联网、云计算、移动互联网和大数据等为代表的第三次信息技术革命。

随着信息技术的持续创新和信息产业的蓬勃发展，全球的经济与社会发展呈现出明显的信息化特征。信息经济成为主要的竞争领域，信息产业成为推动全球经济持续发展的主要动力。深刻的社会基础环境变化要求政府必须适应信息化的挑战，持续进行创新并构建新的运作模式，政府活动开始全面地向网络环境转移，信息技术应用在提高行政效能、改善政府服务、扩大民主参与等方面的作用日益显著，电子政务应运而生。

信息技术革命促使各国政府改革其管理模式，并为这一改革提供了必要的技术基础。技术革新成为推动政府管理改革动力和支持体系。电子政务的实施是技术进步对政府服务方式改革的一种必然要求。

二、政府改革运动与电子政务的兴起

美国学者 B·盖伊·彼得斯在《政府未来的治理模式》中指出"政府改革是一个持续不断的过程，而且可以肯定的是，只要政府存在，这一过程就永远不会停止。"从 20 世纪 80 年代开始，美国、英国等西方发达国家在经历经济危机和社会发展的停滞后，启动了一场大规模的政府再造运动。这场改革由英国的撒切尔政府和美国的里根政府率先推行，后扩展至全球多数发达国家，形成了一股政府改革的潮流。进入 20 世纪 90 年代，随着信息技术的快速发展，政府改革获得了新的技术支撑，信息技术革命与政府改革的结合进一步促进了全球政府改革的进程。

"政府再造"（又称"重塑政府"）这一概念源自美国学者戴维·奥斯本和特德·盖布勒的理论，他们在《改革政府：企业家精神如何改革着公共部门》一书中，借鉴企业管理的原则，提出了 10 条著名的重塑政府的改革思路，其主要内容包括：①起催化剂作用的政府，掌舵而不是划桨；②社区拥有的政府，授权而不是服务；③竞争性的政府，把竞争机制注入提供服务中去；④有使命感的政府，改变照章办事的组织；⑤讲究效果的政府，按效果而不是按投入拨款；⑥受顾客驱使的政府，满足顾客的需要，而不是官僚政治的需要；⑦有事业心的政府，有收益而不浪费；⑧有预见的政府，预防而不是治疗；⑨分权的政府，从等级制到参与和协作；⑩以市场为导向的政府，通过市场力量进行变革。这种改革旨在构建一个富有企业家精神的政府，即通过引入企业化体制来替代传统的官僚体制。其核心思想是创建一个能够持续自我完善和创新的公共组织和体制，而非依赖外部力量推动改进。这种创新与改革的精神是政府再造的核心。可见，政府再造是一场公共行政系统的革命，它将企业管理的理念注入政府机构，摒弃传统政府全能全控的观念，转而建立以服务为导向、以公众为中心的新型政府治理模式。这样的改革期望实现效率的提升和政府服务的简化，使之更加便民、高效。

1993 年，深受《改革政府：企业家精神如何改革着公共部门》一书影响的克林顿政府提出了利用现代信息技术重塑政政府的目标，并宣布新一届政府将是一个电子政府。美国由此成为世界上最早将现代信息技术应用于政府管理，并倡导电子政务发展的国家。继而，克林顿政府推出了国家信息基础设施计划，激发了全球信息化建设的热潮，促使各国政府纷纷投身于电子政务的建设之中。1995 年，加拿大在其政府改革蓝图中强调，信息技术不仅能提升政府公共服务水平，还能显著降低相关费用。随后，加拿大政府在教育、就业、医疗、电子采购、企业服务、税务等多个领域推行的电子服务取得了显著成效。1997 年，法国启动了电子政务建设工作，其先进程度使得普通民众甚至可以通过电子邮件直接与总统进行联系。英国政府在深入考虑政府服务变革和成本削减后，也决定利用信息技术来改革公共服务部门，旨在为公众提供更优质的服务，同时通过减少政府开支为所有纳税人带来利益。英国政府发布了《现代化政府白皮书》《21 世纪政府电子服务》和《电子政务协同框架》等政策规划文件，进一步实现其设定的政府电子服务目标。我国的电子政务发展最早可追溯到 20 世纪 70 年代计算机在政府经济计划和统计汇总等方面的应用，进入 20 世纪 90 年代，建设重点放在了"金桥""金关""金卡"等"三金"工程的建设上。2005 年，国家信息化领导小组第五次会议审议通过了《2006—2020 年国家信息化发展战略》，提出围绕提高治国理政能力，推行电子政务。2007 年，党的十七大提出"加快行政管理体制改革，建设服务型政府"的战略任务，同时，党的十七大报告中提出要"推行电子政务，强化社会管理和公共服务"，为政府改革确立了基本的任务方向，特别强调了电子政务在政府改革进程中的重要作用。作为国家信息化战略的核心内容，推进电子政务的发展成为中国政府管理改革创新中的一项至关重要的战略任务。

综上所述，政府改革不仅是各国电子政务发展的重要环境背景，还是电子政务发展的内在动因之一。

三、医药电子政务的兴起

20 世纪下半叶，计算机和互联网技术的迅速发展为电子政务提供了技术基础。信息技术的进步使得数据处理和通信效率大幅提升，为政府服务转型提供了可能。随着全球化进程加速，跨国健康问题如传染病防控、医疗资源共享等要求政府提高医疗卫生管理的效率和透明度，这些问题的解决迫切需要信息技术的支持和国际间的协作。世界卫生组织（World Health Organization，WHO）自 1948 年成立以来，一直在推动全球卫生事务，包括促进成员国提高医疗保健系统的效率。进入 21 世纪后，WHO 加大了对电子卫生（eHealth）的推广力度，间接推动了医药电子政务的发展。1993 年，美国国家绩效评估委员会（National Performance Review，NPR）提出系列报告，其中《运用信息技术再造政府》强调利用信息技术来"革新"政府，明确提出电子政府概念，其中涉及的信息化理念和实践对医药电子政务有重要启示。该报告强调信息技术在提升政府服务效率方面的作用，为后续医药电子政务概念提出提供了理论基础。20 世纪末至 21 世纪初，美国通过一系列政策和措施推进医药电子政务，如推动全民上网和深化政府服务公众的新理念，对全球医药电子政务的发展产生了积极影响。英国作为全球数字政府建设的佼佼者，一直致力于推进政府数字化转型。自 2012 年起，英国政府就通过《数字政府战略》大力推动电子政务服务的发展。英国药品和健康产品管理局（Medicines and Healthcare products Regulatory Agency，MHRA）作为独立的药品和医疗器械监管机构，负责相关领域的电子化管理。GOV. UK 作为英国政府在线门户网站，集中了各类政府服务，MHRA 也通过该平台提供药品审批、监管、信息查询等服务，方便公众和企业使用。MHRA 还提供智能问答系统，解答公众关于药品审批和监管的问题，采用相关技术处理药品注册申请和技术文档，提高审批速度，实现了药品审批、监管和公众互动的数字化。

中国自改革开放以来，随着经济的快速发展，人们对医疗卫生服务有了更高需求。随着人口老龄化趋势的加剧及慢性病患病率的上升，中国面临巨大的公共卫生挑战，这些挑战迫切需要通过电子政务等信息化手段来提高医疗服务和管理的效率。如何通过信息化手段提升医药卫生管理的效率和水平提到政府的议事日程。2009 年，中国启动新一轮医药卫生体制改革，明确提出推进医药卫生信息化建设，促进了医药电子政务的发展。国内学者和政策制定者结合中国国情和医药卫生改革的需求，提出了利用信息技术改进医药管理和服务的理念。相关论文和政策文件从 2000 年左右开始出现，逐步明确了医药电子政务的概念和发展方向。随着新医改方案的实施，医药电子政务得到了快速发展。2016 年以来，随着"互联网＋政务服务"战略的推进，医药电子政务进一步得到深化。政府不断推动在线医疗服务和电子健康档案的建设，提升了公共卫生服务的便捷性和效率。

综上所述，无论是国际还是国内，医药电子政务的兴起都是应对日益增长的医疗健康需求和信息技术快速发展的结果。随着技术的不断进步和政策的支持，医药电子政务将继续扩展其功能和服务范围，为公众提供更加高效、便捷的医药卫生服务。

第二节　医药电子政务的内涵与重要性

一、电子政务的定义与实质

电子政务的概念来自 1993 年美国总统办公室发布的报告《运用信息技术再造政府》，该报告强调，政府应运用信息技术再造政府，以提高行政效率。电子政务由英文"electronic government"翻译而来，简称"E‑Government"，它的字面意思是"电子政府"。2001 年 12 月，中国国家信息化领导小组第一次会议上确定把 E – Government 翻译成"电子政务"而不是"电子政府"。

(一) 电子政务的定义

目前电子政务并没有公认的定义,国内外学者从各自角度对电子政务进行了界定。世界银行在2001年发布的《电子政务与世界银行》报告中将其定义为:政府机构运用信息通信技术(例如局域网、互联网和移动计算等)来改变其与公民、企业及其他政府部门的互动方式。经济合作与发展组织(Organization for Economic Co – operation and Development,OECD)对电子政务的理解与此相符,将其描述为利用信息通信技术,尤其是互联网,以实现更优质的政府服务。这种定义侧重于政府如何运用信息通信技术,并凸显了信息通信技术在政府运作中的工具性作用。

在 2002 年,联合国经济及社会理事会对电子政务的定义进行了如下阐述:电子政务是指政府利用密集型和战略性的信息通信技术手段,在公共管理领域中提升行政效率、增强透明度、优化公共政策及其决策的科学性,以及促进政府与政府、政府与社会、社区以及公民之间的良性互动,从而提升公共服务水平并鼓励更广泛的社会参与。这一定义不仅聚焦于信息技术的运用,还强调了电子政务作为一个全面现代化公共管理体系转型过程的重要性。

联合国在《世界公共部门报告(2003):处在十字路口的电子政务》中对电子政务定义如下:电子政务是指政府应用信息通信技术以实现其内部和外部之间关系的转型。在政府事务中,信息通信技术的集成并不是为了改变政府的基本职能和义务,如保持其有效性、合法性、透明度和责任感,而是为了增强政府的执行能力,满足社会对政府的期待。这种定义突出了采用信息通信技术的目的,即为了优化政府的运作效率并满足公众对政府服务的期待。

国内学者对电子政务也提出了许多不同的观点,根据政务实施主体的不同,电子政务的概念也有广义与狭义之分。广义的电子政务涉及所有国家机构,如汪玉凯教授认为,电子政务指公共管理组织在政务活动中全面运用现代信息技术和网络技术进行办公管理和为社会提供服务;学者赵国俊认为,电子政务是指各种公务机构通过广泛应用现代信息技术,推动政务活动方式的变革,提高行政效率,发展民主决策进程,向社会提供优质、规范、透明的管理与服务的过程与结果;学者李粟燕认为,电子政务指国家各级各类机关运用现代信息技术转变传统工作模式,为社会公众及自身提供高效、优质、廉洁的治理和服务而进行的各种政务活动与行为的总称。上述三个定义中电子政务实施的主体依次是"公共管理机构""公务机构""国家各级各类机关",显然政府只是实施主体的一部分,但值得注意的是,政府始终是电子政务的核心主体,因此以上定义都是从广义上对电子政务作出的界定。从更广泛的意义上说,政务是指与国家政权有关的所有公共事务,因此,在中国,党委、人大、政协、法院、检察院系统的信息化也可以纳入电子政务的范畴。

狭义的电子政务指的是政府部门通过广泛运用计算机、互联网、移动通信等现代信息技术来进行行政管理活动,并利用这些信息化手段向企业、事业单位、社会团体和公众提供所需的公共产品和服务。它是现代信息技术与行政管理(或政府管理)相结合的结果。这里的政府部门主要指各级政府的组成部门,如国务院组成部门中的国防部、国家中医药管理局、国家疾病预防控制局、国家药品监督管理局(简称国家药监局)、国家医疗保障局、国家卫生健康委员会、工业和信息化部、应急管理部等。狭义的电子政务可以简单地理解为电子信息技术在各个部门的垂直应用,如市场监督管理局为企业办执照,进行企业年检和审核等。本书主要在狭义的意义上使用电子政务的概念。

(二) 电子政务的相关概念

1. 政府信息化与电子政务　在现代政府治理中,政府信息化与电子政务紧密相连,两者在概念上有所交叉。政府信息化主要指政务活动的信息化过程,即政府实施信息化建设,并推动电子政务的发展。一方面,政府信息化为电子政务提供了基础数据和决策支持;另一方面,电子政务的推进也促进了政府信息化水平的提升。"政府信息化"强调的是过程，而"电子政务"是其结果。

2. 电子政务与电子商务 电子商务是利用电子网络平台进行商业活动的方式，它集成了广告宣传、咨询洽谈、网上订购、网上支付、电子账户管理、服务传递、顾客反馈征集以及交易管理等多重功能。电子商务和电子政务的实施主体各不相同：在电子商务中，实施主体为企业；而在电子政务中，实施的核心主体为政府。电子政务旨在通过信息技术的应用，创新政府管理方式，以提升政府对公众的服务能力，实现政府内部、跨部门以及与社会的管理和服务的一体化。这涉及政府自身管理职能的实现和对公众服务水平的提升。与之相对，电子商务则以追求盈利为核心目标，致力于吸引客户，利用技术优势改善企业与顾客间的互动，以扩大市场影响力和寻求利润最大化。

3. 电子政务与数字政府 数字政府是随着"数字地球"和"数字城市"等概念的提出在电子政务领域的一个新理念。它指的是一个具备数字化、网络化、智能化和可视化特点的政府形态。党的十九届四中全会在《中共中央关于坚持和完善中国特色社会主义制度 推进国家治理体系和治理能力现代化若干重大问题的决定》中提出"建立健全运用互联网、大数据、人工智能等技术手段进行行政管理的制度规则。推进数字政府建设"。从狭义上讲，数字政府涉及空间信息技术如遥感、全球定位系统、地理信息系统在政府部分领域的运用，例如规划、建设、国土资源、农业、水利、交通、公安等。广义的数字政府就是电子政务。

（三）电子政务的实质

电子政务作为现代信息技术与政府管理相结合的产物，主要是通过电子手段完成行政目的，着重点在政务。可以从以下三方面把握电子政务的实质。

1. 电子政务覆盖政务活动的全过程 电子政务不仅仅是将信息技术应用于政府的某一方面或环节，而是涉及政务活动的各个环节，包括政策制定、执行和监督等。这意味着从政府内部的行政管理到对外的公共服务，都通过电子化手段进行优化和提升。在范围上，电子政务已经超越了传统的行政管理边界，深入到社会需求的形成和实现领域，与社会信息化紧密融合。通过信息化的政府服务体系与社会公众和法人进行互动，将社会公益、社会福利、社会保障等社会事业纳入其服务范畴，体现了政府对民众福祉的全方位关注。电子政务是政务领域整体信息化的体现，它通过信息技术的应用，实现了对政务活动全过程的覆盖和改造，极大地提升了政府管理的现代化水平，增强了政府的服务能力和透明度，促进了政府与公众之间的互动和信任。

2. 电子政务是一种全新的政府管理理念 电子政务并非仅仅是传统政务模式与电子技术的简单结合，它是由现代信息技术的广泛应用所引发的一场政务活动的重大变革，通过电子化手段提升政府管理和服务的整体水平。作为社会信息化进程的一个重要组成部分，电子政务不仅体现了信息技术在政府管理中的深度运用，更代表了政府职能转变和体制机制改革的新阶段。适应信息时代的发展需求，电子政务通过技术赋能来提升政务服务的质量和效率，从而更有效地实现政府服务公众的宗旨。电子政务推动了传统政府管理形态向更加高效、透明、参与式的方向发展，形成了一种全新的政府管理理念，它是对传统政府运行模式的一种根本性变革。

3. 电子政务是推动政务方式变革的信息化过程 随着社会信息化程度的提高，社会信息环境的快速变革对政府的管理体制、治理结构、效率水平、信息与服务方式等方面构成越来越大的变革压力，并提出挑战。政府网站建设正是为了应对这些挑战而采取的关键措施之一。通过政府网站建设，提升了政府信息服务的有效性和便捷性，加强了政府服务的公众导向。为进一步提高政府信息服务的统一性、透明度和便利性，政府部门之间需要破除传统的职权壁垒，实现信息共享，促进业务协同，统一办事流程，在后台进行业务整合，构建基于网络的整体性政府。这是电子政务推动政府服务方式变革的核心路径和基本方向。

二、医药电子政务的内涵

国内学者陈玉文较早对医药电子政务的内涵进行了探讨，认为医药电子政务是医药行政部门在其管理和服务职能中借助现代信息技术、以计算机网络为平台而进行的政务活动。它不仅意味着医药行政部门信息的进一步透明和公开化，还意味着医药行政部门通过网络来管理其所管辖的医药卫生公共事务，实现政府组织结构和工作流程的重组优化，超越时间、空间和部门分隔的限制，建成一个精简、高效、廉洁、公平的政府运作模式。

国内学者杨莉等进一步研究指出，医药电子政务的概念是电子政务在医药领域的延伸，其实质是药监部门体制改革，为社会提供规范、透明、高效的管理和服务，并将医药电子政务内涵概括为：运用计算机、网络和通信等现代信息技术手段，实现药监部门组织结构和工作流程的优化重组，超越时间、空间和部门分隔的限制，建成一个简捷、高效、廉洁、公平的运作模式，以便全方位地向社会提供优质、规范、透明、符合国际水准的管理与服务。同时期的其他研究者也从药品监督管理的视角将医药电子政务概括为：通过运用现代信息和通信技术，各级药品监督管理部门能够在互联网平台上实现管理和服务的集成，打造一个简化、高效、清廉及公平的行政运作体系。向社会提供高质量、全面、标准化且透明的服务与管理，确保符合国际标准的要求。

医药电子政务可以概括为内部利用和外部联系两个主要方面。在内部，政府部门通过先进的网络信息技术平台实现办公自动化、信息传递的快速化、决策的科学化、管理的信息化以及流程的高效化。在外部，政府部门通过网络信息技术平台与社会各界的单位及个人进行信息共享和管理高效化，从而实现信息的快速广泛传播、服务范围的扩大、政府办事效率的提高以及政务公开与医药市场监管功能的加强。

三、医药电子政务的重要性

医药电子政务是现代医药监管体系中的重要组成部分，对提升药品监管效能、保障公众用药安全、推动医药行业健康发展具有重大意义。在新技术的支撑下，电子政务已成为现代医药监管不可或缺的一部分，对于提升国家治理能力和服务水平具有深远影响。

（一）提升药品监管效能

医药电子政务通过整合药品监管的各项业务，实现在线办理和数据共享，从而提升公共服务的效率和便捷性，大幅提高药品监督管理的效能。例如，国家药监局智慧监管平台链接监管大数据中心，为各级药品监管机构提供便利的数据查阅和获取渠道。药品注册电子申报系统的上线使得化学药品和生物制品的上市许可申请能够按照电子通用技术文档进行在线申报，提高了审评审批效率。

（二）有效预防和控制药品风险

利用大数据和云计算技术等现代化信息管理手段，可以实现对药品全生命周期的实时监控和精准管理，通过建立风险模型实时监测分析、动态预警，提高对风险因素的感知、预测和防范能力，从源头上加强对药品安全的监控，并通过实时数据分析实现事前预警，有效防控药品安全风险，使医药商品的质量和临床用药安全有可靠的保证。如北京市药品监督管理局（简称北京市药监局）建立的疫苗等高风险品种生产智慧监管系统，有效提高了风险早发现、早处置能力。

（三）推动医药产业的信息化、标准化发展

通过构建数据中心，实现药品监管数据资源的整合共享，打破"信息孤岛"，提升数据共享的便利性和效率。如国家药品智慧监管平台2.0版通过统一身份认证和用户及单点登录等功能与省级智慧监管

子平台连接，实现用户层面的互联互通。改善营商环境和提供高效的政策服务供给，如"一网通办"，激发药品市场主体的创新与发展活力，推动医药产业的信息化、标准化发展。

第三节　医药电子政务的模式

一、电子政务的应用模式

电子政务的应用模式按照对象划分可以分成四种：政府间的电子政务、政府对企业的电子政务、政府对公民的电子政务、政府与公务员间的电子政务。

（一）政府对政府的电子政务

政府对政府的电子政务（Government to Government，G2G）是政府间电子政务应用模式，是电子政务的基础工程，涵盖政府内部、上下级政府、不同政府部门以及不同政府间的电子政务活动。这些活动涉及四种不同工作关系的政府机构，可归纳为政府机关内部和政府机关之间的电子政务两种形式。G2G的目标是提升政府内部协作和信息共享，强化政府间合作，提高政务处理效率。通过数字化和自动化手段，加强部门间的沟通与协同，优化政务服务，推动政府改革与现代化，推动国家治体系和治理能力的现代化。G2G电子政务的主要内容包括以下几个方面。

1. 政府内部办公自动化　是一种利用内部的办公自动化系统来辅助政府的日常管理和办公流程。通过这一系统，各个政府机构能够在统一的网络平台上进行信息传递和业务处理，促进政府资源的共享与科学决策，从而显著提升政府的工作效率和业务处理能力。

2. 电子公文系统　借助网络技术实现公文的流转，通过保证信息安全，在政府上下级和不同部门之间传递政府公文，如报告、请示、批复、公告、通知等，以加快政府公文处理的速度。

3. 电子化人力资源管理　包括电子化招聘、在线培训和电子化沟通等内容。这标志着对传统的基于纸质档案的管理模式的重要改革。例如，通过在线招聘平台，政府部门能够更快捷地发布职位信息、筛选简历并安排面试，从而显著提升招聘流程的效率；在线学习系统使得员工可以灵活地接受培训，进而提高整体工作效能。这些电子化手段不仅提升了人事管理的效率，还在减少管理成本方面起到了至关重要的作用。

4. 电子监察系统　通过计算机网络和其他信息技术手段建立，为行政监察机关提供有效工具来监督行政部门在行政审批过程中的执行情况。该系统的核心功能涉及对行政审批流程进行综合监控、程序审查、时间限制监控、费用审查、预警和错误纠正及绩效评估等。例如，如果某个审批过程超出了既定的时间限制，系统可以自动发出预警，促使相关部门及时处理。同时，该系统还能向公众和企业提供行政审批相关的信息服务，比如审批状态查询、所需文档清单和审批指南等，从而提高了政府工作的透明度和公众参与度。

5. 电子法规政策系统　提供所有政府部门和工作人员所需的各项法律、法规、规章、行政命令和政策规范，以确保所有政府机关和工作人员能够依法行事。

6. 网络绩效评价系统　根据设定的任务目标和标准对政府各部门绩效进行科学测量与评估。该系统支持量化考核、远程评估及横向、纵向比较，确保考核的科学性、公平性和公正性，以实现有效的激励与监督效果。

7. 电子培训系统　为政府工作人员提供综合性和专业性网络教育课程，特别是信息技术相关的专业培训。政府工作人员可以灵活地通过网络进行注册，参与培训课程和考试。

（二）政府对企业的电子政务

政府对企业的电子政务（Government to Business，G2B）是政府与企业之间通过互联网建立的一种数字化业务联系，旨在提高政府与企业之间的沟通效率。在 G2B 模式下，政府通过电子化网络系统为企业提供各种公共服务。G2B 模式的目标是打破政府各部门之间的壁垒，在实现资源共享的基础上，为企业提供快速且高效的信息服务，简化管理流程和审批手续，提高办事效率，减轻企业负担，为企业的发展提供良好的环境。G2B 覆盖了从企业诞生、执照办理、工商管理、纳税到企业停业破产整个企业生命周期的信息配套服务。G2B 的主要内容包括以下几个方面。

1. 政府的电子采购系统　主要利用互联网在全球范围发布政府采购的商品和服务信息，旨在为国内外的企业提供公平的参与机会。这种系统特别有利于中小企业参与政府合同的竞争，从而拓宽它们的发展机会。此外，电子化采购还能显著降低政府及企业的招投标成本，并缩短整个招标过程的时间。例如，通过在线采购平台，企业可以直接下载招标文件、提交报价和参与电子开标过程，而政府部门也能更高效地管理和评审投标文件，优化资源配置。

2. 电子税务　企业通过政府的税务网络系统，在办公室或家中轻松完成税务登记、申报、税款支付以及查询税收公告和了解最新的税收政策等业务。这种在线服务不仅为企业提供了便利，还帮助政府降低了运营成本。例如，通过电子税务局平台，企业可实时填写和提交税务表格，及时缴纳税款，并且可以随时查看相关的税务信息和更新，大大提高了办税效率并减少了纸质文档的使用。

3. 企业电子证照办理　企业利用互联网平台申请办理各类证件和执照，有效缩短了办证周期并减轻了企业的负担。以企业营业执照为例，从申请到发放的流程得到了简化，包括年检、登记项目变更、核销等环节也更加高效。同时，统计证、土地和房产证、建筑许可证、环境评估报告等相关证件和审批事项的办理也变得更加便捷。这一变革不仅提升了政务服务的效率，还为企业提供了更优质的营商环境。

4. 信息咨询服务　改变政府职能，增强服务意识，提高政府服务水平是今后政府改革的重要方向。政府各部门应高度重视利用网络手段为企业提供各种快捷、高效、低成本的信息服务。例如：商标注册管理机构可以提供已注册商标的数据库供企业查询；科技成果主管部门可以把有待转让的科技成果在网上公开发布；质量监督检查部门可以把假冒伪劣的产品及其生产企业名录在网上公布，以保护有关厂家的利益；政策、法规管理部门可向企业开放法律、法规、规章、政策数据库及政府经济白皮书等。

（三）政府对公民的电子政务

政府对公民的电子政务（Government to Citizen，G2C）是政府运用电子网络系统，为公民提供从出生、入学、就业、社会保障到死亡等整个生命周期中的各种信息配套服务。这种模式是电子政务发展的关键所在，其核心理念是"以公众为中心"，推动着公共行政的转型，也对电子政务深度发展提出了更高的要求。G2C 电子政务的主要内容包括以下几个方面。

1. 公共信息服务　政府通过政府网站发布最新的政策、法律、规章及各种行政法规，使公民能够及时了解并遵守国家的各项规定。此外，政府网站还提供各种社会经济统计指标、地区经济发展状况等信息服务。B2C 能通过电子网络系统为公民提供各种服务，提高政务信息的公开性、政府活动的透明性，有利于公民的民主参与和有效监督，促使公务员廉洁自律。

2. 电子医疗服务　公民能够通过政府网站便捷地查找各类医疗机构的详细信息，包括医院级别、专业领域、执业医师的资质以及业务情况。同时，还能在网上进行医学咨询、预约挂号和住院服务。此外，网站还提供各种药品的成分、效果、实验数据、使用方法和价格的信息查询服务，以及个人医疗保险账户余额的查询功能。

3. 电子社会保障服务　公民可以通过政府网站，获取国家和地方的社会保障政策信息，在线申请失业救济、最低生活保障等各类补助，并实时查询个人养老、失业、伤残、医疗等社会保险账户的具体信息。此外，网站还提供办理相关社会保险赔偿手续的指南和服务。

4. 民政及证件服务　政府网站为公民提供一系列证件相关的服务，包括出生证明申请、死亡登记办理、结婚登记预约、迁徙和户口管理、车辆注册登记，以及驾照的发放。此外，网站还负责各类证件的管理与防伪，如身份证、毕业证、学位证、工作证等。

5. 电子民主管理　公民可以通过网络发表对政府有关部门和相关工作的看法，参与相关政策、法规的制定，还可直接向政府有关部门的市长、省长等领导信箱发送电子邮件，对某一具体问题提出意见和建议。在涉及重大公共决策时，政府可以采用电子投票系统，让注册选民通过网络对提案进行投票。这不仅提高了投票的便利性，也确保了选举工作的透明度和效率。电子民主的实施，不仅提升了选举流程的透明度和效率，也加强了公民与政府之间的互动。

6. 电子就业服务　通过互联网等传播媒介向公众提供工作机会和就业培训。例如，创建在线人才市场或劳动力市场，提供与就业相关的职位空缺和求职者数据库信息，为求职者提供在线就业培训和就业形势分析，提供各种在线课程和培训项目，帮助求职者提升职业技能，协助他们确定职业方向。开发移动应用程序，使求职者能够随时随地访问就业信息和培训资源，提高服务的便利性。

（四）政府对公务员的电子政务

政府对公务员的电子政务（Government to Employee，G2E）旨在通过运用网络技术提高公务员的工作效率，提升其信息化素养。作为政府内部电子化管理的关键手段，G2E 支撑了 G2G、G2B 和 G2C 模式。该模式的具体应用如下。

1. 办公自动化系统　政府机构通过构建办公自动化系统，利用信息技术实现日常办公任务的自动化，如电子公文处理、电子会议和电子邮件交流等，为公务员提供高效的办公工具和在线协作平台。

2. 政务管理信息系统　通过电子手段建设政务管理信息系统，实现对公务员日工作的管理和监督，包括考勤管理、差旅费报销、出差审批等，从而提高管理效率，减少行政成本。

3. 决策支持系统　建设决策支持系统，为政府工作人员提供决策所需的数据和信息支持，通过数据分析和可视化展示，提高政府决策水平，实现决策科学化。

4. 电子人事管理　实施电子化的人事管理，包括招聘、培训、学习、沟通和绩效考核等方面，通过电子平台简化人事管理流程，减少纸质工作，提高管理效率。

5. 电子教育培训　鼓励公务员利用电子学习平台和协作工具，参与在线学习和知识共享，提供培训资源、政策解读、知识库等，以促进公务员的持续学习和能力发展。

二、医药电子政务的应用模式

医药电子政务系统的实施将实现全方位、规范、透明且更有效的药品监督管理。医药电子政务主要采用网上监管、"互联网＋政务服务"和数据共享与大数据应用三种模式。这些模式通过不同的途径和手段，实现了对医药行业全面、高效、透明的管理与服务。

（一）网上监管模式

网上监管贯穿药品从原料生产到最终消费的全过程，实现全程覆盖。依托国家统一政务网络建立监控平台，对药品生产、流通、销售等环节实施动态监控，实现集中监管。通过政府网站公布监管信息，提高透明度，使公众能够及时了解药品相关信息，实现信息公开。

（二）"互联网＋政务服务"模式

构建统一的政务服务平台，提供网上办事和监管工作的统一入口。实现证照电子化管理，简化申请、审批流程，提高行政效率。通过整合应用系统和梳理政务服务事项目录，提升政务服务的专业化和协同化能力。

（三）数据共享与大数据应用模式

建设药品监管数据共享平台，整合全国范围内的药品监管数据资源，实现各级部门之间的数据互联互通。利用大数据分析技术，为监管业务提供有力的数据支撑，实现精准监管。完善药品品种档案，建立安全信用档案，推进药品全生命周期数字化管理。

综上所述，医药电子政务的多种模式相互补充、共同作用，形成了一个全方位、多层次、高效率的医药管理体系。这些模式不仅提高了药品监管的效率和透明度，还推动了医药行业的信息化和现代化进程。

知识拓展

国家中医药管理局办公室关于做好中医药电子政务信息交换系统应用工作的通知
（2006 年 11 月 22 日发布）

为加强中医药政务信息报送管理工作，促进和规范各级中医药管理部门以及相关单位之间的政务信息传输与交流，国家中医药管理局根据相关要求，将原中医药电子邮件系统升级改造为中医药电子政务信息交换系统，在各地推广应用。该系统应用坚持"以需求为导向，以应用促发展"的方针，充分调动各地积极性，利用二年左右的时间，使省级中医药管理部门内部公文、统计数据、会议、督查等主要政务信息交换逐步实现网络化和数字化，使该交换系统成为中医药管理部门电子政务信息交换的主渠道，推动网上办公和无纸化办公，提高科学管理水平和管理效率。

书网融合……

习题　　　本章小结

第二章　医药电子政务的应用与发展

PPT

学习目标

1. 通过本章学习，应能掌握我国医药电子政务的发展脉络，美国、英国、日本等不同国家医药电子政务的发展历程等基本知识；熟悉美国、英国、日本等国家医药电子政务相关组织机构的主要职能；了解医药电子政务的发展概况及相关内容。

2. 具有根据需要检索获取相应机构的工作内容，处理医药电子政务实际问题的决策、组织、协调能力。

3. 树立现代政府管理理念，以适应信息时代对医药电子政务发展的新要求。

第一节　国外医药电子政务的应用与发展

随着新一代信息技术的迅速发展，人类社会正步入一个崭新的网络时代。在新公共管理和政府再造运动的推动下，西方各国纷纷提出了政府改革以及政府信息化建设计划，强调将信息技术的运用由提高效率转向改造传统政府，提出通过运用现代信息技术，建立电子政务，推进以公务为中心的政府改革方案。电子政务在政府再造运动中得以孕育与发展，成为现代科学技术应用与行政改革有机结合的统一体。它在相当程度上使西方国家政府公共部门管理效率和管理能力有所提升，使各种社会危机和矛盾得到了一定程度的缓解，并把政府部门从低效率和高成本中解脱出来，为提高政府部门的公共治理能力提供了一种全新的管理范式，为政府部门加强与企业和公众的联系提供了应用平台，创造了契机和条件。在世界范围内，电子政务已经成为政府向公众提供优质、全方位服务的重要支撑，其在医药卫生领域的应用效能也日益显现，得到了政府、专业机构和公众的广泛关注和重视。

信息技术迅速发展，并逐渐在政府部门得到广泛应用，各国政府都积极进行以信息技术为基础的电子政务建设。美国、英国、日本等国家在建设医药电子政务的过程中，已经取得了突出成就。相关支持性政策不断出台，电子参与不断强化，线上与线下渠道不断整合，以人为本的电子政务服务能力不断提高。

（一）美国

美国的医药电子政务建设发展历程相对较早，已经建立了以个人电子病历为核心的信息化管理和监测系统。

1. 美国医药电子政务的发展历程　美国是目前医药电子政务发展较为完善的国家之一，于 20 世纪 60 年代初开始了医院信息系统（hospital information system，HIS）的研究。70 年代医院信息系统建设主要围绕收费系统为核心展开；70 年代末至 80 年代，医院开始推广一些具有相应功能的临床系统，并于 1977 年发布了疾病诊断相关分组标准（diagnosis related groups，DRGs）；1985 年发布医学数字成像和通信（digital imaging and communications in medicine，DICOM）标准；1987 年发布健康信息交换第七层协议标准（health level 7，HL-7），即在医疗领域的不同应用之间的电子数据传输协议，可适用于多种操作系统和硬件环境，也可用于多个应用系统的文件和数据交换。20 世纪 90 年代，医院信息化逐渐实现了高级临床系统推广，包括影像归档和通信系统（picture archiving and communication systems，PACS）、实验室信息系统（laboratory information system，LIS）、电子病历系统（electronic medical record，EMR）以及临床路径等。

1992年以来，美国总统克林顿积极倡导和推动电子政务和电子政府建设，在其执政时期，启动了国家信息基础设施计划，正式出台了"信息高速公路"计划，明确提出建设一个遍布全美的高速光纤通信网络，使政府机关、企业、学校、科研机构和家庭的计算机联网。1996年，克林顿将政府创新变革运动引向深入，发起"再造政府"运动，提出要让联邦政府在2003年全部实现上网，使美国公民能充分获得联邦政府掌握的各种信息。至20世纪末，美国政府的规模、财政开支和行政规章大大精简，克林顿政府成为美国自20世纪50年代以来规模最小的政府。

自2000年以后，美国将电子病历作为医药电子政务建设的主要内容，布什总统2004年提出10年以内每人拥有健康档案计划，奥巴马总统投入200亿美元推广使用医疗信息技术，并启动了相关的奖励计划。通过电子病历特别是医嘱录入系统、电子化处方和药品知识库，自动核查用药差错，降低医疗成本。同时美国政府提出建立国家健康信息网络，旨在通过建立安全性较高、覆盖范围广、互操作性强的健康信息网络等基础设施，进而打通全国范围内与医疗健康相关的各类用户，如医药供应商、医疗卫生服务机构、消费者等，实现医疗机构之间的信息共享。

2000年9月，美国政府开通"第一政府网站"，作为最大的电子政务网，该网站可链接到联邦行政、立法、司法等超过5100万个网站，能加速政府对公民需要的反馈，减少中间工作环节，让美国公众能更快捷、方便地了解政府，提升了政府网站面向公众的服务能力。

2004年1月20日，布什总统在美国众议院发表国情咨文时提出，要在10年内为全体美国公民建立电子健康档案。奥巴马当选总统后，医疗信息技术已成为医疗改革的重要组成部分。同年，美国药品监管部门开始实行药品电子监管制度。

2011年，联邦政府开始推动合理使用患者电子信息系统，以提高医疗服务质量、安全和效率。

2014年12月，联邦政府再次出台了关于医药电子政务的战略规划《美国联邦政府医疗信息化战略规划（2015—2020）》，旨在通过改善公共卫生服务，提升健康信息的安全性和普及率，加强健康管理，改善人们的生活质量。

2. 美国医药电子政务相关政策法规　为保障医药电子政务发展，美国出台了一系列的法律和文件，这些法律在法律体系中所扮演的角色各有不同。在政府信息公开方面，美国在1966年颁布了《信息自由法》、1972年制定了《联邦咨询委员会法》、1976年制定了《阳光下的政府法》、1995年制定了《文牍精简法》、1996年制定了《电子信息自由法》，2002年通过了《联邦政府信息资源管理OMB\130号通告》。在电子政务组织方面，2002年出台的《2002年电子政务法》详细说明了电子政务的主管部门、职权职责以及电子政务的设置及其法律地位。该法规定，在总统行政管理预算局内设置"电子政务办公室"，其主任由总统直接任命，并要求各部门改善通过因特网向公众提供政府信息的状况。在信息安全方面，美国出台了《计算机安全法》《网上电子安全法案》《联邦政府财产和行政管理服务法》《个人隐私权法》《联邦电子通讯法》《电子信息获取促进法》等推进联邦政府的信息安全工作。

在医药领域，美国1987年颁布了《处方药市场法案》，加强药品尤其是处方药的管理，在多个环节对美国的药品监管流程提出了严格的要求，同时规定药品在多种环节之间买卖时必须形成文字性的交易明细，该交易明细由药品监管部门定期统一进行检查管理，最原始的药品谱系管理体系就此建立；1996年克林顿总统签署的《健康保险携带和责任法案》确保相关健康和医疗网络规范和安全信息，这也是美国历史上第一个系统保护公共健康和医疗信息安全的联邦法规，积极推动了医药电子政务的发展；1997年，颁布《食品和药品现代化管理法》以加快新药审查，促进安全有效的药品、生物制品以及医疗器械及时审批上市。2009 年 2 月，美国总统奥巴马签署了共计投入了近 200 亿美元《美国复苏与再投资法案》和《健康信息技术促进经济和临床健康法案》以推进电子健康档案的实施，并支持国内卫生系统培养更多的相关从业人员，进而促进美国医药电子政务的发展。2015 年，《医疗保险接入和芯片再授权法案》颁布，旨在到 2018 年底实现全国医疗信息的普遍共享。2016 年，《21 世纪治愈法案》为共享医疗信息提供了新的法律保障。

诸多法律文件构成了美国医药电子政务的法律基础和框架，为美国医药电子政务建设提供了良好的法律保障。

3. 美国实施医药电子政务的机构 美国医药电子政务具备充分的基础性建设，90% 以上的政府机构拥有自己的网站，向公民、企业和其他社会机构提供政府文件、选举信息、意见投诉、医疗保健、社会福利、执照申请等公共服务和进行网上办公。为保护和促进公众健康，使医疗产品更有效、更安全、更实惠，美国设立食品和药品管理局（Food and Drug Administration，FDA）负责药品、生物制品、食品、化妆品、医疗器械、烟草制品等方面的安全性和有效性。FDA 隶属于美国卫生和人类服务部（Department of Health & Human Services，HHS），是美国主管卫生健康事务的联邦政府部门。其职能是确保人用药品与兽药、生物制品、药品、国家食品供应、化妆品以及放射产品的安全、有效和可及，保护公众健康。FDA 总部设在美国马里兰州罗克维尔市，组织机构包括 FDA 局长办公室、7 个产品中心和监管事务办公室。负责医药政务工作的中心主要有药品审评与研究中心（Center for Drug Evaluation and Research，CDER）、生物制品评价与研究中心（Center for Biologics Evaluation and Research，CBER）以及监管事务办公室（Office of Regulatory Affairs，ORA）。

（二）英国

作为世界上较早开展电子政务的国家之一，英国医药电子政务建设走在世界前列。

1. 英国医药电子政务的发展历程 20 世纪 90 年代初，英国政府对电子政务的发展做出了系统规划，并开始着手建设，目标是建立"以公众为中心的政府"。先后制定了《政府现代化白皮书》《信息时代公共服务战略框架》《21 世纪政府电子服务》《电子政务协同框架》等政策文件，并提出到 2008 年政府实现所有公共服务全天候在线提供和全民使用互联网的战略目标。内阁办公室作为国家电子政策与决策机构，由内阁办公室大臣负责电子政务工作。首相任命的电子大臣（e - Minister）负责在全国范围内宏观协调与领导电子政务工作。

2001 年 2 月，英国正式开通"英国在线"网站，将 1000 多个政府网站连接起来，为公众提供就业、理财、旅行、生活等政府信息与服务。

2002 年，英国投入了 61.1 亿英镑启动国民卫生服务信息战略项目（national program for information technology，NpfIT），致力于实现患者的医疗卫生信息在全国范围内的医疗机构共享，为每一位公民都建立一份全生命周期的电子病历信息系统，为卫生工作人员提供最好的医疗信息服务体验；患者可以选择并预定医院服务、获取自身的电子病历档案等；医生可以实现包括电子病历、网上预约、电子处方及远程医疗咨询等。英国建立了电子预约、电子处方等系统，在一定程度上减少了英国居民的预约等候时间和取药时间。同时还建立国民健康医疗记录服务系统，实现了全英国患者基础信息的覆盖和部分地区的具有患者详细医疗卫生信息的电子化记录。到 2006 年，英国政府宣布计划将 5 千万份电子病历放入国家电子数据库；2007 年，电子病历共享数据库开始使用。目前，英国国家卫生信息网已经取得了阶段性的成就，成为欧洲国家级卫生信息化建设的典型代表。

自 2012 年以来，随着云计算、大数据等新一代信息技术的发展，英国开始重视建设"数字政府"。2013 年 10 月，英国政府相继出台了"默认数字化"（digital by default）战略和《英国数据能力发展战略规划》，建立数字化服务新途径并制定了详细的实施路线图。2015 年 2 月，英国政府又出台了《英国

2015—2018 年数字经济战略》，皆在通过数字化创新来驱动社会经济发展，并为把英国建设成为数字化强国部署方向；2017 年，英国政府出台《政府转型战略（2017—2020）》，重点打造线上身份认证、线上支付与线上通知三大数字政府服务平台；2021 年，英国政府数字服务部发布《政府数字服务：2021—2024 年战略》，推动政府服务更加数字化、智能化、高效化。

2. 英国医药电子政务相关政策法规　英国政府为医药电子政务发展制定的政策法规包括信息管理、信息安全等方面，并随着其发展建设进程不断调整。

在信息管理方面，2000 年 11 月，英国政府通过了《信息公开法》，规定除了部分受到法律限制不能公开的资料外，其他政府信息都要公开；同年《电子通信法》出台，规定了电子签名与其他手段具有同等的法律效力。2012 年，英国卫生部发布《信息的力量，让我们所有人掌控所需要的健康和护理信息》的战略报告，提出要致力于实现信息的整合，提高卫生信息的可及性等目标。

在信息安全方面，1998 年，《数据保护法案》出台，以法律形式规定公民个人具有获得个人全部信息、数据的合法权利。2007 年，《信息安全管理：NHS 的行为准则》出台，旨在规范国民健康服务体系（national health service，NHS）在卫生信息安全管理方面的行为准则。

3. 英国实施医药电子政务的机构　英国药品和健康产品管理局（MHRA）是建立在英国卫生部下属负责药品安全规制的执行部门。在法律上，MHRA 的决定被视为卫生大臣的决定，由卫生大臣对国会负责。MHRA 的领导层由局理事会和执行理事会组成。MHRA 设有注册司、政策司、药物预警与风险管理司、检查、执法与标准司和医疗器械司等业务司室，主要对药品供应、药品信息、药品运输等环节进行管理，主要职责为评估英国人用药品的安全性、有效性和质量可控性，对人用药品在英国的销售和生产进行授权；实施上市后监测和其他制度来对药品不良反应及医疗器械的不良反应事件进行报告、调查和监测，并采取必要措施确保公众安全，如安全警告、撤销或限制产品的销售、改进包装等；对样品和测试药品进行质量监督，并对它们的质量缺陷进行记录，监测未经许可进口的药品的质量，调查网上销售和疑似假冒的药品；监管药品和医疗器械的临床试验；促进药品和医疗器械安全使用管理规范的实施。其相关合作部门包括英国标准协会（British Standards Institute，BSI）、综合研究申请系统（Integrated Research Application System，IRAS）、药品创新许可和获取途径（Innovative Licensing and Access Pathway，ILAP）等。

（三）日本

日本是一个老年人口众多的国家，医疗费用逐年增加，人们的医疗保健意识也在逐渐增强。

1. 日本医药电子政务的发展历程　20 世纪 80 年代开始，日本打造 E - Japan 战略计划，内阁下设中央主管部门的"高度信息通讯网络社会推进战略本部"负责发展电子政务的工作。20 世纪 90 年代中期开始，临床诊疗业务的信息系统在门（急）诊、住院等方面广泛使用，同时采购、库存、财会等行政业务也配有专用的软件系统，到后期则积极推进子系统集成。

为加速政府电子化进程，日本政府于 2000 年 3 月正式启动"电子政务工程"，通过互联网等网络系统办理各种申请、申报、审批等手续，实施政府网上采购计划。该工程于 2003 年全面投入使用，申报税金、出口产品审批等政府各部门的 3000 多项业务均在网上办理，政府网上采购计划已经全面实现。

2001 年 1 月 22 日内阁制定了国家战略政策文件《E - JAPAN 战略》，明确规定重点推进通过文书电子化、无纸化以及信息网络实现的信息共享、共用的政府业务改革；到 2003 年，实现电子信息与纸信息的同等对待、处理。2001 年底，日本厚生劳动省发表了"保健医疗领域信息化蓝图"，要求到 2006 年底全国大、中规模的医院以及诊所等医疗机构的电子病历系统普及率须达到占比为 60.0% 以上，目前正在推进"无缝链接"的区域合作医疗，以确保患者可以在不同的医疗机构获得统一的治疗方案，从而实现最佳的治疗效果和康复结果。

2009 年，中长期信息技术发展战略《i‐Japan 战略 2015》出台，重点发展以公民为导向的电子政务，推进医疗、卫生、教育电子化。2010 年 5 月，《信息通信技术新战略》发布，进一步明确政府部门必须变得更加透明，分享所掌握的信息。

在发展医药电子政务的过程中，日本将发展的重心放在电子病历和远程医疗上。电子病历使患者能够将医疗机构获得的健康信息转交给医护人员，从而降低了误诊的概率，同时避免了基于以往的诊断记录进行不必要的检查；另外，由于处方电子化、配药信息电子化，可以追溯和回传处方信息或配药信息，从而使医疗服务实现得更加安全、更便捷、更高质量。此外，日本也与一些地区的医疗机构达成了区域合作协议，让偏远地区的患者通过远程医疗在家中享受到高质量的医疗服务，以缓解部分偏远地区医生短缺等医疗问题。同时，日本政府还加强了医疗机构的数字化基础设施，以提升诊断的效率，从而减轻医务人员的负担并改善医院的管理。

2. 日本医药电子政务相关政策法规 2001 年 1 月 6 日，日本政府实施《高度信息通信网络社会形成基本法》，对信息化社会事业的推进及其相关法律关系进行了宏观的规范及调整。

随后日本逐渐开始构筑以《高度信息通信网络社会形成基本法》为纲领性法律的，配合电子政府发展的，涉及行政法、民法、商法、经济法、知识产权法、刑法、程序法等诸多法律部门及 200 多部法律的综合电子政府法律体系。该法律体系涵盖了涉及电子签章及认证、电子证据及电子文件的合法性、个人信息保护、反不正当竞争、电信技术及电信行业发展等各方面问题的法律法规，包括《电子签名与认证法案》《电信行业法》《促进政府部门利用信息技术总计划》《信息技术基本法》《个人信息保护法》等诸多法规。这些法律法规构成了规范和调整电子政府法律关系的法律框架。

3. 日本实施医药电子政务的机构 日本的药品监管机构分中央级、都道府县级和市、町、村级 3 个层次。中央层面，厚生劳动省（Ministry of Health Labour and Welfare，MHLW）是日本药品监管的最高权利机构，在临床试验方面主要负责相关法律法规的制定和发布。厚生劳动省主要由内政部和外设办组成，负责药品监管职能的主要部门是医药·生活卫生局和药事·食品卫生审议会。医药·生活卫生局承担了药品监管的主要工作，包括临床研究、药品注册和许可等；药事·食品卫生审议会作为顾问团服务于厚生劳动省，主要负责审查和讨论药事、食品卫生相关的事务。

2004 年日本独立行政法人医药医疗器械综合机构（Pharmaceuticals and Medical Devices Agency，PM-DA）成立，作为一个独立的行政机构主管药品不良反应救济、药品和医疗器械的审评及上市后的安全性再评价和药品安全信息发布、寻找对策等工作。地方层面，主要是指各地方厚生局和都道府县劳动局。各都府道县药政部门负责地方药事管理工作。卫生区域服务局（地方局、县立局），全日本 47 个都道府县都相应设立药政管理机构以及地方试验所，主要负责对生产商、进口商、批发商、配送商、药房和其他药物零售部门进行常规的检查和指导、包装监测、药房及其设施检查、药品广告监控以及药店内的促销宣传监控等，同时，设有事业性监督检验机构即卫生研究所，承担药品检验工作。

第二节　国内医药电子政务的应用与发展

随着社会步入网络数据化时代，新兴网络技术不断发展，应用也越来越广泛，各个专业领域信息化成为时代发展的必然趋势。医疗卫生事业作为保障人民健康的重要工程，其信息化发展一直得到政府高度重视和大力支持，国家顶层设计中则把保障全民健康的理念融入到所有政策，运用所有的信息技术资源促进全民健康，实现"数字中国"与"健康中国"的深度耦合与协同发展。为促进社会进步，提高医疗质量，减少医疗资源浪费，近年来，国家对医药电子政务建设越来越重视。随着信息技术的飞速发展和现代化管理意识的提高，我国医药电子政务建设作为人民群众日常生活的重要一环也迈向高速进程。

一、我国医药电子政务的发展

电子政务在我国已有近40年的历史，近年来，国家对医药电子政务的建设越来越重视。随着互联网技术的发展，医药电子政务建设逐渐成为当下医疗领域的热点，旨在实现医药卫生业务流程及服务的统一管理，实现医疗数据共享，提高数据管理效率，促进医疗卫生资源整合与综合利用，优化医疗资源配置，保障医疗卫生安全与全民健康。

（一）我国医药电子政务发展阶段

我国医药电子政务相较于西方国家起步较晚，其发展过程与政府信息化历程相似，经历了从无到有、从简单到复杂、从单机到联网的过程。其发展历程可大致分为四个阶段。

1. 第一阶段：20世纪80年代末—20世纪90年代初 从20世纪80年代开始，我国开始利用计算机进行有关政务数据的处理，以计算机代替手工操作，并逐步建立与发展各级各类国家机构信息中心。

1983年，国家计委成立信息管理办公室，负责国家信息管理系统的规划和建设，以及相关总体方案、法律法规和标准化的研究工作。

1987年1月24日，组建国家经济信息中心，全面负责国家信息系统规划与建设工作。

1988年1月22日，国家经济信息中心更名为国家信息中心。

到80年代末，全国各地不少政府机构已建立起了各种纵向或横向的内部信息办公网络和专门的信息中心，为提高政府的信息处理能力和决策水平起到了重要作用。

在此期间，计算机也开始运用于医疗卫生工作。原卫生部根据国家信息化的发展规划，加强了对卫生行业整体信息化的统筹规划和建设，同时，大城市的大型医疗机构开始尝试信息化建设，并初步构建了相关工作流程。

这一阶段我国重点建设信息化的基础设施，为重点行业和部门传输数据和信息，是医药电子政务发展的起步阶段。

2. 第二阶段：20世纪90年代中、后期—21世纪初 进入20世纪90年代，随着信息网络技术的快速发展和信息基础设施的不断完善，中央各大部委机关、全国各省级政府部门和主要中心城市政府部门，率先开展内部办公自动化系统的建设，为医药电子政务向更高层次发展奠定了基础。

1993年，我国成立了国家经济信息化联席会议，统一领导和组织协调全国的信息化建设工作。并在年底正式启动"三金工程"，即金桥工程、金关工程和金卡工程，这是以中央国家机关主导的、以政府信息化为特征的系统工程，为我国医药电子政务的发展打下了良好的基础。

1995年，在"金字工程"的带动下，卫生部下发《关于建设"金卫工程"的几点意见》明确了"金卫工程"建设的主要内容，主要以计算机为手段开展国家卫生管理信息系统及医学信息系统、全国卫生信息传输体系、卫生信息数据库建设。

90年代后期，卫生部以及各地卫生行政部门成立了信息化领导小组和办公室，制定了发展规划和建设重点，有力推动了各地医药信息化建设。

1999年7月，卫生部发布《国家卫生信息网项目建议书》，提出"综合运用计算机技术、网络技术、通讯技术，构建覆盖中央到地方四级卫生系统的高质量网络通讯传输系统，进一步提升卫生信息质量"的目标。同年10月，国家药品监督管理局召开了第一次信息工作会议，会中明确提出药监系统信息化建设的指导思想，制定了总体规划，分阶段、有重点地制定了主要工作任务。

2000年4月开始，"国家卫生信息网"建设启动，基本建成了覆盖国家、省、地、县的四级快速、通畅、安全的医药卫生信息网络，我国医药电子政务的硬件设施初具规模。

2000年《国家药品监督管理局关于加强药品监督管理信息化建设的若干意见》中提出加快药品监

督管理信息化建设进程，建立、健全国家药品监督管理信息系统的工作意见与总体规划，此为我国药品信息化监管领域的开端。

2001 年 12 月，《国家药品监督管理局政府网站管理暂行规定》推进了我国医药电子政务向前发展。2002 年，各级卫生行政部门都开始建设"三网一库"，即内网、外网、专网和数据库建设，卫生行政机关局域网、医药电子政务与办公自动化系统的建设均取得了较快的发展。

2003 年抗击"非典"后我国开始建立并全面使用基于互联网的传染病和突发公共卫生事件网络直报系统。该系统以各级医疗机构为网络末端、以疾病预防控制系统为主要工作体系全面服务于疾病预防控制业务，为及时掌握全国各地突发公共卫生事件的发生、发展和提高上报效率提供信息技术支撑。同时，法定传染病报告系统、救灾防病与突发公共卫生时间监测报告系统等国家级应用信息报告系统，以及卫生监督报表管理系统、妇幼卫生信息系统、儿童计划免疫管理信息系统等地区自建应用系统，替代了传统了手工工作，提高了工作效率。

同年，卫生部在《全国卫生信息化发展规划纲要（2003—2010 年)》中提出推进卫生系统各专业领域信息化建设，实现电子政务、医疗服务和卫生管理等一体化的信息应用系统。

这一阶段我国信息技术进一步发展，网络通信技术逐渐普及，信息产业发展迅速，计算机网络应用系统在行政办公、药品注册、医疗器械注册、药品广告监管、药品检验等工作中初步建成；计算机网络技术在许可证换发、药品地方标准整顿等专项工作中发挥了特殊重要作用，促进了医药电子政务建设水平的提升。

🔗 知识拓展

"三金工程"

1993 年 12 月，"三金工程"启动，即金桥工程、金关工程和金卡工程，是中央政府主导的以信息化为特征的系列工程。"金桥工程"全称为"国家公用经济信息通信网工程"，是国家经济和社会信息化的基础设施之一，与原邮电部通信干线及各部门已有的专用通信网互联互通，互为备用，建成覆盖全国、天地一通的中速信息通信网；"金关工程"是国家为提高外贸及相关领域的现代化管理和服务水平为建立的信息网络系统；"金卡工程"是以电子货币工程为重点的卡基应用系统工程。自"三金工程"之后，国家又相继启动了"金税""金审""金盾""金卫"等 12 项金字系列工程。这些工程的开展对中国电子政务的发展起到了巨大的推动作用。

3. 第三阶段：2009—2019 年 随着 2009 年深化医改工作启动，卫生信息化建设作为国家新医改方案中的八大支撑之一，成为医药体制改革的重要组成内容，我国医药电子政务建设进入快速发展阶段。

各地积极探索建立区域医疗卫生信息平台，努力实现区域内医疗卫生机构互联互通、信息共享，大型医疗机构在建立以电子病历为基础的挂号、收费、治疗一体化的医院管理信息系统以及发展远程医疗方面取得成效。

这一时期我国大力推进政务信息共享和业务协同；各级政府部门电子政务新技术应用情况显著，是我国电子政务相关制度出台最为密集的阶段，政府从推进国家治理体系和治理能力现代化全局出发，加强电子政务新理念和顶层设计，持续完善电子政务治理主体、运行机制等方面的制度安排，电子政务政策、制度、标准和管理体系不断健全和完善。

在发展机制方面，2014 年，电子政务统筹协调职能由工业和信息化部划入中央网络安全和信息化领导小组办公室，全国电子政务建设迎来新的发展时期。2016 年，中央网信办牵头，成立了由中办、国办、国家发改委等有关部门参与的国家电子政务统筹协调机制，明确了中央有关部门在电子政务建设、管理、运行和标准化方面的职能和职责，建立了国家电子政务工作统筹协调会议制度、重大事项会商和重大事项报告制度等，提高了国家电子政务重大政策的一致性和协调性。2018 年 3 月，国家电子政务专家委员会由中央网信办会同国家发展改革委、工信部、国家标准委等部门联合成立，作为国家电子政务工作统筹协调机制的重要组成部分，专家委的成立有力地推动了我国电子政务建设和管理科学化、民主化和规范化。

在顶层设计方面，《国家药品安全"十二五"规划》《国务院办公厅关于促进电子政务协调发展的指导意见》《国家信息化发展战略纲要》《促进大数据发展行动纲要》《国务院关于加快推进"互联网 + 政务服务"工作的指导意见》《"十三五"国家信息化规划》《"十三五"国家政务信息化工程建设规划》《关于促进移动互联网健康有序发展的意见》《政务信息系统整合共享实施方案》《国务院关于加快推进全国一体化在线政务服务平台建设的指导意见》等重大政策相继颁布，发展电子政务的制度环境不断健全。

无论是发展机制还是顶层设计，无不推动着我国医药电子政务建设向规范化和更高层次发展。

4. 第四阶段：2020 年至今　在电子政务领域，《"十四五"国家信息化规划》《"十四五"推进国家政务信息化规划》《国务院办公厅关于建立健全政务数据共享协调机制加快推进数据有序共享的意见》《国务院关于加强数字政府建设的指导意见》《国务院办公厅关于印发全国一体化政务大数据体系建设指南的通知》等一系列创新性制度陆续出台，有力推动了数字政府、数字社会建设进入"快车道"，电子政务制度规则体系更加健全，为政府数字化转型提供了制度与政策保障。

这一阶段我国医药电子政务建设进入全面互联互通阶段。通过促进居民电子健康档案建设，加快电子病历与网络直报系统的互联互通，推动了大数据、物联网等新技术在医疗卫生领域的应用，逐步强化各机构部门间的互联互通，打破信息壁垒，提高工作效率。

在人类卫生健康共同体的背景下，未来更应加强智慧医疗、数字健康、区块链等新信息技术的应用，将医药电子政务建设成果更广泛地普及到社会生活中，政府也需出台更多的指导性政策，促使医药电子政务建设精准对接，满足群众多层次、智慧化、便捷化、个性化的健康需求，提升群众对"互联网 + 医疗健康"服务的满意度与获得感。

（二）我国医药电子政务未来的发展趋势

1. 加强医药电子政务信息安全体系建设　随着医药电子政务建设的快速发展，相应医药业务功能不断增加，医药电子政务平台内外大量数据的共享与交换，大量公众健康信息和企业内部数据以实名存储于各级信息系统。但在传输过程中，对访问处理数据的行为仍无法做到可控、可追溯。部门之间数据流转缺少专用渠道，缺乏有效的保护机制，容易造成数据泄漏。数据共享在给政府、公众、企业带来便利的同时，其信息安全形势亦变得严峻起来，必须要对信息安全体系建设提高警惕、高度重视。

网络信息安全建设是系统工程，需要在整个生命周期中保证信息安全。但是目前医药电子政务建设主要集中在应用发展，而忽略了信息安全建设，无法真正做到全面、有效。网络安全管理水平停滞在保障系统正常运行阶段，安全设备投入不足，信息保护和防御手段单一。部分医药政务平台没有配备专门的网络维护管理人员，没有建立网络应急预案。

因此，在医药电子政务发展过程中，各医药电子政务平台要提高网络信息安全防护意识，充分认识完善的网络信息安全防护体系对于保护人民群众健康信息安全、维持医疗卫生工作正常运转以及社会和谐稳定的重要意义。一是应提高网络信息安全防护工作的重视程度，不断完善网络信息安全组织管理，全面保障信息安全等级保护建设、等级测评、信息安全服务、技术培训等费用纳入信息化建设预算，持续开展网络信息安全宣传教育培训等。二是要建立健全网络信息安全防护制度，逐渐加强网络和数据安全防护体系，落实信息系统安全等级保护要求，满足日常网络安全需求。明确各级组织成员职责任务，将网络信息安全防护工作列入重要议事日程和工作绩效考核指标，狠抓落实。三是应加强对数据访问权限的管理，严格设立内外部访问权限，确保网络信息安全防护工作可持续健康发展的同时做好数据备份。

2. 强化专业技术人才队伍建设　信息化人才是推动医药电子政务发展的中坚力量。随着医药电子政务建设的不断发展，医疗业务量大幅提升，新的技术和工具也不断涌现，医药行业从业人员及管理者需要不断学习和适应新的技能，提高政策业务水平和计算机操作水平，熟悉并能灵活运用各类数字化工具、技术和平台，如人工智能、大数据分析、云计算等，这些技术和工具是医药电子政务建设的基石，能够帮助医药电子政务工作提升效率、优化管理流程、确保优质的医疗服务。

在发展医药电子政务过程中，应切实强化政府责任，重视医药卫生信息化人才队伍建设，把医药卫生信息人才队伍建设纳入医疗工作总体规划；通过内部培训、外部培训、学习交流等多种形式，为管理者及相关工作人员提供相关的技能培训和知识学习机会，重点对其医学信息管理、医学图像处理、医学决策支持系统、数据库设计、数据建模、数据存储、人工智能、大数据分析、物联网技术等方面进行培训，通过鼓励工作人员不断学习和提升自身的能力，为医药电子政务平台的核心岗位和高层管理岗位输送优秀人才，实现医药电子政务建设的可持续发展；多次并举实现人员稳定，创新和完善人才引进机制，并在职称晋升、落实编制等方面给予一定优惠措施，留住人才，提高信息人才工作的积极性和主动性。

3. 加强医药电子政务信息共享和服务能力　医药电子政务数据在调节卫生系统运行、改进政务服务、优化营商环境等方面发挥了重要作用。信息化不断发展，各级医药电子政务平台也不断推陈出新，但由于数据标准和共享机制建设的滞后，缺乏开放数据接口的监管政策，导致跨地区、跨部门、跨层级和跨业务的数据共享和业务协同问题仍然突出，数据共享"部门主导"现象仍然存在，没有体现"需求导向"，数据共享供需总体不匹配，"不愿共享""不敢共享""不能共享"的难题仍需进一步解决。不同系统间缺少信息流动和共享，造成信息重叠、资源浪费、结果互不统一，甚至相互矛盾，大大降低了医药电子政务信息在医药卫生中的效用和价值。

医药电子政务建设应加快健全权责清晰的政务数据高效共享协调机制。明确各地区各部门医药电子政务平台数据管理职责，形成各方面职责清晰、分工有序、协调有力的大数据治理、共享、开发、应用工作格局，推动数据精准高效共享。推进技术融合、业务融合、数据融合，实现跨层级、跨地域、跨系统、跨部门、跨业务的协同管理和服务，进一步提高互联互通、信息共享、业务协同、数据综合利用和服务应用的程度，加快推动消除"信息孤岛"。

4. 逐步弥合数字鸿沟　我国地域辽阔，各地区经济发展基础、信息技术发展水平参差不齐，医药电子政务服务水平存在较大差距，有的地区医药电子政务平台建设已经进入巩固提升阶段，有的地区医药电子政务平台建设发展相对滞后，尚处于萌芽和起步阶段，各地区医药电子政务信息化发展水平和基础设施支撑不平衡，极大影响了信息平台和系统整体效能充分发挥。不同渠道、不同群体办事要求不统一、事项数量不一致、信息更新不同步的现象仍然存在，在大多数人可以享受科技创新带来的智意生活便利之时，老年人、残障人士等弱势群体面对的却是"数字鸿沟"，还不能便利地使用相关智能化服务。

医药电子政务建设应聚焦弱势群体。充分考虑老年人和残障等弱势群体使用习惯和办事需求，持续开展医药电子政务平台适老化及无障碍改造，全面提升医药电子政务平台适老化和无障碍服务水平，为弱势群体提供方便快捷的医药电子政务服务。梳理涉及老年人和残障等弱势群体的高频服务事项，实现看病买药、医保参保登记、健康体检报告查询等老年人高频服务事项便捷办理。充分考虑各类弱势群体的实际情况，在加强智能技术建设和应用的同时，保留传统服务手段和方式。

二、我国部分地区医药电子政务的发展状况

2010 年以来，在移动互联网飞速发展的浪潮下，各地区各部门积极探索建设政务服务网及移动端等方式，推动电子政务落地生根，其中浙江省、上海市经过不懈努力，在一定程度上走在了推进电子政务服务标准化、精准化、便捷化、平台化的前列。

（一）浙江省

浙江省是较早推进电子政务的省份。近年来，浙江省大力推动数字化改革，加快推进"一次办好""一网通办"，打造掌上办事之省、掌上办公之省。坚持"数字浙江"一张蓝图绘到底，率先推动启动实施数字化改革。

1. 面向公众的医药电子政务　2014 年，基于浙江政务服务网一体化平台，优化迭代推出了"浙里办"APP，围绕个人出生到死亡、企业准入到退出两个"全生命周期"，集成 1500 个便民惠企服务，全省 3638 个政务服务事项实现无差别受理、同标准办理。

浙江省明确"浙里办"APP 为全省"掌上办事"的统一入口，要求各地、各部门基于"浙里办"APP 统一开发并输出服务，并将原自建的各类政务 APP 全面整合至"浙里办"APP，依托"浙里办"APP 实现行政权力和公共服务事项"应上尽上"。为进一步提升服务标准和服务效率，浙江省大数据局对全省数据进行了归集共享，督促各地、各部门围绕高频民生服务开展数据整合共享，切实减少了办事过程中"奇葩"证明、重复证明、繁琐证明等现象。此外，浙江省大数据局进一步优化了"浙里办"APP 的界面设计和功能板块，创新引入智能服务（智能搜索、智能推荐、智能提醒等），使"浙里办"服务更暖心、人性化。

"浙里办"在启动之初，即以"全省统一"为目标，以"集中管理、集中数据、集中服务"为目标，形成"一站即办、大厅就近办、办事更便捷"的"浙江"模式，逐步引导政务服务从"可办"向"好办易办"转变，努力使政务服务变得更加规范、公开、便捷、全面。作为掌上办事之省的核心载体，"浙里办"囊括"掌上办事""掌上咨询""掌上投诉"三大核心功能板块，以及查缴社保、提取公积金、交通违法处理和缴罚款、缴学费等数百项便民服务应用。

打开"浙里办"，简洁的界面上，健康医保、社保、公积金、教育就业、行驶驾驶、身份户籍、生活服务等居于首页。特色专题、热门服务、全国通办、数字化改革等主题分屏排列，每个主题中又包含着健康医保、公积金、教育就业、纳税缴费等各类场景化的应用。

其中健康医保主题下包括就医、医保、卫生健康、药品等 7 大模块。就医类包括预约挂号、互联网医院、浙里急救等板块；医保类包括浙里医保、城乡居民参保登记、职工参保登记、住院费用报销等板块；卫生健康类包括健康证明、健康体检、浙里健康等板块；药品类包括浙里药店、药品零售企业信息查询、药品违法行为举报奖励等板块。

"浙里办"通过健康医保主题下的各类服务项目向居民提供医疗保险政策信息，公众可以查询自己的医疗保险个人帐户余额和当地公共医疗帐户情况；提供全面的医疗服务，公众可线上进行预约挂号，选择合适的医生和医院进行合理治疗。

2. 面向企业的医药电子政务　2021 年以来，浙江省药品监督管理局大力推进药品监管数字化改革和"数字药监"建设，不断探索、创新、优化、突破、贯通，致力于打造对监管负责、对企业友好、对群众温暖的数字化监管新模式，涌现了"浙药安全在线""浙药赋能在线""浙药惠民在线""浙药智治在线"四大集成应用，"浙药检查""浙药稽查""浙里药店"、药品安全智慧监管"黑匣子"、浙江省疫苗全链条追溯监管系统（"浙苗链"）等一批具有"浙江特色"的应用成果。

（1）浙药检查　应用打破以往药品、化妆品、医疗器械的检查维度，以飞行检查、常规检查、有因检查等检查类型作为一级分类，统一"两品一械"监督检查要求，重塑工作机制，并上溯至风险研判，下延至稽查衔接及监管措施制定，横向覆盖检查、稽查、监管全流程形成闭环。实现了业务集成多跨协同、检查员科学管理、检查结果开发运用、企业风险评价、现场检查技术支撑等多功能融合。

（2）浙药稽查　应用围绕药品稽查办案核心业务，实现"在线办案、在线指挥、在线协同"三大功能，形成省、市、县三级药品稽查执法跨区域协作联动、跨部门协同办案工作机制，打通"案管衔接、行刑衔接、行纪衔接"为核心的"多跨协同"数字化渠道，与公安、市场监管等部门形成案件查办闭环管理。

（3）浙里药店　该应用是搭建浙江省药事服务、24小时网订店送等民生服务项目集成应用的公众服务端，设计"便捷买药"等6大场景，实现8个部门的业务协同和医院信息系统（HIS）等8大系统的数据融合，完善部门、药店、执业药师和签约医生考评机制，创新药品零售环节治理模式，可以实现群众用药、问药、寻药的互动共享通道，给群众提供更加规范、优质、便捷的普惠性药事服务。

（4）药品安全智慧监管"黑匣子"　该应用按照"一盒管数据、双向管安全、风险可预警、过程可追溯"建设要求，利用企业自身信息化系统，在企业安装用于接收存储关键数据的数据仓，自动采集企业生产源头物料管理、生产工艺等影响药品质量的关键参数，并进行数据内容智能校验、风险信号及时预警，逐步实现非现场智能化监管。

（5）浙江省疫苗全链条追溯监管系统（"浙苗链"）　"浙苗链"迭代传统分段监管的模式，以数字化改革实现监管流程再造、系统性重塑，通过打通疫苗生产、储配和疫苗接种环节信息，构建疫苗安全精密智控闭环管理体系，全面提升疫苗省域安全治理效能，为全国疫苗质量安全数字化治理提供了"浙江经验"。

（二）上海市

随着移动端政务服务的兴起，上海市推出"随申办市民云"APP发挥移动端"掌上办事"的特点，致力于推动政务服务向更高效、更精准、更智能方向发展，不断提升各委办局、企事业单位与个人办事的便捷度、体验度和满意度，以"服务对象便利办成一件事"的全流程为核心，推进上海市政务服务业务流程再造，减少居民在办事过程中的流程、手续、资料和跑动，改善营商环境，增加居民获得感和幸福感。

1. 面向公众的医药电子政务　"随申办市民云"APP将"传统医疗＋互联网"技术相融合，全力打造上海市新型就医服务体系，陆续推出医疗付费"一件事"、信用就医、互联网医院等多个就医应用服务。

APP主页包括医保共济、三金账单、居住证办理、红途、爱心暑托班、出入境上海之夏等热门服务，上海药店、在线证明、医疗健康、社保缴费等精选主题排列在下。

医疗健康专栏服务围绕以患者为中心的全生命周期医疗健康服务，为患者提供减少就医、买药过程中的来回奔波、排队等候问题，极大方便了市民日常生活和就医，提高患者就医获得感。

主要包括个人情况，即个人医保信息、电子票据、电子病历卡、医保电子凭证等；就医诊疗，包括预约挂号、中药安心达、健康档案查询、院内导航等服务；用药治疗，包括上海药店、医保范围药品查询、寻医问药服务；其他服务，包括签约家庭医生等；医院服务，能进入全市医疗机构线上服务专栏；每周科普，包括健康保健知识、疾病防治知识和家庭导医。

"预约挂号"服务，支持为个人、家人（外籍用户）提供在线选医院、选科室、选专家、提前预约医院号源，提前预约医院号源以精准安排就诊时间，减少盲目等待。

"上海药店"服务由上海市药品监督管理局提供信息服务，为用户提供药店信息、药品库存信息。通过该服务，不仅支持查看附近的"医保药店""普通药店""24 小时药店"，还可根据药物分类或直接输入药品名称查询药品详情。

"随申办市民云"APP 聚焦诊前、诊中、诊后患者就医全流程，从提高医疗机构服务效率入手，通过技术赋能预约、就诊、通行、收费、随访等多个医疗服务环节，提高医院精细化管理水平，破解"看病繁、看病难"等问题，大幅提升患者就医获得感及体验度。

2. 面向企业的医药电子政务

（1）上海市药品监督管理局　官网主页以新闻中心、信息公开、政策法规、一网通办、互动平台、安全关注为主，提供相应指南、制度、年报等信息公开和相应的数据查询，药品、化妆品、医疗器械三个主题服务，包括一网通办、医疗器械追溯申报系统、执业药师网上选课三个应用系统。

（2）上海市药品监管和企业数字化服务平台　上海市药品监督管理局在信息系统整合工作基础上，汇聚药品监管数据资源，打造"以用户体验为中心"的药品监管和企业数字化服务平台，为上海市市区两级药品监管人员、全市 35000 家药械化生产经营企业提供数字化服务，做到"提醒一目了然、信息精准推送、数据快捷查询"。该平台为各层级 33 种角色的药品、医疗器械、化妆品监管人员量身定制了数据展示台和工作台；为医药（含化妆品）企业提供个性化信息服务，同时面向连锁总部、网络销售平台、产业园区等特定用户，提供数据订阅服务，推送风险信息。平台在保护数据安全的同时最大化公共数据共享，增加数据价值，提升药品智慧监管能力，促进行业发展。该平台以用户为中心打造定制式信息服务、整合重构信息系统数据为用户提供多种数字服务、推进风险信息共享实现社会共治，将效率较低的"查数"转变为实时便捷的"用数"，以"用数"最大化药品监管数据的价值。

（3）药品安全监管智能驾驶舱　作为上海市药品监督管理局积极打造的药品安全监管在线项目，药品安全监管智能驾驶舱是上海药监局数字化转型的里程碑。驾驶舱由"药品安全监管"主屏和"强监管保安全、优环境促发展、讲政治提能力"子屏构建而成，以 GIS、GPS、智能检查终端等技术为支撑，其数据中心提供行政审批、行政检查、药械化抽样、投诉举报、追溯系统等 10 大模块。能通过实时数据展示全市药品监管总体情况、关键指标、风险预警、创新服务等重点情况。围绕药品监管领域全链条各环节企业主体、产品监管情况，重点关注风险预警、信用监管、网络监管、行政执法、产业创新服务等关切点，结合一企一档、一品一档、一员一档等应用场景，动态展示业务全景数据，总览药品监管业务状况和重点监管领域的发展态势，建"观、管、防、处、服"于一体的药品安全管理体系，为药品监管提供决策辅助，实现"清底数、知风险、晓能力、见创新"。

我国医药电子政务还具有极大的发展空间，为提高社会经济效益和国家竞争力，未来还应继续加强发展，打造具有中国特色的医药电子政务。

书网融合……

习题　　　　本章小结

第三章 医药电子政务系统

PPT

1. 通过本章学习，应能掌握医药电子政务系统的定义、构成；熟悉医药电子政务系统分类与工作流程；了解医药电子政务的工作模式。

2. 具有识别医药电子政务系统构成、分类及其工作过程，并能开展医药电子政务服务的能力。

3. 树立政务服务的安全意识、公共服务意识和社会责任感及高水平的信息素养。

第一节 医药电子政务系统的概念及构成

电子政务系统是医药电子政务的必要基础，也是其顺利实施的必要保证。电子政务的关键是"政务"而不是"电子"，并不是简单地将政府部门面向企业和公众的服务移到网上就可以实现，它需要变革政府的体制、职能、工作方式等。加强电子政务建设的组织和管理，对于政府部门业务流程的重新设计、结构重组，简化政府与企业、公众的互动环节、降低政府业务运行的成本等方面意义重大。

一、概念

医药电子政务系统是指在互联网和其他网络的基础上，以实现医药电子政务活动为目标，满足工作内容和服务需要，支持医药政府部门的对内、对外业务协作，从运作、管理和决策等层次全面提高医药政府部门信息化水平，为医药政府部门提供辅助决策的人机系统。

二、构成

医药电子政务系统由"五个层面两个支撑点"构成，五个层面分别是：网络基础设施层，多媒体信息制作、发布和传输层，医药业务文件和信息传播的基础设施层，医药协同政务的基础设施层及医药电子政务系统应用层；两个支撑点分别是：人文环境的组织、政策、法律法规保障支撑点，技术标准和系统安全支撑点（图3-1）。

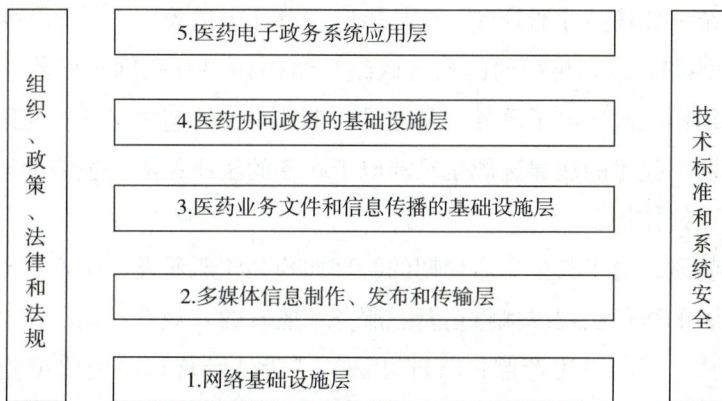

图3-1 医药电子政务系统的构成

1. 网络基础设施层　主要指"信息高速公路"，是实现医药电子政务最底层的硬件基础设施，是信息传输系统，包括远程通信网（Telecom）、有线电视网（Cable TV）、无线通信网（Wireless）、互联网（Internet）及局域网等。这些网络都在不同层次上提供医药电子政务所需的传输线路，但是大部分的医药电子政务运作还是基于互联网这一媒介的。

2. 多媒体信息制作、发布和传输层　主要指在网络层的基础上，通过建站技术建立网站，通过网页开发的相关技术研发网页，把医药电子政务办公、服务和监管过程的信息内容，如文本、声音、视频、图像等以网页为媒介载体在网络层提供的信息传输线路上通过互联网发布到远程的网站上，实现电子化、网络化、分散化、协同化的办公形态。

3. 医药业务文件和信息传播的基础设施层　主要指在电子化办公的基础上，医药行政部门与医药企业、个人或医药行政部门之间、内部员工之间进行交流所采用的文件传输的方式。文件传输一般包括以下 2 种方式：①非格式化的数据传输，如用传真、E - mail 传递信息，它主要是面向人的；②格式化的数据传输，如通过网页上的表单收集和提交数据，它的传递和处理过程一般都是自动化的，无须人工干涉，主要是面向机器的，这种方式比较适用于业务申报等的传输。

超文本传输协议（hyper text transfer protocol，HTTP）是 Internet 上通用的信息传播工具，它可以用统一的显示方式，在多种环境下显示非格式化的多媒体信息。目前已有安全套接字层超文本传输协议（hyper text transfer protocol over secure socket layer，HTTPS），是以安全为目标的 HTTP 通道，在 HTTP 的基础上通过传输加密和身份认证保证了传输过程的安全性，HTTPS 协议是 HTTP 协议的安全版。

4. 医药协同政务的基础设施层　主要是为保障医药电子政务顺利开展相关业务所必须的一些支持服务。如验证文件传输或交流双方的合法性，保障数据传输的安全性，以及数据传递的可靠性、不可篡改、不可抵赖等，通常采用 CA 认证来提供端到端的安全保障。区块链（blockchain）是分布式数据存储、点对点传输、共识机制、加密算法等计算机技术的新型应用模式，区块链技术可应用于药品追溯体系和智能监管等方面。医药行政部门和其他相关的行政部门如卫健委、医保局等构建"三医协同"办公体系模式。

5. 医药电子政务系统应用层　医药电子政务应用系统是医药行政部门的计划、决策、执行、监督和服务工作的具体应用，即协助完成政府部门具体工作的信息化系统。它主要分为两大类：一类是医药行政管理内部电子政务系统，主要负责医药行政部门内部的具体事务处理（办公自动化系统）；另一类是医药行政管理专用电子政务系统，即外部电子政务系统，主要协助进行医药行政部门的管理、服务和监督等专业政府管理系统，如药品注册管理、药品生产许可证申请等。

6. 组织、政策、法律和法规　传统的医药行政组织结构在"互联网＋医药"环境下必须重组，合理的医药行政部门组织结构是医药电子政务正常建设和有效实施的基本保证；与医药电子政务有关的医药行政管理政策与信息网络技术的法律法规是医药电子政务的法律保障。组织的健全与法律的规范对医药电子政务有着巨大的支持作用。

医药产品是特殊的物质，对于其全生命周期的管理如药品注册研发、生产、经营、使用、监管、价格、广告等需要制定完善的法律法规以保障运营、服务和监管的合规性。如《中华人民共和国药品管理法》《药品注册管理办法》《药品生产监督管理办法》《药品经营和使用质量监督管理办法》等法律法规。

7. 技术标准和系统安全　医药电子政务系统中的信息是来自不同信息化系统的数据信息，医药电子政务需要解决各类信息标准化表达和标准化信息交换及数据信息的自动化处理。因此，需要各种技术标准的支撑，在医药电子政务系统中，信息流的标准化是其成功应用的前提和基础。

医药电子政务系统中传输的是医药行政部门内部的信息和医药行政部门之间的信息，因为政府部门借助网络和计算机技术进行事务处理、提供服务、实行行政监督和政府决策时，涉及大量保密和不公开的文件、事件和决策过程，医药电子政务系统的安全性非常重要，需要提升应用系统的安全性能，以保证医药电子政务系统中信息的保密传输要求。

第二节　医药电子政务系统工作模式

一、分类

（一）按参与对象分类

医药电子政务参与的实体有医药行政部门内部员工（医药行政部门内部）、其他相关行政部门（医药行政部门外部）、医药企业和公众个人，医药电子政务将实现这四者之间的信息交换。因此，按照参与对象将医药电子政务应用系统分为4类。

1. 医药行政部门间的电子政务系统（G2G系统）　医药行政部门与其他相关行政部门间的电子政务系统是上下级、不同地方、不同政府部门之间的电子政务系统。主要包括电子办公系统、电子公文系统、电子监察系统、电子法规政策系统、电子培训系统、业绩评价系统等。

2. 医药行政部门对医药企业的电子政务系统（G2B系统）　是指医药行政部门通过网络，快捷迅速地为企业提供各种信息服务并进行有效的监督管理，主要包括各种许可证的许可申请、信息咨询服务和查询等。

3. 医药行政部门对公民个人的电子政务系统（G2C系统）　是指政府部门通过网络为公民个人提供的各种服务系统。目前，医药电子政务这方面的业务相对集中在执业药师的管理和监管方面，主要包括执业药师的考试管理、注册管理和继续教育管理等方面。

4. 医药行政部门内部员工办公系统（G2E系统）　是医药行政部门员工运用网络技术提高工作效率，提升其信息化素养，作为政府内部电子化管理的关键手段，G2E支撑了G2G、G2B和G2C模式。该模式的具体应用主要包括：办公自动化系统（电子公文、会议等处理）、政务管理信息系统（电子考勤、差旅费报销、出差审批等）、决策支持系统、电子人事管理（电子招聘、培训、学习、沟通和绩效考核等）、电子教育培训（参与在线学习和知识共享，提供培训资源、政策解读、知识库等，以促进公务员的持续学习和能力发展）等。

（二）按医药行政部门的层次分类

政府部门是一种层级制结构，从国家、省、市到县乡政府，每一级政府都有自己的工作重点，它们的电子政务系统也各具特色。因此，按政府部门的活动区域可以划分成国际级医药电子政务、国家级医药电子政务、省部级医药电子政务、地市级医药电子政务、县乡级医药电子政务等不同层次。

（三）按使用网络的类型分类

医药电子政务必须运作于基础网络之上，在不同的网络环境下发挥着不同的作用。因此，根据医药电子政务使用的网络不同，可分为基于互联网的医药电子政务系统、基于内联网的医药电子政务系统和基于外联网的医药电子政务系统。

二、工作流程

出于安全性的考虑，医药电子政务系统中各操作角色之间需要通过网络间隔起来进行工作，主要有逻辑隔离和物理隔离这两个隔离。具体工作流程主要包括"1234"，即一个门户网站、两种安全隔离、三个网络互联、四个主体参与（图3-2）。

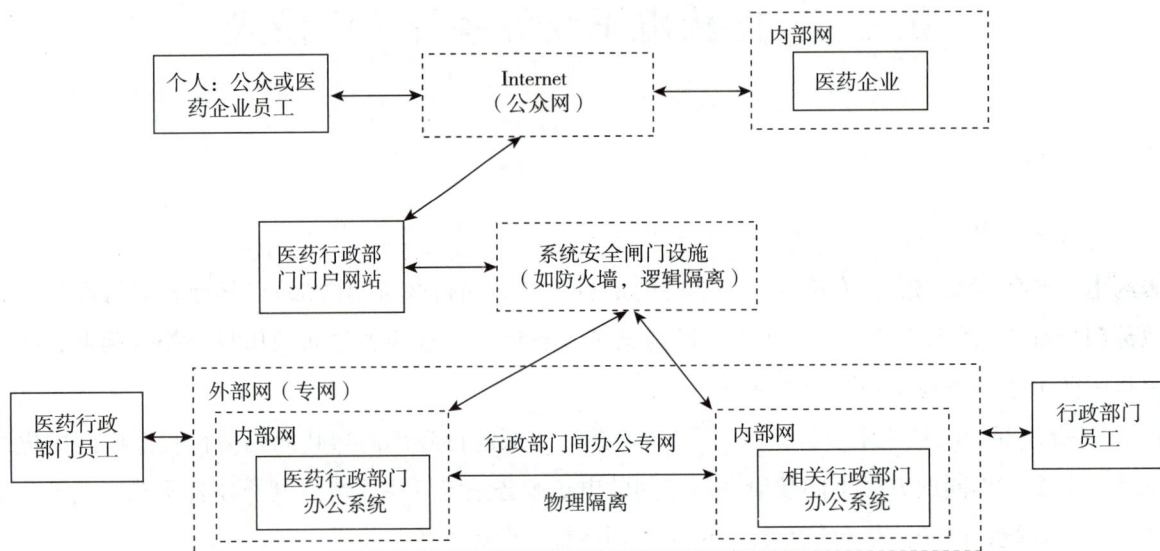

图3-2 医药电子政务系统的工作流程

（一）一个门户网站

门户网站是指提供某类综合性互联网信息资源并提供有关信息服务的应用系统。它通过统一的用户界面将各种应用系统、数据资源和互联网资源集成到一个信息管理平台之上，使用户能够快速访问所需的信息和服务。

经过多年的发展，医药电子政务门户网站（国家药品监督管理局网站）已经建成，实现组织公开、信息公开、数据查询、意见征询、政策查询、法规解读、政务服务等集信息服务、网上办公、线上互动、智慧监管于一体。在门户网站上可以通过几种渠道快速进入政务服务界面：一是网站首页的导航栏目—政务服务（图3-3），二是网站首页的页面中政务服务门户—点击进入（图3-4），都可以快速进入到国家药监局政务服务门户首页（图3-5）。

图3-3 进入国家药监局政务服务门户首页方法一

在这里，把原来分散在国家药监局的各个部门或直属机构中的政务服务业务，集中起来，用一个界面统一管理，完成一站式服务。

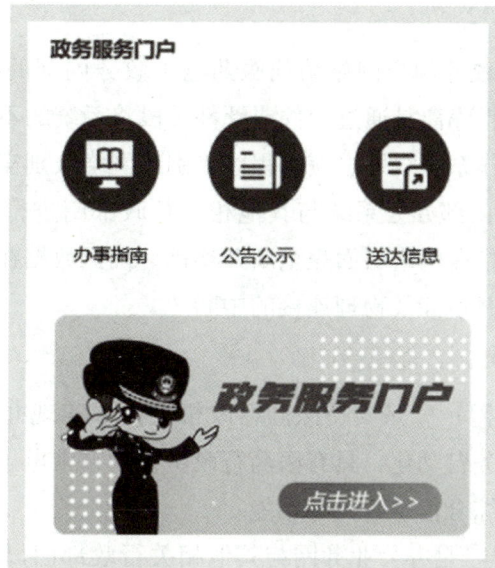

图 3 – 4　进入国家药监局政务服务门户首页方法二

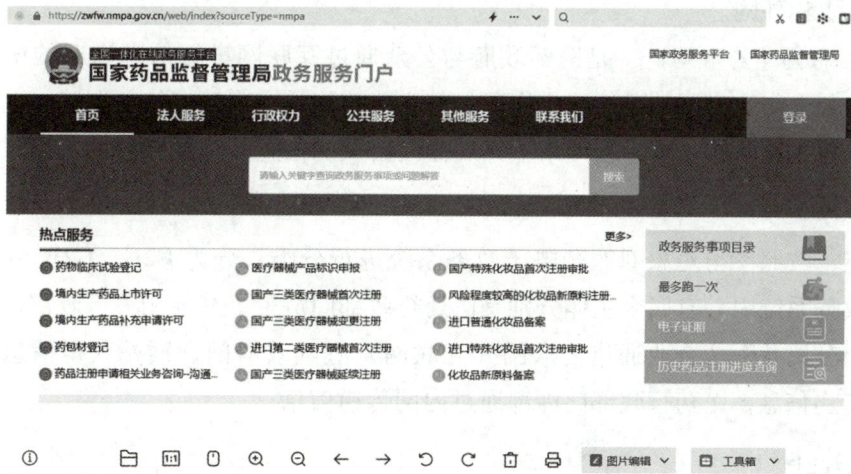

图 3 – 5　国家药监局政务服务门户首页

通过国家药监局政务服务门户首页，还可以链接到全国政务服务门户网站——国家政务服务平台，实现更多事项、资源的统一服务。体验统一身份认证、统一证照服务、统一事项服务、统一政务服务投诉建议、统一好差评、统一用户服务、统一搜索服务等"七统一"服务（图3 – 6）。

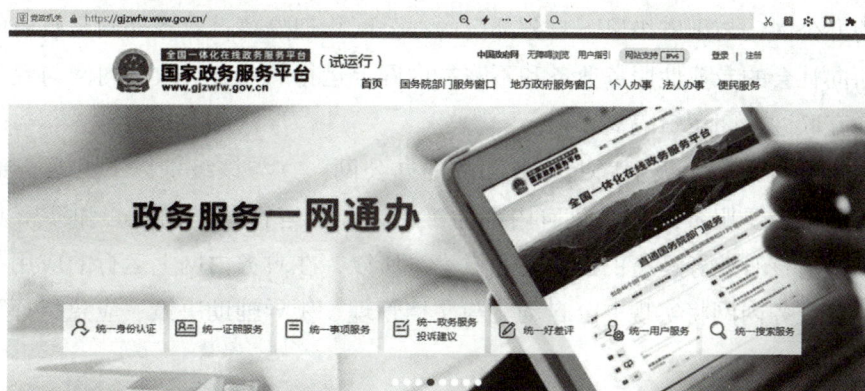

图 3 – 6　国家政务服务平台首页

（二）两种安全隔离

1. 逻辑隔离   通过医药电子政务门户网站访问医药电子政务内部的办公系统需要通过防火墙进行逻辑隔离以保证系统的安全。逻辑隔离是通过软件或硬件手段将系统的不同部分进行分离，以提高安全性和稳定性。这种隔离可以在操作系统级别、应用程序级别或网络级别实现。

2. 物理隔离   医药电子政务内部办公系统与其他相关行政部门进行信息传输时，通过物理隔离以保证各系统的安全。物理隔离是指在网络层面完全断开连接，确保数据在物理上不会相互传输。防火墙虽然能够实现逻辑上的隔离，但并不涉及物理连接的中断。

（三）三个网络互联

1. 医药行政部门内部网（内网）   是支持医药行政机关内部实现办公自动化的网络，其主要功能是实现公文电子化和内部办公业务自动化，具有医药行政机构的日常电子化办公、在政府内部网上可以实现包括公文报送、会议管理、综合信息查询等功能。

2. 政府办公业务网（专网）   是办公业务网与其他相关行政部门以及上级部门和下级单位进行互联的广域网，为用户提供丰富的政务功能，如政务信息发布和查询、通过电子申报系统、网上接待咨询、网上调研等，也称外网。

3. 政府公众信息网（公众网）   是医药政府与公众通过互联网进行信息沟通的渠道，政府通过它向社会发布信息，公众与政府网站进行双向沟通。其主要功能是实现政府信息浏览、电子邮件服务，同时，通过建设本单位主网站或主页，在网络上开展面向公众的信息和信息服务。

（四）四个主体参与

根据前面所述，按照参与对象对医药电子政务系统进行分类，分为 G2G、G2B、G2C、G2E，可以分析，医药电子政务系统中，有四个主体分别是医药行政部门员工、其他相关行政部门、社会公民和医药企业参与。社会公民及医药企业通过公众网（互联网）登陆政府门户网站获得信息及服务，政府部门之间通过外网传递信息，医药行政部门内部通过内网传递信息。

三、工作模式

医药电子政务的工作模式有不同的划分方法。按照使用网络的不同，可以分为政务内网、政务外网、互联网三类；按照服务对象的不同，则可以分为政府与政府、政府与企业、政府与公众、政府与公务员四类；根据电子政务系统所实现的功能，又可分为信息发布、公文流转、业务处理和电子监管等。

1. 政务内外网的工作模式   医药电子政务网络由政务内网和政务外网构成。政务内网主要是副省级以上政务部门的办公网，与副省级以下政务部门的办公网物理隔离；政务外网是政府的业务专网，主要运行政府部门面向社会的专业性服务业务和不需在内网上运行的业务。政务内网与政务外网之间物理隔离，政务外网和互联网之间逻辑隔离。

（1）政务内网   主要是一定级别以上政务部门的办公网。它与该级别以下的政务部门办公网实行物理隔离。政务内网的主要服务对象是政府内部的工作人员，运行的是以核心和涉密业务为主体的应用，目的在于提高政府核心业务运行的有效性和效率。所以，在政务内网上运行的应用都是以政府的核心业务流为主线。在政务内网将实现办公自动化与文档管理、领导辅助决策、应急指挥和网络与数据安全的功能。

（2）政务外网   是指政府通过网络运行不涉及国家秘密的行政监管和公共服务所需要的专业性服务的政务。该网络与互联网之间逻辑隔离，并通过互联网的门户网站为社会直接提供服务。政务外网运行的主要是服务社会的各类业务，目的在于提高政府业务运行的有效性和效率，增强为社会服务的意识和提高服务水平。因此，政务外网是以"行政监管"和"公共服务"为主线的。

（3）政务内外网的关系　各级政府机关内部办公业务网基本实现政府部门之间的文电、信息、督查、会务、值班、接待等主要办公业务的数字化、信息化和网络化。政务外网将实现网上信息发布、网上信息交换、网上办公服务和"一站式"服务的功能。

政务内网和政务外网一样，都属于政府部门内部的办公网。两者的不同之处主要在于：①业务类型和重要程度不同，政务内网上主要运行一些政务核心业务和涉密信息；②适用的级别不同，政务内网主要适用于副省级以上的政府部门；③安全要求的级别不同，政务内网上运行的有涉密信息，所以网络在安全级别上至少要达到普密级；④主要服务对象不同，政务内网只服务于政府工作人员，而政务外网的最终服务对象主要是广大公众；⑤主要功能不同，政务内网更侧重政府部门内部的管理职能。在实际的应用过程中，政务内网、政务外网和互联网密不可分。

2. 以服务为取向的工作模式　是将电子政务按照服务对象进行分类，主要包括政府与政府间的电子政务、政府与企业间的电子政务、政府与公众间的电子政务和政府与公务员间的电子政务。详细说明见本章有关电子政务的基本模式中的相关内容。

3. 以业务为取向的工作模式　目前的电子政务应用系统主要为政府、企业和公众提供各种各样的网上服务。根据其实现功能不同可分为以下几种类型。

（1）信息发布　政务信息发布是政府发挥职能和树立形象的重要手段。电子政务信息发布是指借助于电子化的手段完成各类政务信息的整理、发布、存档和管理。首先将各类政务信息进行整理，转换为电子格式，然后按照一定的原则将电子格式的政务信息即时地发布到互联网或政府专用网络上，供公众、企业和政府内部人员浏览查询。电子政务信息发布系统中的政务信息存档和政务档案管理也主要以无纸化方式进行。电子政务信息发布具有以下优势：①发布快捷，无时空限制；②功能全面，扩展方便；③无纸存档，推动全面电子化。

随着互联网的普及，电子政务信息发布的各方面条件已经趋于成熟。相对电子政务建设的其他部分而言，电子政务信息发布具有投入小、见效快、易于实施等特点，已经成为大多数电子政务系统建设的第一步。

（2）公文流转　公文处理和流转是政府机关内部的主要业务之一，因此目前大多数电子政务系统都以公文处理和流转为核心，进而扩展到其他业务系统。公文流转业务可以分为政府部门内部的公文流转和各级政府部门之间及不同政府部门之间的主要办公公文的流转。

政府部门内部的公文网上流转功能改变了传统的公文办理方式，实现了公文批示网上回传、网上回签以及通过电子文件直接向部门和地方转办等功能。公文网上流转不仅便于开展公文督查工作，还能够对督办的立项、实施、催办查办、情况反馈等情况进行管理，提高督办效率，同时还可以实现内部公文的接收、发送、办理、分发全过程的计算机自动化处理，并对公文处理过程和公文内容提供多种方式的查询和检索功能，自动生成相关的统计报告，保证公文处理的高效性和安全性。

（3）业务处理　政府通过网络为企业办理电子证照、收缴税款等业务。例如企业可以通过国家药品监督管理局网站进行互联网药品信息服务申请、互联网药品交易服务申请、执业药师注册申请和药品安全监管行政许可项目申请。

对于公众，政府主要通过网络为其提供信息服务、网上缴费、身份认证、医疗和保险服务等。例如公众通过国家药品监督管理局网站中的数据查询可以了解目前市场上销售药品的情况。

（4）电子监管　政府作为管理者应对政府、企业和公众进行监督。在政府部门内部，主要通过上级领导利用网络实现对人力资源、工作流程以及后勤物资的监督管理。对于政府部门之间以及企业和公众，由行政监督部门通过网络实现监督管理。行政监督部门由专门的监督机构（监察部、审计署）和以行政监督为主要职能的市场、物价、海关等部门构成。

书网融合……

习题

本章小结

第四章　医药电子政务系统的技术保障

PPT

学习目标

1. 通过本章学习，应能掌握计算机网络基本概念和功能、医药电子政务数据管理要求；熟悉医药电子政务标准化体系框架，理解医药电子政务标准体系建设的主要内容；了解 OSI 模型、TCP/IP 模型、数据库系统组成、数据挖掘、软件工程技术、集成技术。

2. 具有医药电子政务技术基础理论知识与技能、专业应用能力。

3. 树立科学的思维方法，培养信息素养、技术素养。

医药电子政务系统的技术保障，是确保医药领域电子政务高效、安全、稳定运行的重要基石。本章介绍了医药电子政务网络技术、数据管理技术、软件工程技术、集成技术以及标准化体系等内容。

第一节　医药电子政务的网络技术

一、计算机网络的基本概念及简介

随着社会对信息需求量的日益增长，为了满足人们对信息量与处理速度的需求，计算机技术和通信技术结合产生了计算机网络，从本质上说，计算机网络是以资源共享为主要目的，以便发挥分散的、各不相连的计算机之间的协同功能。关于计算机网络较完整的定义是：通过通信设备和通信介质将分布在不同地理位置上具有独立功能的多台计算机、终端及其附属设备相互连接，并借助功能完善的网络软件（即网络通信协议、信息交换方式及网络操作系统等）实现相互通信、资源共享和协同工作的系统。

（一）计算机网络的功能

计算机网络的功能主要表现在硬件资源共享、软件资源共享和用户间信息交换 3 个方面。

1. 硬件资源共享　硬件资源是构建和维持计算机网络运行所必需的物理设备。这些硬件资源共同协作实现数据的传输、处理和存储，确保数据能够在网络中的不同节点之间传输和共享。计算机网络硬件资源主要包括硬件终端设备和服务器等。

2. 软件资源共享　是指在网络环境中，不同用户或系统能够共同访问、使用和管理软件资源的过程。这些软件资源包括但不限于操作系统、应用软件、开发工具、数据库系统等。通过网络实现软件资源共享，可以显著提高资源的利用效率，降低重复投资，同时促进知识、技术和信息的交流与共享。

3. 用户间信息交换　计算机网络不仅提供了物理连接的基础，还通过软件资源和协议的支持，实现了用户之间高效、准确的信息交换。这种信息交换可以是实时的，也可以是非实时的，涵盖了文字、图像、音频、视频等多种形式的数据。用户可以通过电子邮件、即时通讯工具、文件传输系统等网络应用软件实现便捷的信息交换。

（二）计算机网络系统的组成

为了完成计算机网络的基本功能数据处理和数据通信，计算机网络的结构也相应采用分层的两级结构，即资源子网和通信子网两部分。

1. 资源子网   由拥有资源的主计算机（Host）系统、请求资源的用户终端（Terminal）、终端控制器、联网外设、各种软件资源与数据资源组成。资源子网负责全网的数据处理功能，向用户提供各种网络与网络服务。

主计算机在网络中可以是大型机、中型机、小型机、工作站或是微机。主计算机是资源子网的主要组成部分，它通过通信线路与通信控制处理机相连。普通用户终端通过主计算机入网。主计算机为用户访问网络其他主计算机设备、共享资源提供服务，同时为网中其他用户共享本地资源提供服务。

2. 通信子网   为资源子网提供信息传送服务，是支持资源子网用户之间相互通信的基本环境。它由网络通信控制处理机（communication control processor，CCP）、通信线路和其他通信设备组成，完成网络数据交换和传输等通信处理功能。

CCP 是一种在数据通信系统与计算机网络中具有处理控制功能的专用计算机，一般由配置了通信控制功能的硬件和软件的小型机或微机构成。按照它们的功能和用途，可以分为：存储转发处理机、集中器、网络协议变换器、报文分组组装拆卸设备等。通信控制处理机在网络拓扑中被称为网络节点。它一方面作为与资源子网的主机、终端的接口节点，将主机和终端连入网内；另一方面又作为通信子网中的报文分组存储转发节点，完成报文分组的接收、检验、存储、转发等功能，实现将源主机报文准确发送到目的地主机的作用。

（三）计算机网络的分类

从不同的角度看，计算机网络有不同的分类方法。主要分类方式包括：①按网络规模大小和通信距离分类，分为广域网、城域网、局域网；②按信息交换方式分类，可分为线路交换网络、分组交换网络及综合交换网络；③按网络拓扑结构分类，可分为星形网、树形网、环形网及总线网等；④按传输介质带宽分类，可分为基带网络和宽带网络；⑤按连接的传输媒介分类，可分为双绞线网、同轴电缆网、光纤网、无线网及卫星网等；⑥按网络通信方式分类，可分为广播式传输网络和点到点传输网络；⑦按使用目标分类，可分为专用计算机网络和公共计算机网络。

这些分类方法从不同的角度对网络系统进行划分，有利于全面地了解网络系统的特性。其中最常用的方法是按网络规模大小和通信距离远近划分为广域网、城域网和局域网。

1. 局域网（local area network，LAN）   规模相对较小，计算机硬件设备不多，通信线路不长，距离一般不超过几十公里，属于一个部门或单位组建的小范围网络。例如，一个建筑物内，一所学校、一个单位内等。局域网规模小、速度快，应用非常广泛，是计算机网络中最活跃的领域之一。

2. 广域网（wide area network，WAN）   作用范围通常为几十到几千甚至上万公里以上，可以跨越辽阔的地理区域进行长距离的信息传输，可以是一个地区、一个省、一个国家及跨国集团。在广域网内，用于通信的传输装置和介质一般由电信部门提供，网络则由多个部门或国家联合组建，网络规模大，能实现较大范围的资源共享。

3. 城域网（metropolitan area network，MAN）   作用范围介于广域网和局域网之间，是一个城市或地区组建的网络，地域范围可从几十公里到上百公里。城域网以及宽带城域网的建设已成为目前网络建设的热点。

需要指出的是，广域网、城域网和局域网的划分只是一个相对的分界。随着计算机网络技术的发展，三者的界限将变得模糊化。

二、互联网的基础知识

国际互联网（Internet）是全球性的计算机互联网络，采用公用语言使各计算机相互通信。它连接了全球数亿用户，并持续快速增长。网络成员可自主管理内部事务，但接入 Internet 需遵守其规则。

Internet 作为"自由王国",允许自由选择连接与退出。1995 年,联合网络委员会将互联网定义为全球性信息系统,通过唯一地址(基于 IP 或未来协议)逻辑连接,利用 TCP/IP 或兼容协议通信,为公私用户提供高级服务。这种服务是建立在上述通信及相关的基础设施之上的。由于计算机网络很复杂,为了确保信息能够准确无误地在全球范围内的不同设备间传输,网络通信协议体系应运而生,其中最为人熟知的便是开放系统互连(open systems interconnection,OSI)模型和传输控制协议/互联网协议(transmission control protocol/internet protocol,TCP/IP)模型。

(一)OSI 模型

网络应用初期,只能在同一制造商的计算机产品之间进行通信。直到 20 世纪 70 年代后期,国际标准化组织(ISO)和国际电报电话咨询委员会(CCITT)共同制定了开放系统互连参考模型(open system interconnection reference model,OSI - RM),OSI - RM 模型是一个旨在促进全球不同系统间的相互操作性的网络体系结构框架。它定义了一个七层的网络架构,每一层都负责不同的通信功能。这七层从下到上依次是物理层、数据链路层、网络层、传输层、会话层、表示层和应用层(图 4 - 1)。每一层都能实现一组独立的功能(表 4 - 1),并通过相邻层间的接口向上一层提供服务,同时向下一层请求服务。在应用层之上是直接面向用户的各种应用软件,在物理层之下则是通信介质。

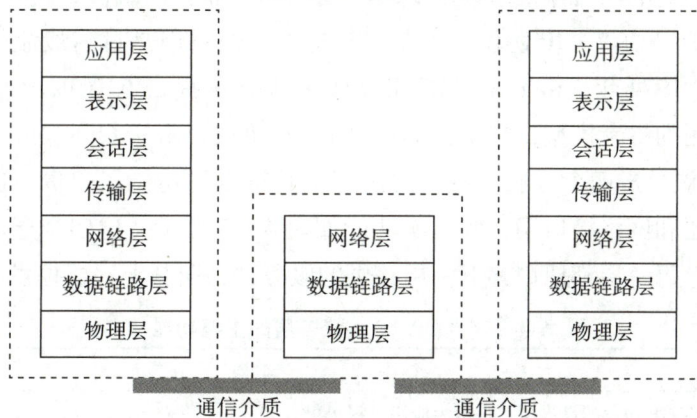

图 4 - 1　OSI 参考模型的结构

表 4 - 1　OSI 参考模型各层的主要功能

层次	功能
物理层	· 利用物理通信介质为数据链路层提供物理连接 · 负责传输比特流,即二进制数据在物理媒介(如电缆、光纤等)上的传输 · 定义了物理连接的特性,如电缆规格、电压水平、接口形状等
数据链路层	· 在两个相邻节点间的线路上无差错地传以"帧"(frame)为单位的数据 · 实现了数据的可靠传输,包括差错控制、帧同步、流量控制等
网络层	· 负责将数据从源端传输到目的端,可能跨越多个网络 · 主要的协议有 IP,它定义了数据包(packet)的格式及传输方式,还包括路由选择、拥塞控制等功能
传输层	· 传输层为两台主机上运行的应用程序提供端到端的通信服务 · 主要的协议有 TCP 和 UDP。TCP 提供面向连接的、可靠的数据传输服务;UDP 则提供无连接的、不可靠的数据传输服务
会话层	· 负责在两个通信进程之间建立、维护和终止会话 · 管理会话中的数据交换,包括同步双方的数据传输速率和会话的同步点等
表示层	· 确保一个系统的应用层所发送的信息可以被另一个系统的应用层读取 · 涉及数据的编码、格式转换、压缩、加密解密等

层次	功能
应用层	· OSI – RM 模型的最高层，直接为用户提供服务，如文件传输、电子邮件、Web 浏览等 · 常见的应用层协议有 HTTP、FTP、SMTP、POP3 等

由于 OSI – RM 是一个理想的模型，因此，一般网络系统只涉及其中的几层，很少有系统能够具有所有的七层，并完全遵循它的规定。在 OSI – RM 的七层模型中，每一层都提供一个特殊的网络功能。从网络功能的角度观察：低 4 层（物理层、数据链路层、网络层和传输层）主要提供数据传输和交换功能，即以节点到节点之间的通信为主，其中第 4 层作为上下两部分的桥梁，是整个网络体系结构中非常关键的部分。高 3 层（会话层、表示层和应用层）则以提供用户与应用程序之间的信息和数据处理功能为主。简言之，低 4 层主要完成通信子网的功能，高 3 层主要完成资源子网的功能。

（二）TCP/IP 模型

ARPANET 是最早的计算机网络之一，是由美国高级研究计划署（ARPA）提出并构建的。其主要目的是确保在战争环境下，当部分主机、通信控制处理机和通信线路遭到破坏时，网络的其他部分还能正常工作，它要求一种灵活的网络体系结构来实现异型网的互联。网络协议 TCP/IP 正是在此需要的基础上发展而来的。虽然 TCP 协议、IP 协议都不是 OSI 标准，但它们是目前最流行的商业化协议，并被公认为当前的工业标准。1974 年，Kahn 在 TCP/IP 协议的基础上提出了 TCP/IP 参考模型。TCP/IP 模型是计算机网络中广泛使用的参考模型，它是 Internet 的核心协议，由一系列构成互联网基础的网络协议组成。TCP/IP 模型将协议分成四个层次，每个层次都有其特定的功能和职责，这四个层次分别是：应用层、传输层、互联网层和网络接口层，各层次功能如表 4 – 2 所示。这四个层次共同协作，确保数据在互联网中的正确传输。每一层都使用其下一层提供的服务，并向其上一层提供服务。

表 4 – 2　TCP/IP 协议各层的主要功能

层次	功能
应用层	· 是 TCP/IP 协议的最高层，直接为应用进程提供服务 · 负责处理特定的应用程序数据，包括数据的编码、解码以及数据的显示等 · 常见的应用层协议有超文本传输协议（HTTP，用于网页浏览）、文件传输协议（FTP，用于文件传输）、简单邮件传输协议（SMTP，用于电子邮件发送）、域名系统（DNS，用于域名和 IP 地址的转换）等
传输层	· 负责端到端（即两个应用程序之间）的通信，确保数据包的正确传输 · 提供两种服务：面向连接的传输控制协议（TCP）和无连接的用户数据报协议（UDP）。TCP 提供可靠的、面向连接的字节流服务，确保数据包的顺序、完整性及正确性；UDP 则提供简单的、不可靠的、面向数据包的服务，不保证数据包的顺序、完整性或正确性，但传输效率较高
互联网层	· 又称网络层，负责把来自互联网上的任何网络设备的源分组发送到目的设备 · 使用互联网协议（IP 协议）来封装、传输和路由数据包。IP 协议通过 IP 地址（包括 IPv4 和 IPv6）来确定数据包的源地址和目的地址，从而实现数据包的路由 · 互联网层还包含了一些其他的协议，如互联网控制消息协议（ICMP，用于网络控制和诊断）和互联网组管理协议（IGMP，用于多播地址的管理）
网络接口层	· 是 TCP/IP 协议的最低层，又称链路层或物理层（但严格来说，TCP/IP 模型并不直接包含物理层） · 负责将 IP 数据包封装成适合在物理网络上传输的数据帧，并处理与物理网络的接口细节 · 不同的物理网络有不同的网络接口协议，如串行线路互联网协议（SLIP 协议）、点对点协议（PPP 协议）、以太网、令牌环网、光纤分布式数据接口（FDDI）等 · 在网络接口层，数据包会被发送到物理网络上，通过网络设备（如交换机、路由器）进行转发，最终到达目标设备

（三）IP 地址和域名系统

为了保证接入 TCP/IP 网络的每台设备（除计算机外还可能包括智能手机、平板电脑、服务器等）在相互通信中能够互相识别，每台设备必须被分配一个唯一的逻辑地址，即 IP 地址。IP 地址作为设备在网络中的唯一标识，能够将数据包准确地从源设备发送到目标设备。Internet 上设备的地址可以写成两种形式：IP 地址和域名（表 4 - 3）。

表 4 - 3 IP 地址分类

层次	IP 地址范围	组成	适用网络及特点
A 类地址	1. 0. 0. 0 ~ 126. 255. 255. 255	最高端二进制位为 0，第 1 个字节段表示网络标识，后 3 个字节段表示主机标识，其主机号长度为 24 位	·主要用于拥有大量主机的网络 ·特点是网络数少，而主机数多
B 类地址	128. 0. 0. 0 ~ 191. 255. 255. 255	高端前 2 个二进制为 10，前 2 个字节段为网络标识，后 2 个字节段为主机标识，其主机号长度为 16 位	·主要用于中等规模的网络 ·特点是网络数和主机数大致相同
C 类地址	192. 0. 0. 0 ~ 223. 255. 255. 25	高端前 3 个二进制为 110，前 3 个字节段为网络标识，后 1 个字节段为主机标识。其主机号长度为 8 位	·主要用于小型局域网络 ·特点是网络数多，而主机数少
D 类地址	224. 0. 0. 0 ~ 239. 255. 255. 255	高端前 4 个二进制位为 1110	·通常用于组播通信
E 类地址	240. 0. 0. 0 ~ 255. 255. 255. 255	高端前 4 个二进制为 1111。是一个实验地址，它保留给将来使用	—

1. IP 地址 Internet 是一个信息的海洋，这些信息存放在世界各地称为"站点"的计算机上，为了区别各个站点，必须为每个站点分配一个唯一的地址，即 IP 地址，IP 地址又称统一资源定位器（uniform resource locator，URL），Internet 上的每台计算机（包括路由器）在通信之前必须指定一个 IP 地址，IP 地址由 32 位二进制数组成，通常采用点分十进制记法表示，每个值是由四个从 0 到 255 之间的数字组成，如 192. 168. 0. 251。

Internet 上的 IP 地址分为 A 类、B 类、C 类、D 类和 E 类，分别用于不同类型的网络，具体见表 4 - 3。当用户把一台计算机或一个网络连接到 Internet 上时，大多数情况下，Internet 服务提供商将能够为用户的网络安排 IP 地址登记。

2. Internet 域名系统 IP 地址作为 Internet 上设备的唯一数字标识，虽高效却难以记忆。为此，引入了域名系统（DNS），以字符形式为每台主机分配独一无二的标准名称，即域名。域名采用层次化命名结构，通过小数点分隔的子域名来构建，常见格式为：计算机名. 组织机构名. 网络名. 最高层域名（各部分间用小数点隔开），便于用户记忆与访问。

在域名格式中，最高层域名也称第一级域名，代表建立该网络的部门、机构或者该网络所在的地区、国家等，根据 1997 年 2 月 4 日"Internet 国际特别委员会"（IAHC）关于最高层域名的报告，可以分为以下三类：①通用顶级域名，常见的有 edu（教育、科研机构）、com（商业机构）、net（网络服务机构）、info（信息服务机构）、org（专业团体）、gov（政府机构）等；②国际最高层域名，ini（国际性组织或机构）；③国家最高层域名，cn（中国）、us（美国）、uk（英国）、jp（日本）、de（德国）、it（意大利）、ru（俄罗斯）等。

网络名是第二级域名，反映主机所在单位的性质，常见的类型代码有：edu（教育机构）、gov（政府部门）、mil（军队）、com（商业系统）、net（网络服务机构）、org（非营利性组织或团体）、int（国际性组织）等。

组织机构名是第三级，一般表示主机所属的域或单位。计算机名是第四级，根据需要由网络管理员自行定义。

例如：www.nmpa.gov.cn，其中 cn 代表中国（China），gov 代表政府机构，nmpa 代表国家药品监督管理局，www 代表全球网（或称万维网，world wide web），整个域名合起来就代表国家药品监督管理局站点。在域名中不区分大小写字母；域名在整个 Internet 中是唯一的，当高级域名相同时，低级子域名不允许重复。

在中国，用户可以在国家域名.cn 下进行注册。根据 CNNIC 的规划，.cn 下的第二级域名有两种情况，一种是组织机构类别，通常由 2~3 个字母组成，例如：edu，.co，.go，.or，.ac，.net 等。另一种是省市地区，例如：bj、tj、gd、hb、ln 等。

有了域名标识，对于计算机用户来说，在使用上的确方便了很多。但计算机本身并不能自动识别这些域名标识，于是域名管理服务器（domain name system，DNS）就应运而生了。DNS 就是以主机的域名来代替其在 Internet 上实际的 IP 地址的系统，它负责将 Internet 上主机的域名转化为计算机能识别的 IP 地址。

DNS 系统作为桥梁，将用户友好的域名转换为计算机可识别的 IP 地址。用户输入域名后，本地机器向 DNS 服务器查询，DNS 在全网范围内搜索并返回对应 IP 地址，确保每台主机在 Internet 上拥有唯一定位。若查询成功，则 IP 地址返回；否则，显示错误信息。

（四）互联网的应用层协议

1. 超文本传输协议（HTTP） 负责传输和显示页面的互联网协议。

2. 简单邮件传输协议（simple mail transfer protocol，SMTP）、邮局协议（post office protocol，POP）和互联网信息访问协议（Internet message access protocol，IMAP） SMTP 和 POP 是负责用客户机/服务器模式发送和检索电子邮件的协议。IMAP 是一种优于 POP 的新协议，和 POP 一样，也能下载邮件、从服务器中删除邮件或询问是否有新邮件，但 IMAP 克服了 POP 的一些缺点。

3. 文件传输协议（file transfer protocol，FTP） 是 TCP/IP 的组成部分，属于应用层的协议，用于在 TCP/IP 连接的计算机之间传输文件，采用的是客户机/服务器模式。

（五）网络互联技术

1. 内联网（Intranet） 是指基于互联网技术构建的组织内部网络。从技术角度讲，内联网和互联网没有太大的差别，是局限于组织内部的互联网，与互联网相比，具有以下优点：①在网络安全方面提供了更加有效的控制措施，克服了互联网安全保密方面的缺点；②内联网属于具体的组织或机构所有，对外界的开放是有限制的，可防止外来的入侵和破坏，适用于政府机构、金融、保险等对安全要求严格的单位；③为了确保安全，有些内联网同互联网在物理上是隔离的，有些则是连入互联网，但利用防火墙技术保护内部网络的安全。在确保安全的同时，内联网在组织内部同样具有开放性和易操作性。

内联网作为用于企业内部信息建设的重要组成部分，主要利用互联网上的服务方式为企业内部提供服务，主要有 WWW、电子邮件技术、BBS 和新闻组、FTP 和 Gopher 等。

内联网主要应用于：领导决策的多媒体查询，远程办公，无纸公文传输，公告、通知发布，专题讨论，人事管理或人力资源管理，财务与计划，组织动态与组织刊物，形象宣传与联机服务等。

2. 外联网（Extranet） 是一种采用互联网技术在两个或两个以上的合作伙伴之间建立的特殊网络，它是内联网的一种延伸。

外联网给企业带来的好处有：提高了生产效率，信息可以以各种形式体现，降低了生产费用，实现了跨地区的各种项目合作，可为用户提供多种及时有效的服务。

外联网常见的实现方式有 3 种。

（1）公共网络 如果一个组织允许公众通过任何公共网络（如互联网）访问该组织的内部网，或两个及更多的企业同意用公共网络把它们的内部网连在一起，就形成了公共网络外联网。

（2）专用网络　是两个企业间的专线连接，这种连接是两个企业的内部网络之间的物理连接。

（3）虚拟专用网络（VPN）　是一种特殊的网络，它采用一种叫作"IP通道"或"数据封装"的系统，用公共网络及其协议向贸易伙伴、顾客、供应商和雇员发送敏感的数据。

3. 互联网、内联网、外联网三者的区别　互联网实际包括了内联网、外联网和国际互联网三种互联形式。从技术角度来讲，这三种类型的网络都建在同样的基础设施上，但是其应用有很大不同。

内联网是公司内部的信息交换，库存信息、财务信息、销售信息、人事信息都可以通过内联网上从一个部门传到另一个部门，从而减少纸上作业，缩短了信息周转周期，提高了公司内部的效率。欧美的很多企业正是以内联网作为发展电子商务的第一步。

外联网是一些经营范围相关的公司组织在一起，共同分享彼此的产品、价钱、库存等信息，同时也进行买卖交易，这种形式属于B2B（企业与企业的电子商务）的一种。由于网络的作用，减少了经济学中所称的"搜寻成本"（search cost），从而达到提高效率的目的。

与内联网和外联网对等的国际互联网是一个开放的系统，通常可实现一对多的交换，如网上售货、网上销售药品、医药行政部门与社会公众实现互动的网上办公等。

医药电子政务的网络框架是以互联网技术为基础，构建起的以政府内部内联网为核心的工作平台，旨在实现政府内部办公流程的电子化；通过外联网允许政府合作伙伴及政府内部外出人员获得安全访问内部应用的授权，实现信息资源的跨部门、跨地域的高效共享与协作；通过互联网为社会公众提供在线的政务服务和信息服务，包括政策咨询、信息查询、业务办理等，以此增强政府服务的透明度。

第二节　医药电子政务的数据管理技术

随着网络时代的到来，电子政务在全球信息化建设中占据核心地位，与电子商务、远程教育、远程医疗、电子娱乐并列五大应用领域之首。电子政务利用现代网络通讯与信息技术，通过内外网实现政务工作的电子化、信息化、公开化、一体化及决策科学化。在中国，电子政务的基本架构为"三网一库"，"三网"指政府机关内部的办公业务网与内部局域网互联、实现地区级政府部门之间涉密信息共享的办公业务资源网和以国际互联网为依托、对外发布公共信息的政府公众信息网；"一库"指政府系统共建共享的电子信息资源库。鉴于政府掌握大量社会信息资源，其信息化成为推动社会资源共享、提升运作效率的关键。

一、数据管理要求

数据管理技术是对数据的分类、组织、存储、操作和维护的技术。简单地说计算机是数据处理机，输入原始数据，经过计算机的处理，获得用户所需要的信息。医药电子政务数据管理要求包括3个方面。

（一）需要先进的数据库技术支持

数据库技术是医药电子政务数据管理的基础。通过采用先进的数据库管理系统，能够高效地存储、检索和处理医药领域的大量数据，确保数据的完整性和一致性。同时，数据库技术还需要具备强大的数据处理能力，以支持复杂的查询、统计和分析操作，为医药监管和决策提供有力支持。

（二）需要稳定的数据基础架构

稳定的数据基础是医药电子政务数据管理的核心。这要求数据来源可靠、准确，并且能够及时更新，以保证数据的时效性和准确性。此外，还需要建立完善的数据备份和恢复机制，以防止数据丢失或损坏，确保数据的安全性。

（三）需要良好的数据管理环境

良好的数据管理环境是医药电子政务数据管理的重要保障。这包括建立健全的数据管理规范、流程和标准，确保数据在采集、存储、处理、共享和发布等环节都符合规定要求。同时，还需要加强数据质量的监控和评估，及时发现并纠正数据错误和异常，提高数据的质量和可信度。此外，还需要加强数据的安全防护，采用多种技术手段保护数据免受非法访问、篡改和泄露等威胁。

二、数据库系统的组成

数据库系统是以数据为中心的计算机系统，主要应用于大量数据的管理，例如政府、企事业单位的行政管理。数据库系统由软件、硬件和从事数据库系统管理的人员组成。

（一）软件部分

1. 操作系统（OS） 数据库系统作为计算机系统，需要依托计算机硬件运行，并需要操作系统的支持以实现软硬件的管理。

2. 数据库（DB） 是指从现实世界中抽象出有用的数据，经过分析、整理、组织后，按照数据库技术要求长期存储在计算机系统中的有组织、可共享的数据集合。数据库中的数据按一定的数据模型进行组织、描述和存储，具有较小的数据冗余度、较高的数据独立性和易扩展性，并可以为一定范围内的各种用户共享。数据库通常由两大部分组成：一部分是应用数据，称为物理数据库，是数据库的主体；另一部分是关于各级数据结构的描述，称为描述数据库。

3. 数据库管理系统（DBMS） 是数据库系统的核心，是位于用户和操作系统之间的一个数据管理软件，其基本功能如下。

（1）数据库的定义功能 DBMS 提供的数据定义语言（DDL）定义数据库的三级结构，包括外模式、概念模式、内模式及其相互之间的映像，定义数据的完整性、安全性等约束。

（2）数据库的操作功能（DML） 实现数据库数据的操作，如数据查询和更新，这些操作都是通过 DBMS 提供的数据库语言完成的。

（3）数据的保护功能 DBMS 对数据库的保护主要通过以下 4 个方面实现。①数据的恢复：在数据库被破坏时，系统有能力将数据恢复到正确的状态。②数据的并发控制：数据库技术的一个优点是数据共享，但当多个用户同时对同一个数据库操作时，可能会破坏数据库中的数据。DBMS 提供的并发控制子系统能防止错误发生，正确地处理好多用户、多任务环境下的并发操作。③数据库的完整性控制：保证数据库中数据及语义的正确性和有效性，防止任何对数据造成错误的操作。④数据的安全性控制：防止未经授权的用户有意或无意地存取数据库中的数据，以免数据的泄露、更改和破坏。

（4）数据的存储管理 DBMS 要分类组织、存储和管理各种数据，如用户数据、存储路径、数据字典，要确定以何种文件结构和存取方式在存储器上组织这些数据，如何实现数据之间的联系。数据组织和存储的基本目标是提高存储空间的利用率、方便存取；提供多种存取方法（如索引查找），提高存取效率。

（5）数据库的维护功能 包括数据库的建立、数据的转换、数据的转存、数据库的重组以及性能监测功能。

这些功能都是由数据库管理系统中相应的程序模块来实现的，因此，DBMS 是一个庞大的系统软件。

4. 其他支持软件 各种应用开发支撑软件和各种宿主语言程序。应用开发支撑软件为开发人员提供高效率、多功能的交互式程序设计系统，如报表生成器、表格系统、图形系统等，它们为应用系统的开发提供了良好的环境，使开发效率有了很大的提高。

5. 应用程序　利用 DBMS、其他的开发支撑软件和宿主语言开发的、满足特定应用环境的数据库应用软件。

（二）硬件部分

硬件部分是开发和使用数据库系统的硬件平台。由于数据库系统的数据量很大，加上 DBMS 是一个功能丰富的大规模系统软件，因此数据库系统对在其上运行的计算机硬件资源提出了很高的要求，不同的 DBMS 对硬件资源的要求是有差别的。

（1）要求有足够大的内存，运行操作系统、DBMS 的核心模块、应用程序。

（2）有足够的、能直接存储的磁盘空间，存储数据、数据备份，存储操作系统、DBMS 系统、应用程序和数据库系统的其他支持系统。

（3）CPU 要有一定的处理速度，以满足对数据库数据处理的要求。

（4）要求系统有较高的通信能力，以提高数据传送率。

（三）数据库管理员

要想成功地运行数据库系统，就要配备高素质的数据库管理人员以控制数据整体结构。因此，要求数据库管理员（DBA）必须熟悉企业全部数据的性质和用途，对用户的需求有充分了解，对系统的性能非常熟悉。数据库管理员承担创建、监控和维护整个数据库结构的责任。其主要职责包括定义概念模式及内模式、根据要求修改概念模式和内模式、对数据库访问的授权及完整性约束的说明。

在数据库系统中，数据库管理系统是系统的核心，其功能的强弱对数据库系统的性能起决定性的作用。

三、数据仓库与数据挖掘

（一）数据仓库

数据仓库（data warehouse）是一个面向主题的、集成的、相对稳定的、随时间不断变化的数据集合，用于支持管理决策过程。以下是数据仓库定义的详细解释。

1. 面向主题　数据仓库中的数据是围绕某一主题或业务领域组织的，这些主题通常与企业决策相关，如销售、市场、财务等。这种组织方式使得数据仓库中的数据更加集中和易于理解，便于决策者快速获取所需信息。

2. 集成性　数据仓库中的数据来源于多个异构的数据源，如关系数据库、非关系数据库、文件系统等。在数据进入数据仓库之前，需要经过抽取（extract）、转换（transform）和加载（load）的过程，即 ETL 过程，以确保数据的一致性、准确性和完整性。这一过程还包括了数据的清洗、转换和整合，以消除数据冗余和不一致性。

3. 相对稳定性　与操作型数据库不同，数据仓库中的数据主要用于查询和分析，而不是事务处理。因此，数据仓库中的数据一旦加载完成，就很少会被修改或删除。这种稳定性保证了数据仓库中数据的可靠性和一致性，为决策提供了可靠的数据基础。

4. 随时间不断变化　数据仓库中的数据是随时间不断变化的，这主要体现在两个方面。一方面，新的数据会不断被加载到数据仓库中，以反映业务活动的最新情况；另一方面，数据仓库中的历史数据也会被保留下来，以便进行趋势分析和预测。这种时间特性使得数据仓库能够支持对历史数据的查询和分析，为决策者提供全面的数据支持。

在这个定义的基础上，数据仓库也可被看作是某个组织的数据存储库，用于支持战略决策。数据仓库的功能是以集成的方式存储整个组织的历史数据，这些数据会影响到该组织和企业的多个方面。数据仓库中的数据仅仅响应终端用户的查询而绝不会更新，这些终端用户通常都是决策者。一般来讲，数据仓库都很巨大，它存储了几百万条记录。在很多情况下，一个组织可能有几个局部或部门的数据仓库，这常常叫作数据集市，数据集市是用于满足一组特殊用户需要的数据仓库，有大有小，其规模主要依赖于其主题的范围。

在数据仓库发展的早期，由于对数据仓库的概念有本质上的误解，许多政府机构在确切地定义数据仓库、数据仓库要解决的商业问题和使用数据仓库做什么的问题上犯了错，要更好地理解数据仓库的设计过程，两个方面是最重要的：第一是数据仓库中存储的特殊数据的类型（分类），第二是为了使数据有利于决策而把它准备成最终形式所要进行的转换。

数据仓库的实现是一个复杂的任务，很多文章都对其进行了非常详尽的描述，本书只给出它的基本特征。通过以下基本步骤，将数据仓库的发展过程概括为 3 个阶段。

1. 建模 简单地说，就是要花时间去了解商业过程、这些过程中的信息需求以及过程中通常会做出的决策。

2. 构建 建立适合决策支持类型的工具的需求，这种支持对目标商业过程是必需的，创建一个有助于进一步定义信息需求的数据模型，把问题分解为最终形式的数据规格和现行的数据存储，以数据集市或更全面的数据仓库来表述。

3. 部署 在全部过程中相对早地去实现存入仓库的数据的属性以及要采用的不同的商业智能工具，从培训用户开始。部署阶段显然包括这样的一段时间：用户研究存储库（以了解可用的和应当可用的数据）和现行数据仓库的早期版本。这会导致数据仓库出现演化，包括增加更多的数据、扩充历史周期，或重新回到构建阶段以便通过数据模型来扩展数据仓库的规模。

（二）结构化查询语言和联机分析处理工具

结构化查询语言（SQL）、联机分析处理工具（OLAP）和数据挖掘是典型的数据仓库应用。SQL 是数据库管理的标准语言，允许用户访问和操作数据库中的数据，如查询（检索）、更新、插入和删除数据库中的记录，善于处理具有明确约束条件的查询任务。相比之下，数据挖掘方法善于探测性的，试图获得隐藏信息的查询任务。当用户知道在寻找什么并能正式地描绘它的时候，SQL 就非常有用。而当用户仅仅含糊地知道他们在寻找什么的时候，就可以使用数据挖掘方法。因此，这两种数据仓库应用是互补的。

OLAP 是一项分析处理技术，为用户提供了多样化的数据视图，以便对数据仓库中的数据进行深入分析，这些视图均得到了先进的图形化表述技术的支持。在这些视图中，不同的数据维度和不同的事务特征相对应，使得用户能够从任意角度轻松观察空间数据，或对其进行切片和切块操作。尽管 OLAP 工具与数据挖掘工具一样，都能从数据中导出答案，但它们的相似性仅限于此。在 OLAP 中，从数据导出的答案类似于电子数据表中的计算，因为两者都用简单而且先进的（given‐in‐advance）计算。值得注意的是，OLAP 工具并不依赖于特定的数据集，也不会创造新的知识。它们主要是作为专门的可视化工具，帮助终端用户基于图形化浓缩的数据得出自己的结论和决策。虽然 OLAP 工具在数据挖掘过程中非常有用，并被认为是数据挖掘的一部分，但它们并不能替代数据挖掘的功能。

（三）数据挖掘

数据仓库的唯一功能是向终端用户提供信息以支持决策，数据挖掘体现了数据仓库一个最主要的应用。运用基于计算机的方法，包括新技术，从而在数据中获得有用知识的整个过程称为数据挖掘。数据挖掘是一个反复迭代的过程，它从大量的数据中搜寻有价值的、隐藏的、非同寻常的新信息，是人和计算机合力的结果；它在人类描述问题和目标的知识与计算机的搜索能力之间寻求平衡，以求获得最优的效果。

在实践中，数据挖掘的两个基本目标是预测和描述。预测利用数据集中的一些变量来推断其他用户所关心变量的未知或未来的值；描述关注的则是找出描述可由人类解释的数据模式。因此，可以把数据挖掘活动分成预测性数据挖掘和描述性数据挖掘两类。

在预测领域，数据挖掘的目标是得出一种模型，并以可执行码来表示。这种可执行码可以用于执行分类、预测、评估或者其他相似的任务。而在描述领域的后期，数据挖掘的目标是利用大量数据集中的未知模式和关系获得对所分析系统的理解。对特定的数据挖掘的应用，预测和描述的相对意义有相当大的变化。预测和描述的目标都是通过数据挖掘技术来实现的。

数据挖掘是计算机行业中发展最快的领域之一，最初它只是结合了计算机科学和统计学而产生的一个让人感兴趣的小领域，如今，它已经迅速扩大成为一个独立的领域。数据挖掘的强大力量之一在于它具有广泛的方法和技术，以应用于大量的问题集。作为面向大规模数据集的分析技术，其最大的目标市场包括整个数据仓库、数据集市和决策支持业界，包括诸如零售、制造、通信、医疗、保险、运输等行业的专业人士。在商业界，数据挖掘可用于发现新的购买倾向、设计投资战略和在会计系统中探测未经认可的开支，增加销售业务，其结果可用于向顾客提供更集中的支持和关注。数据挖掘技术也能应用于解决商业过程重构问题，其目标是了解商业操作和组织之间的相互作用和关系。

（四）电子政务数据挖掘过程

电子政务中的数据挖掘是指通过对政府各种业务活动、工作、决策相关数据进行分析、挖掘、评价与解释，从而获取知识的过程。一般来说，电子政务数据挖掘过程包括数据准备、发现模式、分析和解释模式 3 个主要阶段。

1. 数据准备　数据挖掘前要先对数据做一些处理，包括：①合并数据，将多个文件或多个数据库中的数据进行合并处理；②选择数据、提取出合适的数据集合；③数据清洗、过滤，剔除一些无关记录；④将文件、图形、图像及多媒体等文件转换成可便于数据挖掘的格式等。

2. 发现模式　根据不同的挖掘目标可以相应采取不同的挖掘方法，得到有意义的数据模式。数据挖掘的方法有很多种，主要包括 3 大类：统计分析、知识发现及其他可视化方法。

（1）统计分析　主要用于检查数据中的数据规律，然后利用统计模式和数学模型来解释这些规律，通常使用的统计方法有线性分析、非线性分析、线性回归、因子分析、单变量曲线和双变量统计以及时间序列分析等。通过统计分析，选择适用于数据分析的数据模型，对重要页面、导航路径有向图、浏览时间等给出统计描述，揭示数据间的关系。

（2）知识发现　源于人工智能和机器学习，利用数据搜寻过程，得到一个有意义的数据模型，从中可以发现规律。具体的方法有人工神经网络、决策树方法、遗传算法、规律推理等。

（3）其他可视化方法　可以给出多变量的图形分析，同时显示多变量间的关系，有助于分析以前挖掘的数据，进一步增强数据挖掘能力。

3. 分析和解释模式　通过技术手段，对得到的模式进行数据分析，得出有意义的结论。常用的技术手段如下。

（1）关联规则　揭示数据间的内在联系，发现用户与站点各方面的访问关系。

（2）分类　给出分类的公共属性描述，并将新的记录分配到预先定义好的类中去。

（3）聚类　分类的逆过程，按照"类内相似性最大，类间相似性最小"的原则，对数据类进行类的聚集，多指客户群体聚类和 Web 网页聚类。客户群体聚类将具有相似模式的用户分在一组，而 Web 网页聚类则提供有针对性的网络服务应用。

（4）序列模式　侧重于挖掘出数据的前后时间顺序关系，分析是否存在一定趋势，以预测未来的访问模式。

（5）路径分析　可以发现一个 Web 站点中经常被访问的路径。

所以，电子政务数据挖掘系统的具体实现为：首先，根据用户的需求进行分析，选取相应的数据，在此基础上由系统自动或由用户手动选择待发现模式，找到相应的算法，自动或人为地制定所需的所有参数，进行挖掘。将得到的结果进行知识表达，自动或人为地根据得到的知识，进行下一轮的挖掘或填写到知识库中。每次得到的知识，不仅仅提交给用户，还应当以某种形式存储起来，供系统挖掘新知识时使用。这样，就可能在进行更多知识的发现时，不用重新创建所有的数据，从而达到基于知识的挖掘。

（五）数据挖掘在电子政务中的作用

在电子政务环境下的电子政府也将在行政管理职能方面，面临突发事件快速响应能力、创新能力等诸多方面的挑战。而数据挖掘以及知识管理将有效地应对这些挑战，并在重塑政府形象、提高政府工作效率等方面起到重要的作用。

1. 快速响应能力　是政府在应对社会突发事件、自然灾害等各类发生突然、危害极大的重大事件的综合能力。人们会对曾经经历的突发事件的成因、发展变化、危害程序及处理过程等做比较详细地记录和总结。因此可以利用数据挖掘工具，对历史记载下来的突发事件进行挖掘，从中提取、总结、升华经验和教训，得到今后应对突发事件的各种知识，制定出有效而且高效的应对措施，提高政府在处理此类事件时的快速响应能力。

2. 创新能力　创新是政府部门向知识型政府转变的基本要求，它不仅仅局限在行政方法和政务处理流程层面上的创新，还包括政府制定发展战略和公共政策的创新。如政府职能将更多地面向提供公共服务，实施公共管理等领域，为适应这种转变，政府需要对历史的经验和教训、外国政府职能、社会公众需求等进行有效地挖掘、吸引、借鉴和利用，依靠挖掘出的公共管理战略知识来指导政府的战略与政策的制定。

3. 促进公务员素质的提高　随着电子政府中的自助式服务、一站式服务逐步实施，公务员事必躬亲的现象将大大减少。随之而来的是，社会公众有可能提出许多以前不曾提出过的要求和服务。作为政府公务员必须能够对此予以及时、明确地解释和答复，但是有些问题公务员可能并不清楚，对于不清楚的问题，公务员可以利用数据挖掘工具寻找答案。因此，政府各类公务员都必须提高自身挖掘知识、学习知识的能力和办事技能，并能得到网络寻找专家库和知识库的有力帮助。

4. 高效率的行政管理　对电子政府来说，效率不仅仅意味着规范、快速和程序化，从更深层次上理解，它要求的是更聪明和更高品质的工作。有效地利用数据挖掘，能够获得社会公众大网络虚拟环境中提出的大部分服务请求的解决方案或应对措施，建立主体知识库，使社会公众提出的服务都能有较满意的结果。

（六）电子政务数据挖掘的对象

数据挖掘的范围非常广泛，数据应涵盖政府机构在日常管理和服务中产生的各类数据，可以是社会科学、经济学、商业数据、科学处理产生的数据和卫星观测得到的数据。它们的数据结构也各不相同，可以是层次的、网状的、关系的、面向对象的数据。具体对电子政务数据挖掘系统来说，就要根据电子政府的日常数据处理和所需要的知识内容与形式等方面来决定其挖掘的对象。常见的数据挖掘对象包括关系数据库、事务数据库、数据仓库、高级数据库系统、半结构化和非结构化数据、外部数据源等。

1. 关系数据库　是政府机构中使用历史悠久、数据积累最全、最丰富的数据库系统，从中可以挖掘出大量的关联知识。它也是目前数据挖掘最流行、最丰富、技术实现手段较多的数据源。针对关系数据库的数据挖掘主要在关系查询的基础上，提出趋势或数据模式。因此，它是电子政务数据挖掘的主要数据形式。

2. 事务数据库 一般是由一个文件组成，其中每条记录代表一个事务。通常一个事务包含一个唯一的事务标志和一个组成事务的项目列表。所以，事务数据库中存放的信息是在不知不觉中积累起来的，是事务最真实的记录。因此，针对事务数据库的数据挖掘是电子政务数据挖掘工作量较大的部分。

3. 数据仓库 是数据挖掘的最佳对象，它一般是由对数据库的数据清理、数据交换、数据集成、数据移入和定期数据刷新来构造的，是从多个数据元收集信息集合，围绕主题存放在一个一致的模式下。因此，从数据仓库中进行数据挖掘可以节省大量的数据准备时间和工作量，挖掘过程相对简单方便。

4. 高级数据库系统 随着数据库技术的发展，各种高级数据库系统已经出现。高级数据库系统能够满足处理空间数据、工程设计数据、超文本和多媒体数据、与时间相关的数据、Web 等新的数据库的需要。因此，针对高级数据库系统的数据挖掘应用也必将成为电子政务数据挖掘的一项重要内容。

5. 半结构化和非结构化数据 除了结构化的关系数据库和事务数据库外，医药电子政务中还包含了大量的半结构化和非结构化数据。这些数据可能来自各类公文文本、图形、图像、Web 信息资源等。例如，医疗机构的官方网站可能发布了大量的医疗资讯、政策解读等文本信息；医学影像系统则存储了大量的图像数据。通过文本挖掘、图像识别等技术手段，可以从这些半结构化和非结构化数据中提取出有价值的信息和知识，为医药电子政务提供更加全面的数据支持。

6. 外部数据源 在医药电子政务数据挖掘中，还可以考虑整合外部数据源的信息。例如，社会媒体上的医疗话题讨论、公众对医疗政策的反馈等都可以作为数据挖掘的对象。这些数据虽然可能不够结构化，但蕴含着公众对医药领域的关注和需求，对于政府了解民情、优化服务具有重要意义。

（七）电子政务数据挖掘的形式

根据不同的数据挖掘对象，将数据挖掘分为网络内容挖掘（web content mining）、网络结构挖掘（web structure mining）以及网络用法挖掘（web usage mining）。

1. 网络内容挖掘 网络信息内容是由文本、图像、音频、视频、元数据等形式的数据组成的。网络内容挖掘就是一个从网络信息内容中发现有用信息的过程。由于网络信息内容有很多是多媒体数据，因此网络内容挖掘也是一种多媒体数据挖掘形式。

2. 网络结构挖掘 是挖掘 Web 潜在的链接结构模式。通过分析一个网页链接和被链接数量以及对象来建立 Web 自身的链接结构模式。这种模式可以用于网页归类，并且由此可以获得有关不同网页间相似度及关联度的信息。网络结构挖掘有助于用户找到相关主题的权威站点。

3. 网络用法挖掘 网络内容挖掘和网络结构挖掘的挖掘对象是网上的原始数据，而网络用法挖掘面对的则是在用户和网络交互的过程中抽取出来的第二手数据，包括网络服务器访问记录、代理服务器日志记录、浏览器日志记录、用户简介、注册信息、用户对话或交易信息、用户提问方式等。通过网络用法挖掘，可以了解用户的网络行为数据所具有的意义。

四、政府信息资源库概述

政府信息化提升了行政效能、科学决策及宏观调控能力，电子政务成为行政创新、政务公开、反腐倡廉的新途径。电子政务作为政府信息资源的核心平台，其目的在于实现信息资源的有效利用与增值。关键在于实际应用，强调服务企业与公众，促进资源共享，以最大化电子政务的社会与经济效益。政府资源信息库的核心目标是服务于政府与社会，增强政府管理能力，促进科学高效决策，同时向社会提供有价值的政务信息，引导经济健康发展，减少盲目性。

在政府信息资源开发和应用上，要在体现政府信息公开和面向社会服务的原则基础上，制定政府信息库建设规范、信息资源采集、加工和发布以及管理实施标准，关键是制定统一的规划和技术标准，以此规范电子政务的可持续发展。保证政府信息资源在政府机构内部实现畅通流转、共享。政府信息资源库应当是一个大而全、大而精的政府信息数据库群。它包括：①政府决策信息，如国家和地方的政策、法规条例、决策咨询、战略发展研究报告（包括各职能机构和院所历年的研究成果）和阶段性的总体规划等；②为社会服务的信息，如国际国内重大政治新闻、经济运行分析、热点透视、社情民意动态、税收征管、统计报表、市场供求信息、社会与经济预测信息、金融财经信息、科技与人才信息等；③各政府组成部门的工作职能、各种公文、会议情况、总结报告、记录数据、办公文档、机关行政管理信息、经验介绍、驻外办事处工作流信息等政府间交流信息；④整个城市的各类资源要素储备和分布状况，行政组织及人力资源调配预案，对自然灾害和意外事故的处理重大突发事件（维护城市稳定方面的信息，如突发事件、重大案件、大规模群众集访和应用早期掌握的信息解决弱势群体困难，做好群众工作）的应急预案数据库；⑤不断收集城市规划与发展的思想库以及城市发展和政府行政的历史沿革等信息，还应包括城市地下网、管、道和线的分布和结构。

根据信息共享与安全保密相结合的原则使政府资源库成为领导科学决策、公众排忧解难的"活字典"，成为促进解放和发展社会生产力的源动力。

第三节　医药电子政务软件工程技术

电子政务系统作为复杂的集成应用软件系统，其质量和开发效率对政务工作至关重要。为确保其质量和效率，并减少运行维护难度，需采用科学的软件工程技术指导整个软件生存周期。对于涉及面广、结构复杂的电子政务系统，良好的工程管理技术尤为重要。CMM/PSP/TSP 技术是当今流行的软件工程管理技术，对全球软件开发过程和能力改进产生了深远影响。

一、软件工程技术概述

软件工程是计算机科学技术领域中的一门新兴工程科学，其理论与方法在医药电子政务建设实践中具有非常重要的作用。1983 年电气电子工程师协会（IEEE）给软件工程下的定义是："软件工程是开发、运行、维护和修复软件的系统方法"，该定义主要强调软件工程是系统方法而不是个人技巧，简单明了，概括性高。Fairly 认为："软件工程学是为了在成本限额以内按时完成开发和修改软件产品所需要的系统生产和维护技术及管理学科"，这个定义明确指明软件工程的目标是在成本限额内如期完成开发和修改软件的工作，同时也指出软件工程包含了技术和管理两方面的内容。

二、医药电子政务应用系统的设计与开发

医药电子政务应用系统的设计与开发涉及跨领域、多层次、多专业人员协同合作、交流、沟通和协调。在开发电子政务应用系统开发初期，明确选用合适的开发方法来指导信息系统的开发，是有效控制系统开发过程的复杂性的关键步骤。

（一）结构化系统分析与设计方法

结构化系统开发方法（structure system development methodologies，SSDM）又称结构化系统分析与设计方法（structured system analysis and design，SSA&D），产生于 20 世纪 70 年代中期，是一种应用广泛的系统开发方法。结构化系统开发方法的基本思想是：用系统工程的思想和工程化的方法，按用户至上的原则，结构化、模块化、自上向下对系统进行分析与设计。该方法就是先将整个信息系统开发过程划分成若干个相对独立的阶段，并预先规定每个阶段的任务，之后按照一定的原则逐步完成。它的重要特点包括以下 5 个方面。

1. 强调用户参与的重要性 用户的要求是系统开发的出发点和归宿。系统的成败取决于它是否符合用户的要求及用户对它是否满意，因此必须动员、吸引用户积极参与系统的研制过程，根据用户的需求来设计系统。

2. 严格区分工作阶段 每个阶段都有明确的任务和应得的成果，结构化方法将系统划分成系统分析、系统设计、系统实施及运行维护等阶段，每个阶段都有明确的任务和目标。在实际开发过程中，严格按照划分的工作阶段，逐步展开工作。

3. 采用自上而下整体规划和自下而上的应用开发的开发策略 在系统分析阶段，按全局观点对组织进行分析，从上而下，从粗到精，由表及里，将系统逐层逐级进行分解，最后进行逆向综合，形成系统的信息模型。在系统设计阶段，先把系统功能作为一个大模块，逐层分解，完成系统模块设计。在实施阶段，先实现系统的框架，再自上而下完善系统功能。

4. 充分考虑未来可能发生的变化 信息系统的环境总是在不断变化的，所以用户对系统的要求也是不断变化的。结构化系统开发方法充分考虑了这种变化的情况。在系统设计中，把系统的可变更性放在首位，可以大大节约人力、财力，延长信息系统的生命周期。

5. 工作成果文献化、标准化 信息系统开发是一项复杂的系统工程，参加人员多、周期长。为保证工作的连续性，每个开发阶段的成果都要用文字、图表表达出来，格式要标准化。为了便于开发人员之间、开发人员与用户之间进行交流，资料必须简单明确，无歧义。

（二）面向对象的开发方法

继结构化系统开发方法发展成熟之后，在20世纪80年代出现了面向对象（object-oriented，OO）的开发方法，这是一种将面向对象的思想应用于软件开发过程中的方法学，它建立在"对象"概念的基础上，在信息系统开发的分析、设计、实施等各个阶段得到了全面的应用。对象是由数据（描述事物的属性）和作用于数据的操作（体现事物的行为）组成的封装体，是构成系统的基本单元。OO的开发方法认为，客观世界是由多样化的对象组成，每种对象都拥有独特的内部状态和运动规律，对象间的交互与关联共同构建成不同的、复杂的系统网络。在系统设计与实现过程中，若能在满足需求的前提下，将系统解构为最小且不可变对象集合的形式，这些不可变的部分即为"对象"，它们不仅是系统构建的基础，也是系统灵活性与可扩展性的源泉。实践证明，面向对象的开发方法的应用极大地加速了信息系统开发速度和质量，使信息系统开发达到了一个崭新的阶段。

（三）电子政务系统开发模型

在开发电子政务应用系统这样复杂的系统实践中，各个阶段之间的关系不可能是线性的、顺序的，而是带有反馈的迭代过程。这种过程通常用信息系统的开发模型来表示。信息系统开发模型给出了信息系统开发过程中各个阶段之间的关系，是对信息系统开发过程的概括。

1. 瀑布模型 又称为生命周期模型或线性顺序模型，是一种系统化、线性的开发方法，由W. Royce于1970年最早提出。根据系统生命周期各个阶段的任务，瀑布模型从可行性研究开始，逐步进行阶段性变换，直至系统实施并最终使用维护，形成用户确认的系统产品。瀑布模型上一阶段的变换结果是下一阶段的输入，相邻两个阶段具有因果关系，紧密相连。一个阶段的工作失误将蔓延到以后的各个阶段。为了保证系统开发的正确性，每一阶段任务完成以后都必须对它的阶段性成果进行评审，合格以后才能转入下一阶段的工作。评审过程中发现错误和疏漏后，应该反馈到前面的有关阶段进行修改、弥补。然后，重复前面的工作。

瀑布模型是系统开发中最基本的模型，适合于系统需求非常明确、设计方案确定以及所有阶段都有较大把握的开发活动。

2. 原型模型　是一个严格的自上向下模型，要求开发人员在初期就明确系统的需求，并对每一阶段都预先有较大的把握。原型模型则与之相反，它是开发人员根据用户提出的需求，借助一些软件开发工具或环境尽可能地快速构造出一个实际系统的简化模型，即原型，向用户展示待开发系统的全部或部分功能和性能，在征求用户对原型系统意见的过程中，进一步修改、完善、确认系统的需求并达到一致的理解。

利用原型法技术能够快速实现系统的初步模型，供开发人员和用户交流，以便准确获得用户的需求。之后采用逐步求精方法使原型逐步完善，使得原型可以在新的层次上不断反复推进。

相对于瀑布模型，原型模型更符合人类认识真理的过程和思维活动。但采用原型模型首先要有快速建立原型模型的软件工具和环境，适合于那些不能预先定义需求的开发活动。

其他还有构件组装模型，即利用预先包装好的软件构件来构造应用程序；组合模型，把各种模型组合在一起，配套使用，通常是以一种模型为主，嵌入另外一种或几种模型。对于电子政务应用系统而言，开发模型的选择取决于系统的大小、复杂程度等实际情况。

第四节　医药电子政务集成技术

电子政务伴随政府机构信息化进程发展，其应用系统从基础桌面应用系统逐步演进为集成化、综合化的业务信息平台，旨在实现信息服务的精准高效。根据电子政务业务范围，现阶段的电子政务系统主要包括4种应用模式：政府部门内部电子化和网络化办公、政府部门对政府部门（G2G）的电子政务、政府部门对企业（G2B）的电子政务、政府部门对公民（G2C）的电子政务。近年来，各部门、各地方虽然从实际出发，结合自身特点，在电子政务建设中做了大量工作并取得显著性成绩，但电子政府系统应用依然面临信息割据、网络不互通、共享难及重复建设等问题。因此，迫切需要将分散的信息资源进行集成整合，以推动电子政务向更高层次发展，实现全面互联互通的电子政务体系。

一、电子政务集成问题的产生

电子政务应用系统是一个庞大而复杂的系统。由于系统建设中缺乏整体、统一的规划，采用的硬件、软件分别来自不同的生产者，数据、报表格式可能互不兼容，用户界面设计也各不相同。这导致在实际业务运作过程中，用户常常需要在不同系统之间切换，或者需要重复输入大量的数据，结果造成工作效率低下、数据准确性差等一系列问题。更为重要的是，由于电子政务本身发展所具有的阶段性和过程性，多数电子政务应用系统普遍存在相互独立、难以完成系统间动态交互和信息共享等特点。因此现有政务应用系统中普遍存在"信息孤岛"现象，信息资源难以共享，这些问题已严重影响了我国政务应用系统的健康发展。同时，电子政务既面临着飞速发展的信息技术更新换代等技术应用问题，也需要不断地进行跨越各种应用、各个部门及各业务过程的更新和改善，还要通过新的技术和管理模式向各类用户提供新的价值，尤其要面临如何引入新的应用、如何实现新旧应用集成、如何用新的方式组合已有应用、如何保持数据同步和一致性及如何更加有效支持内外部团队的紧密协作等一系列集成和整合问题。为解决这些问题，除了健全制度并加强管理之外，更为重要的是要提供必要的技术手段整合现有系统资源，实现信息资源的连通和共享，提高资源的共享水平和使用效率。

这种集成和整合不仅需要政府基层业务的规范和自动化，还需要政府各级管理决策者及时获取相关信息，以克服政府内部普遍存在的信息不对称问题，同时也希望通过运用信息技术，能够监控依法行政的各个业务过程，特别是一些关键点和关键过程。另外，这种集成和整合已经不单单涉及某个政府部门内部，而是涉及整个政务价值链，包括政府部门之间、政府与社会民众之间、电子政务与电子政务之间等。集成和整合的需求不仅需要在各种应用之间搭建无缝的接口，而且需要在政府的高层管理应用和业务运营操作各个层次之间架设动态沟通的平台，还需要在不同的政府部门之间以及政府部门与民众之间搭起信息交换的桥梁，所以电子政务的集成和整合并不只是需要一个集成产品，更需要一个集成服务平台，也就是说，必须建设一个综合信息系统。

建设综合信息系统可保护已有和未来投资。尽管综合信息系统的概念产生于对已有系统的互联，但对于开展电子政务具有特别重要的意义，因为政府部门都在使用着大量已开发的信息应用系统。通过自上而下的总体规划，能够充分考虑各个子系统之间的接口和整个系统的标准化以及可扩充性，可以有效防止和避免所谓"信息孤岛"现象的发生。这样，不仅保护了已有投资，还能最大化地保护未来投资。

建设综合信息系统源于业务流程重组和协同电子政务的需求。电子政务系统的互联不仅是数据的静态共享，而是不同系统间动态的数据交互，是在一定的业务流程和权限控制之下的交互。综合信息系统的实施必然要彻底打破原来部门间的条块分割和相对孤立的局面，形成一个合理、高效、协作的新业务流程，即业务流程重构。每个部门（或每个应用系统）内部都有各自的局部流程，称为"小循环"；同时，政府作为一个整体系统，还要有一个全局的流程，称为"大循环"。这些大小"循环"相互嵌套构成了政府整体的、优化的信息链，用于驱动部门间的协同运作，实现真正意义上的电子政务。

综合信息系统建设就是电子政务系统集成问题或电子政务应用一体化问题，它同电子商务中的企业应用集成（EAI）具有同样的内涵。在企业中，由于资金等条件的限制，只能对各个部门的信息化进行逐步实施，如首先在处理顾客订单上实现信息化管理，建立相关的客户关系管理系统和相关数据库，随后逐步建立企业的采购管理系统、生产控制系统。在各个系统建设完成后，又需要考虑到系统集成之间和数据之间的共享问题。在这种需求的牵引下，EAI适时出现了，它是将基于各种不同平台、用不同方案建立的异构应用系统集成起来的一种方法和技术。其应用价值体现在：可以对企业的价值链进行全面、彻底的透视和控制；全面掌控客户、供应商、项目、订单、资产等信息；全面掌控财务、人力资源、生产、分销、物流等信息；全面掌控系统、数据、流程等；对信息实时存取，对业务流程全面透视。

EAI将会为组织的业务和相关的各应用系统规划一个全新的架构，将已有的系统融入这一架构，在增加新的应用系统的同时，以更有效的方式利用原有的应用系统。所以说，尽管EAI是针对企业应用集成提出的，但它同样适用于电子政务的应用。

二、电子政务集成的内容和方式

电子政务集成涉及在两个或更多的应用系统之间实现无缝集成，使它们就像一个整体一样。这种集成既适用于一个部门内的信息系统，也适用于多个政府部门系统之间的数据交换以及为社会公众提供服务，例如G2G、G2B和G2C的电子政务。电子政务集成技术和内容从不同的角度有不同的分类方法。从应用集成的对象来划分，可以分为面向数据的集成和面向过程的集成。从应用集成所使用的工具和技术来划分，可以分成平台集成、数据集成、组件集成、应用集成、过程集成、业务对业务的集成和人脑中的知识的实时集成。从组织管理角度来划分，可分为垂直的组织内的集成、水平的组织内的集成和不同组织间系统的集成。如对医药系统来说，垂直的集成包括国家药品监督管理局、省级药品监督管理局、地市药品监督管理局等的集成；水平的集成如各地市药品监督管理部门之间的集成；而不同组织间的集成是指药品监督管理部门同其他系统如卫生健康系统的集成等。

此外，电子政务门户（portal）也可以被看成是一个复杂的界面集成及重组的一种集成。一个门户合并了多种业务应用，同时表现为一个可定制的基于浏览器的界面。在这个类型的集成中，电子政务门户框架和中间件解决方案是一样的。另外，集成有不同的层次，首先要考虑的是数据和信息的集成，其次要考虑的是各种应用系统的集成，包括构建系统时要考虑所构建的系统同现有系统的集成，以及以后新开发的系统同所构建的系统的结合。更为复杂的是面向过程的集成，它又可以分为在利用系统资源过程中系统资源的组织过程的集成等。下面分别予以介绍。

1. 数据的集成　为了完成应用集成和业务过程集成，必须首先解决数据和数据库的集成问题。数据集成的目标就是使不同系统、不同结构的数据集合能够在一起，为电子政务系统提供支持，实现分布式的数据共享。在集成之前，必须先对数据进行标识并编目，确定元数据模型。在此基础上，数据才能在数据库系统中分布和共享。

2. 应用系统的集成　为两个应用中的数据和函数提供接近实时的集成。在一些 G2B 集成中用来实现前端服务系统与后端应用和 Web 的集成，构建能够充分利用多个应用系统资源的电子政务网站。应用系统集成最明显的表现是"用户互动集成"。"用户互动集成"要实现的目标是使用户能够以一种简单的方式操纵一个庞大复杂的信息系统和多种应用程序，并且能够通过统一的界面访问所需要的任何信息。用户互动集成的实现可以通过"信息门户"技术实现。用户互动集成带来的好处是可以有效加强协作，并且使组织通过用户应用快速有效地扩展新功能。

3. 业务过程的集成　当对业务过程进行集成的时候，政府各业务领域必须在各种业务系统中定义、授权和管理各种业务信息的交换，以便改进操作、减少成本、提高响应速度。业务过程集成包括业务管理、进程模拟及综合任务、流程、组织和进出信息的工作流，还包括业务处理中每一步都需要的工具。流程整合完全是业务层面的集成，它把应用连接发展到了一个新阶段，使组织可以通过展示、自动化和监控内外的人和不同系统之间的流程来改变其运作方式。政府流程整合的目的是统一和简化业务流程，把多个跨平台的业务流程与 Web 紧密结合，从而加速服务对象、合作伙伴和公务员的电子政务进程。

4. 人的集成　人是系统知识源的一个组成部分，而这部分知识是最具创造性的，它可通过利用系统中的数据、信息和知识等产生新的知识。尤其是对涉及有关决策的集成，人的作用更为突出。把有人参与的业务过程进行成功地集成，是整个过程最为关键，也是难度最大的集成。

三、电子政务系统集成的实施

通常，实施电子政务系统集成的关键步骤包括开展全面的调研工作、预先规划集成、评估系统工程问题、实施试点项目等步骤，具体如下。

1. 开展全面的调研工作　通过调研工作，理解电子政务的业务过程和数据模型。明确系统和应用程序是如何支持它们的。系统可能存在重叠、歧义、人工干预和前后不一致等问题。

2. 预先规划集成　在全面体现系统需求的基础上，从系统上、全局上做好系统集成的规划工作，制定总体集成方案。其中，开放性、可靠性、可扩展性以及可维护性是方案的重点研究内容。集成的实施需要作为信息技术战略的一部分进行规划，而不是为了某个特定的要求而展开。

3. 评估系统工程问题　评估集成技术的覆盖范围和解决方案，尤其是所选择的硬件产品、网络产品和软件产品的技术资料，确定它是否能保证多重项目重新利用已配置的适配器和组件，其应用工具是否灵活，是否允许升级，是否允许新建适配器以微小的改动进行配置，其可伸缩性如何，是否能在紧急情况下正常运行而不崩溃，它的使用和设置是否简单，所有的配置和维护能否集中进行，工具能否在目标环境中进行变化以及是否能方便地定制适配器等方面的性能。

4. 实施试点项目　应用集成是艰难复杂的，其复杂性经常是在开始技术实施时才显露出来。因此应设置一个试点项目，试点项目应包含一个需要集成的业务流程。它不应太复杂，但要比较全面，足以建立一套完整的团队和方法，还要能测试所选方法的稳定性、灵活性和可伸缩性。对电子政务系统实施集成面临着一系列问题，包括：业务流程难以清晰地分离；系统之间存在交叉和不一致之处；系统之间有不同的安全系统和密码；软件接口没有提供通用的信息格式；系统可能运行在不同时区和地理位置，系统的可伸缩性、可恢复性和意外事故处理受到影响等。

电子政务系统集成在面临挑战的同时，也具备了良好的发展机遇。由于套装软件的出现、软件总线技术的发展及组件技术的日益成熟，应用程序集成已经成为应用程序开发的主流趋势，逐步取代传统的独立应用开发模式。基于 Web 服务的系统集成在数据集成、信息集成、系统集成和过程集成等方面都显示了它的优越性，促进了电子政务信息系统集成的便捷与高效，提升了系统的灵活性和可扩展性。医药电子政务系统应积极拥抱这些先进的集成技术，通过持续的技术创新与实践应用，不断优化与升级系统架构，以更好地服务于政府管理与公共服务的现代化需求。

第五节　医药电子政务标准化体系

电子政务标准化体系是指电子政务在建设、实施和评价上具有统一的技术平台、规范，它明确规范了系统建设的技术标准、管理标准和服务标准，确保系统的互操作性、兼容性和可持续性。对于医药电子政务标准化体系而言，它特指在医药领域应用电子政务时所遵循的一系列标准化原则、规范和技术要求。这一体系旨在通过制定和实施统一的标准，解决医药电子政务系统建设中存在的信息孤岛、数据不兼容及系统难以集成等问题，提高医药电子政务系统的整体效能和安全性。

一、国家电子政务标准体系

（一）国家电子政务标准体系框架

2020 年，国家调研了现有电子政务标准使用情况，搭建了国家电子政务标准体系，制定《国家电子政务标准体系建设指南》，国家电子政务标准体系包括总体标准、基础设施标准、数据标准、业务标准、服务标准、管理标准、安全标准 7 部分（图 4-2）。

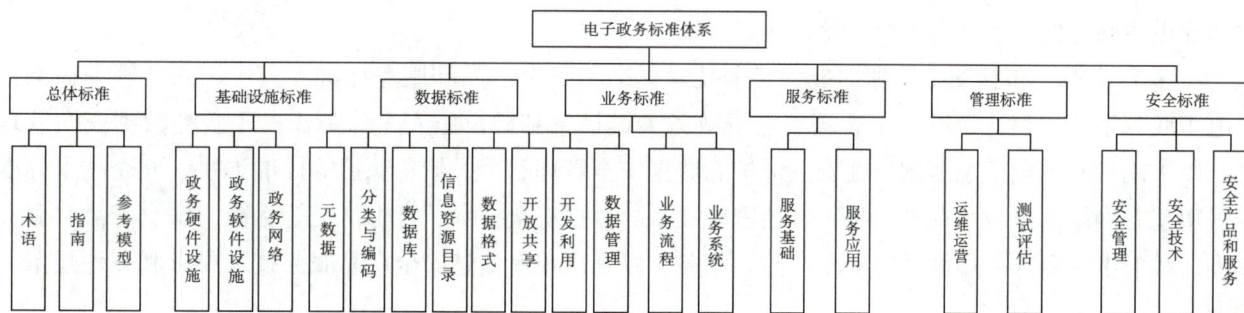

图 4-2　国家电子政务标准体系

（二）国家电子政务标准体系分类说明

1. 总体标准　主要包括电子政务总体性、框架性、基础性的标准规范，如术语、标准化指南、参考模型等。其中，术语标准用于统一电子政务相关概念，为其他电子政务标准的制定提供支撑；标准化指南规定电子政务总体要求，指导电子政务建设；参考模型标准用于指导电子政务技术应用、政务信息系统设计等。

2. 基础设施标准　包括政务硬件设施标准、政务软件设施标准和政务网络标准。其中，政务硬件设施标准与政务软件设施标准聚焦于电子政务公共基础设施的集约化，对政务信息系统的基本要求、功能要求等基础性要求进行规范，大力推广政务云平台，推动计算资源、存储资源、服务支撑、安全保障等共性基础资源的集约共享；政务网络标准围绕电子政务网络建设中的技术、管理提出要求，指导电子政务网络、业务专网建设与运行。

3. 数据标准　主要包括元数据、分类与编码、数据库、信息资源目录、数据格式、开放共享、开发利用、数据管理等标准。其中，元数据标准、分类与编码标准、信息资源目录标准、数据格式标准作为电子政务数据标准的基础类标准，为各类电子政务数据库建设提供依据，为政务数据资源应用提供保障；数据库标准主要包括人口、法人等政务基础数据库标准和主题库标准；开放共享标准主要明确政务信息资源开放共享的数据要求、技术要求、管理要求等，明确信息交换的层级结构和交换方式，支撑建立时效性强、安全性高的政务信息资源交换体系；开发利用标准主要明确公共数据资源开发利用的数据要求、业务要求、服务要求、管理要求和安全要求等内容；数据管理标准主要对政务数据管理能力成熟度、政务数据服务管理、个人信息管理等方面进行规范。

4. 业务标准　主要包括业务流程、业务系统等标准。其中，业务流程标准用于规范电子政务业务流程，指导电子政务业务有序开展；业务系统标准对业务系统的设计、建设、管理和相关技术进行规范，实现业务流程的重组优化和规范化，支撑政务部门业务信息化建设。

5. 服务标准　主要包括政务服务基础标准、服务应用标准。其中，政务服务基础标准主要明确电子政务服务事项的要素设置、材料要求和电子政务服务流程，对电子证照、电子合同、电子票据、电子档案的技术、数据、标识、接口等内容进行规范，支撑各类证照、合同、票据、档案系统的规划、设计、开发和利用；政务服务应用标准主要对政务服务平台、政务服务移动端、政务服务自助终端等进行规范，支撑"互联网＋政务服务""互联网＋监管"等电子政务服务应用。

6. 管理标准　包括运维运营标准以及测试评估标准。其中，运维运营标准以采用现有信息技术服务标准为主，主要用于规范电子政务建设的运维运营服务，保障电子政务系统平台的平稳运行；测试评估标准包含测试标准与评价评估标准。测试标准主要对政务数据资源质量、政务信息系统进行测试评估，强化数据治理、提升数据质量；评价评估标准用于评价我国电子政务建设情况，为电子政务、数字政府建设指明方向，保障电子政务建设质量。

7. 安全标准　包括安全管理标准、安全技术标准与安全产品和服务标准。其中，安全管理标准针对电子政务系统建设与运行安全管理、电子政务关键信息基础设施安全保障、电子政务数据安全管理等，以采用现有关键信息基础设施安全保护、数据安全管理和个人信息保护等标准为主；安全技术标准以采用现有网络安全技术标准为主，包括密码技术、数据安全技术、身份认证等标准；安全产品和服务标准，针对电子政务应用涉及的安全产品和服务，以采用现有信息安全产品服务技术要求和测评规范类标准为主。

二、医药电子政务标准体系建设主要内容

在国家电子政务标准体系的范围内，针对制约电子政务发展的主要矛盾和突出问题，医药电子政务应重点围绕政务数据开放共享、公共数据资源开发利用、电子文件、"互联网＋政务"等工作，建设相应的标准子体系框架。

（一）政务数据开放共享标准子体系

政务数据开放共享标准体系由数据标准、业务标准、管理标准和安全标准构成，主要解决政务信息化建设的"各自为政、条块分割、烟囱林立、信息孤岛"问题，对政务数据开放共享的数据要求、管理要求、评价等内容进行规范。政务数据开放共享标准子体系建设重点包括4方面内容。

1. 医药电子政务信息资源共享　这一标准重点任务是建设医药电子政务信息资源目录体系、医药电子政务信息资源共享体系、医药电子政务信息资源共享评价、医药电子政务数据共享平台等标准。

（1）医药电子政务信息资源目录体系建设要求　①制定详细的医药电子政务信息资源目录，包括药品监管、医疗器械管理、药品不良反应监测、医药企业信息等关键领域的资源目录，确保资源的全面性和系统性；②明确目录的更新和维护机制，确保信息的时效性和准确性。

（2）医药电子政务信息资源共享体系建设要求　①构建跨部门、跨地区的医药电子政务信息资源共享平台，实现医药监管、公共卫生、医疗保障等部门之间的信息共享；②制定信息共享的流程和规范，确保信息在共享过程中的安全性和合规性。

（3）医药电子政务信息资源共享评价体系要求　①建立科学的评价指标体系，对医药电子政务信息资源共享的效果进行评估，包括共享效率、数据质量、用户满意度等方面；②定期开展评价工作，根据评价结果对共享体系进行优化和改进。

（4）医药电子政务数据共享平台建设要求　①建设统一的数据共享平台，提供数据查询、下载、分析等功能，方便用户获取和使用医药电子政务信息资源；②加强平台的安全防护，确保数据在传输和存储过程中的安全性。

2. 政务信息系统整合共享　这一标准重点任务是建设政务信息系统技术参考模型，制定政务信息系统基本要求，政务信息系统评价、运维管理等标准。

（1）政务信息系统技术参考模型建设要求　①针对医药电子政务的特点，制定适合的技术参考模型，指导信息系统的建设和整合；②强调系统的可扩展性、可维护性和安全性，确保系统能够满足医药电子政务的长期需求。

（2）政务信息系统基本要求　①明确医药电子政务信息系统在功能、性能、安全等方面的基本要求，确保系统能够满足医药监管和服务的需要；②强调系统的易用性和用户体验，提高用户满意度。

（3）政务信息系统评价、运维管理等标准建设要求　①建立科学的评价体系，对信息系统的运行效果进行评估，包括系统的稳定性、响应速度、用户反馈等方面；②加强运维管理，确保信息系统的稳定运行和持续优化。

3. 政务信息资源开放　这一标准重点任务是实现政务数据开放共享，完成政务信息资源开放评价，开放数据格式技术规范、开放数据服务规范等标准。

（1）政务数据开放共享建设要求　①推动医药电子政务数据的开放共享，促进数据资源的有效利用和创新应用；②制定数据开放的标准和规范，确保数据在开放过程中的安全性和合规性。

（2）政务信息资源开放评价建设要求　①建立开放数据的评价机制，对开放数据的质量、价值和应用效果进行评估；②根据评价结果调整数据开放策略，提高数据开放的质量和效益。

（3）开放数据格式技术规范建设要求　制定统一的开放数据格式技术规范和服务规范，确保开放数据的一致性和可用性。

（4）开放数据服务规范等标准建设要求　提供便捷的数据访问接口和工具，方便用户获取和使用开放数据。

4. 政务数据管理　这一标准重点任务建设政务数据管理能力成熟度模型，政务数据管理指南、政务数据服务、数据安全等政务数据管理标准。

（1）政务数据管理能力成熟度模型建设要求　①借鉴国际先进的数据管理能力成熟度模型，结合我国医药电子政务的特点，制定适合的数据管理能力成熟度模型；②通过评估和提升数据管理能力，提高医药电子政务数据的质量和价值。

（2）政务数据管理指南建设要求　①制定详细的政务数据管理指南，包括数据采集、存储、处理、分析、共享等各个环节的管理要求；②提供实用的管理工具和方法，帮助用户提高数据管理的效率和质量。

（3）政务数据服务建设要求　①提供多样化的政务数据服务，包括数据查询、分析、可视化等，满足用户的不同需求；②加强与第三方机构的合作，共同开发和创新数据服务产品。

（4）数据安全等政务数据管理标准建设要求　①加强数据安全防护，确保医药电子政务数据在采集、传输、存储、使用等各个环节的安全性；②制定严格的数据安全管理制度和应急预案，防范数据泄露和非法访问等风险。

（二）公共数据资源开发利用标准子体系

公共数据资源开发利用标准体系由数据标准、业务标准、服务标准、管理标准和安全标准构成，重点对公共数据资源开发利用范围、流程、安全等提出规范性要求。公共数据资源开发利用标准子体系建设重点包括4方面内容。

1. 公共数据资源分级分类　结合医药行业特点，完善公共数据资源分类方法，制定公共数据分级指南等标准。例如将公共数据资源分为药品监管、医疗服务、医疗保障、公共卫生、医药研发、医药产业经济等多个基础大类。每个大类下可进一步细分为若干子类，如药品监管类下可细分为药品注册、药品生产、药品流通等。除基础分类外，还应考虑医药领域的新兴趋势和特定需求，如医药电商、远程医疗、医疗大数据等，作为扩展主题进行分类。针对不同等级的数据，制定详细的访问权限、存储要求及传输安全标准。

2. 公共数据资源开发利用　针对行业及医药电子商务特点，制定公共数据资源开发利用总体要求，明确公共数据资源在医药行业及医药电子商务中的具体应用场景和价值；明确公共数据资源开发利用业务流程，确保从数据收集、处理、分析到应用的每一个环节都符合行业规范和法律法规；制定公共数据资源开发利用模式等标准，这些创新模式应充分考虑数据的安全性、隐私性和合规性，确保在开发利用过程中不会侵犯个人隐私或泄露敏感信息。

3. 公共数据资源开发利用服务　结合医药电子商务的实际需求，制定公共数据资源开发利用流程、公共数据资源开发利用服务质量等标准。

4. 公共数据资源开发利用安全体系结构　针对医药行业特点，设计公共数据资源开发利用安全体系设计要求，公共数据资源开发利用安全技术指南等标准。

（三）电子文件标准子体系

电子文件标准体系由数据标准、业务标准、服务标准、管理标准、安全标准构成。重点研制文件格式、电子印章、文件传输协议等通用标准；在电子证照、电子凭证等重点领域梳理对应元数据、数据格式、业务流程和通用标准应用要求，促进医药电子政务相关文件同时满足计算机自动处理和衔接传统应用两种需求，促进电子文件单轨制归档和基于电子文件的大数据利用；基于电子文件本体，研究和扩展相关的软硬件设备和应用系统标准。医药电子政务电子文件标准建设重点包括3方面。

1. 电子文件基础　这一标准重点任务是继续研制和发展OFD2.0（开放版式文档2.0）、OFD/A（长期保存）、OFD/E（工程制图）、OFD/Geo（地理信息）、流式文档格式等电子文件基础标准。

2. 电子文件应用　这一标准重点任务是建设电子凭证、电子病历、检测检验报告、电子合同等电子文件应用标准。

3. 电子文件安全　这一标准重点任务是强化电子文件应用的安全基础，研制电子政务内网、外网统一电子印章，HTML 网页签章、文件加解密等基础共性安全标准。

（四）"互联网+政务"标准子体系

"互联网+政务"标准体系由数据标准、业务标准、服务标准、管理标准、安全标准组成。在"互联网+政务"标准体系中，加强电子证照、业务系统、服务应用等方面的标准化建设，研究完善业务系统、"互联网+政务服务"平台、"互联网+监管"系统、政务服务终端的总体框架设计，明确数据交换、接口规范、应用集成、运维管理、安全防护以及管理机制等方面的标准规范。"互联网+政务"标准建设重点包括 5 方面。

1. 业务系统　这一标准重点任务是建设政务办公系统、业务协同系统的架构、功能、数据、接口、管理等标准。其中系统框架包括系统层次结构、组件划分、模块间关系等，以确保系统具备良好的可扩展性、可维护性和灵活性；功能标准需明确各系统应具备的基本功能和扩展功能，如公文处理、会议管理、任务分配、流程审批、信息共享等，确保不同部门、不同层级的政务工作能够顺畅进行；数据标准需制定统一的数据格式、编码规则、存储规范等，确保各系统间数据的有效交换和共享；接口标准定义系统间交互的接口规范，包括 API 接口、消息队列、文件传输等，以实现不同系统间的无缝对接和协同工作。管理标准建立系统的运维管理、用户管理、权限管理、日志管理等标准规范，确保系统的稳定运行和安全可控。同时，制定系统升级、维护、备份等操作流程，提高系统的可维护性和可靠性。

2. 政务服务基础　这一标准重点任务是规划医药电子政务业务流程，电子证照应用等电子政务服务基础标准。①需要对医药电子政务的各类业务流程进行全面梳理和定义，确保流程的清晰、规范和统一。这包括药品注册审批、医疗器械监管、药品经营许可、医保结算等关键环节。②在梳理的基础上，对业务流程进行优化和重构，去除冗余环节，简化审批流程，提高办事效率。同时，加强跨部门、跨地区的业务协同，实现信息共享和互联互通。③利用大数据、云计算、人工智能等先进技术，推动医药电子政务业务流程的自动化和智能化。④制定电子证照的统一标准和规范，包括证照格式、编码规则、防伪技术等，确保电子证照的合法性和有效性。推动电子证照在不同地区、不同部门之间的互认共享，打破信息壁垒，实现"一网通办""异地可办"。

3. 政务服务平台　这一标准重点任务是建设医药电子政务服务平台技术架构、功能、数据、接口、管理等标准。医药电子政务服务平台的技术架构通常包括基础设施层、数据资源层、应用支撑层、业务应用层、用户及服务层等多个层次。这种层次化的架构有助于实现平台的稳定性、可扩展性和可维护性。建设政务服务平台应注重制定统一的数据采集、存储、接口、管理标准和规范，采用标准化的数据格式和编码规则，便于数据的共享和交换，实现政务服务事项的在线申办和统一受理，通过电子表单、在线支付等方式，提高办事效率和服务质量，减少群众办事的等待时间和跑动次数。同时还要建立统一的审批流程和监管机制，确保政务服务事项的规范审批和有效监管。

4. "互联网+监管"系统　这一标准重点任务是建设一个高效、透明、协同的"互联网+监管"系统，建设数据、管理、业务机制、运行维护和安全保障等标准。建立"互联网+监管"系统可以通过数字化、智能化手段，优化监管流程，明确各级监管部门的职责和权限，打破部门壁垒，促进跨部门、跨地区的信息共享和业务协同，形成监管合力；同时还要利用数据分析技术，建立风险预警机制，及时发现和防范潜在风险。

5. 政务服务终端　这一标准重点任务是政务服务移动端、政务服务自助终端的技术、接口、测试、评价等标准。政务服务移动端、自助终端的接口标准主要涉及与外部系统的数据交换和通信。政务服务终端测试标准主要包括功能测试、性能测试、安全测试和兼容性测试等标准建立。政务服务终端评价标准可以从评估系统的操作流程、用户界面、导航等是否符合用户习惯，提高系统的易用性；评价系统提供的服务是否准确、及时、有效，满足用户的实际需求；评估系统的安全防护措施是否完善，能否有效保护用户信息和交易数据的安全；考察系统的架构设计、代码质量、文档完善程度等方面，确保系统易于维护和升级等方面进行考量。

书网融合……

习题　　　　本章小结

第五章　医药电子政务系统的安全保障

PPT

学习目标

1. 通过本章学习，应能掌握医药电子政务安全问题的重要性及安全管理措施；熟悉技术保障技术；了解医药电子政务安全保障策略。
2. 具有分析电子政务存在问题的能力。
3. 树立医药电子政务安全第一的意识，养成安全保障操作规范化的习惯。

第一节　医药电子政务安全问题

随着大数据、云计算、人工智能等新兴技术的快速发展，医药电子政务在提高医疗服务质量、优化资源配置、提升工作效率等方面发挥了重要作用。然而，随之而来的安全问题也日益凸显，成为制约其健康发展的关键因素。目前，医药电子政务面临的威胁既有来自外部的，也有来自内部的，这些威胁因素复杂多样。

来自外部的威胁因素有黑客攻击、病毒破坏、信息恐怖活动、信息间谍和信息战争等；来自内部的威胁因素有内部人员的蓄意破坏、管理人员滥用职权、内部人员与外部人员勾结、执行人员操作不当、内部管理疏漏和自然灾害等。

因此，电子政务系统的安全保障工作是一项关系国民经济和社会信息化全局的长期性任务。

一、医药电子政务安全问题的实质

从本质上讲，医药电子政务安全问题是一种信息安全问题，并在宏观和微观两个层面上同时显现出来。在宏观层面上，表现为国家和社会的信息安全问题，涉及政策、法规、文化、基础设施、服务等多方面内容。在微观层面上，表现为政府机关在运行过程中的信息安全问题，涉及技术、标准、管理、措施等多方面内容。

二、医药电子政务安全的重要性和特殊性

（一）重要性

1. 医药电子政务安全是国家安全问题　医药电子政务安全作为国家安全问题的重要组成部分，其重要性不言而喻。医药政务信息涉及国家的秘密，事关国家安全和公民隐私，具有不同程度的敏感性和保密性，如果发生泄密或被不正当利用，则会损害国家利益和公民隐私，给国家安全和社会稳定构成严重威胁，新时期对政务信息安全的需求更加迫切，对信息安全保障提出了更高的要求。

2. 医药电子政务安全是社会稳定的基本保障　医药电子政务大大增强了政务的社会服务职能，使医药企业的经营和广大民众的生活越来越依赖于电子政务系统的安全运行。一旦某个环节出了问题，势必造成社会秩序的混乱。

3. 保障医药电子政务安全是维护社会各阶层利益的基本前提　发展医药电子政务是政府转变职能、转换运行机制、提高决策效率与科学性、提升政府社会服务职能、增加政府行政管理的透明度、促进政府信息资源的共享等方面的共同需求，它所代表的不仅仅是政府部门的利益，更是企业和广大民众的利益，保障医药电子政务的安全是维护公众健康权益的必要条件。医药行业关系到亿万民众的生命健康，任何安全漏洞都可能导致敏感信息泄露，甚至引发药品安全事故。因此，确保医药电子政务系统的安全稳定运行，能够有效防范风险，保障公众用药安全和医疗服务质量。

（二）特殊性

1. 内外网间安全的数据交换　电子政务应用中势必存在内网与专网、外网间的信息交换需求，然而基于内网数据保密性的考虑，内网不能暴露在对外环境中。解决该问题的有效方式是设置安全岛，以此来实现内外网间信息的过滤和两个网络间的物理隔离，从而在内、外网间实现安全的数据交换。

安全岛是独立于电子政务内、外网的一个特殊的过渡网络，它被置于内网、专网和外网相交的边界位置，一方面将内网与外网物理隔离开，防止外网中黑客利用漏洞等攻击手段进入内网，另一方面完成数据的中转，在其安全策略的控制下安全地进行内外网间的数据交换。

2. 网络域的控制　电子政务的网络应该处于严格的控制之下，只有经过认证的设备才可以访问网络，并能明确地限定其访问范围，这对于电子政务的网络安全而言同样十分重要。目前绝大部分网络是基于 TCP/IPV4 网络协议的，它本身不具备这种控制能力。要加强电子政务网络的控制与管理能力，可以采用基于 802.1x 带网络接入认证功能的交换机来实现。802.1x 协议能够对接入设备实现认证，从而控制网络的设备访问，它可以利用第三方的认证系统加强认证的安全强度，如 Radius、TACACS 以及 CA 等系统。802.1x 协议使得电子政务网络处于中心可管理的状态，从而使得各种网络域管理策略得以实现。

3. 标准可信时间源的获取　时间在电子政务安全应用上具有特定的重要意义。政务文件上的时间标记是重要的政策执行依据和凭证，政务信息传递过程中的时间标记又是防止网络欺诈行为的重要指标，同时，时间也是政府各部门协同办公的参照物，因此，电子政务系统需要建立全系统可信、统一的时间源，这是保证电子政务系统不出现混乱的关键因素。建立可信、统一的时间源可以通过在标准时间源（如本地天文台、电视台等）上附加数字签名的方法来获得，附加数字签名的目的是防止时间在传输途中被篡改情况的发生。

4. 信息传递过程中的加密　电子政务应用涵盖政府内部办公和面对公众的信息服务两大方面。就政府内部办公而言，电子政务系统涉及部门与部门之间、上下级之间、地区与地区间的公文流转，这些公文的信息往往涉及机密等级的问题，应予以严格保密。因此，在信息传递过程中，必须采取适当的加密方法对信息进行加密。基于 IPsec 的加密方式正被广泛采用，其优点显而易见，IPsec 对应用系统透明且具有极强的安全性，这一点对于要开发庞大应用的电子政务而言，显得极有好处，应用系统开发商不必为数据传输过程中的加密做过多的考虑。IPsec 有多种应用方式，采用 IPsec 网关是比较理想的选择，它同时也易于部署和维护。

5. 操作系统的安全性考虑　网络安全的重要基础之一是安全的操作系统，因为所有的政务应用和安全措施（包括防火墙、防病毒、入侵检测等）都依赖操作系统提供底层支持。操作系统的漏洞或配置不当将有可能导致整个安全体系的崩溃。更危险的是，我们无法保证国外厂家的操作系统产品不存在后门。在操作系统安全方面，有两点是值得考虑的：一是采用具有自主知识产权且源代码对政府公开的产品，二是利用漏洞扫描工具定期检查系统漏洞和配置更改情况，及时发现问题。

6. 数据备份与容灾　任何的安全措施都无法保证数据万无一失，硬件故障、自然灾害以及未知病毒的感染都有可能导致政府重要数据的丢失。因此，在电子政务安全体系中必须包括数据的容灾与备份，并且最好是异地备份。

三、医药电子政务系统信息安全需求

医药电子政务系统信息安全需求的实现是确保医药行业信息化建设顺利进行的关键。具体来说，医药电子政务系统安全需求主要包括以下几点。

第一，加强身份认证机制。主要针对开放系统互连（OSI），可访问资源非授权使用提供有力保护，实施相应的访问控制机制，避免出现非授权资源访问现象，解决了非法信息存取问题。医药电子政务系统涉及大量的敏感信息，因此必须确保只有授权用户才能访问系统。

第二，强化数据加密措施。医药电子政务系统需具备数据保护功能来消除非授权信息泄露风险。电子政务信息与国家、企业等信息安全密切相关，必须重点关注信息存取与信息传输期间被非法窃取现象，应用数据机密性与防控控制技术，解决非法窃取机密信息问题。

第三，确保数据完整性。重点应对主动威胁，让数据更加完整与可靠，只有获得授权的用户才能存取、修改数据。为达到数据完整性要求，主要采取控制联网终端与服务器物理环境、限制数据访问、落实严密的验证机制等方法。此外，应该解决信息随意生成、修改以及删除等问题，避免在数据传输中出现信息丢失、重复等情况，达到规范信息传送秩序的目的。

第四，增强抗抵赖性。主要包括有数据原发证明与有交付证明的抗抵赖性，防止发送者或接收者谎称未发送、接收数据的情况。要如实记录数据审查结果，为后续审计提供依据，避免用户出现抵赖现象。

四、我国医药电子政务信息安全存在的问题

在当前的信息化时代背景下，我国医药电子政务信息安全在法律、管理、技术、人员等方面都存在一定的问题和挑战。

（一）法律方面

法律制度作为上层建筑，能够有效指导电子政务信息安全的快速发展。近年来，我国在电子政务或信息安全方面的法律不断完善，且已经取得一定的成果。当今社会，各类信息安全所面临的问题与考验已经呈现出复杂化趋势，这无疑让现有的信息安全法律框架与电子政务发展需求匹配度逐渐降低。鉴于此，当前阶段，全面加快和完善电子政务的相关立法建设已经迫在眉睫。

（二）管理方面

在当今时代，电子政务信息的信息安全管理存在着各种隐患。一是建设制度和管理制度不够完善。部分建设过程和管理方面虽有相应的管理文件，但往往只是简单地生搬硬套上级部门的管理规定，并没有根据自身的实际情况对电子政务全生命周期过程制定恰当的管理办法。电子政务项目建设周期长、投资大、业务性强，复杂度高，参与主体众多，各职能部门职权分散，统筹协调难度大，任何一个环节的疏漏都可能埋下信息安全隐患。二是管理制度的执行不严格。一方面是由于我国电子政务总体环境较为安全，管理人员出现麻痹心态；另一方面则是人手不够，精力有限。

因此，政府的管理部门必须更加重视电子政务的信息安全，运用现代高科技手段，准确、严格地保存重要数据，实施电子政务信息安全管理，完善现行安全管理制度。

（三）技术方面

技术是实现信息安全的前提与基础，没有强大的网络安全技术做保障，维护网络安全就如同"镜花水月"，难以实现。在当今这个信息化飞速发展的时代，网络空间的安全问题日益凸显，各种网络攻击

和数据泄露事件频发，给个人隐私、企业机密乃至国家安全带来了严峻的挑战。数据全生命周期的安全管理机制不健全，数据安全技术防护能力亟待加强。缺乏专业化的数据安全运营团队，数据安全管理的规范化水平有待提升，在制度规范、技术防护、运行管理三个层面尚未形成数据安全保障的有机整体。

因此，必须依赖于先进的技术手段，如加密技术、入侵检测系统、防火墙等，来构建起一道道坚固的防线，确保信息在传输、存储和处理过程中的安全。同时，还需要不断更新和升级这些技术，以应对日益复杂多变的网络安全威胁。信息方面存在以下情况。

1. 信息丢失和失真　信息存储在一定的媒介上需要高水平的信息技术和信息环境。计算机网络环境不能保证其始终安全，电源故障也可能导致未及时保存的信息丢失。计算机病毒的植入可能导致信息部分或全部丢失，导致数据不完整。此外，人为错误或故意丢弃某些信息也会导致信息丢失或失真。

2. 信息被篡改或销毁　电子政务网站上发布的信息中包含了许多内容，如政策指导、工作内容等，政府公开的这些信息让政府工作更加透明。然而，政府信息使用者的范围难以控制，不排除有人对这些信息进行恶意破坏，篡改或销毁。

3. 信息被截取或被盗　在传输过程中，信息容易被窃取。有时，传输的数据不小心感染病毒文件，即使指定了接收人，接收人收到的文件也可能是空白的或无序的，真实的文件却被他人截取。如今，有一些通过建立伪基站施行的诈骗手段，容易让人无意点进某个网站后被轻易窃取个人信息。除短信犯罪外，电信诈骗是另一种形式的犯罪。犯罪分子伪装成公安机关或其他政府机构，要求受害者进入银行账户协助调查，成功骗取受害人信任后，截获银行账户等信息，给受害人造成经济损失。

4. 信息披露　造成信息披露的主要原因有两个：一是硬件故障导致信息披露；二是人为泄漏，工作人员利用自己的职责窃取机密信息并将其出售给其他人或组织，属于蓄意泄露。

（四）人员方面

在电子政务信息安全的保障体系中，人员因素占据着举足轻重的地位。鉴于医药电子政务系统的特殊性和复杂性，构建一支高素质、专业化的信息安全管理队伍显得尤为关键。而我国医药电子政务建设起步较晚，技术与经验有限，导致政府人员缺乏操作与管理培训，从而使大多数工作人员对于电子政务缺乏必要的、准确的认知，增加了信息安全风险。

📖 **知识拓展**

全国一体化政务大数据体系建设指南

党中央、国务院高度重视政务大数据体系建设。近年来，各地区各部门认真贯彻落实党中央、国务院决策部署，深入推进政务数据共享开放和平台建设，经过各方面共同努力，政务数据在调节经济运行、改进政务服务、优化营商环境、支撑疫情防控等方面发挥了重要作用。但同时，政务数据体系仍存在统筹管理机制不健全、供需对接不顺畅、共享应用不充分、标准规范不统一、安全保障不完善等问题。为贯彻党中央、国务院决策部署，落实中央全面深化改革委员会第十七次会议精神、《国务院办公厅关于建立健全政务数据共享协调机制加快推进数据有序共享的意见》（国办发〔2021〕6号）和《国务院关于加强数字政府建设的指导意见》（国发〔2022〕14号）部署要求，整合构建标准统一、布局合理、管理协同、安全可靠的全国一体化政务大数据体系，加强数据汇聚融合、共享开放和开发利用，促进数据依法有序流动，充分发挥政务数据在提升政府履职能力、支撑数字政府建设以及推进国家治理体系和治理能力现代化中的重要作用，制定《全国一体化政务大数据体系建设指南》（国办函〔2022〕102号）。

第二节　医药电子政务安全保障策略

一、医药电子政务信息安全目标

1. 可用性目标　是确保电子政务系统有效率地运转，并使授权用户得到所需信息服务。简单地说，可用性目标就是系统能运转，用户可以得到服务。

2. 完整性目标　包括数据在多个地方存储时，同一个数据要相同。例如关于一个地区的人口统计数据分别存储在不同地方时，要保持一致。要对某个数据进行修改，必须同时修改保存在每一个地方的数据。

3. 保密性目标　是指不向非授权个人和部门暴露私有或者保密信息。简单地说，就是除了让该知道的人知道，其他人不能知道。通常，对于大多数电子政务系统而言，保密性目标在信息安全的重要程度仅次于可用性目标和完整性目标。然而，对于某些特定的电子政务系统和数据，保密性目标是最重要的信息安全目标。

4. 可记账性目标　是指电子政务系统能够如实记录一个实体的全部行为。通常，可记账性目标是政府部门的一种策略需求。可记账性目标可以为拒绝否认、威慑违规、隔离故障、检测和防止入侵、事后恢复和法律诉讼提供支持。

5. 保障性目标　是电子政务系统信息安全的信任基础。保障性目标突出了这样的事实：对于希望做到安全的信息系统而言，不仅需要提供预期的功能，还需要保证不会发生非预期的行为。具体而言，保障性目标包括提供并正确实现需要的电子政务功能，在用户或者软件无意中浮现差错时，提供充分保护，在遭受恶意的系统穿透或者旁路时，提供充足防护。

二、医药电子政务安全保障措施

（一）政府进行整体规划及统一领导

电子政务信息安全涉及政府及社会的多个方面，需要政府对电子政务项目进行整体规划，并发挥自身宏观指导作用，协调好政府各部门、各单位及社会公众之间的利益。

在美国，联邦政府负责信息安全的统一规划和组织实施，还设置了联邦首席信息官对在建项目、人员分配等的统一指挥及管理，减少了重复建设，有效节省了政府开支。

英国政府主导建设了"英国在线中心"，并由首相任命电子大臣对政府信息化建设负责。此外，法国、新加坡也都制定了符合本国国情的总体规划，设立专门机构进行管理。

中华人民共和国工业和信息化部作为中国权威的信息安全管理机构，致力于为中国信息建设和产业发展做出贡献。

（二）加强电子政务信息的日常管理

我国应把信息资源共享和信息安全置于与电子政务同等重要的地位，将信息安全基础设施建设与信息安全建设有机结合起来。一是加强建立安全保障体系，逐步完善应急管理机制和信息安全管理体系。二是根据涉密等级、风险等级和重要程度等因素，将网络应用系统和程序划分为不同的安全防护等级，做好风险评估工作，使不同信息安全等级的系统或程序安全互联。三是建立数据灾难恢复备份中心，用于重要设备、数据存储和备份。四是结合当地实际，制定适合当地发展的电子政务法律法规和标准化体系。五是根据国家标准化体系的要求，组织专业机构研究制定网络信息安全等法律法规，通过逐步完善资源共享应用开发，开发新的应用程序。六是建立全面的外网安全保护体系。该系统基于三重保护策略，旨在为不同网络环境提供保护，包括计算机系统、通信网络和区域边界。通过这种域保护策略，能够科学合理地分离和保护电子政务的外部网络，由此增强整体安全性。

（三）加强信息安全执法，实现法律监督

在依法执行信息安全管理的前提下，严格执行信息法律，加强信息安全执法，严厉打击信息安全犯罪，首先要明确信息安全的执法主体是司法部门、公安部门，还是信息管理部门。最高人民法院明确规定应由多方协商会议讨论制定折衷方案，信息安全犯罪主体是个人或组织。归根结底，执法对象是人。信息安全犯罪的方式通常是通过技术手段攻击网络。因此，必须切断犯罪来源，将违法者列入黑名单，剥夺其使用网络的权利。

信息安全执法主体也是一个非常重要的因素。信息安全犯罪能否得到准确判断和快速抓获，是否已经消除了信息安全犯罪遗留的潜在安全风险，这些离不开执行主体的执行能力。因此，有必要加强信息安全执法人员的法律知识能力和专业知识的储备。

（四）加强法制建设，建立完善的制度规范

确保政务网络信息安全，必须加强信息安全法制建设和标准化建设，严格按照规章制度和工作规范办事，这是做好信息安全保障工作的重要基础。俗话说，没有规矩不成方圆，信息安全工作尤其如此。只有坚持建立法制和标准，完善制度和规范并很好地执行，就能把不安全因素和失误降到最低限度，使政务信息安全工作不断登上新的台阶。具体工作如下。

一要严格按照现行的法律法规规范网络行为，维护网络秩序，同时逐步建立和完善信息安全法律制度。要加强信息安全标准化工作，抓紧制定急需的信息安全和技术标准，形成与国际标准相衔接的具有中国特色的信息安全标准体系。

二要建立健全各项规章制度和日常工作规范。根据网络和信息安全面临的新情况、新问题，紧密联系本单位信息安全保密工作的实际，遵循"堵漏、补缺、管用"的原则，抓紧修订、完善和新建信息安全工作的各项规章制度及操作规程，切实增强制度的科学性、有用性和可操作性，使信息安全工作有据可依、有章可循。

三要重视安全标准和规章制度的贯彻落实。有了制度，不能把它束之高阁。不按制度办事，是造成工作失误和安全隐患的重要原因。很多不安全因素和工作漏洞都是由于没有按程序办事所造成的。因此，要组织信息化工作人员反复学习有关制度和规范，使他们熟悉和掌握各项制度的基本内容，明白信息安全工作的规矩和方法，自觉用制度约束自己，规范工作。

四要建立完善对制度落实情况的监督检查和激励机制。工作程序、规章制度建立后，必须做到行必循之，把规章制度的每一条、每一款落到实处。执行制度主要靠自觉，但必须有严格的监督检查。要通过监督检查建立信息安全工作的激励机制，把信息安全工作与年度考核评比及"争先创优"工作紧密结合起来，激励先进，鞭策后进，确保各项信息安全工作制度落到实处。各地、各部门要不定期地对本地和本系统的制度落实情况进行自查自纠，发现问题及早解决。

（五）制定、颁布相关的政府信息公开法

信息立法为电子政务信息资源共享提供了法律保障。随着信息化的迅速发展，人们的联络和交往方式也发生了巨大的变化。它在给人类的生活、生产带来方便的同时，也带来了不可估量的伤害。网络就像一把"双刃剑"，人们可以通过网络获取即时的资讯、查阅文献资料、购买商品，也会被电子侵权、人肉搜索、黑客入侵等非法手段困扰。因此，加强信息立法已经刻不容缓。只有从强化网络监控出发，制定相关信息法规，对网络犯罪严厉打击，才能保障电子政务信息资源共享的安全。

（六）加强人才队伍建设

人才是电子政务实施成功之本，也是保障电子政务信息安全的关键所在。因此，要高度重视人才队伍建设。电子政务信息安全防护能力的提升离不开专业人才队伍的支撑，应建立电子政务安全防护专业人才资源库，通过增加招录、聘用、外包等方式，吸收新鲜力量，壮大运维管理队伍；健全电子政务安全教育培训体系；完善电子政务安全人才挖掘、选拔使用等机制，筛选所需电子政务安全专业人才。

（七）搭建演习平台，定期开展攻防演练

由于电子政务涉及范围广、影响深等特点，一旦发生安全事故将对社会造成严重的危害，甚至危害国家安全。因此，制定相应的应急预案十分必要。建立监测预警、信息通报和应急处置机制，制定应急管理制度和安全事件应急预案制度。为各级政务外网安全管理部门搭建演练环境，定期开展应急演练，查找关键信息基础设施安全保护工作中的短板和不足，针对发现的问题，制定切实可行的整改措施，提升各级政务外网安全事件处置能力。

（八）注重安全技术和产品的自主研发

信息安全标准的制定有助于产品的标准化生产，以确保产品的安全可信性，实现产品的互联互通，为政府系统的互联、更新、可扩充性提供强有力的支撑，为系统的安全和管理提供强有力的支撑。电子政务作为政府机关的业务网络，承载着大量的机密信息，对其系统的安全保护要求采用具有自主知识产权的各类信息安全技术与产品；而要实现电子政府的可持续发展，就必须对其进行自主研究与创新。电子政务的整体安全性关系到信息安全产品的整体匹配与科学布局，在产品的选择上要充分考虑到企业的自主性。

（九）加强关键信息基础设施安全测评与评估工作

运营者和测评机构需要对关键信息基础设施和政务数据开展系统性安全监测、风险评估工作，重要数据每年评估一次，对发现的安全问题及漏洞及时整改，并按照政务外网保护工作部门要求报送情况，合力提升关键信息基础设施综合安全防护水平。

总之，信息安全问题自古以来就存在，特别是在互联网飞速发展的今天。因此，要保证电子政务的正常运行，必须考虑到电子政务的安全性。政府是电子政务信息资源共享中的主体，之所以出现数字鸿沟、信息孤岛、追求部门利益、信息泄露等现象，追根溯源，主要是政府管理体制的问题。而对政府管理体制问题的研究历来就是管理领域的研究难点。电子政务信息资源安全的研究必须立足于电子政务实践，运用先进的信息通信技术，完善的立法，打破制约瓶颈，全面推进电子政务信息资源安全建设。

📎 知识拓展

国家药品监管应用平台建设

《国家药品监督管理局关于加快推进药品智慧监管的行动计划》（国药监综〔2019〕26号）提出建设国家药品监管应用平台，依托应用平台对国家药品监管政务信息系统进行整合，解决药品监管政务信息系统互联互通难、信息共享难、业务协同难的问题，逐步形成部门联动和业务协同。各类已建系统在纳入国家局"药品监管应用平台"前，应对系统进行规范化升级改造；各类新建系统应按照"药品监管应用平台"的接入规范进行建设。

国家药品监管应用平台实现五项基本功能：统一门户管理，实现单点登录，集成待办事宜、进度查询、统计分析、在线督办和消息推送等；统一用户管理，支持用户分级管理和主从账号关联管理；统一认证管理，支持口令认证、动态密码和CA认证等；统一审计管理，规范政务信息系统审计行为，通过

分析日志，支持预警、决策和可视化展示；统一备案管理，对药品监管政务信息系统进行备案管理，对符合要求的政务信息系统发放备案号。

第三节　医药电子政务安全技术保障措施

为保障电子政务系统的安全，需从技术、产品、方案和服务等方面做好准备，电子政务安全保障技术包括安全基础技术、密码技术、计算和安全产品技术、网络攻防技术、中间件技术和密码技术；安全产品有密码机、防火墙、入侵检测、防毒墙和其他产品；安全方案有物理安全、网络安全、系统安全、应用安全、管理安全；安全服务包括安全问题咨询、设计实施、安全管理、应急响应和安全培训等几个方面。

为规范电子政务内网主干网及各接入网的安全保密系统建设，确保电子政务内网安全可靠运行，各地以省为单位都印发了《电子政务内网安全保密产品推荐目录》（以下简称《目录》），对相关设备的采购提出重要参考意见。

一、电子政务内网安全保密内容与特征

根据《目录》要求，涉及网络安全的产品主要有防火墙、入侵检测系统、安全审计系统、漏洞扫描系统、安全隔离与信息交换系统、物理隔离卡等。

（一）防火墙技术

防火墙技术是一种网络安全策略，有软件防火墙和硬件防火墙，一般部署在电子政务网的网络边界区域，其可以放行可信区域向风险区域之间的授权访问，阻断风险区域向安全区域的非授权访问。对网络内部的架构、配置信息进行屏蔽，对经过防火墙的数据包访问请求进行安全鉴别、策略限制，阻断没有授权的协议和服务连接，使得网络访问准入具备审核机制，一定程度上防止病毒、入侵行为进入电子政务网络，从而保护电子政务网络安全。

防火墙技术在电子政务信息安全管理方面发挥着重要作用，如专网访问控制、信息过滤、应用层专用代理、日志分析统计报告等，均会在此项技术的应用下增强信息的安全性。

使用防火墙的目的是在不同的网络之间或同一网络的不同网段之间建立安全控制点，通过允许、拒绝或重新定向经过的数据流等方式，实现对不同网络或不同网段之间的网络通讯和访问进行审计及控制。

在技术层面上，硬件防火墙有应用代理型防火墙和包过滤型防火墙，在工作模式上分为路由模式与网桥模式两种。

（1）应用代理型防火墙　在应用层中保证信息安全，能够针对具体的应用需求提供专需服务，如编制代理程序、监视功能、控制功能等，在应用层中发挥着较强的作用，也完全阻隔了网络通信流。同时，代理型防火墙是整个应用层的最高层，直接影响着全部信息的安全，并在内部网与外部网的隔离点上有着较大的影响力。

（2）包过滤型防火墙　主要应用在网络层和传输层中，需要重点考虑分组包头的源地址、目的地址、协议类型等要素，这直接关系到数据包的通过率。如果基础条件满足要求，就可以使信息内容传输到出口端并达到目的地，否则直接丢弃。随着包过滤技术的发展，逐渐产生了状态检测包过滤技术，主要对每个网络的会话状态进行检测，及时地反馈出重要的信息数据，进一步规范网络层与传输层的良好行为，增强电子政务信息的安全性。

（二）入侵检测系统

入侵检测是在安全审计的基础上，对防火墙的合理补充，被认为是继防火墙之后的第二道"安全墙"，通常放置在网关或防火墙后，用来捕获所有进出的数据包，实现对所有的数据包进行监视，能够在网络平台主动防御检测来自网外的攻击，扩充了安全管理网络的能力，对增强网络安全体系结构有重要意义。

入侵检测系统是对入侵行为的发现，通过对计算机网络或计算机中的若干关键点收集信息并对其进行分析，从中发现网络系统中是否有违反安全策略的行为和被攻击迹象。

入侵检测系统属于一种识别计算机资源与网络资源恶意行为的复杂化系统，其在计算机网络中能自动完成信息安全检测、恶意行为响应等工作，以保证信息资源在网络上的稳定传输为根本要求，只对可疑的信息数据实时监控，以此为用户提供安全保障，也能确保信息内容的完整性与可靠性。

其工作原理是：在网络内部根据检测需要部署相应的探针，收集检测点信息，并将收集到的信息进行综合评判、决策分析，判断是否有悖于安全策略的迹象；它能够在网络性能几乎无损耗的情况下，对网络内部、外部的误操作和攻击等进行实时安全检查。

从系统组成的角度分析，入侵检测技术主要包括事件产生器、事件分析器、事件数据库和响应单位等。各组成部分负责的工作内容不同，但有较强的联系性与协助性，在应用入侵检测系统的过程中保证信息安全。

其中，事件产生器对原始数据进行采集，统一收集后将其转换为事件，为事件分析器提供可靠的信息资源；当事件分析器接收到相关信息后，会对其是否存在异常或入侵行为进行精准判断，较常用的方法有统计分析、模式匹配、完整性分析等；最后把判断后的信息转变为警告信息，在响应单元中做出反应，以此掌握电子政务信息的安全性与可靠性。而事件数据库主要负责对整个检测过程产生的信息数据进行详细记录与储存，为电子政务信息安全管理提供重要的参考依据。

（三）安全审计系统

2012 年中华人民共和国审计署发布的《信息系统审计指南》指出，信息系统审计是指国家审计机关依法对被审计单位信息系统的合法性、真实性、效益性和安全性进行审计监督。

安全审计系统能详细记录网络中的用户活动，包括访问时间、地址、数据、程序、设备等，以及系统出错和配置修改等信息。内容包括内部控制和风险管理等方面，包括任何可能造成系统损坏、数据丢失和信息泄露等风险的行为，诸如组织内部操作失误导致的异常删除、未经授权的访问等。从风险管理角度来看，可以测试黑客攻击、网络诈骗、病毒侵入等风险的安全性以及可能对组织造成的有害威胁。电子政务网络安全审计系统的建设过程是一种动态模式，其建立在现代软件工程环境基础上，是结合安全模式下数据交换与程序链接的一种安全信息审计系统，通过访问控制与安全审计等方式，对用户信息进行集中管理与调控（图 5-1）。

信息系统安全审计是围绕系统的"安全性"属性展开的一系列审计活动。例如，从风险管理角度测试黑客攻击、网络诈骗、病毒侵入等安全风险对组织造成的不利影响；或是从内部控制角度审查来自组织内部的舞弊、异常删除、未经授权的访问等，造成信息资产损坏、个人隐私泄露等后果。信息系统安全审计的目标是评价信息系统是否足够安全，能否识别并抵御内部、外部的安全威胁，以及评价信息系统内数据的安全性、完整性。

信息系统安全审计主要包括安全性审计、内部控制审计和平台建设健全性审计。安全性审计是指各国在进行信息系统安全审计时都以信息系统的安全威胁作为关键审计事项。电子政务系统的信息安全不仅包括信息数据本身的完整性、保密性、安全性，还包括云存储方式下存储技术的安全与信息载体的安全，因此防范和化解信息系统安全威胁是保证我国政务信息安全的关键。除此之外，信息系统审计还需关注内部控制和平台建设健全性审计。

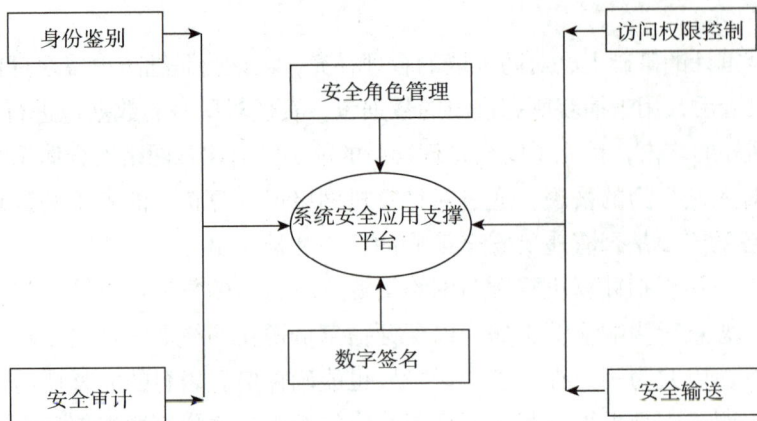

图 5-1　电子政务网络安全审计系统架构

（四）漏洞扫描系统

漏洞扫描系统所实现的功能就是对网络系统进行相关安全检查，发现其漏洞和脆弱性，对系统的安全状况进行评估、风险分析，对发现的问题提出解决方案与建议，从而提高网络系统整体安全性。

（五）安全隔离与信息交换系统

安全隔离与信息交换系统在保证内、外网之间网络协议终止的基础上，实现网络之间信息的安全交换，仅可用于：①不同涉密网络之间；②同一涉密网络的不同安全域之间；③与互联网物理隔离的网络与秘密级网络之间；④未与涉密网络连接的网络与互联网之间。

（六）物理隔离卡

物理隔离卡实现一台计算机作为两个或两个以上不同性质网络终端时的物理隔离。

二、电子政务安全保障技术

（一）加密技术

为保证电子政务信息的保密性、完整性、真实性和不可抵赖性，按信息密级（秘密、机密、绝密）的不同采取相应的加密传输和存储措施，加密技术是电子政务采取的主要保密安全措施，是保证信息安全的核心技术。

加密技术又称密码技术，包括对原始信息进行加密和对密文解密两个环节，我们把信息明文按一定的变换规则变成密文的过程称为加密，算法中的可变参数称密钥，密钥是解密的基础。解密则是通过密钥将密文转换成明文的过程。加密技术包括对称加密技术（私钥）和非对称加密技术（公钥 + 私钥）两种类型，其区别在于加密和解密使用的密钥是否相同，或在不同时是否有一定的联系，可以推导。

对称加密技术的加密和解密使用相同的密钥（或可以由一个推导出另一个），其特点是密钥短、加密速度快、破译困难。对称加密的关键在于通信前必须有安全通道（如电话、函件等）传递"密钥"，存在着密钥的数量较大不好管理、无法验证双方身份的不足。

对于非对称加密算法而言，它在完成加密和解密的过程中分别使用公共密钥和私有密钥，因此更加安全，非对称加密模型如图 5-2 所示。

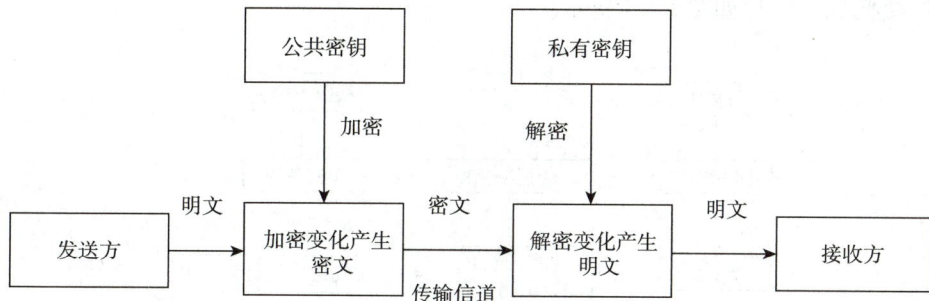

图 5-2 非对称加密模型

一般而言，对称密钥加密相比非对称密钥加密存在两个主要不足：一是密钥需明文传输，易被网络不法分子截获，难以确保传输安全；二是密钥存储困难，例如在 1000 名用户间实现安全通信需要维护多达 499500 个密钥（计算方法为 $C_{1000}^2 = 499500$）。而非对称加密采用公钥（公开）和私钥（保密）组合机制，公钥可自由分发，只有对应私钥持有者才能解密信息，既解决了密钥安全传输问题，又大幅简化了密钥存储（每个用户仅需维护一对密钥）。

非对称加密算法最大的缺点是加解密速度非常慢，不能用来加密文件，只能加密密钥。因此，两者需要结合使用，各取所长、互相补充，才能保证效率和安全。

加密技术主要应对互联网环境下的信息安全保障，在应用数据加密技术的过程中，能够让信息传输的安全性有一定基础，并始终维持数据传输完整性，这项技术通常涉及数据传输与存储过程的加密等内容，且数据加密算法也多种多样，其中密码算法标准化作为现在的一种主流模式，已成为当前保密通信领域研究中的关键内容。

在数据加密技术的发展历史中，主要包括古典密码、对称密钥密码与非对称密钥密码等。其中，古典密码分为替代加密、置换加密等；对称密钥密码分为数据加密标准与高级加密标准（DES 与 AES）；非对称密钥密码分为 RSA、背包密码等。当前数据通信领域一般采用 DES 算法、RSA 算法以及 PGP 算法等。加密算法发展至今已经有很多种类，且各自在可靠性与效率上表现不同，在电子政务系统中引入加密技术，需要根据实际情况进行选择，确保一些重要数据的机密性与完整性。

（1）DES-RSA 交换加密技术　DES 加密技术已经在一些场合下得到了实践应用，其应用优势是具有较快的加密速度。从技术的角度出发，该技术采用 64 位加密策略，其中 56 位为密钥，剩下的 8 位则是奇偶校验位。奇偶校验位的作用主要是为了验证数据发送之前和接收之后是否正确，这种方法能够形成一个循环交换作用，现阶段主要应用在金融数据保护领域中，可以看出这种加密技术的可靠性。

RSA 技术已经在实用环节中验证了其具有防止密码攻击的优势，具有极高的数据传输速度。该技术在世界范围内应用比较广泛，ISO 将其视为公钥数据加密标准。这两种加密技术都具有各自的优势。

第一种是加密速度比较快，但是也具有密钥数据管理难度高的缺陷，并且如果单是追求加密速度，就会在一定程度上限制加密的安全性，只要掌握了一些特定的技术手段，就能够破解这种加密算法。

对于第二种加密算法而言，尽管安全性比较高，但是由于加密的速度比较慢，那么将其应用在现代电子政务系统中时，就必然会引起系统反应慢的问题，但是现在电子政务工作中需要处理的实时数据量比较大，并且对加密的安全等级方面具有较高的要求。因此，无法单一使用 DES 或者是 RSA 加密技术，可以同时使用这两种加密技术，发挥出两个加密算法的优势，弥补各自的缺陷。

将明文经过 DES 算法进行处理，接收方的公钥经过 RSA 算法进行处理，使用随机算法对会话密钥进行处理，并将得到的结果传输给 DES 算法、RSA 算法等。最终两个部分都完成了加密，将这两者整合起来再进行发送，这样得到的加密安全层级得到保障，并且能够满足较快的加密速度需求，DES 和

RSA 的政务信息交换加密流程如图 5 - 3 所示。

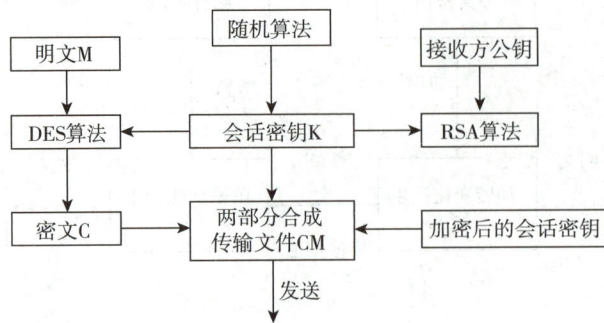

图 5 - 3　DES 和 RSA 的政务信息交换加密流程示意图

(二) 数字签名、数字时间戳和数字凭证

由于电子计算机网络是一个虚拟的环境,为了在网络中能够实现政务活动,首先必须解决虚拟与现实接轨问题,《中华人民共和国电子签名法》(以下简称《电子签名法》)确立电子签名与传统的手写签名和签章具有同等的法律效力,这种电子签名技术的应用能够保障信息源身份的鉴别和信息从签发到收到为止的完整性,保证了网络信息的安全。在电子政务安全系统中,电子签名技术起着重要作用。

在政务部门之间,通过电子签名技术能够识别通信各方的真实身份,保证上级行政机关的政令畅通和公务员行使自己的基本权力;在政务部门和公众、企事业单位之间采用这种技术,能够在网上树立政务部门在公众中的形象,加强对政务工作的监督和管理,提高公共服务水平,顺利实现传统政府向电子政务的过渡。《电子签名法》中提到的电子签名是指数据电文中以电子形式所含、所附用于识别签名人身份并表明签名人认可其中内容的数据。

数字签名技术通过确保数据的完整性、安全通信、身份认证和计算结果的合法性,从而为隐私计算提供了必要的安全保障和信任基础。数字签名按照功能与用途可以被分成多个种类,常见的签名包括多重签名、群签名、环签名以及门限签名等,涵盖了数字安全、身份验证、隐私加密和多方协作等方面,用于解决各种不同的问题和需求。

数字签名应该具备以下性质:①签名者的身份可以被另一方有效核实;②能够证实被签名消息的内容的完整性;③签名可以被第三方验证,用于避免多方欺诈与纠纷。

数字时间戳是经过加密后形成的时间文件,是对信息文件日期和时间所采取的安全保护措施。数字时间戳服务是由网络中有资质的专门服务机构提供的。

数字凭证又称数字证书,是一个由证书授权中心签发的数字签名文件,此文件存放在外部存储介质中。数字证书是标志网络用户身份信息的一系列数据,包括公开密钥、名称、有效期、证书授权中心和数字凭证序列号。《电子认证服务管理办法》要求,电子认证服务机构应当保证提供的服务有制作、签发、管理电子签名认证证书、确认签发的电子签名认证证书的真实性、提供电子签名认证证书目录信息查询服务、提供电子签名认证证书状态信息查询服务,以数字证书为核心的加密技术可以对网络上传输的信息进行加密和解密、数字签名和签名验证,确保网上传递信息的机密性和完整性,以及通信双方实体身份的真实性,签名信息的不可否认性,从而保障网络应用的安全。

《电子政务电子认证服务管理办法》

第六条　取得电子政务电子认证服务机构资质，应当符合下列条件：

（一）具有企业法人或者事业单位法人资格；

（二）具有与从事电子政务电子认证服务活动及其使用密码相适应的资金；

（三）具有与从事电子政务电子认证服务活动及其使用密码相适应的运营场所；

（四）具有在境内设置、符合国家有关密码标准的电子认证服务系统等设备设施；

（五）具有 30 名以上与从事电子政务电子认证服务活动及其使用密码相适应的专业技术人员、运营管理人员、安全管理人员和客户服务人员等专业人员；

（六）具有为政务活动提供长期电子政务电子认证服务的能力，包括持续保持财务状况良好、运营资金充足、设备设施稳定运行、专业人员队伍稳定，没有重大违法记录或者不良信用记录等；

（七）具有保证电子政务电子认证服务活动及其使用密码安全运行的管理体系。

第四节　医药电子政务的安全管理

《互联网政务应用安全管理规定》（以下简称《规定》）是由中央网络安全和信息化委员会办公室、中央机构编制委员会办公室、工业和信息化部、公安部联合制定，并于 2024 年 5 月 15 日发布的规定。该规定旨在保障互联网政务应用的安全，根据《中华人民共和国网络安全法》《中华人民共和国数据安全法》《中华人民共和国个人信息保护法》《党委（党组）网络安全工作责任制实施办法》等法律法规制定。

《规定》主要适用于各级党政机关和事业单位（简称机关事业单位）建设运行的互联网政务应用，包括在互联网上设立的门户网站、通过互联网提供公共服务的移动应用程序（含小程序）、公众账号以及互联网电子邮件系统。

《规定》强调，建设运行互联网政务应用应当依照有关法律、行政法规的规定以及国家标准的强制性要求，落实网络安全与互联网政务应用"同步规划、同步建设、同步使用"原则，采取技术措施和其他必要措施，防范内容篡改、攻击致瘫、数据窃取等风险，保障互联网政务应用安全稳定运行和数据安全。

此外，《规定》还对互联网政务应用的开办和建设、信息安全、网络和数据安全等方面提出了具体要求，如一个党政机关最多开设一个门户网站，互联网政务应用的名称应优先使用实体机构名称或规范简称，机关事业单位应采取安全保密防控措施，严禁发布国家秘密、工作秘密等。

一、医药电子政务安全管理的重要性

药品监管信息化建设是国家政务信息化建设的重要组成部分，是提升药品安全治理水平和监管效能的重要手段。在数字政府建设的大背景下，我国的政务云系统面临着严峻的安全挑战。一方面，网络攻击的手段越来越多样，这给我国的政务云系统健康发展及安全性造成了很大的威胁。另一方面，许多政府部门对政务云系统的保护认识不足，在实际工作中忽视了对信息安全的投入，导致政务云建设存在较大安全隐患。

在医药电子政务系统中，保障信息安全是至关重要的，这不仅涉及公民个人健康信息的保密性，还关系到公共安全和社会稳定。随着医药数据的电子化和网络化，数据泄露和不当使用的风险日益增加，因此实施有效的安全管理措施成为系统运行的基础。

二、电子政务在医药领域的应用

政府或企业可利用电子政务确保医药行政数据安全高效的传输，构建稳定可靠的互联网基础设施，并通过电子政务更好地存储、处理和分析海量医药数据，建立集中的医药数据中心，并通过配备高性能的服务器和存储设备，以及专业的数据处理和分析软件，有效地为政府与企业管理和利用医药数据提供支持。

在药品监管方面，可以利用电子政务系统实现对药品生产、流通、销售全过程的监控和管理。这不仅可以大大提高药品安全性，还可以提高监管效率，减少人力成本。

在医疗保险领域主要体现在医保信息平台的建设。目前，全国统一的医保信息平台已经建成，实现了医保数据的集中管理和共享。这一平台不仅提高了数据管理的效率，还为跨地区、跨机构的医保服务提供了基础支撑。通过制定统一的业务编码标准，解决了之前各医保统筹区业务编码不一致的问题，有助于国家和省级医保部门的精准决策。

在医疗服务管理方面，可以实施电子病历系统，以提高医疗服务质量和效率。通过电子病历系统，医生可以更方便地获取患者的医疗信息，从而做出更准确的诊断和治疗方案。同时，这也便于监管机构进行医疗服务的监督和管理。

三、医药电子政务安全管理框架

在政府部门，安全政策是确保信息安全的基石。它需要明确地定义出安全目标、基本原则以及适用范围。这包括对数据进行分类，为用户权限设定不同的级别，以及制定物理和网络安全等方面的全面规定。

应重视风险管理，通过风险评估来识别可能的安全威胁和漏洞，这个过程包括资产的识别、威胁的评估、脆弱性的评估以及风险的评价。基于这些评估结果，组织可以制定相应的风险应对策略，以减轻潜在的负面影响。

四、医药电子政务安全管理措施

为保护组织免受各种安全威胁，需要实施多层次的安全防御体系，包括但不限于设置防火墙、部署入侵检测系统、实施数据加密、执行访问控制以及采取物理安全措施等，这些措施共同构成了一个综合性的安全防御网络，以提高整体的安全性能。

（一）物理安全管理措施

在医药电子政务系统中，物理安全是基础且关键的一环。机房与设备的安全至关重要，它涉及机房的物理位置选择、防火防潮措施以及门禁系统的设置等方面。首先，机房的物理位置应选择在相对安全、环境稳定的地方，避免自然灾害和人为破坏的风险。其次，防火防潮措施必须到位，确保机房内的设备不会因火灾或水灾而受损。此外，门禁系统的设置也是必不可少的，通过身份验证和权限控制来防止未经授权的人员进入机房。对于重要的医疗设备和数据存储设备，应当采取严格的防盗措施，如安装监控摄像头和报警系统。

（二）网络安全管理措施

网络安全措施是保护医药电子政务系统免受网络攻击的关键。防火墙配置是其中的一项重要措施，通过设置防火墙可以隔离内外网络，阻止非法访问和攻击。入侵检测是另一项重要的网络安全措施。通过安装入侵检测系统，可以监测和记录网络异常行为，及时发现并响应攻击。

（三）数据安全管理措施

数据安全是医药电子政务系统中的另一个重要方面。企业应采用先进的加密技术保护存储和传输中的敏感数据，并实施数据分类和访问控制，确保只有授权人员才能访问相关信息。

数据加密是一种有效的数据安全措施，通过对敏感数据进行加密处理，可以确保数据在传输和存储时的安全。加密算法可以将数据转化为密文，只有拥有密钥的用户才能解密并访问数据。这样可以防止未经授权的用户获取和篡改数据。

访问控制是另一种重要的数据安全措施。实施严格的数据访问控制机制，可以确保只有授权用户才能访问相关数据。通过身份验证和权限管理，可以限制用户对数据的访问范围和操作权限。这样可以避免未经授权的用户对数据的篡改和泄露，保护数据的完整性和机密性。

（四）应急响应与灾难恢复

应急响应和灾难恢复是医药电子政务系统中不可或缺的一环。应急预案的制定是关键步骤之一，包括应急响应流程、责任人分工等内容。应急预案应该详细规定在不同情况下的应急响应措施和责任人员的分工，以确保在发生突发事件时能够迅速、有序地进行应对。

备份恢复也是应急响应和灾难恢复的重要环节。定期进行数据备份，并验证备份数据的可用性，可以确保在发生灾难时能够迅速恢复系统运行。备份数据应该存储在安全可靠的地方，以防止备份数据本身受到损坏或丢失。同时，备份数据的可用性也需要定期验证，以确保在需要时能够顺利恢复系统。

《中华人民共和国数据安全法》《中华人民共和国个人信息保护法》《关键信息基础设施安全保护条例》等法律法规出台后，亟需建立完善与政务数据安全配套的制度。

五、新时代加强医药电子政务信息安全管理的建议

（一）增强管理人员的安全意识培训，明确管理人员工作职责

定期对管理人员进行安全意识和操作培训是确保安全的关键。这样的培训可以帮助员工理解安全政策和程序，并使管理人员知晓如何防范常见威胁。企业内员工应明确各自的安全职责，这在企业的医药电子政务的安全管理中是必要的。提高员工的安全意识对于预防安全事故的发生至关重要。

（二）加强电子政务信息的内部管理，提升政务信息的安全性

政府部门想要加强电子政务信息的安全管理工作，除了要提升电子政务信息管理的网络技术水平，还应不断完善管理机制。首先，加大对内部员工的监管力度。其次，加强机房管理权限的监管工作，充分掌握每个操作人员的个人信息。最后，做好机密文件及重要信息的加密工作，避免出现内部人员盗取信息的恶性事件。

六、医药电子政务安全管理未来趋势与挑战

随着技术的不断进步，医药电子政务的安全管理面临着新的机遇和挑战。例如，云计算和大数据分析的使用提高了数据处理效率，但也带来了新的安全隐患。未来，利用人工智能和机器学习等技术实现更智能的安全防护，将是该领域的重要发展方向。

通过本章的学习，应熟练掌握医药电子政务安全管理的基本原则和实践，认识到在现代信息技术环境下保障信息安全的重要性，以及为应对未来挑战做好准备。

⊛ **知识拓展** ┄┄┄

《药品监管网络安全与信息化建设"十四五"规划》

国家药监局发布《药品监管网络安全与信息化建设"十四五"规划》提出，展望"十四五"和2035年远景目标，我国要实现从制药大国向制药强国的跨越式发展，这对于药品审评审批效率和药品安全风险管理能力提出了更高的要求，其中重点提及要"完善网络安全防护与信息安全建设"。

随着生物医药技术和信息技术的迅猛发展，药品监管信息化建设工作仍有诸多不足，信息技术和监管业务的融合创新能力有待增强，数据驱动与知识服务能力有待提升，信息资源统筹建设和运营管理有待优化，网络和信息安全保障仍需进一步加强。

进入"十四五"，药品监管信息化建设要紧密围绕药品监管重点工作，坚持问题导向和目标导向，进一步推进技术创新应用与药品监管能力提升的深度融合，提升综合监管效能，改善政务服务能力，让信息技术成为推进药品监管体系和监管能力现代化的关键支撑。

书网融合……

习题　　　　　　本章小结

第六章　医药电子政务法律制度

PPT

学习目标

　　1. 通过本章学习，应能掌握电子政务法制体系、政府信息、电子签名等相关基本概念，电子政务立法原则，《电子签名法》等相关法律制度的基本内容；熟悉电子政务相关政策；了解我国电子政务法律制度的发展现状。

　　2. 具有一定的法学逻辑思维能力，能够综合运用相关法律知识分析及解决实际问题。

　　3. 树立依法管理、依法行政的法律理念，树立较强的遵法、守法意识。

第一节　电子政务法律制度概述

　　电子政务法律制度是保障电子政务安全、正常、稳定运行，规范管理和促进电子政务协调发展的根本动力和必要手段。在发达国家电子政务建设及发展的实践中，重视电子政务法制建设，不断健全电子政务法制保障体系，是其维系电子政务高质量、高效能发展的重要因素之一。电子政务法律制度是以《中华人民共和国宪法》（以下简称《宪法》）为基本宗旨，由《中华人民共和国立法法》（以下简称《立法法》）规定的立法主体依其立法权限、立法程序，以调整现代信息网络技术在公共行政领域的应用、程序、安全保障、信息公开、具体运作等为对象的法律法规的总称。

一、电子政务法律制度建设的意义

　　各国在构建、完善电子政务系统的过程中，均把电子政务法律制度建设作为电子政务可持续发展的重要保障，并根据社会发展的需要，不断充实其内容，努力构建符合本国国情的电子政务法律体系。

　　第一，完善电子政务法律制度，有利于保障行政机关依法行政。

　　依法行政是行政机关开展各项工作的前提，是现代行政法的核心内容，是促进政府职能转变的重要因素。电子政务是政府利用现代信息网络技术向公众提供电子化服务系统。在"新公共管理"理念的指引下，各国积极调整政府角色并对"现代政府"的概念进行重新定位。政府应当在严格遵守各项法律法规规定的前提下，将最大限度实现社会公共利益作为其开展各项工作的首要目标。政府的角色也由管理者逐步转换为实现社会公共利益最大化的服务者。完善的电子政务法律制度在政府职能、政务服务模式转变等变革中发挥了重要作用。

　　第二，完善电子政务法律制度，有利于政府信息公开，从而不断提升政府的公信力。

　　电子政务发展程度的衡量标准之一就是政府信息公开。政府通过信息网络技术，依法向社会公众公开信息，同时，创造必要的条件保障公众能够平等、便利地获取和使用政府信息。通过政府信息公开，公民、法人和其他组织可以根据自己的需求利用政府信息。在法律保障下，政府依法进行信息公开，公众也有权利和意愿参与到监督政府工作的过程中，从而不断提升政府的公信力。

　　第三，完善电子政务法律制度，有利于保障政府和公众的合法权益。

　　电子政务的运行依赖于现代信息网络技术的应用和发展。政府行政活动的开展、公众与政府之间的沟通、公众对政府的监督等，均以开放式、交互式的方式，在政府构建的电子政务及服务系统中进行。政府应当确保电子政务系统的安全，保障政府信息、公众信息、信息资源、信息系统等不受非法入侵、信息泄露，基础设施不被破坏，从而维护国家、社会、公众合法利益。为实现电子政务系统安全，除采取必要的技术措施外，电子政务的发展更需要完善的法律制度保障。通过法律手段减少信息网络技术在发展过程中可能产生的负面影响；通过法律规则的制定，实现信息网络技术的发展与国家安全、社会利益、公众合法权益之间的平衡。

二、电子政务法律制度建设的基本原则

第一，电子政务法律制度建设应当遵循以《宪法》为依据的原则。

《宪法》是由最高权力机关制定，具有最高法律效力的法。《宪法》规定了我国的政治制度、经济制度、国家机构的结构和职权范围、公民的基本权利和义务等内容。电子政务法律制度的建设应当以《宪法》为依据，根据电子政务实际需求，设定相应的规则以保障其规范化、科学化发展。

第二，电子政务法律制度建设应当坚持以公众为中心，为公众提供更优质的服务为原则。

"以公众为中心"是"新公共管理"理论所倡导的核心内容。信息网络技术的飞跃式发展实现了政府各部门、各层级之间的信息互通，工作互联；信息公开提升了政府的公信力；公众与政府间的沟通越发便捷化。电子政务立法要通过法律手段构建并完善服务型政府，建立以公众、企业等组织为中心的服务模式，不断提升政府公共服务能力。

第三，电子政务法律制度建设应当遵循渐进性原则。

构建系统、全面的电子政务法律制度体系是发达国家发展本国电子政务的实践经验。电子政务法律制度建设应当按照我国电子政务发展的状态，在必要性和可行性的前提下，优先针对急需解决的问题进行立法；再根据实际需要，以尊重科学、尊重立法规律为基础，依据渐进性原则，逐步完善和优化各项电子政务法律制度。

第四，电子政务法律制度建设应当遵循主动性和前瞻性原则。

我国电子政务改革推行的时间较发达国家晚，但随着信息网络技术的发展，我国电子政务改革、建设的速度很快，新技术、新事物、新矛盾不断涌现。因此，较其他法律制度而言，电子政务法律制度建设更应体现出主动性和前瞻性。在借鉴发达国家电子政务发展经验的基础上，电子政务法律规则的设定应当在现有的法律制度基础上，兼顾中长期发展需求，避免立法的滞后性。既要解决实际问题，具有可行性；又要关注到电子政务领域的动态发展趋势，使电子政务法律制度能够更好地适应电子政务领域的发展变化。

三、电子政务法律制度建设的基本框架

电子政务平稳有序运行需要相关法律制度对其进行规范、指引。电子政务法律制度体系主要包含法律、法规、规章等内容。2011 年 5 月，国家互联网信息办公室成立，其主要工作之一即进行电子政务法规、政策的制定。中共中央办公厅、国务院办公厅 2002 年 8 月 5 日发布的《国家信息化领导小组关于我国电子政务建设指导意见》（中办发〔2002〕17 号）明确指出："加快推进电子政务法制建设。适时提出比较成熟的立法建议，推动相关配套法律法规的制定和完善。加快研究和制定电子签章、政府信息公开及网络与信息安全、电子政务项目管理等方面的行政法规和规章。"目前，我国已经相继颁布实施多部与电子政务相关的法律、法规、规章等法律制度及政策，涉及信息化、网络管理、信息安全等多个领域。

（一）《宪法》

《宪法》是国家的根本法，具有最高的法律效力。2018 年 3 月 11 日第十三届全国人民代表大会第

一次会议通过《中华人民共和国宪法修正案》，至此，我国《宪法》共经历了五次修正。《宪法》规定了我国的根本政治制度、经济制度等内容，是电子政务法律制度建设的根本。

（二）法律

《立法法》规定："全国人民代表大会和全国人民代表大会常务委员会根据宪法规定行使国家立法权。全国人民代表大会制定和修改刑事、民事、国家机构的和其他的基本法律。全国人民代表大会常务委员会制定和修改除应当由全国人民代表大会制定的法律以外的其他法律；在全国人民代表大会闭会期间，对全国人民代表大会制定的法律进行部分补充和修改，但是不得同该法律的基本原则相抵触。"目前，与电子政务相关的法律主要包括：《中华人民共和国网络安全法》《中华人民共和国数据安全法》《中华人民共和国密码法》《中华人民共和国个人信息保护法》《电子签名法》等。

此外，2003 年 8 月 27 日第十届全国人民代表大会常务委员会第四次会议通过《中华人民共和国行政许可法》，2019 年 4 月 23 日第十三届全国人民代表大会常务委员会第十次会议通过修正案。该法规定："行政机关应当建立和完善有关制度，推行电子政务，在行政机关的网站上公布行政许可事项，方便申请人采取数据电文等方式提出行政许可申请；应当与其他行政机关共享有关行政许可信息，提高办事效率。"

《中华人民共和国刑法》《中华人民共和国刑法修正案（七）》《中华人民共和国刑法修正案（九）》《中华人民共和国刑法修正案（十一）》相继完善了惩治计算机信息类犯罪的法律规定，制定了维护电子政务安全、维护国家信息安全的刑罚规则，针对利用计算机信息技术实施犯罪的行为分别规定了相应的刑事责任。主要包括：非法侵入计算机信息系统罪、非法获取计算机信息系统数据、非法控制计算机信息系统罪、破坏计算机信息系统罪、非法利用信息网络罪、帮助信息网络犯罪活动罪。

《中华人民共和国人民警察法》将"监督管理计算机信息系统的安全保护工作"作为公安机关的人民警察应当依法履行的职责之一，为实现电子政务信息系统的安全提供了保障。

（三）行政法规

《立法法》规定："国务院根据宪法和法律，制定行政法规。"国务院制定的与电子政务相关的行政法规主要如下。

1.《中华人民共和国计算机信息系统安全保护条例》　为了保护计算机信息系统的安全，促进计算机的应用和发展，保障社会主义现代化建设的顺利进行，国务院于 1994 年 2 月 18 日发布实施我国第一部计算机安全保护行政法规，并于 2011 年 1 月 8 日进行了修订。条例从安全保护和安全监督两个方面强调对计算机系统进行安全保护。

2.《中华人民共和国计算机信息网络国际联网管理暂行规定》　1996 年 2 月 1 日中华人民共和国国务院令第 195 号发布，1997 年 5 月 20 日第一次修订，2024 年 3 月 10 日第二次修订。明确规定："国家对国际联网实行统筹规划、统一标准、分级管理、促进发展的原则。"为"加强对计算机信息网络国际联网的管理，保障国际计算机信息交流的健康发展"提供了法规依据。

3.《计算机信息网络国际联网安全保护管理办法》　由国务院依据《中华人民共和国计算机信息系统安全保护条例》《中华人民共和国计算机信息网络国际联网管理暂行规定》制定。该部行政法规归纳了利用国际联实施侵害国家、社会、公众利益的违法行为、明确了行政机关的安全保护责任及职权，从而加强对计算机信息网络国际联网的安全保护，维护公共秩序和社会稳定。

4.《互联网信息服务管理办法》　2000 年 9 月 25 日中华人民共和国国务院令第 292 号公布，2011 年 1 月 8 日第一次修订，2024 年 12 月 6 日第二次修订。该办法明确了互联网信息服务的性质、国家对经营性互联网信息服务实行许可制度、对非经营性互联网信息服务实行备案制度、从事经营性互联网信息服务的条件、互联网信息服务提供者的法律责任等内容，为规范互联网信息服务活动，促进互联网信息服务健康有序发展提供了法律保障。

此外，国务院还分别制定了《关键信息基础设施安全保护条例》《互联网上网服务营业场所管理条例》《信息网络传播权保护条例》《中华人民共和国电信条例》《外商投资电信企业管理规定》等行政法规，以保护关键信息基础设施安全、规范上网服务经营场所行为、维护电信用户和经营者的合法权益、强化对电信市场的规范化管理。

（四）部门规章

《立法法》规定："国务院各部、委员会、中国人民银行、审计署和具有行政管理职能的直属机构以及法律规定的机构，可以根据法律和国务院的行政法规、决定、命令，在本部门的权限范围内，制定规章。"为实现保障电子政务运行安全、强化信息资源的共享及利用、规范网信部门行政执法程序等目标，国家互联网信息办公室等国务院职能部门分别制定了《电信和互联网用户个人信息保护规定》《互联网域名管理办法》《网络信息内容生态治理规定》《区块链信息服务管理规定》《互联网新闻信息服务管理规定》《促进和规范数据跨境流动规定》《规范互联网信息服务市场秩序若干规定》《网信部门行政执法程序规定》《互联网信息内容管理行政执法程序规定》等多部部门规章。

国家药品监督管理局针对职权范围内与电子政务相关的事项也相继发布多部部门规章和规范性文件，如《关于启动药品医疗器械广告审查电子政务系统的通知》（国食药监市〔2004〕306 号）、《关于GSP 认证公示或公布文件传送方法的函》（食药监市函〔2003〕6 号）、《关于实施国家药品编码管理的通知》（国食药监办〔2009〕315 号）、《关于贯彻实施 < 药品广告法审查办法 > 和 < 药品广告审查发布标准 > 的通知》（国食药监市〔2007〕195 号）、《国家药品监督管理局关于加快推进药品智慧监管的行动计划》（国药监综〔2019〕26 号）、《药品监管网络安全与信息化建设"十四五"规划》（国药监综〔2022〕23 号）、《国家药监局关于正式实施化妆品电子注册证的公告》（2022 年第 64 号）、《国家药品监督管理局关于印发 < 国家药品监督管理局贯彻落实国务院深化"证照分离"改革进一步激发市场主体发展活力的实施方案 > 的通知》（2021 年 8 月 30 日发布）。

（五）司法解释

《立法法》规定："最高人民法院、最高人民检察院作出的属于审判、检察工作中具体应用法律的解释，应当主要针对具体的法律条文，并符合立法的目的、原则和原意。"司法解释是最高人民法院、最高人民检察院为了正确适用法律，根据《立法法》的规定，对审判工作、检察工作中需要解决的具体问题所作出的解释性规定。如《最高人民法院、最高人民检察院关于办理非法利用信息网络、帮助信息网络犯罪活动等刑事案件适用法律若干问题的解释》《最高人民法院关于审理利用信息网络侵害人身权益民事纠纷案件适用法律若干问题的规定》《最高人民法院、最高人民检察院关于办理利用信息网络实施诽谤等刑事案件适用法律若干问题的解释》《最高人民法院关于审理侵害信息网络传播权民事纠纷案件适用法律若干问题的规定》《最高人民法院、最高人民检察院关于办理利用互联网、移动通讯终端、声讯台制作、复制、出版、贩卖、传播淫秽电子信息刑事案件具体应用法律若干问题的解释》等。

（六）规范性文件

为进一步完善我国电子政务法律制度，工业和信息化部、国家互联网信息办公室、国家市场监督管理总局、国家发展和改革委员会、财政部等多部门还相继发布多部规范性文件。如《关于实施个人信息保护认证的公告》《互联网弹窗信息推送服务管理规定》《互联网用户公众账号信息服务管理规定》《互联网信息搜索服务管理规定》《互联网直播服务管理规定》《互联网新闻信息服务许可管理实施细则》《互联网危险物品信息发布管理规定》等。

（七）政策文件

除上述规范性法律文件外，国家互联网信息办公室、公安部、国家市场监督管理总局、文化和旅游部、国家广播电视总局等部门发布了多部政策性文件，以进一步规范国家网络安全标准化工作、强化网站安全管理等。如《关于加强党政机关网站安全管理的通知》《关于加强国家网络安全标准化工作的若干意见》《关于推动资本市场服务网络强国建设的指导意见》《关于进一步加强网络侵权信息举报工作的指导意见》等。

第二节 《电子签名法》

《电子签名法》由中华人民共和国第十届全国人民代表大会常务委员会第十一次会议于2004年8月28日通过，自2005年4月1日起施行。此后，2019年4月23日第十三届全国人民代表大会常务委员会第十次会议通过了对《电子签名法》的修正。《电子签名法》的实施为规范电子签名行为、确立电子签名的法律效力、维护有关各方的合法权益提供了法律保障。

一、相关概念

1. 电子签名 《电子签名法》第二条规定："本法所称电子签名，是指数据电文中以电子形式所含、所附用于识别签名人身份并表明签名人认可其中内容的数据。"电子签名与传统签名均能用于确认签名人的身份、证明签名人对所签署内容的准确性、完整性的确认并为该确认内容承担相应法律责任。但不同之处在于：电子签名是通过技术手段生成，以电子化形式出现的；电子签名依附于数据电文，存在于数据电文中，是数据电文的组成部分；与传统手写签名不同，电子签名需要借助于一定加密技术，根据《电子签名法》第十六条的规定："电子签名需要第三方认证的，由依法设立的电子认证服务提供者提供认证服务。"常见的电子签名有指纹、计算机口令、密码等。

2. 数据电文 《电子签名法》第二条规定："本法所称数据电文，是指以电子、光学、磁或者类似手段生成、发送、接收或者储存的信息。"常见的数据电文有电子邮件、传真、电子数据交换等以无纸化形式生成、传输的各类型信息。

3. 其他与电子签名相关的概念 《电子签名法》第三十四条规定："（一）电子签名人，是指持有电子签名制作数据并以本人身份或者以其所代表的人的名义实施电子签名的人；（二）电子签名依赖方，是指基于对电子签名认证证书或者电子签名的信赖从事有关活动的人；（三）电子签名认证证书，是指可证实电子签名人与电子签名制作数据有联系的数据电文或者其他电子记录；（四）电子签名制作数据，是指在电子签名过程中使用的，将电子签名与电子签名人可靠地联系起来的字符、编码等数据；（五）电子签名验证数据，是指用于验证电子签名的数据，包括代码、口令、算法或者公钥等。"

二、电子签名的使用范围

（一）依约定使用电子签名

《电子签名法》第三条规定："民事活动中的合同或者其他文件、单证等文书，当事人可以约定使用或者不使用电子签名、数据电文。当事人约定使用电子签名、数据电文的文书，不得仅因为其采用电子签名、数据电文的形式而否定其法律效力。"

该规定明确以下几方面内容。第一，是否使用电子签名，由当事人通过约定的方式确定，充分尊重当事人的意愿。第二，如果当事人约定使用电子签名、数据电文的文书，则符合法定条件的电子签名、数据电文与手写签名、纸质文件具有同等法律效力。在此前提下，任何主体无权仅因签名的电子化形式，而否认电子签名、数据电文的法律效力。

（二）不允许使用电子签名的情形

《电子签名法》第三条规定："前款规定不适用下列文书：（一）涉及婚姻、收养、继承等人身关系的；（二）涉及停止供水、供热、供气等公用事业服务的；（三）法律、行政法规规定的不适用电子文书的其他情形。"

三、数据电文

《电子签名法》第四条规定："能够有形地表现所载内容，并可以随时调取查用的数据电文，视为符合法律、法规要求的书面形式。"《电子签名法》除对数据电文的法定书面形式予以规定外，还规定了数据电文的原件形式要求以及文件保存要求等，具体内容如下。

（一）数据电文的原件形式要求

《电子签名法》第五条规定："符合下列条件的数据电文，视为满足法律、法规规定的原件形式要求：（一）能够有效地表现所载内容并可供随时调取查用；（二）能够可靠地保证自最终形成时起，内容保持完整、未被更改。但是，在数据电文上增加背书以及数据交换、储存和显示过程中发生的形式变化不影响数据电文的完整性。"现实生活中，当事人通过信息系统的"发送""接收"等行为完成数据电文的流转，这种形态不符合证据制度对证据原件的要求。而该项规定就是要解决在诉讼中如何体现数据电文的形式合法问题。即只要数据电文能够被证明是在当事人之间进行的、完整的"原件"流转，其内容保持完整、未被更改，且能够被随时调查取用，就可以认定数据电文符合法定的原件形式要求。

（二）数据电文的文件保存要求

《电子签名法》第六条规定："符合下列条件的数据电文，视为满足法律、法规规定的文件保存要求：（一）能够有效地表现所载内容并可供随时调取查用；（二）数据电文的格式与其生成、发送或者接收时的格式相同，或者格式不相同但是能够准确表现原来生成、发送或者接收的内容；（三）能够识别数据电文的发件人、收件人以及发送、接收的时间。"

《电子签名法》第七条规定："数据电文不得仅因为其是以电子、光学、磁或者类似手段生成、发送、接收或者储存的而被拒绝作为证据使用。"

（三）判断数据电文真实性的因素

《电子签名法》第八条规定："审查数据电文作为证据的真实性，应当考虑以下因素：（一）生成、储存或者传递数据电文方法的可靠性；（二）保持内容完整性方法的可靠性；（三）用以鉴别发件人方法的可靠性；（四）其他相关因素。"凡符合真实性要求的数据电文均可作为证据在诉讼中使用，即符合证据的可采性。

（四）数据电文的发送与接收

1. 关于数据电文的发送时间和接收时间　《电子签名法》第十一条规定："数据电文进入发件人控制之外的某个信息系统的时间，视为该数据电文的发送时间。收件人指定特定系统接收数据电文的，数据电文进入该特定系统的时间，视为该数据电文的接收时间；未指定特定系统的，数据电文进入收件人的任何系统的首次时间，视为该数据电文的接收时间。当事人对数据电文的发送时间、接收时间另有约定的，从其约定。"

2. 关于数据电文的发送地点和接收地点 《电子签名法》第十二条规定："发件人的主营业地为数据电文的发送地点，收件人的主营业地为数据电文的接收地点。没有主营业地的，其经常居住地为发送或者接收地点。当事人对数据电文的发送地点、接收地点另有约定的，从其约定。"

3. 关于数据电文的确认收讫 《电子签名法》第十条规定："法律、行政法规规定或者当事人约定数据电文需要确认收讫的，应当确认收讫。发件人收到收件人的收讫确认时，数据电文视为已经收到。"关于此规定需要注意以下问题：首先，确认收讫不是确认数据电文法律效力必备要件。但如果法律、行政法规规定或者当事人约定数据电文需要确认收讫的，此时，确认收讫将成为数据电文的必要组成部分，是证明数据电文具有法律效力的因素之一；其次，法律、行政法规规定或者当事人约定数据电文需要确认收讫的，则确认收讫将成为证明数据电文是否发送的要件；最后，确认收讫仅能证明收件人是否收到了数据电文，至于收到的数据电文是否完整、是否被更改等问题无法通过确认收讫证明。

四、电子签名与认证

（一）可靠的电子签名

1. 可靠的电子签名应当具备的法定条件 《电子签名法》规定："可靠的电子签名与手写签名或者盖章具有同等的法律效力。""电子签名同时符合下列条件的，视为可靠的电子签名：（一）电子签名制作数据用于电子签名时，属于电子签名人专有；（二）签署时电子签名制作数据仅由电子签名人控制；（三）签署后对电子签名的任何改动能够被发现；（四）签署后对数据电文内容和形式的任何改动能够被发现。当事人也可以选择使用符合其约定的可靠条件的电子签名。"手写签名可以通过笔记鉴定（如需要）的方式确定签名人与签名之间的联系。而电子签名则主要依靠电子签名制作数据来确认签名人与电子签名之间的准确联系。因此，电子签名数据仅能由电子签名人专有且实际控制，并通过该电子签名体现签名人意志。如果电子签名数据被他人非法占有或非法控制，则该电子签名将不被视为可靠的电子签名。此外，对签署后的电子签名以及签署后的数据电文进行的任何改动均能够被发现。与手写签名一样，电子签名是签名人对所签署内容的认可，并对其承担相应的法律责任。因此，应当有相应的技术手段确保签署后的电子签名及数据电文不得被他人进行任何形式的篡改。如果上述内容被篡改，也应当有相应的技术手段对篡改情形进行有效的识别。

鉴于电子签名的形式具有多样性的特征，《电子签名法》允许当事人根据实际需要选择使用符合其约定的可靠条件的电子签名。

2. 电子签名人的法定义务 《电子签名法》规定："电子签名人应当妥善保管电子签名制作数据。电子签名人知悉电子签名制作数据已经失密或者可能已经失密时，应当及时告知有关各方，并终止使用该电子签名制作数据。"

（二）电子签名的认证

1. 对电子认证服务提供者的管理制度 如果电子签名是以指纹或是眼虹膜等通过特定生物技术识别工具形成的，则签名人依据自身生理特征即可识别其真伪。但以数字签名为主要表现形态的电子签名真伪识别问题，则需要第三方认证，即由依法设立的电子认证服务提供者提供认证服务。

《电子签名法》第十七条规定："提供电子认证服务，应当具备下列条件：（一）取得企业法人资格；（二）具有与提供电子认证服务相适应的专业技术人员和管理人员；（三）具有与提供电子认证服务相适应的资金和经营场所；（四）具有符合国家安全标准的技术和设备；（五）具有国家密码管理机构同意使用密码的证明文件；（六）法律、行政法规规定的其他条件。"

电子认证服务提供者的设立。《电子签名法》规定："国务院信息产业主管部门依照本法制定电子认证服务业的具体管理办法，对电子认证服务提供者依法实施监督管理。""从事电子认证服务，应当向国务院信息产业主管部门提出申请，并提交符合本法第十七条规定条件的相关材料。国务院信息产业主管部门接到申请后经依法审查，征求国务院商务主管部门等有关部门的意见后，自接到申请之日起四十五日内作出许可或者不予许可的决定。予以许可的，颁发电子认证许可证书；不予许可的，应当书面通知申请人并告知理由。取得认证资格的电子认证服务提供者，应当按照国务院信息产业主管部门的规定在互联网上公布其名称、许可证号等信息。""电子认证服务提供者应当制定、公布符合国家有关规定的电子认证业务规则，并向国务院信息产业主管部门备案。电子认证业务规则应当包括责任范围、作业操作规范、信息安全保障措施等事项。""电子认证服务提供者拟暂停或者终止电子认证服务的，应当在暂停或者终止服务九十日前，就业务承接及其他有关事项通知有关各方。电子认证服务提供者拟暂停或者终止电子认证服务的，应当在暂停或者终止服务六十日前向国务院信息产业主管部门报告，并与其他电子认证服务提供者就业务承接进行协商，作出妥善安排。电子认证服务提供者未能就业务承接事项与其他电子认证服务提供者达成协议的，应当申请国务院信息产业主管部门安排其他电子认证服务提供者承接其业务。电子认证服务提供者被依法吊销电子认证许可证书的，其业务承接事项的处理按照国务院信息产业主管部门的规定执行。"

2. 电子签名认证证书　《电子签名法》规定："电子签名人向电子认证服务提供者申请电子签名认证证书，应当提供真实、完整和准确的信息。"这是申请电子签名认证证书的电子签名人应当履行的必要义务。"电子认证服务提供者收到电子签名认证证书申请后，应当对申请人的身份进行查验，并对有关材料进行审查。"以确保电子签名认证证书的真实性和权威性。

电子签名认证证书作为证明交易各方当事人身份、电子签名的真实性的重要依据，"电子认证服务提供者签发的电子签名认证证书应当准确无误，并应当载明下列内容：（一）电子认证服务提供者名称；（二）证书持有人名称；（三）证书序列号；（四）证书有效期；（五）证书持有人的电子签名验证数据；（六）电子认证服务提供者的电子签名；（七）国务院信息产业主管部门规定的其他内容。""电子认证服务提供者应当保证电子签名认证证书内容在有效期内完整、准确，并保证电子签名依赖方能够证实或者了解电子签名认证证书所载内容及其他有关事项。""电子认证服务提供者应当妥善保存与认证相关的信息，信息保存期限至少为电子签名认证证书失效后五年。"

在跨境电子商务活动中，交易各方处于不同法律制度的司法管辖范围，因此，《电子签名法》规定"经国务院信息产业主管部门根据有关协议或者对等原则核准后，中华人民共和国境外的电子认证服务提供者在境外签发的电子签名认证证书与依照本法设立的电子认证服务提供者签发的电子签名认证证书具有同等的法律效力。"

五、法律责任

《电子签名法》第四章规定了违反该法的民事责任、行政责任以及需要追究刑事责任的情形。

（一）民事责任

电子签名人知悉电子签名制作数据已经失密或者可能已经失密未及时告知有关各方、并终止使用电子签名制作数据，未向电子认证服务提供者提供真实、完整和准确的信息，或者有其他过错，给电子签名依赖方、电子认证服务提供者造成损失的，承担赔偿责任。

电子签名人或者电子签名依赖方因依据电子认证服务提供者提供的电子签名认证服务从事民事活动

遭受损失，电子认证服务提供者不能证明自己无过错的，承担赔偿责任。

（二）行政责任

未经许可提供电子认证服务的，由国务院信息产业主管部门责令停止违法行为；有违法所得的，没收违法所得；违法所得三十万元以上的，处违法所得一倍以上三倍以下的罚款；没有违法所得或者违法所得不足三十万元的，处十万元以上三十万元以下的罚款。

电子认证服务提供者暂停或者终止电子认证服务，未在暂停或者终止服务六十日前向国务院信息产业主管部门报告的，由国务院信息产业主管部门对其直接负责的主管人员处一万元以上五万元以下的罚款。

电子认证服务提供者不遵守认证业务规则、未妥善保存与认证相关的信息，或者有其他违法行为的，由国务院信息产业主管部门责令限期改正；逾期未改正的，吊销电子认证许可证书，其直接负责的主管人员和其他直接责任人员十年内不得从事电子认证服务。吊销电子认证许可证书的，应当予以公告并通知工商行政管理部门（现市场监督管理部门）。

（三）刑事责任

伪造、冒用、盗用他人的电子签名，构成犯罪的，依法追究刑事责任；给他人造成损失的，依法承担民事责任。

依照《电子签名法》负责电子认证服务业监督管理工作的部门的工作人员，不依法履行行政许可、监督管理职责的，依法给予行政处分；构成犯罪的，依法追究刑事责任。

第三节　信息公开立法

为公众构建高效、便捷、规范、科学的服务平台是电子政务法律制度建设应当遵守的核心原则。电子政务服务平台是由一系列法律法规及相关政策加以保障的，信息公开、资源共享的服务平台。为协调各级政府间、各政府部门间的信息行为，我国相继出台多部基础性法律法规制度及相关政策规定。

一、政府信息资源建设

（一）政务信息资源目录体系

2002 年 8 月 5 日，国务院办公厅发布《国家信息化领导小组关于我国电子政务建设指导意见》（中办发〔2002〕17 号），文件指出"国家信息化领导小组决定，把电子政务建设作为今后一个时期我国信息化工作的重点，政府先行，带动国民经济和社会发展信息化。""国家要组织编制政务信息资源建设专项规划，设计电子政务信息资源目录体系与交换体系；启动人口基础信息库、法人单位基础信息库、自然资源和空间地理基础信息库、宏观经济数据库的建设。"此后，在国家信息化领导小组的统一规划下，我国在电子政务领域开启了信息资源建设工作。

2007 年，国务院信息化工作办公室发布国家标准《政务信息资源目录体系》（GB/T 21063—2007），分别从总体框架、技术要求、核心元数据、政务信息资源分类、政务信息资源标识符编码方案、管理要求六个部分阐述政务信息资源目录体系。政务信息资源目录体系为各行政部门之间实现信息共享以及向社会公开政务信息奠定了基础。

为规范和指导政务信息资源目录的编制，2017 年 6 月国家发展改革委、中央网信办发布《政务信息资源目录编制指南（试行）》（发改高技〔2017〕1272 号）。该文件适用于指导国家政务信息资源目录的编制，以及对基于国家数据共享交换平台、国家政务数据开放网站的政务信息资源进行管理、共享交换和开放发布等。政务信息资源目录编制工作包括对政务信息资源的分类、元数据描述、代码规划和目录编制，以及相关工作的组织、流程、要求等方面的内容。

通过对政府信息资源进行分类及编目，政务信息资源目录体系能够有效地促进政府各部门之间的信息共享和业务协同，提高政府工作效率，同时也为公众提供更加便捷的服务，推动政府治理体系和治理能力现代化奠定了基础。

（二）政府信息资源共享

为加快推动政务信息系统互联和公共数据共享，增强政府公信力，提高行政效率，提升服务水平，充分发挥政务信息资源共享在深化改革、转变职能、创新管理中的重要作用，国务院、国务院办公厅先后发布了《推进"互联网＋政务服务"开展信息惠民试点实施方案》（国办发〔2016〕23号）、《政务信息资源共享管理暂行办法》（国发〔2016〕51号）、《政务信息系统整合共享实施方案》（国办发〔2017〕39号）等规范性文件。上述规范性文件确立了"以共享为原则，不共享为例外""需求导向，无偿使用"的信息共享基本原则、规定政务信息资源分类与共享要求、共享信息的提供与使用、监督与保障制度。基本实现各行政部门政务信息系统统一接入国家数据共享交换平台，为不断提升政府能力发挥重要作用。

二、政府信息公开法律制度

《中华人民共和国政府信息公开条例》（以下简称《信息公开条例》）明确规定了政府信息公开的范围、公开方式等内容，提高了政府对信息资源的开发及共享水平、提高了政府工作的透明度，为公众依法获取、利用政府信息资源提供了法律保障。

为进一步引导和促进政府网站健康发展，2009年4月22日，中华人民共和国工业和信息化部印发《政府网站发展评估核心指标体系（试行）》。该核心指标体系重心放在政府信息公开、网上办事、政民互动三个环节。按照"谁评估、谁公布、谁解释"的原则，鼓励有经验、有实力、有信用的评估机构开展政府网站发展评估，向社会公开发布评估结果，并负责对发布结果的解释。这一时期，主要由行政机关自行评价其政府信息公开工作的实际效果。2015年以来，则强调由第三方评估，由专门机构对政府信息公开工作进行技术检测，同时通过拨打政府信息公开咨询电话、实际验证依申请公开信息处理流程等方式，对政府信息公开等工作开展独立评价，以督促行政机关有针对性地进行相应整改。

为了保障公民、法人和其他组织依法获取政府信息，提高政府工作的透明度，建设法治政府，充分发挥政府信息对人民群众生产、生活和经济社会活动的服务作用，国务院进一步修订了《信息公开条例》（2019年4月3日中华人民共和国国务院令第711号修订，自2019年5月15日起施行），修订后的《信息公开条例》主要规定了以下内容。

第一，明确了政府信息的含义，即"政府信息，是指行政机关在履行行政管理职能过程中制作或者获取的，以一定形式记录、保存的信息。"

第二，确立"行政机关公开政府信息，应当坚持以公开为常态、不公开为例外，遵循公正、公平、合法、便民的原则。"强调"行政机关应当及时、准确地公开政府信息。""行政机关发现影响或者可能影响社会稳定、扰乱社会和经济管理秩序的虚假或者不完整信息的，应当发布准确的政府信息予以澄清。"

第三，根据垂直管理机构的管理实际，明确"实行垂直领导的部门的办公厅（室）主管本系统的政府信息公开工作。"

第四，明确政府信息公开的责任主体，"行政机关制作的政府信息，由制作该政府信息的行政机关负责公开。行政机关从公民、法人和其他组织获取的政府信息，由保存该政府信息的行政机关负责公开；行政机关获取的其他行政机关的政府信息，由制作或者最初获取该政府信息的行政机关负责公开。法律、法规对政府信息公开的权限另有规定的，从其规定。行政机关设立的派出机构、内设机构依照法律、法规对外以自己名义履行行政管理职能有关的政府信息公开工作。两个以上行政机关共同制作的政府信息，由牵头制作的行政机关负责公开。"

第五，进一步规范了政府信息主动公开的范围以及不予公开信息的范围。同时，规定了政府信息公开动态调整机制，即"行政机关应当建立健全政府信息管理动态调整机制，对本行政机关不予公开的政府信息进行定期评估审查，对因情势变化可以公开的政府信息应当公开。"

第六，优化政府信息依申请公开的程序，使申请人可以更加便捷、快速地依法获取政府信息。"行政机关应当建立完善政府信息公开申请渠道，为申请人依法申请获取政府信息提供便利。"允许申请人以书面或口头方式申请政府信息公开。"政府信息公开申请内容不明确的，行政机关应当给予指导和释明"。明确了申请人申请时间的确定方法以及"依申请公开的政府信息公开会损害第三方合法权益的，行政机关应当书面征求第三方的意见。第三方应当自收到征求意见书之日起 15 个工作日内提出意见。"为更好地满足申请人对所申请信息的需求，同时也为行政机关更全面、更充分的提供信息，《信息公开条例》调整了答复期限的规定，即"行政机关收到政府信息公开申请，能够当场答复的，应当当场予以答复。行政机关不能当场答复的，应当自收到申请之日起 20 个工作日内予以答复；需要延长答复期限的，应当经政府信息公开工作机构负责人同意并告知申请人，延长的期限最长不得超过 20 个工作日。行政机关征求第三方和其他机关意见所需时间不计算在前款规定的期限内。"此外，《信息公开条例》还规定了特殊情况下申请信息公开收费制度。"行政机关依申请提供政府信息，不收取费用。但是，申请人申请公开政府信息的数量、频次明显超过合理范围的，行政机关可以收取信息处理费。"

第七，进一步规范了行政机关信息公开的程序，即"行政机关应当建立健全政府信息公开申请登记、审核、办理、答复、归档的工作制度，加强工作规范。"

第四节　电子政务信息安全立法

中共中央办公厅、国务院办公厅 2002 年 8 月 5 日发布的《国家信息化领导小组关于我国电子政务建设指导意见》（中办发〔2002〕17 号）中明确指出："基本形成电子政务建设、运行维护和管理等方面有效的激励约束机制。""基本建立电子政务网络与信息安全保障体系。要组织建立我国电子政务网络与信息安全保障体系框架，逐步完善安全管理体制，建立电子政务信任体系，加强关键性安全技术产品的研究和开发，建立应急支援中心和数据灾难备份基础设施。"此外，我国立法机关针对网络信息安全、数据安全、个人信息保护等内容先后颁布多项法律、法规、规章等，逐步完善我国电子政务信息安全保障法律制度。

一、维护电子政务信息安全的规范性文件

2000 年 12 月 28 日第九届全国人民代表大会常务委员会第十九次会议通过《全国人民代表大会常务委员会关于维护互联网安全的决定》。该决定归纳了利用信息网络技术侵害互联网运行安全、危害国家安全和社会稳定、违反市场经济秩序和社会管理秩序的典型行为，为促进我国互联网的健康发展，维护国家安全和社会公共利益，保护个人、法人和其他组织的合法权益提供了保障基础。

2012 年 12 月 28 日第十一届全国人民代表大会常务委员会第三十次会议通过《全国人民代表大会常务委员会关于加强网络信息保护的决定》，并明确规定以下主要内容：第一，以人大常委会决定的方式规定："国家保护能够识别公民个人身份和涉及公民个人隐私的电子信息。任何组织和个人不得窃取或者以其他非法方式获取公民个人电子信息，不得出售或者非法向他人提供公民个人电子信息。"第二，明确了监管部门的职责："有关主管部门应当在各自职权范围内依法履行职责，采取技术措施和其他必要措施，防范、制止和查处窃取或者以其他非法方式获取、出售或者非法向他人提供公民个人电子信息的违法犯罪行为以及其他网络信息违法犯罪行为。有关主管部门依法履行职责时，网络服务提供者应当予以配合，提供技术支持。国家机关及其工作人员对在履行职责中知悉的公民个人电子信息应当予以保密，不得泄露、篡改、毁损，不得出售或者非法向他人提供。"第三，明确了违法者的法律责任："对有违反本决定行为的，依法给予警告、罚款、没收违法所得、吊销许可证或者取消备案、关闭网站、禁止有关责任人员从事网络服务业务等处罚，记入社会信用档案并予以公布；构成违反治安管理行为的，依法给予治安管理处罚。构成犯罪的，依法追究刑事责任。侵害他人民事权益的，依法承担民事责任。"

二、维护电子政务信息安全法律制度

为了保障网络安全，维护网络空间主权和国家安全、社会公共利益，保护公民、法人和其他组织的合法权益，促进经济社会信息化健康发展，2016 年 11 月 7 日第十二届全国人民代表大会常务委员会第二十四次会议通过《中华人民共和国网络安全法》。该法的内容主要包括：网络安全保障的适用范围、基本原则、职能部门及其权限、网络运行安全规则、网络信息安全规则、监测预警与应急处置等方面。同时该法特别强调："国家坚持网络安全与信息化发展并重，遵循积极利用、科学发展、依法管理、确保安全的方针，推进网络基础设施建设和互联互通，鼓励网络技术创新和应用，支持培养网络安全人才，建立健全网络安全保障体系，提高网络安全保护能力。"明确在网络安全等级保护制度的基础上，对公共通信和信息服务、能源、交通等领域，实行重点保护。

为了规范密码应用和管理，促进密码事业发展，保障网络与信息安全，维护国家安全和社会公共利益，保护公民、法人和其他组织的合法权益，第十三届全国人民代表大会常务委员会第十四次会议于2019 年 10 月 26 日通过了《中华人民共和国密码法》，自 2020 年 1 月 1 日起施行。该法规定："密码工作坚持总体国家安全观，遵循统一领导、分级负责，创新发展、服务大局，依法管理、保障安全的原则。""国家密码管理部门负责管理全国的密码工作。县级以上地方各级密码管理部门负责管理本行政区域的密码工作。国家机关和涉及密码工作的单位在其职责范围内负责本机关、本单位或者本系统的密码工作。"同时，该法还规定了："国家对密码实行分类管理。密码分为核心密码、普通密码和商用密码。"

为了规范数据处理活动，保障数据安全，促进数据开发利用，保护个人、组织的合法权益，维护国家主权、安全和发展利益，2021 年 6 月 10 日第十三届全国人民代表大会常务委员会第二十九次会议通过《中华人民共和国数据安全法》，自 2021 年 9 月 1 日起施行。依据该法的规定："维护数据安全，应当坚持总体国家安全观，建立健全数据安全治理体系，提高数据安全保障能力。""中央国家安全领导机构负责国家数据安全工作的决策和议事协调，研究制定、指导实施国家数据安全战略和有关重大方针政策，统筹协调国家数据安全的重大事项和重要工作，建立国家数据安全工作协调机制。""各地区、各部门对本地区、本部门工作中收集和产生的数据及数据安全负责。工业、电信、交通、金融、自然资源、卫生健康、教育、科技等主管部门承担本行业、本领域数据安全监管职责。公安机关、国家安全机关等依照本法和有关法律、行政法规的规定，在各自职责范围内承担数据安全监管职责。国家网信部门依照本法和有关法律、行政法规的规定，负责统筹协调网络数据安全和相关监管工作。""国家保护个人、组织与数据有关的权益，鼓励数据依法合理有效利用，保障数据依法有序自由流动，促进以数据为关键要素的数字经济发展。"

为了保护个人信息权益，规范个人信息处理活动，促进个人信息合理利用，2021 年 8 月 20 日第十三届全国人民代表大会常务委员会第三十次会议通过了《中华人民共和国个人信息保护法》。该法是我国第一部个人信息保护方面的专门法律，为个人信息保护提供了法律保障。履行个人信息保护职责的部门为："国家网信部门负责统筹协调个人信息保护工作和相关监督管理工作。国务院有关部门依照本法和有关法律、行政法规的规定，在各自职责范围内负责个人信息保护和监督管理工作。县级以上地方人民政府有关部门的个人信息保护和监督管理职责，按照国家有关规定确定。"在个人信息保护的具体规则设定上，该法首先明确了处理个人信息的基本原则，即"处理个人信息应当具有明确、合理的目的，并应当与处理目的直接相关，采取对个人权益影响最小的方式。收集个人信息，应当限于实现处理目的的最小范围，不得过度收集个人信息。""处理个人信息应当遵循公开、透明原则，公开个人信息处理规则，明示处理的目的、方式和范围。""处理个人信息应当保证个人信息的质量，避免因个人信息不准确、不完整对个人权益造成不利影响。"其次，规定了个人信息处理者处理个人信息的法定情形以及个人对个人信息处理的知情同意权、撤回权、个人信息处理者的告知义务及例外规定、个人信息处理者的保密义务、在公共场所采集个人信息的具体要求、界定敏感信息的概念及范围，对敏感个人信息设定了较严格的处理规则、国家机关处理个人信息的特别规定。最后，明确了个人在个人信息处理活动中的权利以及个人信息处理者的义务。

2021 年 11 月 17 日，根据《中华人民共和国国民经济和社会发展第十四个五年规划和 2035 年远景目标纲要》等文件精神，国务院常务会议审议通过了《"十四五"推进国家政务信息化规划》（以下简称《规划》），作为"十四五"期间统筹推进国家政务信息化工作，指导各地方有序开展政务信息化建设的重要依据。《规划》在制定"保障措施"相关内容时，明确要求："加强数字政府网络安全体系顶层设计，推进国产密码应用，严格落实等级保护和分级保护制度。强化政务数据安全管理，避免政务数据被违规截留和商业化使用，建立健全政务信息化工程全过程安全监督机制，明确安全责任边界，落实网络安全工作责任制，形成跨部门、跨地区条块融合的安全保障工作联动机制。健全完善政务云服务评估制度，强化政务数据安全保障。"

为保障互联网政务应用安全，2024 年 5 月 15 日中央网络安全和信息化委员会办公室、中央机构编制委员会办公室、工业和信息化部、公安部等四部门联合公布《互联网政务应用安全管理规定》，自 2024 年 7 月 1 日起施行。该管理规定首先明确"中央网络安全和信息化委员会办公室负责统筹协调互联网政务应用安全管理工作。中央机构编制管理部门负责互联网政务应用开办主体身份核验、名称管理和标识管理工作。国务院电信主管部门负责互联网政务应用域名监督管理和互联网信息服务（ICP）备案工作。国务院公安部门负责监督检查指导互联网政务应用网络安全等级保护和相关安全管理工作。各地区、各部门承担本地区、本行业机关事业单位互联网政务应用安全管理责任，指定一名负责人分管相关工作，加强对互联网政务应用安全工作的组织领导。"其次，强调："机关事业单位开办网站应当按程序完成开办审核和备案工作。一个党政机关最多开设一个门户网站。""一个党政机关网站原则上只注册一个中文域名和一个英文域名，域名应当以'.gov.cn'或'.政务'为后缀。非党政机关网站不得注册使用'.gov.cn'或'.政务'的域名。机关事业单位不得将已注册的网站域名擅自转让给其他单位或个人使用。"此外，该规定还分别针对信息安全、网络和数据安全、电子邮件安全、监督预警和应急处置等方面提供了法律保障。

　　除上述法律、行政法规、部门规章、政策性文件外，如《关键信息基础设施安全保护条例》《计算机信息网络国际联网安全保护管理办法》《中华人民共和国计算机信息网络国际联网管理暂行规定》《计算机信息系统安全保护条例》《互联网用户账号信息管理规定》《网络安全审查办法》《互联网信息内容管理行政执法程序规定》《关于加强国家网络安全标准化工作的若干意见》《计算机信息系统国际联网保密管理规定》《中华人民共和国人民警察法》中关于履行监督管理计算机信息系统安全保护工作职权的规定，以及《刑法》针对计算机信息系统和利用计算机犯罪的规定等法律制度，共同构建起我国比较完善的电子政务信息安全立法体系。

书网融合……

习题　　　　　本章小结

第七章 药品研制与注册电子政务应用

PPT

学习目标

1. 通过本章学习，应能掌握药品注册分类、药品研制及上市许可阶段的注册流程及要求；熟悉注册相关电子政务系统操作流程；了解申报资料要求。

2. 具有查询并理解药品注册相关的最新文件规定、常用电子政务系统使用方法的能力。

3. 严守职业道德，确保注册资料的真实性和完整性；在高压环境下保持细致和耐心，确保工作质量。

第一节 药品研制与注册概述

一、药品研制及质量管理概述

(一) 药品研制的定义和类型

药品研制是指在化学、生物学、医学、统计学和药学等诸多以生命学科为主的理论指导下，运用现代科学理论和技术完成药物研究和开发一系列的试验和验证项目，使研究成果达到预期的效果并最终能够获得批准，供临床诊断、预防和治疗使用的全部活动。

药品研制按药物的创新度可分为新药和仿制药。药物研制应以临床价值为导向，鼓励研究和创制新药，积极推动仿制药发展。中药新药研制应当注重体现中医药原创思维及整体观，鼓励运用传统中药研究方法和现代科学技术研究、开发中药。药品按来源可分为中药、化学药和生物制品。三种药品的研制过程及注册申请要求既有相似之处，也根据各自特点有相应要求。

(二) 药品研制过程

药品研制的主要内容包括药学、药理毒理学和药物临床试验等，药品研制及上市的流程见图7-1。

1. 药学研究及质量管理 药学研究指发现、识别、筛选和测定新的物质，分析其有效活性，进行成药性研究，包括药物的合成工艺、提取方法、理化性质及纯度、剂型选择、处方筛选、制备工艺、检验方法、质量标准、稳定性、包装材料和容器有关试验等。生物制品还包括菌毒种、细胞株、生物组织等起始原材料的来源、质量标准、保存条件、生物学特征、遗传稳定性等。中药新药还包括药材资源评估、饮片加工及炮制等研究。

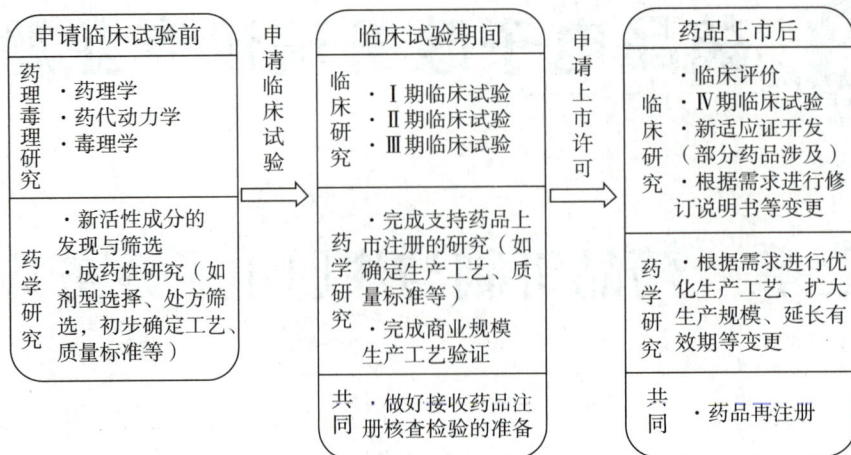

图 7 - 1　药品研制及上市流程图

在我国，除麻醉药品、精神药品等特殊管理的药品外，药品的药学及药理毒理学研究一般不需要经过审批即可进行。开展药学研究时，既要遵循通用的规范，如 ICH Q 质量部分的各项规定、现行版《中华人民共和国药典》等，也要遵循适用于某类品种或剂型的专属规定，如《免疫细胞治疗产品药学研究与评价技术指导原则（试行）》《体内基因治疗产品药学研究与评价技术指导原则（试行）》《化学仿制药透皮贴剂药学研究技术指导原则（试行）》等。

2. 药理毒理学研究及质量管理　药理毒理学研究由药理学、药代动力学和毒理学研究组成。①药理学包括主要药效学、次要药效学、安全药理学及药效学药物相互作用。②药代动力学包括分析方法、吸收、分布、代谢、排泄、药代动力学药物相互作用及其他药代动力学试验。③毒理学包括单次给药毒性、重复给药毒性、遗传毒性、致癌性、生殖毒性、局部耐受性、抗原性、免疫毒性、依赖性、代谢产物研究、杂质研究以及与评价药物安全性有关的其他试验。药理毒理学研究所获得的资料是设计临床人用剂量、预测临床可能出现的不良反应及其检测手段的主要依据。复杂的重要非临床研究（致癌性研究等）的设计方案，可以申请同审评机构进行沟通交流。

开展药理毒理学研究时，应遵循药物非临床研究质量管理规范（good laboratory practice，GLP）。药物非临床研究机构应当建立完善的组织管理体系，配备机构负责人、质量保证部门和相应的工作人员，并经过药物非临床研究质量管理规范认证。

3. 药物临床试验及质量管理　药物临床试验是指以人体（患者或健康受试者）为对象的试验，意在发现或验证某种试验药物的临床医学、药理学以及其他药效学作用、不良反应，或者试验药物的吸收、分布、代谢和排泄，以确定药物的有效性与安全性的系统性试验。药物临床试验分为 I 期临床试验、II 期临床试验、III 期临床试验、IV 期临床试验以及生物等效性试验。根据药物特点和研究目的，研究内容包括临床药理学研究、探索性临床试验、确证性临床试验和上市后研究。

为保护人类受试者的安全与权益，保证试验数据及结果的科学、真实、可靠，必须提出药物临床试验申请，监管机构对临床前研究的结果进行严格的综合评价，审查批准后方可合规开展临床试验；生物等效性试验应当备案。药物临床试验应当在符合相关规定的药物临床试验机构开展，试验过程应遵守《药物临床试验质量管理规范》（good clinical practice，GCP），并执行《药品研究实验记录暂行规定》《药品临床研究若干规定》等相关规定。

二、药品注册概述

（一）药品注册概念

药品注册管理是国家对于药品研制活动的一种监督，也是政府在药品研制成果合法上市方面的行政许可事项，世界各国基本上都有类似的管理制度。药品注册不仅指药品上市许可申请，还包括药物临床试验申请、补充申请、再注册申请等许可事项，以及其他备案或者报告事项。申请药品注册应当提供真实、充分、可靠的数据、资料和样品，证明药品的安全性、有效性和质量可控性。

药品注册不仅是药品上市的关键法律程序，更是国家对药品安全性、有效性和质量可控性的严格把关。作为药品注册的申请人和相关工作人员，应当具备高度的法律意识、专业素养、职业道德和敏锐的风险意识，申报过程中要严格把关，确保申报资料的真实性和完整性。任何虚假申报或隐瞒重要信息的行为，不仅违反法律法规，还可能对公众健康造成严重危害。因此，药品注册工作必须严格遵守国家法律法规，秉持诚信原则，确保药品注册过程的透明、公正和科学，为公众提供安全、有效、高质量的药品，维护人民群众的健康权益。

（二）药品注册分类

药品注册按照中药、化学药和生物制品进行分类注册管理，药品注册分类在提出上市申请时确定，审评过程中不因其他药品在境内外上市而变更。根据国家药监局发布的《化学药品注册分类及申报资料要求》（2020 年第 44 号）《生物制品注册分类及申报资料要求》（2020 年第 43 号）和《中药注册分类及申报资料要求》（2020 年第 68 号），化学药品、生物制品和中药注册分类具体见表 7 – 1。

表 7 – 1　药品注册分类

化学药品	1 类：境内外均未上市的创新药。指含有新的结构明确的、具有药理作用的化合物，且具有临床价值的药品 2 类：境内外均未上市的改良型新药。指在已知活性成份的基础上，对其结构、剂型、处方工艺、给药途径、适应证等进行优化，且具有明显临床优势的药品 2.1 含有用拆分或者合成等方法制得的已知活性成份的光学异构体，或者对已知活性成份成酯，或者对已知活性成份成盐（包括含有氢键或配位键的盐），或者改变已知盐类活性成份的酸根、碱基或金属元素，或者形成其他非共价键衍生物（如络合物、螯合物或包合物），且具有明显临床优势的药品 2.2 含有已知活性成份的新剂型（包括新的给药系统）、新处方工艺、新给药途径，且具有明显临床优势的药品 2.3 含有已知活性成份的新复方制剂，且具有明显临床优势 2.4 含有已知活性成份的新适应证的药品 3 类：境内申请人仿制境外上市但境内未上市原研药品的药品。该类药品应与参比制剂的质量和疗效一致 4 类：境内申请人仿制已在境内上市原研药品的药品。该类药品应与参比制剂的质量和疗效一致 5 类：境外上市的药品申请在境内上市 5.1 境外上市的原研药品和改良型药品申请在境内上市。改良型药品应具有明显临床优势 5.2 境外上市的仿制药申请在境内上市 原研药品是指境内外首个获准上市，且具有完整和充分的安全性、有效性数据作为上市依据的药品 参比制剂是指经国家药品监管部门评估确认的仿制药研制使用的对照药品。参比制剂的遴选与公布按照国家药品监管部门相关规定执行
生物制品（预防用）	1 类：创新型疫苗：境内外均未上市的疫苗： 1.1 无有效预防手段疾病的疫苗 1.2 在已上市疫苗基础上开发的新抗原形式，如新基因重组疫苗、新核酸疫苗、已上市多糖疫苗基础上制备的新的结合疫苗等 1.3 含新佐剂或新佐剂系统的疫苗 1.4 含新抗原或新抗原形式的多联/多价疫苗 2 类：改良型疫苗：对境内或境外已上市疫苗产品进行改良，使新产品的安全性、有效性、质量可控性有改进，且具有明显优势的疫苗，包括： 2.1 在境内或境外已上市产品基础上改变抗原谱或型别，且具有明显临床优势的疫苗 2.2 具有重大技术改进的疫苗，包括对疫苗菌毒种/细胞基质/生产工艺/剂型等的改进。（如更换为其他表达体系或细胞基质的疫苗；更换菌毒株或对已上市菌毒种进行改造；对已上市细胞基质或目的基因进行改造；非纯化疫苗改进为纯化疫苗；全细胞疫苗改进为组分疫苗等） 2.3 已有同类产品上市的疫苗组成的新的多联/多价疫苗 2.4 改变给药途径，且具有明显临床优势的疫苗 2.5 改变免疫剂量或免疫程序，且新免疫剂量或免疫程序具有明显临床优势的疫苗 2.6 改变适用人群的疫苗 3 类：境内或境外已上市的疫苗： 3.1 境外生产的境外已上市、境内未上市的疫苗申报上市 3.2 境外已上市、境内未上市的疫苗申报在境内生产上市 3.3 境内已上市疫苗

生物制品 （治疗用）	1 类：创新型生物制品：境内外均未上市的治疗用生物制品 2 类：改良型生物制品：对境内或境外已上市制品进行改良，使新产品的安全性、有效性、质量可控性有改进，且具有明显优势的治疗用生物制品 2.1 在已上市制品基础上，对其剂型、给药途径等进行优化，且具有明显临床优势的生物制品 2.2 增加境内外均未获批的新适应证和/或改变用药人群 2.3 已有同类制品上市的生物制品组成新的复方制品 2.4 在已上市制品基础上，具有重大技术改进的生物制品，如重组技术替代生物组织提取技术；较已上市制品改变氨基酸位点或表达系统、宿主细胞后具有明显临床优势等 3 类：境内或境外已上市生物制品： 3.1 境外生产的境外已上市、境内未上市的生物制品申报上市 3.2 境外已上市、境内未上市的生物制品申报在境内生产上市 3.3 生物类似药 3.4 其他生物制品
按生物制品管理的体外诊断试剂	1 类：创新型体外诊断试剂 2 类：境内外已上市的体外诊断试剂
中药 天然药物 *	1 类：中药创新药。指处方未在国家药品标准、药品注册标准及国家中医药主管部门发布的《古代经典名方目录》中收载，具有临床价值，且未在境外上市的中药新处方制剂。一般包含以下情形： 1.1 中药复方制剂，系指由多味饮片、提取物等在中医药理论指导下组方而成的制剂 1.2 从单一植物、动物、矿物等物质中提取得到的提取物及其制剂 1.3 新药材及其制剂，即未被国家药品标准、药品注册标准以及省、自治区、直辖市药材标准收载的药材及其制剂，以及具有上述标准药材的原动、植物新的药用部位及其制剂 2 类：中药改良型新药。指改变已上市中药的给药途径、剂型，且具有临床应用优势和特点，或增加功能主治等的制剂。一般包含以下情形： 2.1 改变已上市中药给药途径的制剂，即不同给药途径或不同吸收部位之间相互改变的制剂 2.2 改变已上市中药剂型的制剂，即在给药途径不变的情况下改变剂型的制剂 2.3 中药增加功能主治 2.4 已上市中药生产工艺或辅料等改变引起药用物质基础或药物吸收、利用明显改变的 3 类：古代经典名方中药复方制剂。古代经典名方是指符合《中华人民共和国中医药法》规定的，至今仍广泛应用、疗效确切、具有明显特色与优势的古代中医典籍所记载的方剂。古代经典名方中药复方制剂是指来源于古代经典名方的中药复方制剂。包含以下情形： 3.1 按古代经典名方目录管理的中药复方制剂 3.2 其他来源于古代经典名方的中药复方制剂。包括未按古代经典名方目录管理的古代经典名方中药复方制剂和基于古代经典名方加减化裁的中药复方制剂 4 类：同名同方药。指通用名称、处方、剂型、功能主治、用法及日用饮片量与已上市中药相同，且在安全性、有效性、质量可控性方面不低于该已上市中药的制剂

注释："＊"天然药物是指在现代医药理论指导下使用的天然药用物质及其制剂。天然药物参照中药注册分类。

（三）药品注册管理机构

《药品注册管理办法》明确了国家和省级药品监督管理部门的权力和责任。药品注册的各管理机构相互协调，共同承担我国药品注册审批的重任。药品注册相关的管理机构及其主要职责见表 7 - 2。

表 7 - 2　我国药品注册相关的管理机构及其主要职责

药品注册管理机构		主要职责
国家药品监督管理局（NMPA）	药品注册管理司（中药民族药监督管理司）	组织拟订并监督实施国家药典等药品标准、技术指导原则，拟订并实施药品注册管理制度。监督实施药物非临床研究和临床试验质量管理规范、中药饮片炮制规范，实施中药品种保护制度。承担组织实施分类管理制度、检查研制现场、查处相关违法行为工作。参与制定国家基本药物目录，配合实施国家基本药物制度
	药品监督管理司	组织拟订并依职责监督实施药品生产质量管理规范，组织拟订并指导实施经营、使用质量管理规范。承担组织指导生产现场检查、组织查处重大违法行为。组织质量抽查检验，定期发布质量公告。组织开展药品不良反应监测并依法处置。承担放射性药品、麻醉药品、毒性药品及精神药品、药品类易制毒化学品监督管理工作。指导督促生物制品批签发管理工作

续表

药品注册审批机构		主要职责
国家药品监督管理局（NMPA）	中国食品药品检定研究院（国家药品监督管理局医疗器械标准管理中心，中国药品检验总所）	①承担食品、药品、医疗器械、化妆品及有关药用辅料、包装材料与容器（以下统称为食品药品）的检验检测工作。组织开展药品、医疗器械、化妆品抽验和质量分析工作。负责相关复验、技术仲裁。组织开展进口药品注册检验以及上市后有关数据收集分析等工作 ②承担药品、医疗器械、化妆品质量标准、技术规范、技术要求、检验检测方法的制修订以及技术复核工作。组织开展检验检测新技术新方法新标准研究。承担相关产品严重不良反应、严重不良事件原因的实验研究工作 ③负责医疗器械标准管理相关工作 ④承担生物制品批签发相关工作 ⑤承担化妆品安全技术评价工作 ⑥组织开展有关国家标准物质的规划、计划、研究、制备、标定、分发和管理工作 ⑦负责生产用菌毒种、细胞株的检定工作。承担医用标准菌毒种、细胞株的收集、鉴定、保存、分发和管理工作 ⑧承担实验动物饲育、保种、供应和实验动物及相关产品的质量检测工作 ⑨承担食品药品检验检测机构实验室间比对以及能力验证、考核与评价等技术工作 ⑩负责研究生教育培养工作。组织开展对食品药品相关单位质量检验检测工作的培训和技术指导 ⑪开展食品药品检验检测国际（地区）交流与合作 ⑫完成国家局交办的其他事项
	国家药典委员会	①组织编制、修订和编译《中华人民共和国药典》（以下简称《中国药典》）及配套标准 ②组织制定修订国家药品标准。参与拟订有关药品标准管理制度和工作机制 ③组织《中国药典》收载品种的医学和药学遴选工作。负责药品通用名称命名 ④组织评估《中国药典》和国家药品标准执行情况 ⑤开展药品标准发展战略、管理政策和技术法规研究。承担药品标准信息化建设工作 ⑥开展药品标准国际（地区）协调和技术交流，参与国际（地区）间药品标准适用性认证合作工作 ⑦组织开展《中国药典》和国家药品标准宣传培训与技术咨询，负责《中国药品标准》等刊物编辑出版工作 ⑧负责药典委员会各专业委员会的组织协调及服务保障工作 ⑨承办国家局交办的其他事项
	国家药品监督管理局药品审评中心（CDE）	①负责药物临床试验、药品上市许可申请的受理和技术审评 ②负责仿制药质量和疗效一致性评价的技术审评 ③承担再生医学与组织工程等新兴医疗产品涉及药品的技术审评 ④参与拟订药品注册管理相关法律法规和规范性文件，组织拟订药品审评规范和技术指导原则并组织实施 ⑤协调药品审评相关检查、检验等工作 ⑥开展药品审评相关理论、技术、发展趋势及法律问题研究 ⑦组织开展相关业务咨询服务及学术交流，开展药品审评相关的国际（地区）交流与合作 ⑧承担国家局国际人用药品注册技术协调会议（ICH）相关技术工作 ⑨承办国家局交办的其他事项
	国家药品监督管理局食品药品审核查验中心（国家疫苗检查中心）	①组织制定修订药品、医疗器械、化妆品检查制度规范和技术文件 ②承担药物非临床研究质量管理规范认证检查及相关监督检查，药物临床试验机构监督检查。承担药品注册核查和研制、生产环节的有因检查。承担药品境外检查 ③承担疫苗研制、生产环节的有因检查，疫苗、血液制品的生产巡查。承担疫苗境外检查 ④承担医疗器械临床试验监督抽查和研制、生产环节的有因检查。承担医疗器械境外检查 ⑤承担特殊化妆品注册、化妆品新原料注册备案核查及相关有因检查，生产环节的有因检查。承担化妆品和化妆品新原料境外检查 ⑥承担国家级职业化专业化药品、医疗器械、化妆品检查员管理。指导省级职业化专业化药品、医疗器械、化妆品检查员管理工作 ⑦指导省、自治区、直辖市药品检查机构质量管理体系建设工作并开展评估 ⑧开展检查理论、技术和发展趋势研究、学术交流、技术咨询以及国家级检查员等培训工作 ⑨承担药品、医疗器械、化妆品检查的国际（地区）交流与合作 ⑩承担市场监管总局委托的食品检查工作 ⑪承办国家局交办的其他事项。

药品注册审批机构		主要职责
国家药品监督管理局（NMPA）	国家药品监督管理局药品评价中心（国家药品不良反应监测中心）	①组织制定修订药品不良反应、医疗器械不良事件、化妆品不良反应监测与上市后安全性评价以及药物滥用监测的技术标准和规范 ②组织开展药品不良反应、医疗器械不良事件、化妆品不良反应、药物滥用监测工作 ③开展药品、医疗器械、化妆品的上市后安全性评价工作 ④指导地方相关监测与上市后安全性评价工作。组织开展相关监测与上市后安全性评价的方法研究、技术咨询和国际（地区）交流合作 ⑤参与拟订、调整国家基本药物目录 ⑥参与拟订、调整非处方药目录 ⑦承办国家局交办的其他事项
	国家药品监督管理局行政事项受理服务和投诉举报中心	①负责药品、医疗器械、化妆品行政事项的受理服务和审批结果相关文书的制作、送达工作 ②受理和转办药品、医疗器械、化妆品涉嫌违法违规行为的投诉举报 ③负责药品、医疗器械、化妆品行政事项受理和投诉举报相关信息的汇总、分析、报送工作 ④负责药品、医疗器械、化妆品重大投诉举报办理工作的组织协调、跟踪督办，监督办理结果反馈 ⑤参与拟订药品、医疗器械、化妆品行政事项投诉举报相关法规、规范性文件和规章制度 ⑥负责投诉举报新型、共性问题的筛查和分析，提出相关安全监管建议。承担国家局执法办案、整治行动的投诉举报案源信息报送工作 ⑦承担国家局行政事项受理服务大厅的运行管理工作。参与国家局行政事项受理、审批网络系统的运行管理。承担国家局行政事项收费工作 ⑧参与药品、医疗器械审评审批制度改革以及国家局"互联网＋政务服务"平台建设、受理服务工作 ⑨指导协调省级药品监管行政事项受理服务及投诉举报工作 ⑩开展与药品、医疗器械、化妆品行政事项受理及投诉举报工作有关的国际（地区）交流与合作 ⑪承办国家局交办的其他事项
	国家药品监督管理局信息中心（中国食品药品监管数据中心）	①承担国家药品（含医疗器械、化妆品，下同）监管信息化重点工程、重大项目的申报和实施相关工作。承担国家药品安全监管信息平台建设，组织推进国家药品监管业务应用信息系统建设 ②归口管理国家局机关和直属单位网络安全和信息化建设。指导地方药品监管系统信息化相关业务工作 ③参与起草国家药品监管信息化建设发展规划。组织开展药品监管信息政策研究，研究建立国家药品监管信息化标准体系 ④负责中国食品药品监管数据中心的建设，承担监管信息数据的采集、整理、存储、分析、利用、监测、评价等管理工作 ⑤负责国家局机关电子政务建设，承担国家局机关电子政务信息系统运行维护和网络安全技术保障工作 ⑥承担药品监管统计业务工作，健全统计指标体系，开展数据采集、汇总、分析工作，编辑和提供统计资料 ⑦研究开发药品信息产品，通过网络、期刊、会议及其他技术交流与合作方式，面向系统、社会和行业开展信息服务 ⑧开展药品监管信息相关领域的国际（地区）交流与合作 ⑨承办国家局及其网络安全和信息化领导小组交办的其他事项
省级药品监督管理局	药品注册处*	①承担医疗机构制剂注册和药品再注册工作 ②研制现场检查和违法行为处置等有关工作，检验用样品的抽取 ③承担法律、法规和规章等规定由省药品监督管理局直接实施的药品、医疗器械、化妆品行政许可审批（备案）工作，如药品生产（医疗机构制剂配制）许可、批发许可、零售连锁总部许可等
	省药检院	承担辖区内除中检院和口岸药品检验机构职责外的药品注册检验工作

注释："＊"各省药监局内设机构名称及职责略有差异，表格中列出的为常见名称及职责。

三、药品研制与注册常用电子政务系统

（一）国家药品监督管理局网上办事大厅（国家药品监督管理局政务服务门户）

为落实党中央和国务院"互联网＋政务服务"重要战略部署，国家药品监督管理局按照国务院关于推进全国一体化在线政务服务平台建设的总体要求，对局政府网站在线办事服务进行了整合，形成了国家药品监督管理局政务服务门户，并于 2019 年 9 月 30 日上线。实现药品、医疗器械、化妆品多个业务的在线申报，以及投诉咨询、依申请公开等网上互动业务的统一注册、统一认证和统一管理。

使用前需先注册设置用户名密码，认证身份，获取相应的权限。注册账号分为法人账号和个人账号两类。

（1）法人账号　一般以法定代表人身份、企业名称、统一社会信用代码等信息进行实名注册，为企业主账号，每家企业只能有唯一的法人账号。法人账号可以通过用户名密码或 CA 进行登录。CA 登录即企业使用前期在国家药监局相关单位业务办理获取的 Ukey 进行登录。

（2）个人账号　一般以个人身份信息进行实名注册，能够访问国家药监局政务服务门户网站，进行在线咨询，可在线办理政务服务事项（执业药师相关事项）、维护个人用户信息等。企业经办人在个人账号注册完成后，法人账号系统授权绑定其为企业子账号，每个企业可以拥有多个经办人账号。经办人账号可根据法人账号授权情况，具有相应业务的操作权限。

网上办事大厅主要为用户提供个人/法人空间和事项办理业务。

1. 个人/法人空间

（1）我的绑定　是指用户可将当前登录的国家药监局政务服务门户的用户账号与国家药监局对外服务的业务系统账号进行绑定，实现统一登录、统一用户。进行一次绑定操作后，可与绑定的业务系统实现一站式登录，无需重复输入用户名密码。当前可供绑定的系统见表 7-3。

表 7-3　网上办事大厅可绑定的对外服务业务系统一览表

化妆品原料安全信息登记平台	化妆品注册和备案检验信息管理系统
化妆品注册备案信息服务平台	药审中心申请人之窗
生物制品批签发管理系统	网上预约系统
新版检定网上送检系统	医疗器械分类界定信息系统
药械组合产品属性界定信息系统	医疗器械地方行政许可备案信息系统
药物和医疗器械临床试验机构备案管理信息系统	医疗器械生产企业监管信息系统
医疗器械唯一标识管理信息系统	医疗器械注册管理信息系统（2015 版）
医疗器械注册企业服务平台	药品业务应用系统
核查中心药品注册申请人之窗	药物非临床安全性评价研究机构信息平台
药物非临床研究质量管理规范认证申请	药物临床试验登记与信息公示平台
中药保护品种审评管理系统	

（2）我的办件　可查看绑定业务系统的办件情况，包括受理编号、办件状态等，支持直接跳转进入相关业务系统查看详情。

（3）我的证照　查看证照情况，包括证照类型、证照编号、证照截止日期、证照状态、受理号、产品名称等。还可下载证照、制作加注件等。

（4）我的评价　查看评价情况，包括受理编号、事项名称、评价渠道、整体评价、评价类型、状态、评价时间等。

（5）我的互动　查看互动交流的状态信息。还可通过网站侧边栏的功能框进行互动交流。截至目前，互动交流的栏目有：咨询、申请公开、在线信访、建议、在线办事反馈、数据反馈等。

（6）我的预约　关联显示"国家药监局行政受理服务大厅网上预约系统"预约的事项，点击任意一条预约信息即可进入该系统展示预约详情。

（7）我的收藏　收藏常用的政务服务事项，方便下次直接办理。在"我的收藏"栏目列表中点击任意一条收藏事项都可对事项进行办事指南的查看、在线办理、在线预约、取消收藏等操作。

（8）我的消息　如果有电子证照生成、电子证照接收单位变更、帐号异常等，在"我的消息"栏目中将收到相应的消息提醒。

2. 事项办理

（1）在线办理事项　通过国家药监局政务服务门户导航栏中的"法人服务""行政权力""公共服务"，进入国家药监局政务服务事项实施清单，对支持在线办理的事项，登录后可直接点击"在线办理"。

（2）在线预约　与"在线办理事项"进入路径相同，提供针对事项在线预约的途径。

（3）办事指南　提供事项办理的详细流程及材料。点击"办事指南"按钮可直接进入办事指南详情页，实现办事指南基本信息、办理流程、申请材料、收费依据、结果样本、常见问题的查看，同时在详情页右侧也可对此条服务事项实现"在线办理""在线预约""收藏"。

（4）统一搜索　可输入事项名称或问题标题进行查询。

（5）查看常见问题　通过政务服务门户界面右侧固定栏中的"咨询"—"常见问题"中查询在线办理的常见问题解答，也可在具体事项办事指南中"常见问题"查看该事项常见问题的相关解答。

（6）联系我们　提供了国家药监局政务服务门户使用问题咨询方式、相关业务系统使用问题咨询方式、行政受理服务大厅联系方式，方便用户联系。

（二）申请人之窗

为进一步增强与申请人的沟通交流，提高工作质量和效率，增加工作的透明度，同时对申请人的不披露信息加以保护，药审中心于2012年7月上线"申请人之窗"网上办事服务。

为提高中心网站信息安全水平，保障申请人的合法权益，保证用户端身份的真实性，"申请人之窗"实行实名身份验证和CA单位数字证书认证双重机制。实名身份验证指申请人以企业身份在CDE网站注册企业账号，由CDE对证明其身份真实性的资料进行审核，通过审核后激活企业账号的过程；CA单位数字证书相当于网上身份证，申请人成功注册账号后，提交身份认证资料至北京数字证书认证中心，为账号申请CA单位数字证书（Ukey）认证。

申请人之窗目前集结了多项功能，具体如下。

（1）账户管理　①我的信息：可查看、维护用户的基本信息、扩展信息及身份信息。②我的凭证：支持使用用户名密码凭证、数字证书凭证、手机号、邮箱等多种身份凭证进行身份认证。③我的足迹：可查看用户的身份认证日志、应用访问日志及用户操作日志。④我的风险：可追踪用户的风险记录。⑤子账号管理：新建、修改、授权、删除企业子账号。

（2）权限管理　为子账号配置申请人之窗具体权限、绑定已提交注册申请的品种。

（3）网上预约　①现场提交网上预约：预约现场行政受理咨询。②资料提交网上预约：预约邮寄或现场提交注册申请资料。

（4）网络传输预约　预约提交CTD或eCTD资料，申请证书，下载软件、操作手册和视频。详见第二节"提交申报资料"部分。

（5）行政受理工作信箱　用于药审中心听取和收集对受理工作的意见及建议等，具体包括受理工作优化建议、现场办理意见和建议、服务提升建议及培训需求等相关内容，以便完善受理相关工作。

（6）技术审评信息　查看申报品种状态、审评进度、审评结论，提交电子资料，申请优先审评审批、突破性治疗药物，查看核查通知、检验通知，针对不批准制剂或原料药提交异议申请，补充资料（查看及回复专业审评问询、补充资料问询，查看补充资料通知）。

（7）沟通交流　向CDE提出沟通交流会议申请、一般性技术问题咨询，查看CDE提出的沟通交流会议，与 CDE 进行问询式沟通交流。

（8）原辅包　进行原料药、辅料、包材登记，查看原料药产品、原辅包审评意见、发补通知，提交年报等。

（9）临床试验申请　申报进度查询，查看发补通知，下载临床试验通知书。

（10）临床试验期间安全性风险管理　XML 提交（SUSAR，可疑且非预期的严重不良反应报告），研发期间安全性更新报告递交，其他潜在的严重安全性风险信息递交，临床试验通知书查询与反馈，研发期间安全性风险沟通与反馈。

（11）仿制药一致性评价　注册申报进度查询，电子资料提交，参比制剂遴选申请平台（详见第二节"参比制剂备案"部分）。

（12）上市药品公开信息　申请人按要求完成公开信息复核。

（13）化学药品目录集　完善收入化学药品目录集的产品相关信息。

（14）公文提交　提交电子公文并查看公文状态。

（15）专家咨询会议通知。

（16）临床及 BE 备案　点击跳转至药物临床试验登记与信息公示平台。

（17）药品 eCTD 注册　点击进入药品 eCTD 注册系统，包括"eCTD 编号管理""品种申报""资料管理""受理进度"四个模块。

（18）前置服务申请　优化药品补充申请审评审批程序改革试点工作的配套功能，便于省级药品监管部门按照"提前介入、一企一策、全程指导、研审联动"的原则，为辖区内药品重大变更申报前提供前置指导、核查、检验和立卷服务。

（三）药品业务应用管理系统

药品业务应用管理系统包括首页、企业信息、产品信息、审批与备案、信息采集、通知公告六个模块。其中审批与备案模块是最为重要和常用的。

审批与备案主要提供申报、在办申请和完成事项查询、补正通知书查看及补正材料准备、办件进度查询、企业信息维护、年报等功能。申报具体用于完成药品注册申报资料中的申请表、自查表、小微企业收费优惠的填写、暂存、预览和上报，上报后生成的申请号将用于后续电子申报资料的提交。需要注意的是，申请表中选择不同的药品注册分类，需要填写的内容不同。部分申请，例如境内生产药品备案申请、麻醉药品和精神药品实验研究立项申请等，除填报申请表外，还需按要求上传相应附件。

审批与备案中可进行的申请事项具体见表 7-4。

表 7-4　药品业务应用管理系统审批与备案功能一览表

类型	申请事项
境内生产药品注册	临床试验、上市许可、补充申请、备案、再注册、一致性评价申请
境外生产药品注册	临床试验、上市许可、补充申请、备案、再注册、一致性评价申请、原料药再注册
港澳台医药产品注册	临床试验、上市许可、补充申请、备案、再注册、一致性评价申请、原料药再注册
港澳已上市外用中成药注册	注册、补充申请、备案、再注册
一次性进口	一次性进口（报国家局）、一次性进口（报省局）
首次进口药材	注册申请、补充申请
中药提取物	生产备案、使用备案
中药配方颗粒备案	上市备案、跨省备案、变更备案、年度报告上传
eCTD 业务办理入口	eCTD 业务办理入口
麻醉药品和精神药品	进口申请、出口申请
麻精药品实验研究活动及成果转让	研制立项、研制立项（境外生产）、年度报告
销售证明	出口药品销售证明
欧盟原料药	出口欧盟原料药证明文件
生产企业及场地变更	生产企业及场地变更

第二节　药品研制期间管理

一、药物非临床研究管理

（一）药物非临床研究质量管理规范认证（GLP 认证）管理

药物非临床安全性评价研究机构申请 GLP 认证时遵循《药物非临床研究质量管理规范认证管理办法》（2023 年第 15 号）。国家药品监督管理局主管全国 GLP 认证管理工作；国家药品监督管理局食品药品审核查验中心（以下简称核查中心）负责开展 GLP 认证相关资料审查、现场检查、综合评定以及实施对相关机构的监督检查等工作；国家药品监督管理局行政事项受理服务和投诉举报中心（以下简称受理和举报中心）承担 GLP 认证的受理等工作。省级药品监督管理部门负责本行政区域内药物非临床安全性评价研究机构的日常监督管理工作。申请机构可以申请单个或者多个试验项目的 GLP 认证，申请认证前，每个试验项目应当完成至少一项研究工作，研究需遵循 GLP 要求和国家药品监督管理局公布的相关技术指导原则。

国家药监局于 2023 年 7 月 1 日起实施 GLP 认证受理、审查、审批全流程电子化。申请机构网上办理访问"国家药品监督管理局政务服务门户"，登录法人空间，在"账号设置"—"账号绑定"栏目中点击"药物非临床研究质量管理规范认证"，完善机构信息并经核查中心激活后办理，查询办理所需材料、准备齐全并提交到受理和举报中心。办理进度可以在网上办事大厅法人空间"我的办件"中查询。

受理和举报中心负责受理审查，受理后将申请资料转交核查中心。核查中心首先完成资料审查，资料审核合格后组织实施现场检查。现场检查时间一般为 3～5 日，实行组长负责制，检查组由 2 名以上 GLP 检查员组成，申请机构所在地省级药品监督管理部门派观察员参加现场检查。根据现场检查及整改情况，核查中心完成综合评定，作出审核结论，报国家药品监督管理局审批决定。

GLP 证书为电子证照，制证完成后将推送至国家药监局网上办事大厅法人空间"我的证照"栏目中，GLP 机构可以自行下载。证书有效期为 5 年，有效期届满前 6 个月，GLP 机构需提出延续申请。各省（区、市）药监局可以通过国家药品智慧监管平台登录药品业务应用系统，在电子证照栏目中查看并下载 GLP 证书。公众可以通过国家药监局网站的"药品查询"栏目进入"GLP 认证"，查看 2023 年 7 月 1 日以后批准的 GLP 认证信息。

GLP 证书载明的事项和内容发生变化的，GLP 机构应当向国家药品监督管理局提出变更申请。此外，GLP 机构每年 1 月向所在地省级药品监督管理部门报送上一年度执行 GLP 的报告。省级药品监督管理部门每年至少对 GLP 机构开展 1 次日常监督检查。省级药品监督管理部门每年 1 月将上一年度开展日常监督检查的情况报告国家药品监督管理局并抄送核查中心。核查中心根据风险管理原则制定 GLP 机构年度检查计划并组织开展检查，在证书有效期内至少开展 1 次监督检查。检查依据除《药物非临床研究质量管理规范》《药物非临床研究质量管理规范认证管理办法》外，还包括核查中心 2023 年 6 月 28 日发布的《药物非临床研究质量管理规范检查要点和判定原则》（2023 年第 7 号）。

GLP 认证管理流程见图 7－2。

申请机构网上递交资料

↓

受理和举报中心5日内完成受理审查，书面告知申请机构和申请机构所在地省级药品监督管理部门

↓

受理和举报中心受理后3日内将申请资料转交核查中心

↓

核查中心10日内完成资料审查

一次性告知需补充资料，申请机构20日内提交　｜　资料符合要求　｜　申请资料存在实质性缺陷无法补正，作出不予批准的审核结论并说明理由，报国家药品监督管理局审批

↓

制订方案，20日内组织实施现场检查，现场检查一般3~5日

检查结束5日内，检查组将现场检查发现问题、现场检查报告、检查员记录及相关资料报送核查中心　｜　检查结束20日内，申请机构向核查中心提交整改报告或者整改计划，逾期未提交视为未通过，不予批准

↓

核查中心收到整改报告或者整改计划后20日内完成综合评定，作出审核结论，报国家药品监督管理局审批。需要对整改情况进行现场检查的，综合评定时限可以延长10日

↓

国家药品监督管理局应当自收到核查中心审核结论起20日内作出审批决定

符合要求，予以批准，发给GLP电子认证证书，有效期5年　｜　不符合要求，作出不予批准的书面决定，并说明理由

省级药品监督管理部门每年至少对GLP机构开展1次日常监督检查，每年1月将上一年度开展日常监督检查的情况报告国家药品监督管理局并抄送核查中心　｜　GLP机构每年1月相所在地省级药品监督管理部门报送上一年度年报　｜　如证书载明事项和内容发生变化，GLP机构向国家药品监督管理局提出变更申请　｜　GLP机构在有效期届满前6个月，提出延续申请

核查中心根据风险管理原则制定GLP机构年度检查计划并组织开展检查，在证书有效期内至少开展1次监督检查

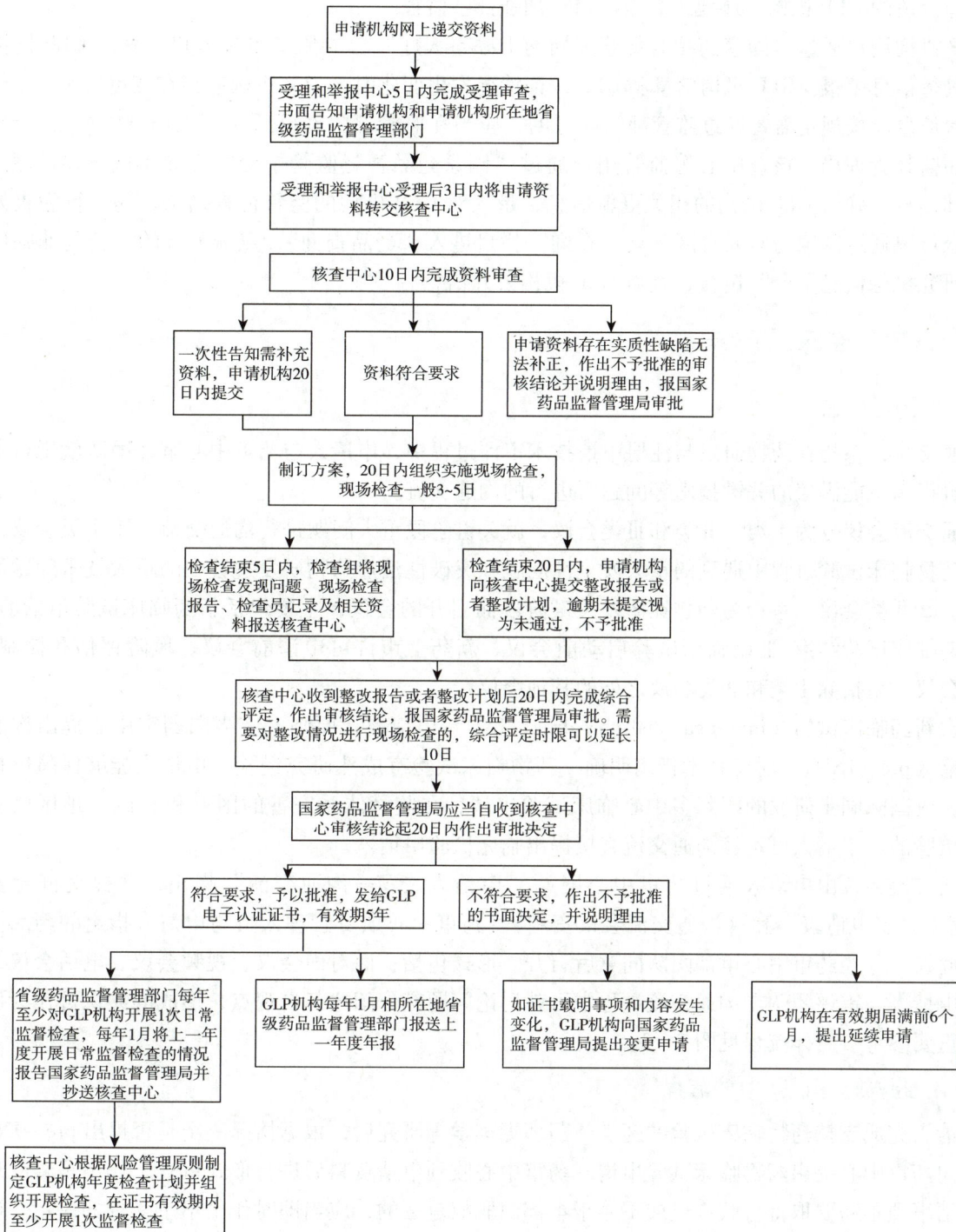

图 7-2　GLP 认证管理流程

图中的"日"以工作日计算

（二）药物非临床安全性评价研究机构信息平台

为加强药物非临床安全性评价研究机构（以下简称 GLP 机构）管理，国家药品监督管理局组织建立了"药物非临床安全性评价研究机构信息平台"（以下简称 GLP 机构信息平台），自 2022 年 12 月 15 日起上线运行。平台包含 GLP 机构信息、GLP 认证情况，以及对 GLP 机构的监督检查结果、违法行为查处等信息，有助于 GLP 机构信息汇总，增强监管的透明度和公众性。不仅便于药品研发机构有效寻

找和选择合适的 GLP 机构，还便于公众参与，加强社会监督。

GLP 机构用户通过"国家药品监督管理局网上办事大厅"公共服务事项入口，登录 GLP 机构信息平台，进行信息填报。GLP 机构信息和 GLP 认证情况发生变化时，GLP 机构应当在变更后 5 个工作日内更新平台信息。按规定需要经过监管部门许可的，应当在监管部门许可后 5 个工作日内更新平台信息。省级药品监督管理局、核查中心等监管用户通过"国家药品智慧监管平台"登录 GLP 机构信息平台，填报基础信息，确认 GLP 机构的相关更新信息，录入对 GLP 机构的监督检查结果、违法行为查处等信息。公众可以通过国家药监局官网首页"查询"栏目进入"药品查询"，点击下方的"药物非临床安全性评价研究机构信息平台"链接，查看 GLP 机构公开信息。

二、药物临床试验申请

（一）沟通交流

沟通交流，系指在药物研发与注册申请技术审评过程中，申请人与药审中心审评团队就现行药物研发与评价指南不能涵盖的关键技术等问题所进行的沟通交流。

沟通交流会议分为Ⅰ类、Ⅱ类和Ⅲ类会议，就关键阶段重大问题进行沟通交流。①Ⅰ类会议，系指为解决药物临床试验过程中遇到的重大安全性问题和突破性治疗药物研发过程中的重大技术问题而召开的会议。②Ⅱ类会议，系指为药物在研发关键阶段而召开的会议，主要包括新药临床试验申请前会议、药物Ⅱ期临床试验结束/Ⅲ期临床试验启动前会议、新药上市许可申请前会议、风险评估和控制会议。③Ⅲ类会议，系指除Ⅰ类和Ⅱ类会议之外的其他会议。

首次新药临床试验（investigational new drug，IND）申请前，原则上应当向药审中心提出沟通交流会议申请（pre-IND）。对于技术指南明确、药物临床试验有成熟研究经验，申请人能够保障申报资料质量的，或国际同步研发的国际多中心临床试验申请，在监管体系完善的国家和（或）地区已获准实施临床试验的，申请人可不经沟通交流直接提出临床试验申请。

沟通交流会议由申请人通过药审中心网站"申请人之窗—沟通交流"提出，并提交符合要求的《沟通交流会议申请表》和《沟通交流会议资料》。药审中心项目管理人员与申请人指定的药品注册专员共同商议，并经药审中心审评团队同意后召开。形式包括：面对面会议、视频会议、电话会议或书面回复。申请人与审评团队在沟通交流过程中可就讨论问题充分阐述各自观点，形成的共识可作为研发和评价的重要参考。具体流程见图 7-3。

（二）药物临床试验申请流程

申请人完成支持药物临床试验的药学、药理毒理学等研究后，根据情况决定是否提出 pre-IND，并在随后向药审中心提出药物临床试验申请。药审中心收到申请资料后进行形式审查，作出是否受理的决定。申请事项不需要取得行政许可或不属于本部门职权范围的，应当即时作出不予受理的决定。申报资料不齐全或者不符合法定形式的，应当当场或者在 5 个工作日内出具《补正通知书》一次告知申请人需要补正的全部内容，申请人可当场或在 30 个工作日内完成补正资料，逾期不补正的视为放弃申请。逾期未告知申请人补正的，自收到申请材料之日起即为受理。无论是临床试验申请还是药品上市许可申请，亦或其他注册申请，受理审查均按照上述程序进行。

申请事项属于本部门职权范围，申报资料齐全、符合法定形式，或者申请人按照要求提交全部补正资料的，应当受理药品注册申请。受理行政许可电子文书由"药品业务应用系统"和"药品 eCTD 注册系统"推送并以短信提醒，申请人可即时查询和打印，药审中心不再邮寄受理行政许可纸质文书。

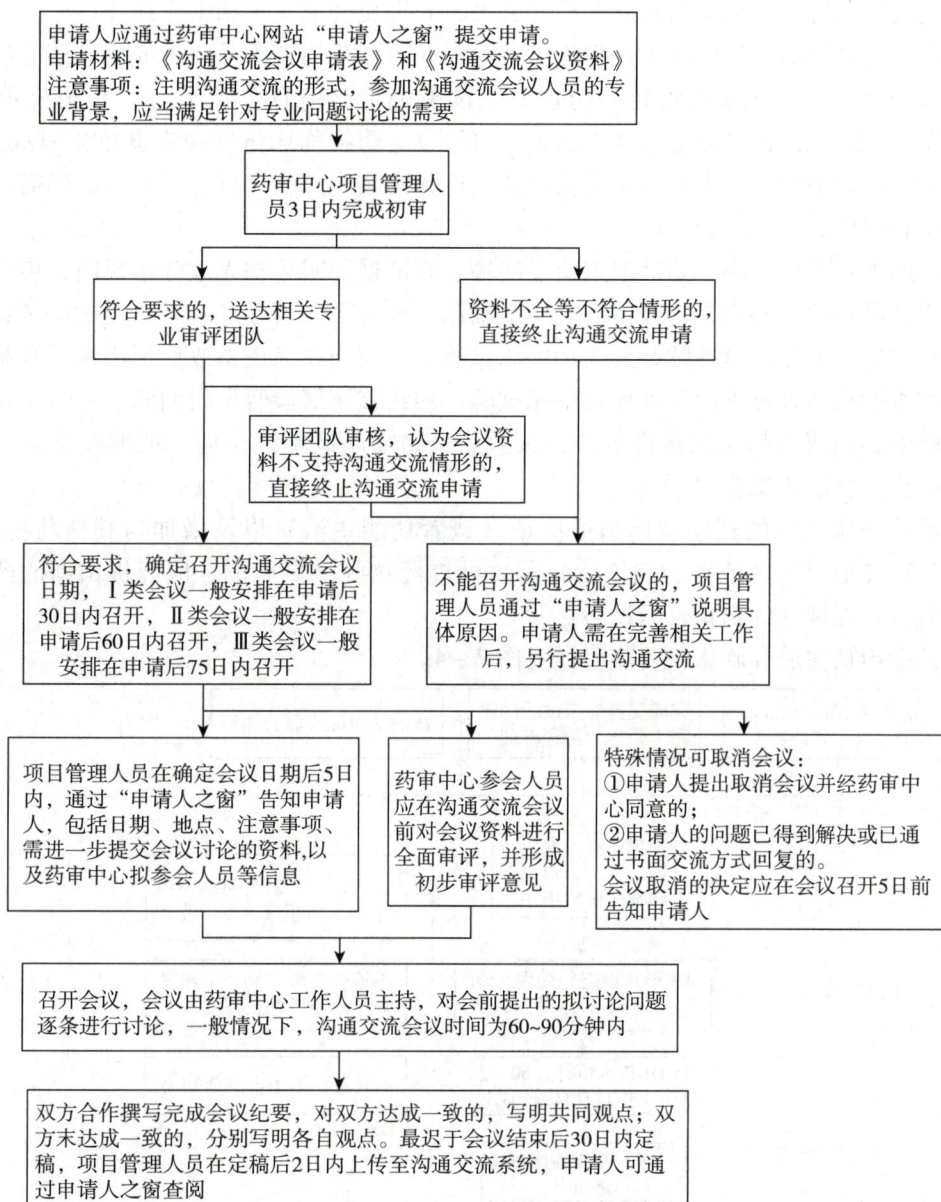

申请人应通过药审中心网站"申请人之窗"提交申请。
申请材料:《沟通交流会议申请表》和《沟通交流会议资料》
注意事项:注明沟通交流的形式,参加沟通交流会议人员的专业背景,应当满足针对专业问题讨论的需要

药审中心项目管理人员3日内完成初审

符合要求的,送达相关专业审评团队

资料不全等不符合情形的,直接终止沟通交流申请

审评团队审核,认为会议资料不支持沟通交流情形的,直接终止沟通交流申请

符合要求,确定召开沟通交流会议日期,Ⅰ类会议一般安排在申请后30日内召开,Ⅱ类会议一般安排在申请后60日内召开,Ⅲ类会议一般安排在申请后75日内召开

不能召开沟通交流会议的,项目管理人员通过"申请人之窗"说明具体原因。申请人需在完善相关工作后,另行提出沟通交流

项目管理人员在确定会议日期后5日内,通过"申请人之窗"告知申请人,包括日期、地点、注意事项、需进一步提交会议讨论的资料,以及药审中心拟参会人员等信息

药审中心参会人员应在沟通交流会议前对会议资料进行全面审评,并形成初步审评意见

特殊情况可取消会议:
①申请人提出取消会议并经药审中心同意的;
②申请人的问题已得到解决或已通过书面交流方式回复的。
会议取消的决定应在会议召开5日前告知申请人

召开会议,会议由药审中心工作人员主持,对会前提出的拟讨论问题逐条进行讨论,一般情况下,沟通交流会议时间为60~90分钟内

双方合作撰写完成会议纪要,对双方达成一致的,写明共同观点;双方未达成一致的,分别写明各自观点。最迟于会议结束后30日内定稿,项目管理人员在定稿后2日内上传至沟通交流系统,申请人可通过申请人之窗查阅

图 7-3　申请人与药审中心沟通交流流程
图中的"日"以工作日计算

　　药品注册申请受理后,需要申请人缴纳费用的,申请人应当按规定缴纳费用。申请人未在规定期限内缴纳费用的,终止药品注册审评审批。受理后进入技术审评阶段,由药学、医学和其他技术人员按分工进行技术审评。自受理之日起 60 个工作日内应决定是否同意开展临床试验,并通过药审中心网站通知申请人审批结果;逾期未通知的,视为同意,申请人可以按照提交的方案开展药物临床试验。

　　申请人拟开展生物等效性试验的,应当按照要求在药审中心网站完成生物等效性试验备案后,按照备案的方案开展相关研究工作。

　　药物临床试验申请审评期间,不接受申请人主体变更和涉及技术的变更;如需要开展新的研究,申请人可以在撤回后重新提出申请。药物临床试验申请审评期间,申请人名称变更(不包括主体变更)、注册地址变更和注册代理机构变更等不涉及技术审评内容的,申请人应在该申请的专业审评状态(申请人之窗品种审评进度的当前状态显示为"专业审评中")书面告知药审中心并提交相关证明性资料,如变更前后的营业执照等,并加盖申请人或注册代理机构的公章。变更注册代理机构的还应当提交境外申

请人解除原委托代理注册关系的文书和新的委托文书，并提交公证文书和中文译文。

　　申请人获准开展药物临床试验的为药物临床试验申办者。药物临床试验批准后，还需经伦理委员会审查同意后方可开展，并在国家药监局"药物临床试验登记与信息公示平台"登记公示（详见本节"伦理审查"和"药物临床试验登记与信息公示"部分）。药物临床试验应在获准之日起三年内实施，以受试者签署知情同意书为准；未在三年内实施的，该药物临床试验许可自行失效。仍需实施药物临床试验的，应当重新申请。

　　当发现非预期严重不良反应、药品严重质量问题、有证据证明药物无效等情况时，申办者应当按照相关要求及时向药品审评中心报告，并按规定调整临床试验方案、暂停或者终止药物临床试验。药物临床试验被责令暂停后，申办者拟继续开展药物临床试验的，应当在完成整改后提出恢复药物临床试验的补充申请，经审查同意后方可继续开展药物临床试验。药物临床试验暂停时间满三年且未申请并获准恢复药物临床试验的，该药物临床试验许可自行失效。药物临床试验终止后，拟继续开展药物临床试验的，应当重新提出药物临床试验申请。

　　获准开展药物临床试验的药物拟增加适应证（或者功能主治）以及增加与其他药物联合用药的；获准上市的药品增加适应证（或者功能主治）需要开展药物临床试验的，应当提出新的药物临床试验申请，经批准后方可开展新的药物临床试验。

　　药物临床试验申请注册和临床试验流程详见图 7-4。

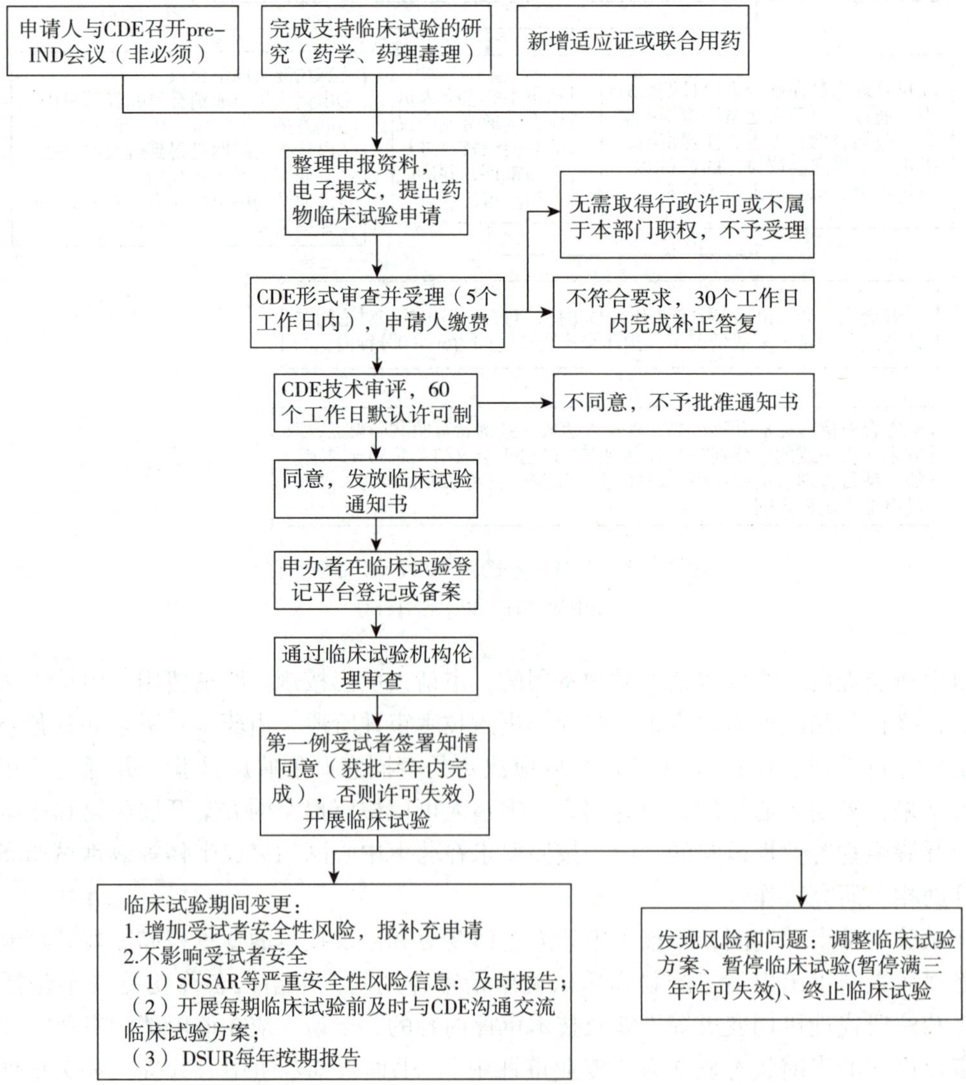

图 7-4　药物临床试验申请流程

（三）制作申报资料（同上市注册时资料制作方式）

1. 资料整理格式　国际人用药品注册技术协调会（ICH）是一个国际性非盈利组织，ICH 指导原则是关于药品研发的技术指南，包括四类，分别是质量（quality，Q）、安全性（safety，S）、有效性（efficacy，E）和多学科（multidisciplinary，M）。为统一药品申报资料格式及内容要求，ICH 在整体技术指南体系框架下的多学科分类中设置了 M4（CTD）和 M8（eCTD）议题。

CTD 是国际公认的药品申报资料编写格式，共分为五个模块：模块一为行政管理文件和药品信息，模块二为通用技术文档总结，模块三为质量，模块四为非临床试验报告，模块五为临床研究报告（图 7-5）。其中，模块一为区域性要求，具体内容和格式由相应的监管机构规定，模块二、三、四和五为国际通用要求（图 7-5）。我国使用的 CTD 格式为现行版《M4：人用药物注册申请通用技术文档（CTD）》中文版及《M4 模块一行政文件和药品信息》。

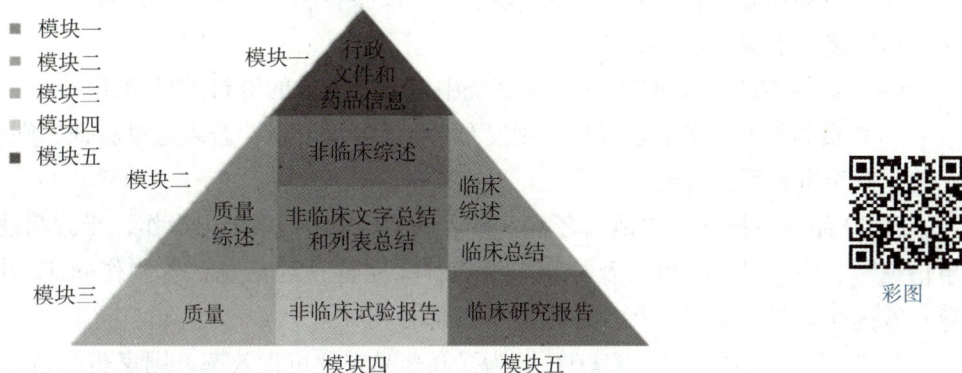

图 7-5　CTD 五个模块

申请人提出化药、疫苗、治疗用生物制品的药物临床试验、药品上市注册及化学原料药申请，应按照国家药品监管部门公布的相关技术指导原则的有关要求开展研究，并按照 CTD 格式编号及项目顺序整理并提交申报资料；中药及天然药物制剂临床试验、药品上市注册按照《中药注册分类及申报资料要求》整理申报资料；按生物制品管理的体外诊断试剂应按照《生物制品注册分类及申报资料要求》整理资料，直接提出上市申请。

申报资料具体内容除应符合资料要求外，还应符合不断更新的相关法规及技术指导原则的要求。根据药品的研发规律，在申报的不同阶段，药学研究，包括工艺和质控是逐步递进和完善的过程。

2. 药品电子通用技术文档（eCTD）　是对 CTD 的一种电子化呈现和管理方式，通过可扩展标记语言（XML）技术将基于 CTD 文件结构和 eCTD 技术规范的文件加以组织，并用于药品注册申报和审评的一种注册文件技术格式。完整的 eCTD 体系结构不仅包括一套能够实现电子申报资料提交、接收、验证、受理、审评和电子存档的信息化系统，还包括一套既符合国际通用标准，又与区域法律法规有效衔接的技术指南体系。企业按照 ICH 和区域技术规范等 eCTD 相关指导原则编制药品电子申报资料，监管机构以电子化形式进行受理和审评，实现了申报资料由递交到审评的规范化、标准化、信息化和全生命周期管理。

ICH 于 2008 年发布了《eCTD 技术规范 V3.2.2》，eCTD 技术规范在多个国家和地区广泛应用，近年来，越来越多的国家加入 eCTD 的实施队伍中。经过各国多年来的实践积累，已证明实施 eCTD 对监管机构和企业都能提供有效帮助。通过规范申报资料的结构要求，可提高申报资料质量，逐步实现申报资料的全球通用性和一致性。通过电子递交、受理、审评和档案管理，可提高审评工作效率和节约申报资料管理成本。更重要的是，实现申报资料的全生命周期管理，提高资料的完整性和合规性。

我国 NMPA 正在全力推进 eCTD 申报相关工作。2021 年 12 月 29 日起，化学药品注册分类 1 类、5.1 类，以及治疗用生物制品 1 类和预防用生物制品 1 类的上市许可申请可按照 eCTD 进行申报；2025 年 1 月 27 日起扩大 eCTD 实施范围，化学药品 1 类至 5 类的药物临床试验申请，化学药品 2 类、3 类、4 类、5.2 类的上市许可申请，以及预防用生物制品和治疗用生物制品 1 类至 3 类的药物临床试验申请、2 类和 3 类的上市许可申请，可按照 eCTD 进行申报。可见化药已全面铺开 eCTD 申报方式，大多数生物制品也可以按照 eCTD 申报，而由于中药的申报资料格式并非 CTD，故难以适用 eCTD 申报。

eCTD 资料制作流程如下。

（1）系统建设　使用 eCTD 系统或 eCTD 申报资料制作服务等方式开展 eCTD 申报工作。

（2）资料准备　按照 CTD 目录结构要求和文件粒度要求准备申报资料，并转换成符合要求的电子文档。

（3）资料组装　使用 eCTD 客户端系统，按照 eCTD 的结构组装电子文档，填写信封信息、设置属性，超链接，书签，电子签名等。

（4）资料验证　在 eCTD 客户端系统中对组装完成的资料进行验证。

（5）资料发布　若通过验证，则发布 eCTD 申报资料；若未通过验证，则根据验证结果对资料进行完善，直至资料通过验证。

eCTD 品种申报在"申请人之窗—药品 eCTD 注册"系统中操作，步骤简述如下：①创建原始编号、申请编号、序列号；②填写及打印申请表；③完善预约信息；④制作 eCTD 申报资料；⑤完善封面信息；⑥提交资料（详见"提交申报资料"部分）。

3. 电子申报资料（非 eCTD）　为提高药品审评审批效率，国家药监局决定自 2023 年 1 月 1 日起，申请人提交的国家药监局审评审批药品注册申请以及审评过程中补充资料等，调整为以电子形式提交申报资料，无需提交纸质申报资料。对于未使用 eCTD 申报的注册申请，申请人可以使用电子申报资料制作软件生成符合要求的电子申报资料。

电子申报资料制作软件实现了电子申报资料的制作、发布、验证标准校验及电子签章的功能，能够协助申请人制作符合要求的电子申报资料。为减轻企业负担，更好地服务申请人，药审中心为申请人免费提供电子申报资料制作软件，申请人也可自愿选择使用电子申报资料制作软件。

电子申报资料制作软件使用流程如下。

（1）安装软件　申请人可在药审中心官方网站下载电子申报资料制作软件并安装。安装完成后，使用签章模块还需安装"证书应用环境"，在药审中心"申请人之窗"点击"证书应用环境"即可下载。电子签章在药审中心网站"申请人之窗"栏目"CA 直通车"中申领。

（2）制作电子申报资料　点击导航栏的"新建"按钮，新建电子申报资料，填写申请信息（产品类型、申请号、申报事项、资料类型、资料子类型、联系人、电话、邮箱），软件会自动生成对应的目录结构。选中目录节点，将对应的文件拖入目录结构框中，逐个为对应目录节点上传文件，即可完成电子申报资料制作。

（3）发布电子申报资料　点击导航栏的"发布"按钮，选择发布路径，点击发布。发布后，将在发布路径下生成可提交的电子申报资料文件，文件夹中包含电子申报资料的目录结构信息、index. xml、index – sm3. txt。

（4）申报资料校验　点击导航栏的"验证"按钮，弹出验证标准校验界面，依次选择申报资料路径、报告输出路径，启动验证，生成验证报告。

（5）电子签章　点击导航栏的"签章"，弹出电子签章界面，依次选择签章文件夹和输出路径文件夹，勾选签章文件，设置签章位置，插入 uKey，点击批量签章，选择生成模式（包括覆盖原文件和生成至输出路径两种模式）并输入 uKey 密码，完成签章。点击"校验签章"按钮，可校验已选择文件的电子签章有效性。

除了使用电子申报资料制作软件制作资料外，还需要通过国家药品监督管理局网上办事大厅进入药品业务应用系统，在首页点击"药品注册审批与备案"，选择对应的注册业务事项，填报申请表，保存并在线提交，申请表各页数据核对码必须一致。

知识拓展

药品注册申请的电子文档结构

实施电子申报后，申请人应当按照现行法规要求准备电子文档，不同类型的药品注册申请，文档结构有所不同，为便于申请人准备资料，药审中心公布了各类药品注册申请的电子文档结构，并持续更新。扫码可查看药审中心 2025 年 7 月 2 日公布的电子文档结构。

药品注册申请
电子文档结构

（四）提交申报资料（同上市注册时资料提交方式）

申请人使用 eCTD 软件或者电子申报资料制作软件制作完电子申报资料后，可以使用光盘或者网络传输两种方式提交。

1. 光盘提交 申请人准备的电子申报资料，可通过物理电子媒介提交。目前只接受一次写入型光盘作为存储介质，包括 CD－R、DVD＋R、DVD－R 这三类。申请人需使用标准 120 型档案级光盘，不得重复擦写，不得使用双面 DVD，此外，还应符合《申报资料电子光盘技术要求》中的其他要求。

光盘数量如下。① 1 套完整的电子申报资料光盘（含临床试验数据库，如适用），标注"供审评用"。2023 年 12 月 11 日后首次提交的药品注册申请，如被补正资料，应仅提交补正内容。②除药物临床试验申请、境外生产药品再注册申请及直接行政审批的补充申请等不涉及核查的申请外，还需同时提交 1 套完整的电子申报资料光盘（含临床试验数据库，如适用），标注"供核查用"。③涉及通用名称核准资料、需非处方药适宜性审查和说明书审核的等，相关资料需另外再单独准备 1 套光盘，标注"单独提交"。

申请人提交光盘时，应在药审中心网站"申请人之窗"栏目中"网上预约"项下的"资料提交网上预约"模块，如实填写并提交申报资料相关信息（如快递信息等）。

药审中心收到光盘后，将对可正常读取的光盘按照《电子申报资料验证标准》进行验证，通过验证的光盘进入后续流程；无法通过验证的光盘将不能进入后续流程，并按照销毁程序处理。申请人可通过药审中心网站"申请人之窗"查看光盘接收进度及验证报告，对于查毒或验证不通过的资料应按要求修正后重新递交。药品注册申请受理后 5 个工作日内，申请人需通过药审中心网站"申请人之窗"栏目上传药学、非临床及临床综述等申报资料 Word 文档并确保文档内容独立完整，满足复制、检索等要求。

2. 网络传输 自 2024 年 7 月 1 日起，药审中心启动了药品注册电子申报资料网络传输试行工作。试行期间，可以选择网络传输或光盘形式递交申报资料，需注意避免出现重复递交申报资料的情形。通过网络传输系统提交的电子申报资料总大小应小于 10GB，超过 10GB 的电子申报资料仍采用光盘形式递交。

采用网络传输方式提交的药品注册申请，除药物临床试验申请、境外生产药品再注册申请及直接行政审批的补充申请等不涉及核查的申请外，申请人还需在新注册申请受理后或审评过程中资料正式接收后 10 个工作日内同时提交 1 套完整的电子申报资料光盘（含临床试验数据库，如适用）供核查使用；光盘封面注意标记受理号及具体资料类型。

网络传输通过药审中心官网"申请人之窗—网络传输预约"进入药品注册申报资料网络传输的流程如下。

（1）申请证书 为保障网络传输过程中的安全性，申请人需申请证书。点击"测试邮箱和短信"按钮，测试邮箱和手机号可否收到药审中心信息。而后在"证书管理"界面点击"申请证书"按钮，确认申请，证书申请转至审批流程。申请成功后，证书压缩包将发送至申请人邮箱，解压密码发送至申请人手机。

（2）安装网络传输软件 申请人在药审中心"申请人之窗"下点击"网络传输预约"进入网络传输系统界面，在下载管理中下载电子申报资料网络传输软件、操作手册和操作视频，并安装完成。

（3）绑定证书 首次使用电子申报资料网络传输软件须进行证书配置。点击"配置"界面中"空间目录"所对应的"选择"按钮，选择网络传输工作空间，用于存放网络传输过程中产生的文件。完成空间指定后，点击"选择证书"按钮，选择邮件中收到的证书压缩包，输入解压密码，保存并点击"绑定证书"按钮。绑定后点击"测试连接"按钮确认和查看当前设备与服务端连通状态。

（4）预约管理 申请人之窗中的预约管理，主要用于进行网络传输任务预约，包括非 eCTD 预约和 eCTD 预约。点击"新增预约"按钮，填写预约信息，创建预约任务，点击"预约确认"，核对预约任务，选择传输用户，完成确认。确认后系统启动传输计时，申请人需在 30 个自然日内完成资料传输。

（5）资料传输 在申请人之窗中完成传输任务预约后，再进入软件中执行电子申报资料网络传输。在"传输任务"界面可查看指定给当前登录账户的所有传输任务，点击"资源"按钮选择待传输申报资料所在路径。点击"统计"，选择是否执行一键上传，可选择"是，让软件帮我操作"，软件将自动执行后续操作；选择"否，我自己操作后续步骤"，后续手动依次执行申请、开始、确认、提交操作。任务提交完成后，状态更新为"已收取"。

药审中心收到后将按照《电子申报资料验证标准》或《eCTD 验证标准》进行验证，通过验证的申报资料中心予以接收登记，无法通过验证的申报资料将不能进入后续流程。申请人后续可以在申请人之窗—网络传输预约—预约管理栏目中查看回执。回执包括完整性校验回执、病毒检查回执、标准校验回执、资料登记回执；其中，若收到病毒检查回执和标准校验回执后，可点击图标下载对应的报告文件进行查看，四个回执信息全部通过后资料才会被接收。

（五）注册缴费

药品注册审评收费是确保药品安全有效、质量可控的关键环节，其标准直接影响药品研发成本和市场准入。目前我国的药品注册收费标准按《国家药监局关于重新发布药品注册收费标准的公告》（2020 年第 75 号）等要求执行，具体见表 7-5。

2022 年 9 月起，国家药监局开始启用药品、医疗器械产品注册费电子缴款书，药品注册申请受理后，需要申请人缴纳费用的，财政部非税收入收缴管理系统将以短信形式向申请人发送电子缴款码，申请人可通过柜台缴款、自助终端、网上缴款、自助 POS 刷卡、银行汇兑、划缴缴款等方式，在 15 个工作日内进行缴款。未按要求缴纳的，终止药品注册审评审批。国家药品监督管理局行政事项受理服务和投诉举报中心确认应缴费用到账后，将于 10 个工作日内将电子缴款书发送至申请人指定的电子邮箱，电子缴款书与纸质票据具有同等法律效力。

表7-5　我国药品注册收费标准

（单位：万元）

项目分类		境内生产	境外生产
新药注册费	临床试验	19.20	37.60
	上市许可	43.20	59.39
仿制药注册费	无需临床试验的上市许可	18.36	36.76
	需临床试验的上市许可	31.80	50.20
补充申请注册费	无需技术审评的	0.96	0.96
	需技术审评的	9.96	28.36
药品再注册费（五年一次）		由省级价格、财政部门制定	22.72

注：1. 药品注册收费按一个原料药或一个制剂为一个品种计收，如再增加一种规格，则按相应类别增收20%注册费

2.《药品注册管理办法》中属于省级药品监督管理部门备案/报告类变更或国务院药品监督管理部门备案/报告类变更的申请事项，不收取注册费

3. 申请一次性进口药品（药材）的，按照一个药品（药材）收取药品注册费0.20万元

4. 境外生产的药品注册收费标准在境内相应注册收费标准基础上加收境内外检查交通费、住宿费和伙食费等差额

5. 港、澳、台药品注册收费标准按境外生产的药品注册收费标准执行

6. 药品注册加急费收费标准另行制定

备注：①1类、2类化学药品，所有类别的生物制品，中药创新药、中药改良型新药，按照新药注册费标准缴费；3类、4类、5类化学药品，古代经典名方中药复方制剂、同名同方药及其他类中药，按照仿制药注册费标准缴费

②化学原料药注册申请缴费：临床试验阶段与制剂一并提交时不收费；上市许可阶段，境内生产的21.60万元，境外生产的29.695万元。仿制境内已上市药品所用的化学原料药，按照仿制药上市许可收费标准缴费，境内生产的18.36万元，境外生产的36.76万元。其他化学原料药申请上市时，按50%标准缴费。补充申请按需技术审评标准缴费，备案和报告类变更无需缴费

（六）药品电子注册证

根据《国家药监局关于发放药品电子注册证的公告》（2022年第83号），自2022年11月1日起，由国家药监局批准的药物临床试验、药品上市许可、药品再注册、药品补充申请、中药品种保护、进口药材、化学原料药等证书以及药物非临床研究质量管理规范认证证书，采用电子注册证形式发放。

药品电子注册证与纸质注册证具有同等法律效力。电子证照具有即时送达、短信提醒、证照授权、扫码查询、在线验证、全网共享等功能。药品上市许可持有人或申请人在药品网上办事大厅"我的证照"栏目，查看下载相应的药品电子注册证；也可登录"中国药监APP"，查看使用电子注册证。

药品电子注册证不包含药品生产工艺、质量标准、说明书和标签等附件。上述附件以电子文件形式和药品电子注册证同步推送至国家药监局网上办事大厅法人空间"我的证照"栏目，推送成功即送达，药品上市许可持有人或申请人可自行登录下载获取。

三、药物临床试验管理

（一）药物临床试验机构备案管理

根据2019年8月修订的《中华人民共和国药品管理法》规定，药物临床试验机构由资质认定改为备案管理。2019年12月1日，国家药品监督管理局会同国家卫生健康委员会制定的《药物临床试验机构管理规定》（2019年第101号公告）开始施行，明确仅开展与药物临床试验相关的生物样本等分析的机构，无需备案。

国家药品监督管理部门负责建立"药物临床试验机构备案管理信息平台"（简称备案平台），用于药物临床试验机构登记备案和运行管理，以及药品监督管理部门和卫生健康主管部门监督检查的信息录入、共享和公开。备案平台可以从国家药监局官网首页"药品"栏目进入"药品查询"，点击下方的"药物和医疗器械临床试验机构备案管理信息系统"链接进入。

药物临床试验机构按照备案平台要求注册机构用户，完成基本信息表填写，提交医疗机构执业许可证等备案条件的资质证明文件，经备案平台审核通过后激活账号，按照备案平台要求填写组织管理架构、设备设施、研究人员、临床试验专业、伦理委员会、标准操作规程等备案信息，上传评估报告，备案平台将自动生成备案号。备案号格式为：药临机构备 +4 位年代号 +5 位顺序编号。

药物临床试验机构对在备案平台所填写信息的真实性和准确性承担全部法律责任。备案的药物临床试验机构名称、地址、联系人、联系方式和临床试验专业、主要研究者等基本信息向社会公开，接受公众的查阅、监督。备案信息发生变化时，药物临床试验机构应当于 5 个工作日内在备案平台中按要求填写并提交变更情况。

药物临床试验机构备案后，应当按照相关法律法规和《药物临床试验质量管理规范》要求，在备案地址和相应专业内开展药物临床试验，确保研究的科学性，符合伦理，确保研究资料的真实性、准确性、完整性，确保研究过程可追溯性，并承担相应法律责任。疾病预防控制机构开展疫苗临床试验，应当符合疫苗临床试验质量管理相关指导原则，由备案的省级以上疾病预防控制机构负责药物临床试验的管理，并承担主要法律责任；试验现场单位承担直接法律责任。

药物临床试验机构应当于每年 1 月 31 日前在备案平台填报上一年度开展药物临床试验工作总结报告。药物临床试验机构接到境外药品监督管理部门检查药物临床试验要求的，应当在接受检查前将相关信息录入备案平台，并在接到检查结果后 5 个工作日内将检查结果信息录入备案平台。

（二）伦理审查

药物临床试验应当符合《世界医学大会赫尔辛基宣言》原则及相关伦理要求，开展临床试验之前应获批准，制定相应的药物临床试验方案，经伦理委员会审查同意后开展。伦理委员会由医学、药学、生命伦理学、法学等背景人员组成，通过独立地审查、同意、跟踪审查试验方案及相关文件、获得和记录受试者知情同意所用的方法和材料、研究者资格等，确保受试者的权益、安全受到保护。伦理委员会的审查流程由其自行规定，通常如下。

（1）发起申请 项目在机构完成立项、获受理后，申办者或临床研究组织（即 CRO 公司）人员注册、登录试验机构使用的伦理系统平台（不同研究机构使用的平台可能不同），根据送审类别（初始审查申请、修正案审查申请、研究进展报告、安全性信息报告、方案偏离报告、暂停/终止研究报告、研究完成报告、复审申请等），填写相应的申请表/报告，按照《送审文件清单》上传，提交申请。

（2）形式审查和受理通知 伦理委员会在伦理系统平台对送审文件的完整性和要素进行形式审查，通过后出具受理通知书。而后项目填报人员递交加盖公章的纸质版资料，按规定在伦理系统查看《伦理审查费通知单》，并按时缴费。

（3）伦理审查会议 伦理委员会原则上每月召开一次审查会议，如有需要可以增加审查会议次数。上会前，主审委员将先对项目进行预审。

（4）审查决定的传达 伦理委员会在做出伦理审查决定后，及时以"伦理审查批件"或"伦理审查意见"的书面方式传达审查决定。申办者/CRO 可登录伦理系统平台查阅相应项目的历次伦理审查意见。对伦理审查决定有不同意见，可以向伦理委员会提交复审申请，与伦理委员会委员和办公室沟通交流，还可以向机构相关管理部门申诉。

（三）药物临床试验登记与信息公示

为加强药物临床试验监督管理，推进药物临床试验信息公开透明，保护受试者权益与安全，国家药监部门参照世界卫生组织要求和国际惯例建立了"药物临床试验登记与信息公示平台"，实施药物临床试验登记与信息公示。凡获临床试验批件并在我国进行临床试验（含生物等效性试验、PK 试验及 I、Ⅱ、Ⅲ、Ⅳ期试验等）的，申办者均应在开展药物临床试验前按要求进行临床试验登记与信息公示。药物临床试验期间，申办者应当持续更新登记信息，并在药物临床试验结束后登记药物临床试验结果等信息。登记信息在平台进行公示，申办者对药物临床试验登记信息的真实性负责。

药物临床试验登记与信息公示平台网站共包含首页、试验公示和查询、试验登记、备案平台、信息统计、帮助与链接、关于平台、登录入口八个主要模块，使用药审中心"申请人之窗"实名 Ukey 账户进行登录，同时支持账户密码登录和证书登录。主要功能如下。

1. 试验公示和查询　查询功能包括初级查询和高级查询，初级查询是一种操作相对简单的查询功能，通过搜索疾病名称、药物名称或申请人名称等一个检索词查询结果；高级查询是指通过定义两个或多个查询字段以精确匹配查询内容。查询结果包括序号、登记号、试验状态、药物名称、适应证、试验通俗题目基本信息，以列表形式呈现，点击其中某一试验，可进入该试验的"详细信息"页面，包括"基本信息""公示的试验信息"和"信息更新记录"三部分。查询结果支持打印、下载到本地，还可使用 RSS 订阅功能追踪最新的查询结果和某项临床试验的进展情况。

2. 试验登记

（1）试验受理号登记　账户登录后，根据所持有的批准证明文件（如药物临床试验批件、临床试验通知书或药品注册证书）点击"临床试验受理号登记"进行登记，上传所选受理号对应的药物临床试验批件 PDF 扫描件，完成"登记"步骤。"登记"完成后，返回试验登记列表页面，点击"新增试验"即可在该受理号下新增一项临床试验登记。临床试验登记信息提交后进入审核状态，系统按序自动生成登记号，审核如有问题将退回登记信息，申请人根据审核意见进行修改并再次提交，审核完成后将进行公示，已完成首次公示的信息如有更新，应更新后再次提交审核。

（2）试验转让　如药物临床试验批准文件发生转让，可在平台进行品种转让操作。受理号无论是否已登记均可进行转让操作，如已增加临床试验，也可选择是否将已登记的临床试验一并转让。转让可选择多个受理号同时进行转让，也可选择一项登记或多项登记进行转让。

（3）授权与授权记录　登记受理号后，可以选择将受理号或者将受理号下的试验一并授权给本企业子账号或第三方机构。如授权给第三方机构，需要验证被授权人企业名称和被授权人申请人之窗账号，验证企业信息成功并上传证明文件后，点击"提交授权"，二次确认后完成授权。授权后也可在登记操作栏进行"取消授权"操作。

（4）试验备案号登记　对于已按法规要求完成化学仿制药生物等效性与临床试验备案并生成备案号的药物，需通过临床试验备案号进行登记。除无授权功能外，操作与试验受理号登记相似。

3. 备案平台　药物临床试验登记与信息公示平台整合了原化学仿制药生物等效性与临床试验备案信息平台，申请人之窗账号登录后相应点击"备案平台"功能菜单或者点击菜单栏或首页中的"备案平台"可进入备案界面，按法规要求点击"化学药生物等效性试验备案"或"仿制药一致性评价试验备案"进行备案。

四、研发期间安全性更新报告

临床试验申请获批后，申请人应当定期提交研发期间安全性更新报告（DSUR），对报告周期内收集到的与药物（无论上市与否）相关的安全性信息进行全面深入的年度回顾和评估。

DSUR 每年提交一次，原则上以药物临床试验在境内或全球首次获得临床试验许可日期（即"国际研发诞生日"，DIBD）为年度报告周期的起始日期，每满一年后的两个月内提交。应持续提交至境内最后一个上市许可申请提交，或在境内不再继续研发时为止，最后一次提交需附说明文件。若药物在境内外获得上市许可，申请人可在全球首个上市批准日期（即"国际诞生日"，IBD）基础上准备和提交 DSUR，调整后的首次提交报告周期不应超过一年。

DSUR 的准备、撰写和提交应符合 ICH E2F《研发期间安全性更新报告》的要求，需要包含与所有剂型和规格、所有适应症以及研究中接受研究药物的患者人群相关的数据（化学药和生物制品应按照相同活性成分，中药按照相同处方进行准备）。申办者应将报告周期内，结合相关法规、技术指南等要求，对发生的药物临床试验方案变更或者临床方面的新发现、非临床或者药学的变化或者新发现是否可能增加受试者安全性风险的评估结果及申报情况进行总结，并参照药品注册分类及申报资料要求、人用药物注册申请通用技术文档（CTD）等要求，准备相应的支持性资料与 DSUR 一并提交。

DUSR 通过药品审评中心网站等规定的途径提交。经药审中心审核后，认为需提醒或要求申请人的，在提交后的 180 个工作日内通知。申请人应通过药品审评中心网站查询和下载相关通知或者提醒，对于需要补充更正资料的情况，应在收到补正意见之日起的 5 个工作日内一次性提交补正资料。

五、临床试验期间变更

药物临床试验期间，发生药物临床试验方案变更、非临床或者药学（含原料药）的变化或者有新发现，申办者应当按照规定，参照相关技术指导原则，充分评估对受试者安全的影响。评估认为不影响受试者安全的，可以直接实施并在研发期间安全性更新报告中报告。可能增加受试者安全性风险的，应当提出补充申请，临床方面提供方案变更的详细对比与说明，以及变更的理由和依据。同时，还需要对已有人用经验和临床试验数据进行分析整理，为变更提供依据，重点关注变更对受试者有效性及安全性风险的影响。需根据变更情况确定所需要进行的药理毒理研究，并提供相关试验报告。药审中心对补充申请应当自受理之日起 60 个工作日内决定是否同意，并通过药品审评中心网站通知申请人审批结果，可视技术审评情况通知申请人修改临床试验方案、暂停或终止临床试验；逾期未通知的，视为同意。

药物临床试验期间的补充申请，在审评期间，不得补充新的技术资料；如需要开展新的研究，申请人可以在撤回后重新提出申请。申请人名称变更（不包括主体变更）、注册地址变更和注册代理机构变更等不涉及技术审评内容的，同药物临床试验申请审评期间规定。

申办者发生变更的，由变更后的申办者承担药物临床试验的相关责任和义务。

临床试验期间以及审评期间的补充申请收费标准均参照《国家药监局关于重新发布药品注册收费标准的公告》（2020 年第 75 号）等要求执行（详见本节"注册缴费"部分）。

六、参比制剂备案

对于化学药品新研制仿制药和一致性评价品种，研制期间一项重要事项就是按照化学仿制药参比制剂遴选原则选择参比制剂，选择过程中存在疑问的，申请人还可提出沟通交流申请；所选参比制剂未公布的，申请人需先进行参比制剂备案，待参比制剂公布后，方可申请药品上市许可。

参比制剂备案依托参比制剂遴选申请平台进行，申请人可以通过"药审中心官网—热点专题—仿制药质量与疗效一致性评价专栏—参比制剂—遴选申请平台"进入，也可以从药审中心网站"申请人之窗—仿制药一致性评价—参比制剂遴选申请平台"进入。系统中左侧列表包括申请/推荐其他药品作为参比制剂、申请自证作为参比制剂、参比制剂存疑品种申请、已发布参比制剂、已申请撤回、沟通交流列表、操作手册下载七个子目录，实现仿制药一致性评价的科学管理。

申请作为参比制剂的，根据申请类型，选择"申请/推荐其他药品作为参比制剂"或"申请自证作为参比制剂"进入，点击新增，按照系统要求，填写拟评价品种信息、申请人信息、拟定参比制剂相关信息、选择理由并上传附件。根据系统以及《化学仿制药参比制剂遴选申请资料要求》，申请/推荐其他药品作为参比制剂时，需要上传系统的附件包括：化学仿制药参比制剂遴选申请资料自查表、化学仿制药参比制剂遴选申请资料正文（word 及 pdf 文件）、化学仿制药参比制剂遴选申请资料附件、其他信息等，申请资料附件由申报资料真实性声明文件、拟申请参比制剂可及性证明文件、拟申请参比制剂说明书、拟申请参比制剂相关审评报告、临床研究信息（如 FDA 审评报告、PMDA IF 文件、EMA 审评报告等）组成。申请自证作为参比制剂时，需要上传系统的附件包括：参比制剂遴选申请资料（word 及 pdf 文件）、现行有效的批准证明文件、申报品种近三年生产销售情况说明、进口原研药品与原产国上市药品一致、申报资料真实性、保证持续供应承诺书。

完成后选择保存或提交，数据状态保存后未提交时，可双击进入详情页面修改数据；已提交数据不可修改。已提交的申请，可在列表对应的操作列点击"申请撤回"按钮，申请撤回。

参比制剂申请的相关疑问可以通过点击"沟通交流"按钮，在弹窗中与药审中心的工作人员交流。若企业对药审中心回复的内容仍有疑问，可在药审中心回复记录右侧点击"反馈意见"按钮，就当前沟通交流的疑问继续交流。

第三节　药品上市许可申请管理

一、药品上市许可基本程序和要求

（一）上市许可申请流程

与药物临床试验申请流程类似，药品上市许可申请前，申请人可以就重大问题与药审中心沟通交流，即上市许可申请前会议，主要探讨现有研究数据是否满足药品上市许可的技术要求。预防用、治疗用生物制品上市许可申请前，申请人原则上应当向药审中心提出沟通交流会议申请。

申请人完成支持药品上市注册的药学、药理毒理学和药物临床试验（免临床品种除外）等研究，确定质量标准，完成商业规模生产工艺验证，做好接受药品注册核查检验的准备后，且申请人和生产企业均已取得相应的药品生产许可证后，就可以提出药品上市许可申请。仿制药、按照药品管理的体外诊断试剂以及其他符合条件的情形，经申请人评估，认为无需或者不能开展药物临床试验，符合豁免药物临床试验条件的，申请人可以直接提出药品上市许可申请。

申请人按要求提交相关研究资料，资料要求及提交方式见第二节"药物临床试验申请"部分。药审中心进行形式审查，作出是否受理的决定。受理后申请人完成注册缴费后，进入审评阶段。药审中心将组织药学、医学和其他技术人员对申请进行专业审评，各专业审评团队由一名专业主审和若干审核员组成，专业主审中有一名为主审报告人，对整个专业审评部分负责；审评过程中基于风险启动药品注册核查、检验；如申报药品拟使用的药品通用名称未列入国家药品标准或者药品注册标准，还需进行通用名核准。审评、核查、检验、通用名称核准等过程中如遇重大问题，将听取药审中心等专业技术机构专家咨询委员会的意见。

最后，药品审评中心根据药品注册申报资料、核查结果、检验结果等，对药品的安全性、有效性和质量可控性等进行综合审评。综合审评通过的，国家药品监督管理局批准药品上市，发给药品电子注册证书（详见第二节"药品电子注册证"部分），经核准的药品生产工艺、质量标准、说明书和标签作为药品注册证书的附件一并发给申请人，必要时还应当附药品上市后研究要求，上述信息纳入药品品种档案，并根据上市后变更情况及时更新。不通过的，药审中心应当告知申请人不通过的理由，申请人可以在 15 个工作日内提出异议，药审中心结合申请人的异议意见进行综合评估并反馈申请人。申请人对综合评估结果仍有异议的，药审中心应当按照规定，在 50 个工作日内组织专家咨询委员会论证，并综合专家论证结果形成最终的审评结论。

（二）通用名核准

列入国家药品标准的药品名称为药品通用名称。申报药品拟使用的药品通用名称，未列入国家药品标准或者药品注册标准的，申请人应当在提出药品上市许可申请时同时提出通用名称核准申请。药品上市许可申请受理后，由药审中心将通用名称核准相关资料转药典委，药典委核准后反馈给药审中心。申报药品拟使用的药品通用名称，已列入国家药品标准或者药品注册标准，药品审评中心在审评过程中认为需要核准药品通用名称的，应当通知药典委核准通用名称并提供相关资料，药典委核准后反馈药品审评中心。

药典委在核准药品通用名称时，应当与申请人做好沟通交流，并将核准结果告知申请人。

（三）药品注册核查

药品注册核查，是指为核实申报资料的真实性、一致性以及药品上市商业化生产条件，检查药品研制的合规性、数据可靠性等，对研制现场和生产现场开展的核查活动，以及必要时对药品注册申请所涉及的化学原料药、辅料及直接接触药品的包装材料和容器生产企业、供应商或者其他受托机构开展的延伸检查活动。

注册核查分为药品注册研制现场核查和药品注册生产现场核查。研制现场核查是通过对药品研制合规性、数据可靠性进行检查，对药品注册申请的研制情况进行核实，对原始记录和数据进行审查，确认申报资料真实性、一致性的过程。研制现场核查包括药学研制现场核查、药理毒理学研究现场核查和药物临床试验现场核查等。生产现场核查是对药品注册申请的商业规模生产工艺验证、样品生产过程等进行核实，对其是否与申报的或者核定的原辅料及包装材料来源、处方、生产工艺、检验方法和质量标准、稳定性研究等相符合，相关商业规模生产过程的数据可靠性以及是否具备商业化生产条件进行确认的过程。

注册核查的基本流程如下。

1. 核查任务启动　药品注册申请受理后 40 个工作日内（纳入优先审评审批程序的为 25 个工作日），药审中心通过初步审查，基于风险决定是否启动核查。根据药物创新程度、药物研究机构既往接受核查情况等，决定是否开展药品注册研制现场核查；根据申报注册的品种、工艺、设施、既往接受核查情况等因素，决定是否启动药品注册生产现场核查。通常针对品种商业化生产条件进行生产现场核查，必要时，现场核查期间可根据注册工作需要开展动态核查。需要开展现场核查的，由药审中心通知药品审核查验中心组织核查，提供核查所需的相关材料，同时告知申请人以及申请人或者生产企业所在地省、自治区、直辖市药品监督管理部门。

2. 核查任务接收　符合注册核查任务接收条件的，核查中心进行接收，按顺序分别建立药理毒理学研究、药物临床试验、药学研制、生产现场核查序列，统筹安排现场核查。特别审批程序、优先审评审批程序的品种，予以优先安排注册核查。接收后通过核查中心网站告知申请人，有因检查可不提前告知申请人。

进行生产现场核查的品种，申请人应当在收到药品审评中心生产现场核查相关告知之日起 20 个工作日内（纳入优先审批审批的为 15 个工作日），通过核查中心网站提交药品注册生产现场核查确认表，并递交加盖公章的纸质版表格，明确可接受生产现场核查的情况；需要进行动态生产现场核查的，还需确认在规定时限内的生产安排。

3. 注册核查实施　核查中心负责制定核查计划和核查方案，协调相关单位组织实施注册核查工作。现场核查前 5 个工作日通知申请人和被核查单位；有因检查可不提前通知申请人和被核查单位。现场核查开始时，核查组主持召开首次会议；接着按核查方案实施核查；随后提出综合评定意见，作出现场核查结论，撰写形成现场核查报告和现场核查问题表；最后，现场核查结束前，核查组主持召开末次会议。

4. 核查结论反馈　核查组应当在现场核查结束之日起 5 个工作日内，将现场核查报告及相关资料报送核查中心。核查中心对报告进行审核，提出审核结论，告知申请人，并在审评时限届满 40 个工作日前（纳入优先审评审批程序的为 25 个工作日），将核查情况、核查结果等相关材料反馈至药品审评中心。

对于创新药、改良型新药以及生物制品等，应当进行药品注册生产现场核查和上市前药品生产质量管理规范检查。对于仿制药等，根据是否已获得相应生产范围药品生产许可证且已有同剂型品种上市等情况，基于风险进行药品注册生产现场核查、上市前药品生产质量管理规范检查。需要上市前药品生产质量管理规范检查的，由药品核查中心协调相关省、自治区、直辖市药品监督管理部门与药品注册生产现场核查同步实施。上市前药品生产质量管理规范检查的管理要求，按照药品生产监督管理办法的有关规定执行。

另外，审评过程中，药审中心发现申报资料真实性存疑或者有明确线索举报等，需要现场检查核实的，应当启动有因检查，必要时进行抽样检验。

（四）药品注册检验

药品注册检验，包括标准复核和样品检验。标准复核，是指对申请人申报药品标准中设定项目的科学性、检验方法的可行性、质控指标的合理性等进行的实验室评估。样品检验，是指按照申请人申报或者药品审评中心核定的药品质量标准对样品进行的实验室检验。与国家药品标准收载的同品种药品使用的检验项目和检验方法一致的，可以不进行标准复核，只进行样品检验。其他情形应当进行标准复核和样品检验。

根据启动主体和药品注册阶段不同，药品注册检验分为前置注册检验、上市申请受理时注册检验、上市申请审评中注册检验（质量标准部分项目复核、有因抽样检验、现场核查抽样检验）、上市批准后补充申请注册检验。前置注册检验是指申请人完成支持药品上市的药学相关研究，确定质量标准，并完成商业规模生产工艺验证后，在药品注册申请受理前提出药品注册检验；未提出前置注册检验的，药品注册申请受理后 40 个工作日内由药审中心启动药品注册检验。在药品审评、核查过程中，发现申报资料真实性存疑或者有明确线索举报，或者认为有必要进行样品检验的，可抽取样品进行样品检验，也可以基于风险提出质量标准单项复核。

创新药、改良型新药（中药除外）、生物制品、放射性药品和按照药品管理的体外诊断试剂、国家药品监督管理局规定的其他药品等的注册检验，由中检院或者经国家药品监督管理局指定的药品检验机构负责。境外生产药品的药品注册检验由中检院组织口岸药品检验机构实施。其他药品的注册检验，由申请人或者生产企业所在地省级药品检验机构承担。

中检院药品注册检验流程如下，流程图见图 7－7。

1. 准备申请　申请人要熟悉《药品注册检验工作程序和技术要求规范（试行）》（2020 年版）等有关要求，提前与收检受理、检验等部门做好沟通，做好资料和样品等送检准备。

2. 提交资料　登录中国食品药品检定研究院"网上送检系统"，按照要求在线填写"药品注册检验申请表"，确认无误后打印出纸质申请表并盖章，并在附件中在线提交注册检验相关资料。"网上送检系统"路径：中检院网站首页办事大厅→检验业务→网上送检。化学药品进口注册检验，申请人应先进入"进口药品注册检验"系统（见中检院官网首页办事大厅），并按照要求在网上提交资料。中检院化学药品所审核完成后，如分配到中检院检验的，再进行网上送检。

不同类型药品的送检资料详见《药品注册检验工作程序和技术要求规范（试行）》（2020 年版）附件 1，包括通用资料和技术资料。通用资料包括：①药品注册检验申请函、介绍信；②营业执照、生产许可证；③抽样记录凭证（境内生产药品）；④进口通关单（境外生产药品）；⑤境外生产药品注册检

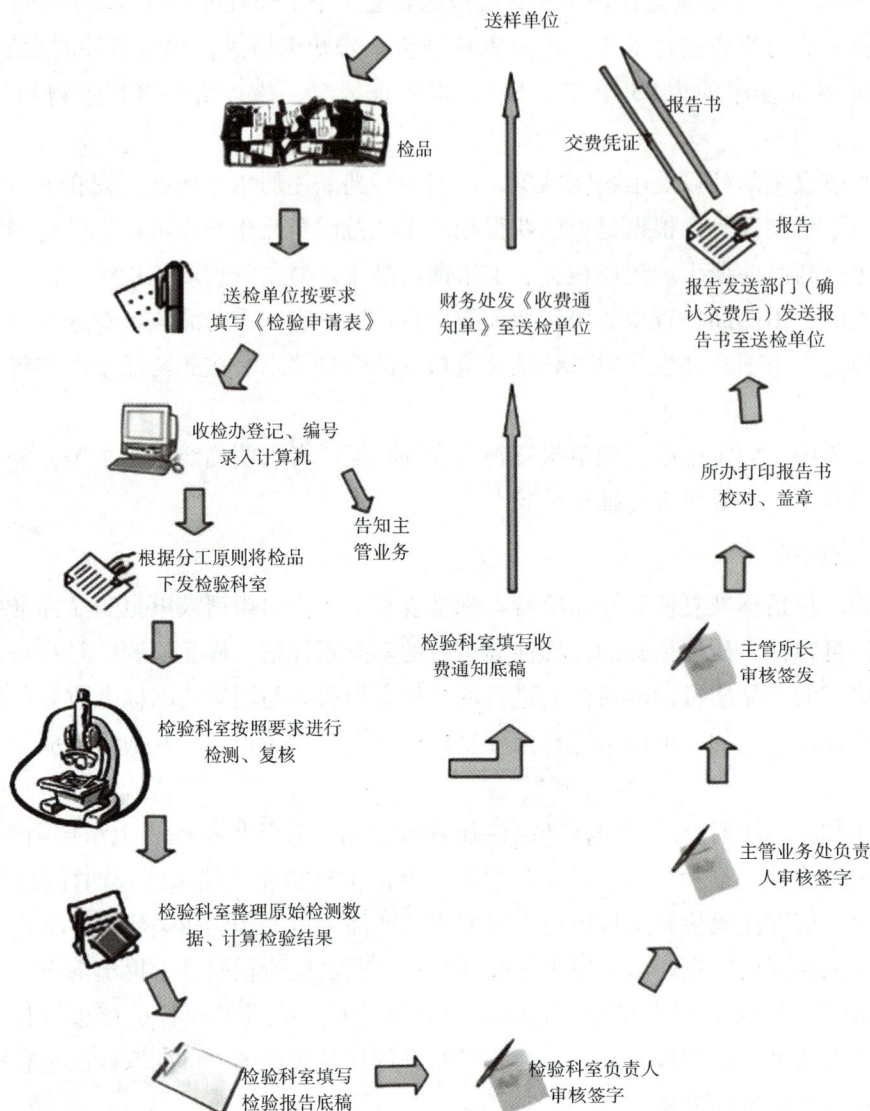

图 7-7 注册检验流程

验任务件（境外生产药品）；⑥注册检验通知单或补充资料通知（前置注册检验除外）；⑦申报质量标准（申请人提交的）/核定标准（药审中心核后的）/商定检验方案（药审中心与中检院商定的）；⑧样品实物最小包装照片。技术资料包括：①药品通用技术文件（CTD）资料；②质量标准及起草说明；③制造检定规程、制检记录；④样品出厂检验报告书；⑤产品说明书；⑥标准物质的检验报告书及相关研究资料；⑦原料药（原材料）、辅料相关的资料；⑧其他必要的药学、药理毒理研究资料；⑨已批准的药品注册标准（上市后补充申请注册检验）。

3. 审核资料　中检院业务处和主检业务所在 5 个工作日内对申请人提交的资料进行完整性和规范性等进行审核（属于优先注册检验的，可现场提交资料和样品办理送检），审核未通过的告知申请人补正资料，审核通过的告知申请人送样，境外生产药品同时出具《境外生产药品注册检验任务件》。

4. 送检受理　送检人携带纸质资料（加盖公章）和样品等到中检院综合业务大厅现场送检，受理人员进行样品检查，检查通过的办理受理登记手续，出具《药品注册检验接收通知书》，检查未通过的出具《药品注册检验不予接收通知书》。

5. 注册检验　检验部门完成样品检验和（或）标准复核。检验过程中需要补充资料的，申请人按检验科室发出的《药品注册检验补充资料通知书》补充资料。

6. 报告制作　纸质报告由业务处印制并审核用印，电子报告由系统生成，申请人登录系统查看。

7. 发送报告　业务处将检验报告发药审中心和申请人（境外生产药品的申请人发其境内代理人）。但前置注册检验的报告仅发申请人，有因抽样检验，按药品审评中心要求发送药品注册检验报告。

（五）专业审评问询和补充资料

审评期间，药审中心在充分审评基础上对申报资料有疑义、认为内容存在问题需要申请人补充资料的，可通过"申请人之窗"向申请人发出"专业审评问询函"，告知申请人存在问题的具体内容、依据和要求等，申请人应在 5 个工作日内，通过申请人之窗电子提交书面回复，但"专业审评问询函"并不是正式书面补充资料通知，也不代表最终审评决策意见，审评计时不暂停。

自 2023 年 1 月 1 日起，在审评过程中需要申请人补充新的技术资料的，结合"专业审评问询函"的答复情况，药审中心列明全部问题后，将通过"申请人之窗"推送电子《补充资料通知》，同时给该注册申请的联系人发送短信和邮件通知，不再邮寄纸质通知。申请人需登录申请人之窗下载获取，制剂注册申请在"申请人之窗"→"技术审评信息"→"补充资料"→"补充资料通知"栏目下载；原辅包注册申请在"申请人之窗"→"原辅包"→"原料药产品一览"/"辅料、包材登记"列表中通过"文书打印"功能获取。申请人对发补要求有疑问，可在接到通知 10 个工作日内通过药审中心网站提出一般性技术问题咨询，项目管理人员将协调审评团队在 15 个工作日内书面或电话会议答复。若仍有异议，申请人可在收到意见后 10 个工作日内提出异议并说明理由。药审中心将在 15 个工作日内组织专家委员会进行综合评估，如需调整发补要求，在 3 个工作日内重新审评并通知申请人；如无需调整，在 3 个工作日内告知理由。原则上只发补一次，但对创新药及指导原则未规定的新的安全性指标等，药审中心可根据审评需要和与申请人的沟通情况再次发补。

申请人完成补充资料后，以电子形式提交（详见第二节"提交申报资料"部分）。药审中心收到全部补充资料后，审评部门对补充资料有疑义或认为内容存在问题，可通过药审中心网站发出"补充资料问询函"，要求申请人对未达到发补通知要求的说明理由和依据，如仍需补充新的技术资料的，则建议申请人主动撤回申请事项并说明理由。申请人收到后 5 个工作日内需做出答复或撤回申请。

药品审评中心认为材料存在实质性缺陷无法补充的，申请人未能在规定时限内提交补充资料，未答复"补充资料问询函"或不同意撤审时，药审中心将做出不予批准审评结论并进行公示，申请人可按照《药品注册审评结论异议解决程序（试行）》提出异议。

（六）药品上市许可申请审评期间的变更

为保证审评质量与效率，药品上市许可申请审评期间确需发生变更的，鼓励申请人提前与药审中心沟通交流。申请人或药品上市许可持有人提出的变更，不应影响原申报事项的技术审评，发生可能影响药品安全性、有效性和质量可控性的重大变更的，申请人应当撤回原注册申请，补充研究后重新申报。

1. 药品注册申请人主体变更　药品上市许可申请审评期间，药品注册申请人主体发生变更的，由受让方向药审中心提出补充申请。该申请与药品上市许可申请关联，一并送国家药品监督管理局审批，原上市许可申请审评时限不变。

申报资料参照《药品上市后变更管理办法（试行）》附件 4 整理，还需包括变更前后的药品注册申请人填写的《药品注册申请人变更确认书》。境内生产的药品，应提交药品注册申请人和生产企业相应的《药品生产许可证》及其变更记录页；境外生产的药品，应提交《药品注册申请人变更确认书》的公证、认证文书，并附中文译本。

2. 技术变更　发生除重大变更以外的其他涉及技术的变更，其变更事项分类和技术要求参照已上市药品变更相关指导原则的要求执行。申请人在原注册申请的专业审评状态提出补充申请，该补充申请与原注册申请关联审评。如提交的补充申请，经审评确认属于重大变更的，补充申请不予批准，同时申请人应当撤回原注册申请，补充研究后重新申报。

上市申请审评过程中发生生产场地变更，申请人需根据场地变更对制剂的影响进行评估，引起的关联变更情形按照相关指导原则进行判断。

3. 其他变更　发生其他不涉及技术审评的药品注册批准证明文件及其附件载明信息变更的，申请人应当及时书面告知药审中心并提交相关证明性资料，如变更前后的营业执照、生产许可证及其变更记录页等，加盖申请人或注册代理机构的公章。

变更注册代理机构的还应当提交境外申请人解除原委托代理注册关系的文书和新的委托文书，并提交公证文书和中文译文。

审评期间的补充申请收费标准参照《国家药监局关于重新发布药品注册收费标准的公告》等要求执行。对于可来函告知的变更事项，申请人可书面来函或在申请人之窗电子提交公文。在药品注册申请审评阶段，申请人/持有人可在专业审评状态提交稳定性研究数据。

（七）审评时限

1. 上市许可审评审批　药品上市许可申请审评时限为200个工作日，其中优先审评审批程序的审评时限为130个工作日，临床急需境外已上市罕见病用药优先审评审批程序的审评时限为70个工作日。行政审批决定应当在20个工作日内作出，药监部门应当自作出药品注册审批决定之日起10个工作日内颁发、送达有关行政许可证件。

2. 补充资料（发补）　涉及发补的，申请人应当在80个工作日内一次性按要求提交全部补充资料，补充资料时间不计入药品审评时限，药品审评中心收到申请人全部补充资料后启动审评，审评时限延长三分之一；适用优先审评审批程序的，审评时限延长四分之一。

3. 通用名核准　药品通用名称核准时限为30个工作日。

4. 注册检验　样品检验时限为60个工作日，样品检验和标准复核同时进行的时限为90个工作日，检验过程中如需申请人补充资料，时限为30个工作日，药品检验机构原则上应当在审评时限届满40个工作日前，将标准复核意见和检验报告反馈至药品审评中心。

5. 注册核查　药品注册申请受理后40个工作日内（纳入优先审评审批程序的为25个工作日），药审中心通过初步审查，基于风险决定是否启动核查。申请人在收到核查告知之日起80个工作日内接受注册核查（纳入优先审评审批的为60个工作日）；进行生产现场核查的，申请人应当在收到药品审评中心生产现场核查相关告知之日起20个工作日内（纳入优先审批审批的为15个工作日），向核查中心确认生产现场核查事项。注册核查工作时限原则上为120个工作日（纳入优先审评审批程序的为80个工作日）。核查中心在现场核查结束之日起40个工作日内（纳入优先审评审批程序的为20个工作日），并且在审评时限届满40个工作日前（纳入优先审评审批程序的为25个工作日），完成注册核查并反馈给药品审评中心。

6. 特殊情况　因品种特性及审评、核查、检验等工作遇到特殊情况确需延长时限的，延长的时限不得超过原时限的二分之一。

（八）药品上市许可申请流程

药品上市许可申请流程见图7-8。

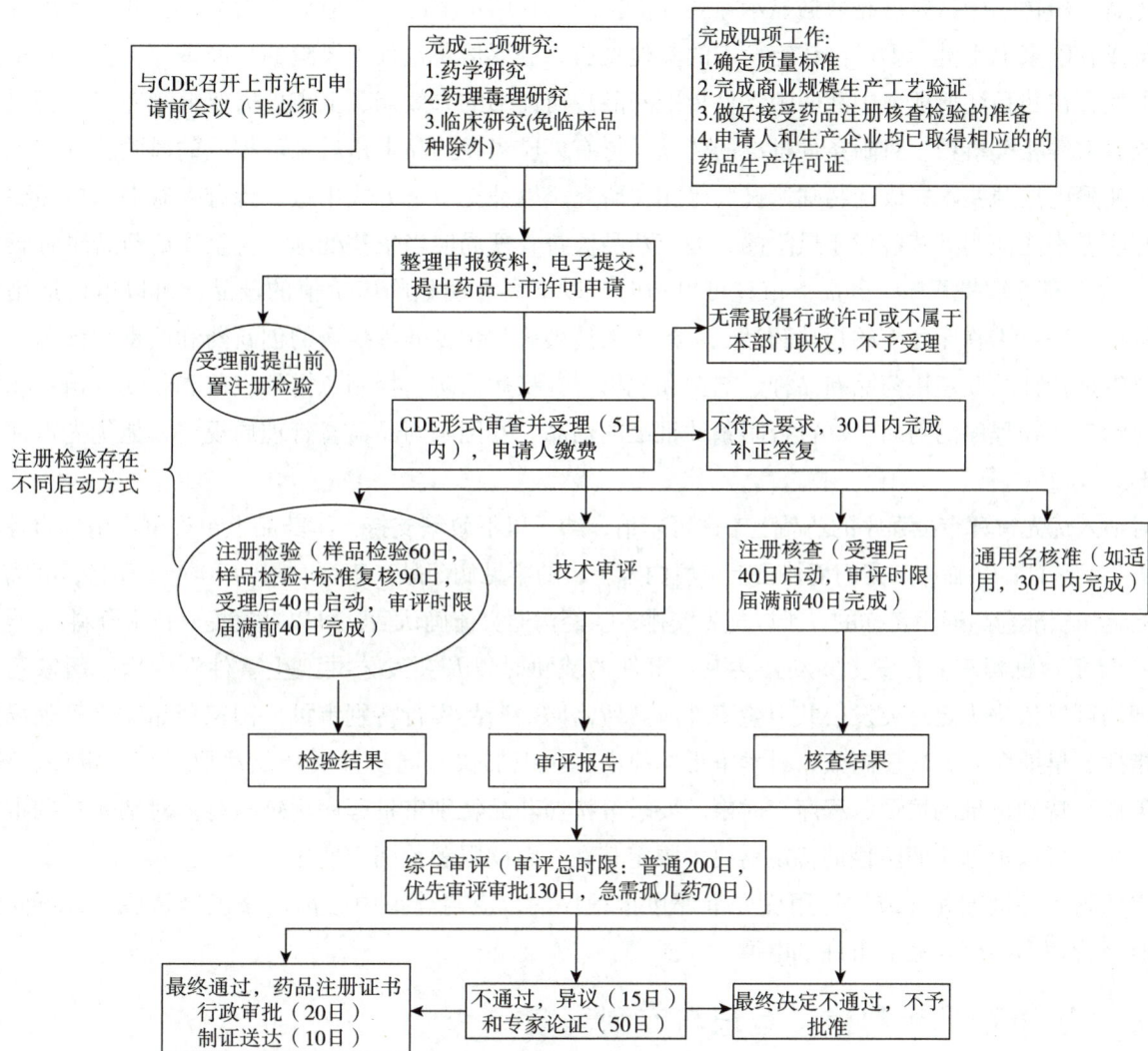

图7-8 药品上市许可申请流程

图中的"日"以工作日计算

二、药品加快上市注册程序

国家药品监督管理局建立了药品加快上市注册程序，包括突破性治疗药物、附条件批准、优先审评审批及特别审批程序，支持以临床价值为导向的药物创新。在药品研制和注册过程中，药品监督管理部门及其专业技术机构应给予必要的技术指导、沟通交流、优先配置资源、缩短审评时限等政策和技术支持。

1. 突破性治疗药物程序 药物临床试验期间，用于防治严重危及生命或者严重影响生存质量的疾病，且尚无有效防治手段或者与现有治疗手段相比有足够证据表明具有明显临床优势的创新药或者改良型新药等，可以适用。给予的政策支持包括：①申请人可以在药物临床试验的关键阶段向药品审评中心提出沟通交流申请，药品审评中心安排审评人员进行沟通交流；②申请人可以将阶段性研究资料提交药品审评中心，药品审评中心基于已有研究资料，对下一步研究方案提出意见或者建议，并反馈给申请人。

2. 附条件批准程序 符合以下情形的药品，可以申请附条件批准：①治疗严重危及生命且尚无有效治疗手段的疾病的药品，药物临床试验已有数据证实疗效并能预测其临床价值的；②公共卫生方面急需的药品，药物临床试验已有数据显示疗效并能预测其临床价值的；③应对重大突发公共卫生事件急需的疫苗或者国家卫生健康委员会认定急需的其他疫苗，经评估获益大于风险的。经审评，符合附条件批准要求的，在药品注册证书中载明附条件批准药品注册证书的有效期、上市后需要继续完成的研究工作及完成时限等相关事项。对附条件批准的药品，持有人应当在药品上市后采取相应的风险管理措施，并在规定期限内按照要求完成药物临床试验等相关研究，以补充申请方式申报。持有人逾期未按照要求完成研究或者不能证明其获益大于风险的，国家药品监督管理局应当依法处理，直至注销药品注册证书。

3. 优先审评审批程序　药品上市许可申请时，以下具有明显临床价值的药品，可以申请适用优先审评审批程序：①临床急需的短缺药品、防治重大传染病和罕见病等疾病的创新药和改良型新药；②符合儿童生理特征的儿童用药品新品种、剂型和规格；③疾病预防、控制急需的疫苗和创新疫苗；④纳入突破性治疗药物程序的药品；⑤符合附条件批准的药品；⑥国家药品监督管理局规定其他优先审评审批的情形。

对纳入优先审评审批程序的药品上市许可申请，给予以下政策支持：①药品上市许可申请的审评时限为130个工作日；②临床急需的境外已上市境内未上市的罕见病药品，审评时限为70个工作日；③需要核查、检验和核准药品通用名称的，予以优先安排；④经沟通交流确认后，可以补充提交技术资料。

4. 特别审批程序　在发生突发公共卫生事件的威胁时以及突发公共卫生事件发生后，国家药品监督管理局可以依法决定对突发公共卫生事件应急所需防治药品实行特别审批。国家药品监督管理局按照统一指挥、早期介入、快速高效、科学审批的原则，组织加快并同步开展药品注册受理、审评、核查、检验工作。特别审批的情形、程序、时限、要求等按照药品特别审批程序规定执行。对纳入特别审批程序的药品，可以根据疾病防控的特定需要，限定其在一定期限和范围内使用。

申请附条件批准和（或）适用优先审评审批程序的，应与药审中心沟通交流确认后，方可向国家药品监督管理局递交药品上市许可申请。

三、上市药品专利信息登记与专利声明

为了保护药品专利权人合法权益，鼓励新药研究和促进高水平仿制药发展，建立药品专利纠纷早期解决机制，国家药监局和国家知识产权局发布了《药品专利纠纷早期解决机制实施办法（试行）》，由国家药监部门组织、药审中心具体负责建立并维护"中国上市药品专利信息登记平台"，供药品上市许可持有人登记在中国境内注册上市的药品相关专利信息。

"中国上市药品专利信息登记平台"的入口在药审中心官网—登记备案平台—专利信息登记平台，使用申请人之窗账号登录进入。专利信息登记平台包含四个功能模块，分别是专利登记、专利信息公示、专利声明以及法律文书提交，还提供查询功能，可通过药品名称、专利号、药品企业名称查询已公示的专利药品信息。

（一）药品专利信息登记

药品上市许可持有人在获得药品注册证书后30日内，自行登记药品名称、剂型、规格、上市许可持有人、相关专利号、专利名称、专利权人、专利被许可人、专利授权日期及保护期限届满日、专利状态、专利类型、药品与相关专利权利要求的对应关系、通讯地址、联系人、联系方式等内容。登记信息与专利登记簿、专利公报以及药品注册证书相关信息应当一致；医药用途专利权与获批上市药品说明书的适应证或者功能主治应当一致；相关专利保护范围覆盖获批上市药品的相应技术方案。专利信息登记模板见图7-9。

可以在中国上市药品专利信息登记平台中登记的具体药品专利包括：化学药品（不含原料药）的

药物活性成分化合物专利、含活性成分的药物组合物专利、医药用途专利；中药的中药组合物专利、中药提取物专利、医药用途专利；生物制品的活性成分的序列结构专利、医药用途专利。相关专利不包括中间体、代谢产物、晶型、制备方法、检测方法等的专利。

相关信息发生变化的，药品上市许可持有人应当在信息变更生效后 30 日内完成更新。

专利信息登记模板

中国上市药品专利信息登记表单				
*上市许可持有人：				
*药品类型：	○中药　○化学药品　○生物制品			
药品基本信息				
*药品通用名称：	（20个字）		*剂型：	（20个字）
*规格：	（20个字）		*批准文号/注册证号：	（20个字）
专利信息				（可增加多条专利信息）⊞
*相关专利号：	（20个字）		*专利名称：	（50个字）
*专利权人：	（50个字）			
*专利被许可人：	（50个字）（可增加多条）			
*相关授权日期：			*授权证明文件：	（可上传多个pdf）
*上市许可持有人与专利权人的关系：	○专利权人　　　　　　○独占实施许可合同的被许可人　　　　　　○排他实施许可合同的被许可人 ○普通实施许可合同的被许可人			
*相关专利权利要求与药品的对应关系：	权利要求项编号	专利类型（下拉列表选择）	专利保护期届满日	状态（下拉列表选择）　　备注
	（可增加多条）	化学药品活性成分化合物专利、化学药品含活性成分的药物组合专利、化学药品医药用途专利； 中药组合物专利、中药提取物专利、中药医药用途专利； 生物制品活性成分的序列结构专利、生物制品医药用途专利		有效、终止、无效
上市许可持有人联系信息				
*联系人：			*联系电话：	
*电子邮箱：	（50个字）			
*通讯地址：	（50个字）			
□声明　本人承诺在本平台登记的信息全部属实，联系人、通讯地址、联系电话和电子邮箱等将作为后续司法、行政程序相关文书以及仿制药/中药同名同方药/生物类似药申请相关专利声明和声明依据送达的有效地址和联系方式，已登记的联系地址、联系人、联系电话和电子邮箱等进行的送达视为有效送达；本人承诺对联系信息的变更进行及时登记，未及时登记的，向原联系信息的送达仍视为有效送达；上述有效送达的效果及于专利权人和被许可人（已获授权）；对收到的相关文书和材料将完整保存。				
				保存　提交公示　修改　关闭

图 7-9　专利信息登记模板

（二）仿制药专利声明

申请人提交化学仿制药、中药同名同方药、生物类似药上市注册申请时，应对照已在专利信息登记平台公开的相关药品专利信息，针对每一件相关的药品专利作出声明，声明未落入相关专利权保护范围的，声明依据应包括仿制药技术方案与相关专利的相关权利要求对比表及相关技术资料。同时，向上市许可持有人在专利信息登记平台登记的电子邮箱发送声明及声明依据，并留存相关记录。申请受理后 10 个工作日内，药审中心在专利信息登记平台公开申请信息和相应声明。

化学仿制药声明分为四类，具体如下。中药同名同方药、生物类似药申请人按照化学仿制药进行相关专利声明。

一类声明：中国上市药品专利信息登记平台中没有被仿制药的相关专利信息。

二类声明：中国上市药品专利信息登记平台收录的被仿制药相关专利权已终止或者被宣告无效，或者仿制药申请人已获得专利权人相关专利实施许可。

三类声明：中国上市药品专利信息登记平台收录有被仿制药相关专利，仿制药申请人承诺在相应专利权有效期届满之前所申请的仿制药暂不上市。

四类声明：中国上市药品专利信息登记平台收录的被仿制药相关专利权应当被宣告无效，或者其仿制药未落入相关专利权保护范围。

四、审评审批信息公开

为提高药品审评审批工作透明度，接受社会对药品审评审批工作的监督，服务药品注册申请人和公众，引导行业有序研发与理性申报，药审中心按照《药品审评审批信息公开管理办法》，向社会公开药品审评审批相关信息。药品审评审批信息公开应当遵循公正、公平、合法、准确、便民的原则，以及保守国家秘密、商业秘密和技术秘密，保护个人隐私。

（一）公开信息

公开的信息在药审中心网站查看，可分为以下四类。

1. 受理信息　药审中心受理药品注册申请后 10 个工作日内，公开注册申请品种的受理号、药品名称、药品类型、申请类型、注册分类、企业名称、承办日期等信息；药审中心应当每年对药品注册申报质量进行分析，总结已发现的申报质量共性问题，并予以公开。

2. 审评审批过程信息　按照药品注册申请类型，公开审评时限；审评审批和沟通交流工作程序；内设办事机构以及相关联系方式；受理后进行审评的品种审评序列、各专业审评状态和沟通交流状态信息；对实施优先审评程序和突破性治疗程序的药品公开拟纳入品种情况、纳入品种情况及依据；指导原则和审评标准。

3. 审评审批结果信息　经默示许可进行临床试验的，药审中心应当在默示许可后 7 个工作日内公开临床试验的基本信息，包括受理号、申请人、药品名称、注册分类、适应证等；对于批准上市许可的药品，应当在国家药监局作出审批决定且经申请人核对后，公开技术审评报告，以及药品说明书；通过原料药、药用辅料和药包材登记信息公示平台，公开原辅包品种名称、企业名称、规格、登记状态等信息；对于新批准上市以及通过仿制药质量和疗效一致性评价的化学药品，通过上市药品目录集平台和仿制药质量和疗效一致性评价专栏公开新批准上市的药品信息和通过仿制药质量和疗效一致性评价的药品信息。

4. 其他审评审批信息　一般性技术问题；办事指南；药物临床试验登记的信息，包括试验药物基本信息、申请人信息、临床试验方案基本信息、主要研究者信息、各参与机构信息、伦理委员会信息、试验状态信息等；每年公开上一年度的药品审评年度报告，主要包括药品注册申请受理情况、药品注册申请审评审批情况、重点治疗领域品种、重点工作进展情况、下一年度重点工作安排等。

（二）化学药品目录集

为维护公众用药权益，提高药品质量，降低用药负担，鼓励药物研发创新，国家药品监督管理部门组织制定了《中国上市药品目录集》，收录新批准上市的药品以及通过质量和疗效一致性评价药品的信息。指定仿制药的参比制剂和标准制剂，标示可以替代原研药品的具体仿制药品种等，供制药行业和医学界人员及社会公众了解和查询。

目录集在药审中心官网以网络版（数据库）形式发布并实时更新，可以通过药审中心官网—信息公开—药品目录集信息进入目录集。目录集由前言、使用指南、药品目录、附录和索引五部分内容以及品种组成。使用指南主要介绍了目录集的使用说明、收录内容及相关术语的具体含义；药品目录则具体列出了药品的活性成分、药品名称、规格、剂型、给药途径、ATC 代码、批准文号、批准日期、上市许可持有人、生产厂商、上市销售状况等基本信息，部分药品附有可供下载的说明书。

目录集实行动态管理，及时将新批准上市的药品纳入目录集，将存在安全风险和因安全性、有效性原因撤市的药品从目录集中调出。

第四节　原辅包登记与关联审评审批制度

《药品注册管理办法》规定：药品审评中心在审评药品制剂注册申请时，对药品制剂选用的化学原料药、辅料及直接接触药品的包装材料和容器进行关联审评。原辅包关联审评审批是确保制剂质量的重要环节，通过严格的审评流程和质量控制措施，可以保障制剂的安全性和有效性。2019年7月，国家药监局发布了《国家药监局关于进一步完善药品关联审评审批和监管工作有关事宜的公告》（2019年第56号），进一步明确原料药、药用辅料、直接接触药品的包装材料和容器（以下简称原辅包）与药品制剂关联审评审批和监管的有关事项。

一、原辅包登记管理

我国原辅包实施登记管理，药审中心负责建立化学原料药、辅料及直接接触药品的包装材料和容器登记平台（简称原辅包登记平台）。原辅包登记平台可从药审中心官网—登记备案平台—原辅包登记平台进入，也可以从"申请人之窗"中进入。

原则上原辅包登记人应为原辅包生产企业，境外原辅包企业应当指定中国境内的企业法人办理相关登记事项，按要求在原辅包登记平台登记，获得登记号及版本号。因特殊原因无法在平台登记的原辅包，也可在药品制剂注册申请时，由药品制剂注册申请人一并提供原辅包研究资料。

化学原料药登记人登陆原辅包登记平台，在线填写、提交并打印化学原料药登记表。登记资料应根据现行版CTD格式整理，使用电子申报资料制作软件制作，通过光盘或网络传输方式提交。药审中心在收到后5个工作日内，对登记资料进行形式审查。资料不齐全的，一次性告知所需补正的资料；资料符合要求的，予以受理，并在原辅包信息公开栏目中向社会公示。原料药登记人可在登记平台自行打印受理相关文书，并及时按规定完成缴费。

鼓励药用辅料和药包材登记资料参照执行。

二、原辅包关联审评审批

药审中心在其官网—信息公开—原辅包登记信息中，向社会公开原辅包的登记号、产品名称、企业名称、包装规格、规格、与制剂共同审评审批结果等基本信息，供相关申请人或者持有人选择。新药（化学药品注册分类为1类和2.1类）申报临床阶段使用的化学原料药不需登记，应与制剂注册申请一并提交符合要求的资料。药品上市许可持有人提出上市注册申请时，应提交相关已登记原辅包的授权使用书。国家药监局在审评审批药品制剂时，对化学原料药一并审评审批，对相关药用辅料、药包材一并审评。仿制境内已上市药品所用的化学原料药的，可以申请单独审评审批。

化学原料药审评期间，发生可能影响药品安全性、有效性和质量可控性的重大变更的，登记人应当撤回原登记，补充研究后重新申报。登记人名称变更、注册地址名称变更等不涉及技术审评内容的，应当及时书面告知药品审评中心并提交相关证明性资料。关联审评中需补充资料的，按照补充资料程序（详见第三节"专业审评问询和补充资料"部分）要求药品制剂申请人或者化学原料药、辅料及直接接触药品的包装材料和容器登记企业补充资料，可以基于风险提出对化学原料药、辅料及直接接触药品的包装材料和容器企业进行延伸检查。

化学原料药的审评审批时限与其关联药品制剂的审评时限一致。对于药品制剂变更原料药来源的补充申请，化学原料药已批准的，审评时限为60个工作日；化学原料药未批准的以及申请单独审评审批的化学原料药，审评时限为200个工作日。需要补充资料的，补充资料时间不计入审评时限，药审中心收到申请人全部补充资料后启动审评，审评时限延长三分之一

通过技术审评的原辅包，登记平台标识为"A"；未通过技术审评或尚未与制剂注册进行关联的标识为"I"。化学原料药同时发给《化学原料药批准通知书》及核准后的生产工艺、质量标准和标签，《化学原料药批准通知书》载明登记号，并更新登记平台标识；未通过审评审批的，发给《化学原料药

不予批准通知书》，原辅包登记状态维持不变，相关药品制剂申请不予批准。登记人可以在登记平台自行打印相关文件。未进行平台登记而与药品制剂注册申报资料一并提交研究资料的原料药，监管部门在药品制剂批准证明文件中标注原料药相关信息，可用于办理原料药 GMP 检查、进口通关等。

原辅包登记人负责维护登记平台的登记信息。原辅包发生变更时生产企业应主动开展研究，按要求申报，并在年报中列明相关情况，及时通知相关药品上市许可持有人。药品上市许可持有人接到上述通知后应及时就相应变更对药品制剂质量的影响情况进行评估或研究，并按要求申报。原辅包生产企业应在原辅包通过技术审评后每满一年后的三个月内向药品审评中心提交年度报告。年度报告应当包括产品变更及相关研究资料，如无任何变更应提供相关声明。原辅包备案流程见图 7-10。

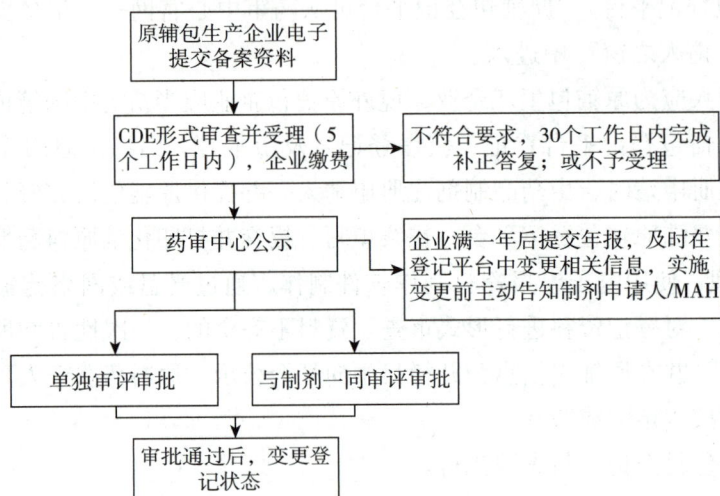

```
        ┌─────────────────────┐
        │ 原辅包生产企业电子    │
        │ 提交备案资料          │
        └─────────────────────┘
                  │
                  ▼
        ┌─────────────────────┐        ┌──────────────────────────┐
        │ CDE形式审查并受理（5  │───────▶│ 不符合要求，30个工作日内完成 │
        │ 个工作日内），企业缴费 │        │ 补正答复；或不予受理        │
        └─────────────────────┘        └──────────────────────────┘
                  │
                  ▼
        ┌─────────────────────┐        ┌──────────────────────────┐
        │ 药审中心公示          │───────▶│ 企业满一年后提交年报，及时在 │
        └─────────────────────┘        │ 登记平台中变更相关信息，实施 │
            │           │              │ 变更前主动告知制剂申请人/MAH │
            ▼           ▼              └──────────────────────────┘
    ┌──────────┐  ┌──────────────┐
    │ 单独审评审批 │  │ 与制剂一同审评审批 │
    └──────────┘  └──────────────┘
            │           │
            ▼           ▼
        ┌─────────────────────┐
        │ 审批通过后，变更登     │
        │ 记状态                │
        └─────────────────────┘
```

图 7-10 原辅包备案流程

书网融合……

习题   本章小结

第八章　药品生产电子政务应用

学习目标

1. 通过本章学习，应能掌握药品生产许可的申请与管理、药品生产监督检查内容及频次、GMP 的主要内容；熟悉药品生产许可证内容、药品委托生产要求、药品生产企业及药品上市许可持有人的要求与职责；了解从事药品生产活动的要求、GMP 定义与分类。

2. 具备使用药品生产电子政务系统的能力，熟悉药品生产管理，能够操作药品生产管理相关电子政务系统；具有药品生产领域信息收集与应用能力，能及时获取药品生产相关最新政策与电子政务系统操作指南，指导工作顺利开展。

3. 树立药品生产的道德感以及法律意识，确保药品生产中严格遵守相关法律法规。

第一节　药品生产许可管理

一、药品生产许可证的内容

根据国家药监局综合司于 2019 年 8 月 7 日发布的《国家药监局综合司关于启用新版〈药品生产许可证〉等许可证书的通知》（药监综药管〔2019〕72 号），新版药品生产许可证样式（图 8-1）于 2019 年 9 月 1 日正式启用。

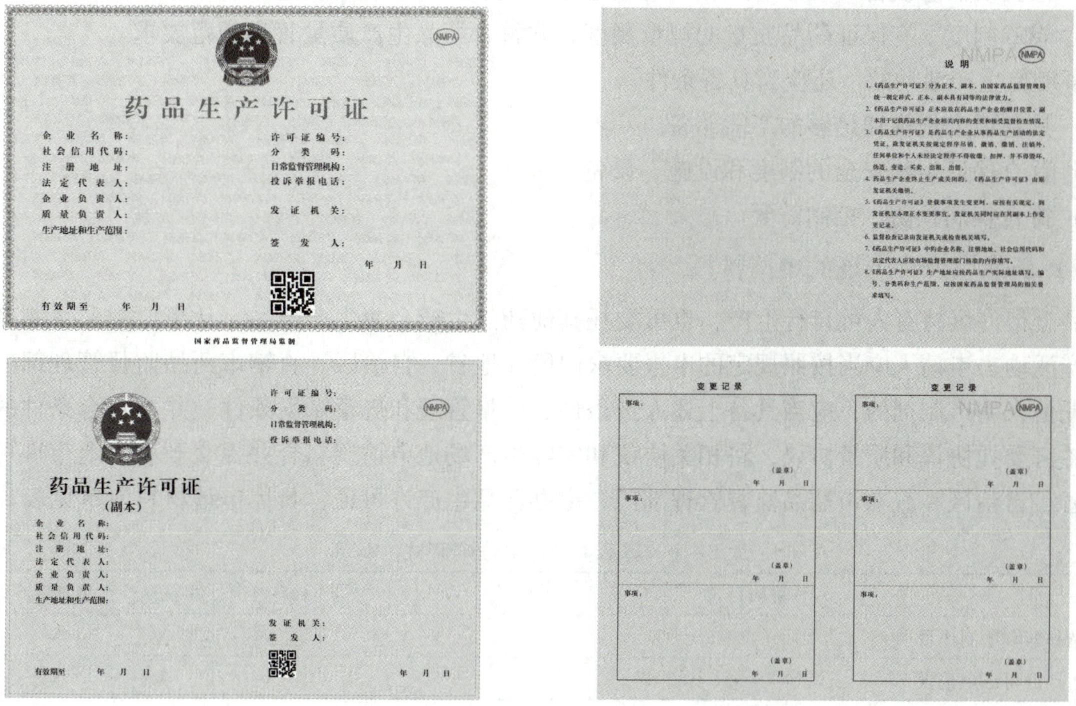

图 8-1　新版药品生产许可证

药品生产许可证有效期为五年，分为正本和副本。药品生产许可证样式由国家药品监督管理局统一制定。正本和副本具有同等的法律效力。其中，正本应该放在药品生产企业的醒目位置，而副本则主要用于记载药品生产企业的相关事项变更以及接受监督检查的记录。药品生产许可证电子证书与纸质证书具有同等法律效力。发放、使用电子版药品生产许可证的地区，电子版证书样式与纸质版一致。

药品生产许可证上（包括正本与副本）应载明药品生产企业的相关信息，包括企业名称、统一社会信用代码、注册地址、法定代表人、企业负责人、质量负责人、生产地址和生产范围、日常监督管理机构、投诉举报电话等；同时还应载明本药品生产许可证的相关信息，包括许可证编号、分类码、发证机关、签发人、发证日期、有效期限等。分类码是对许可证内生产范围进行统计归类的英文字母串。大写字母用于归类药品上市许可持有人和产品类型，包括：A 代表自行生产的药品上市许可持有人、B 代表委托生产的药品上市许可持有人、C 代表接受委托的药品生产企业、D 代表原料药生产企业；小写字母用于区分制剂属性，h 代表化学药、z 代表中成药、s 代表生物制品、d 代表按药品管理的体外诊断试剂、y 代表中药饮片、q 代表医用气体、t 代表特殊药品、x 代表其他。为落实相关药品生产的监管责任，证书正本与副本上均应注明日常监督管理机构和投诉举报电话，接受全社会的监督。

二、药品生产许可证的申办

（一）药品生产许可证的申请条件

根据《药品生产监督管理办法》，从事药品生产活动，应当符合以下条件。

（1）人员条件　有依法经过资格认定的药学技术人员、工程技术人员及相应的技术工人，法定代表人、企业负责人、生产管理负责人、质量管理负责人、质量受权人及其他相关人员符合《药品管理法》《疫苗管理法》规定的条件。

（2）硬件条件　有与药品生产相适应的厂房、设施、设备和卫生环境。

（3）质量管理　有能对所生产药品进行质量管理和质量检验的机构、人员。

（4）检验仪器与设备　有能对所生产药品进行质量管理和质量检验的必要的仪器设备。

（5）规章制度　有保证药品质量的规章制度，并符合药品生产质量管理规范要求。

从事疫苗生产活动的，还应当具备条件。

（1）具备适度规模和足够的产能储备。

（2）具有保证生物安全的制度和设施、设备。

（3）符合疾病预防、控制需要。

（二）药品生产许可证的申请材料

药品上市许可持有人可自行生产，也可委托其他药品生产企业生产药品。从事原料药、制剂、中药饮片生产活动，申请人应当按照规定的申报要求向所在地省、自治区、直辖市药品监督管理部门提出申请。委托他人生产制剂的，应当具备上述人员条件、质量管理和规章制度条件，并与符合条件的药品生产企业签订委托协议和质量协议，将相关协议和实际生产场地申请资料合并提交至药品上市许可持有人所在地省、自治区、直辖市药品监督管理部门，申办药品生产许可证，具体申请材料清单见表 8-1。

表 8-1　药品生产许可证申请材料清单

材料目录	自行生产	委托生产	受托生产	原料药
1. 按申请材料顺序制作目录 *	√	√	√	√
2. 药品生产许可证申请表	√	√	√	√

续表

材料目录	自行生产	委托生产	受托生产	原料药
3. 基本情况，包括企业名称、拟生产品种、工艺及生产能力（含储备产能）、品种相关说明（完成支持药品上市注册的药学、药理毒理学和药物临床试验等研究，确定质量标准，完成商业规模生产工艺验证，并做好接受药品注册核查检验等准备工作相关说明）	√	√	√	√
4. 企业的场地、周边环境、基础设施、设备条件说明以及投资规模情况说明	√			
5. 营业执照（申请人不需要提交，监管部门自行查询）	√	√	√	√
6. 组织机构图（注明各部门的职责及相互关系、部门负责人）	√	√	√	√
7. 法定代表人、企业负责人、生产负责人、质量负责人、质量受权人及部门负责人简历、学历、职称证书和身份证（护照）复印件；依法经过资格认定的药学及相关专业技术人员、工程技术人员、技术工人登记表，并标明所在部门及岗位；高级、中级、初级技术人员的比例情况表	√		√	√
8. 周边环境图、总平面布置图、仓储平面布置图、质量检验场所平面布置图	√		√	√
9. 生产工艺布局平面图（包括更衣室、盥洗间、人流和物流通道、气闸，并标明人、物流向和空气洁净度等级），空气净化系统的送风、回风、排风平面布置图，工艺设备平面布置图	√		√	√
10. 拟生产（委托生产/接受委托生产）的范围、剂型、品种、质量标准及依据	√	√	√	√
11. 拟生产（委托生产/接受委托生产）剂型及品种的工艺流程图，并注明主要质量控制点与项目、拟共线生产（受托方共线生产）情况	√	√	√	√
12. 空气净化系统、制水系统、主要设备确认或验证概况；生产、检验用仪器、仪表、衡器校验情况	√			
13. 主要生产设备及检验仪器目录	√		√	√
14. 生产管理、质量管理主要文件目录	√	√	√	√
15. 药品出厂规程	√		√	√
16. 药品上市规程	√	√		
17. 委托协议和质量协议		√	√	
18. 持有人确认受托方具有受托生产条件、技术水平和质量管理能力的评估报告		√		
19. 受托方药品生产许可证正副本复印件		√		
20. 受托方药品生产企业的场地、周边环境、基础设施、设备等情况说明		√		
21. 受托方周边环境图、总平面布置图、仓储平面布置图、质量检验场所平面布置图		√		
22. 受托方生产工艺布局平面图（包括更衣室、盥洗间、人流和物流通道、气闸等，并标明人、物流向和空气洁净度等级），空气净化系统的送风、回风、排风平面布置图，工艺设备平面布置图		√		
23. 受托方空气净化系统、制水系统、主要设备确认或验证概况；生产、检验仪器、仪表、衡器校验情况		√		
24. 受托方主要生产设备及检验仪器目录		√		
25. 受托方药品出厂放行规程		√		
26. 受托方所在地省级药品监管部门出具的药品 GMP 符合性检查告知书以及同意受托生产的意见（对于在新建车间或者新建生产线受托生产的、尚未获得上市许可的品种，可以提供许可检查情况说明）		√		
27. 申请材料全部内容真实性承诺书	√	√	√	√
28. 受托方是否存在不良信用记录情形说明（如存在，还需提交持有人对受托生产企业药品 GMP 符合情况的现场审核报告、对受托生产企业检验能力的评估报告以及对受托生产企业前期违法违规行为整改情况的评估报告）		√		
29. 药品 GMP 符合性检查告知书（对于在新建车间或者新建生产线受托生产的、尚未获得上市许可的品种，可以提供许可检查情况说明）；			√	
30. 凡申请企业申报材料时，申请人不是法定代表人或负责人本人，企业应当提交《授权委托书》	√	√	√	√

材料目录	自行生产	委托生产	受托生产	原料药
31. 委托生产中药注射剂、多组分生化药的，还需提供持有人拟委托产品近五年连续生产销售记录、不良反应监测总结报告（需明确是否存在严重不良反应和抽检不合格情形）、关键岗位人员的资质证明材料、受托生产企业同类型制剂产品近三年连续生产的记录；持有人对受托生产企业以及中药提取物、动物来源原材料制备过程的药品 GMP 符合情况现场审核报告、对受托生产企业检验能力评估报告		√		
32. 公司的股东会或股东大会、董事会关于企业分立的决议（企业因分立而新设药品生产企业需提交）	√	√	√	√
33. 原药品生产企业分立的情况说明（企业因分立而新设药品生产企业需提交）	√	√	√	√
34. 检查分局结合日常监管同意分立意见（企业因分立而新设药品生产企业需提交）	√	√	√	√
35. 中药饮片等参照自行生产的药品上市许可持有人申请要求提交相关资料。疫苗上市许可持有人还应当提交疫苗的储存、运输管理情况，并明确相关的单位及配送方式＊＊	√			

注：＊材料顺序以各省、自治区、直辖市药品监督管理部门要求为准；＊＊非必要材料。

三、药品生产许可的审批

药品生产许可证的审批省、自治区、直辖市药品监督管理部门收到申请后，应当根据申请事项是否在本部门职权范围内、申请材料是否齐全并符合形式审查等要求，出具受理通知书或不予受理通知书，通知书上应加盖本部门专用印章并注明日期。省、自治区、直辖市药品监督管理部门应当自受理之日起30 日内，作出决定。符合受理要求的，药品监管部门要根据药品生产质量管理规范等有关规定组织开展申报材料的技术审查、评定和现场检查。经审查符合规定的，予以批准，并自书面批准决定作出之日起10 日内颁发药品生产许可证；不符合规定的，作出不予批准的书面决定，并说明理由，药品生产许可证审批流程见图 8 - 2。

四、药品生产许可证的管理

（一）药品生产许可证的变更

药品生产许可证变更分为许可事项变更和登记事项变更。许可事项主要指生产地址和生产范围等，登记事项则指企业名称、经营场所、法定代表人、企业负责人、生产负责人、质量负责人、质量受权人等信息。

（1）许可事项变更　向原发证机关提出变更申请，按照规定及技术要求提交涉及变更内容的相关材料，未经批准，不得擅自变更。原发证机关应当自收到企业变更申请之日起 15 日内作出是否准予变更的决定。不予变更的，应当书面说明理由，并告知申请人享有依法申请行政复议或者提起行政诉讼的权利。

变更生产地址或者生产范围，药品生产企业应当按照相关规定及变更技术要求，提交涉及变更内容的有关材料，并报经所在地省、自治区、直辖市药品监督管理部门审查决定。

原址或者异地新建、改建、扩建车间或者生产线的，应当符合相关规定和技术要求，提交涉及变更内容的有关材料，并报经所在地省、自治区、直辖市药品监督管理部门进行药品生产质量管理规范符合性检查，检查结果应当通知企业。检查结果符合规定，产品符合放行要求的可以上市销售。有关变更情况，应当在药品生产许可证副本中载明。

上述变更事项涉及药品注册证书及其附件载明内容的，由省、自治区、直辖市药品监督管理部门批准后，报国家药品监督管理局药品审评中心更新药品注册证书及其附件相关内容。

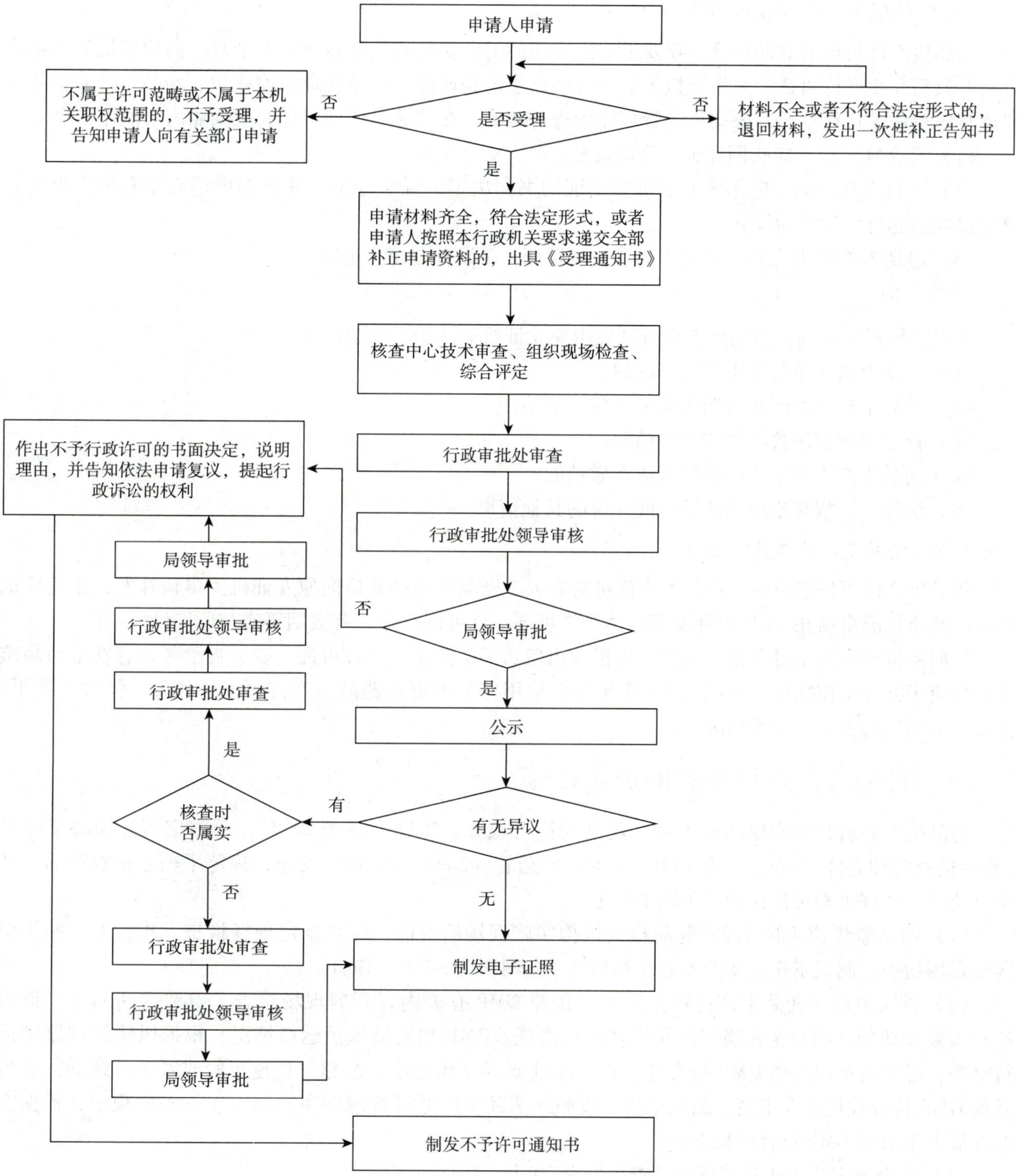

图 8－2　药品生产许可证审批流程

（2）登记事项变更　应在市场监管部门核准变更或企业完成变更后的 30 日内，向原发证机关提出申请，原发证机关应自收到变更申请之日起 10 日内办理变更手续。

药品生产许可证变更后，原发证机关应当在药品生产许可证副本上记录变更的内容和时间，并按照变更后的内容重新核发药品生产许可证正本，收回原药品生产许可证正本，变更后的药品生产许可证终止期限不变。

（二）药品生产许可证的换发

药品生产许可证有效期届满，需要继续生产药品的，应在有效期届满前 6 个月，向原发证机关申请重新发放药品生产许可证。原发证机关应结合药品生产企业遵守药品管理法律法规、药品生产质量管理规范及质量体系运行情况，根据风险管理原则进行审查，在药品生产许可证有效期届满之前作出决定。

（1）符合规定的　应收回原证，重新发证。

（2）不符合规定的　应作出不予重新发证的书面决定，说明理由，并告知申请人享有依法申请行政复议或提起行政诉讼的权利。

（3）逾期未作出决定的　则视为同意重新发证，予以补办相关手续。

（三）药品生产许可证的注销

有以下情形之一的，药品生产许可证应由原发证机关注销，并予以公告：

（1）主动申请注销药品生产许可证的；

（2）药品生产许可证有效期届满未重新发证的；

（3）营业执照依法被吊销或者注销的；

（4）药品生产许可证依法被吊销或者撤销的；

（5）法律、法规规定应当注销行政许可的其他情形。

（四）药品生产许可证的遗失

药品生产许可证遗失的，药品上市许可持有人、药品生产企业应向原发证机关申请补发，原发证机关应按照原核准事项在 10 日内补发药品生产许可证。许可证编号、有效期等应与原许可证一致。

任何单位或个人不得伪造、变造、出租、出借、买卖药品生产许可证。省、自治区、直辖市药品监管部门应于办理工作完成后 10 日内在药品安全信用档案中更新药品生产许可证的核发、换发、变更、补发、吊销、撤销、注销等情况。

五、药品生产许可相关的现场检查

药品生产许可相关的现场检查属于药品的许可检查，2021 年 5 月 28 日，《国家药监局关于印发〈药品检查管理办法（试行）〉的通知》（国药监药管〔2021〕31 号）发布，规范了药品检查行为，其中对药品生产许可相关检查做出了以下规定。

（1）药品监督管理部门或者药品检查机构实施现场检查前，应当制定现场检查工作方案，并组织实施现场检查。制定工作方案及实施现场检查工作时限为 30 个工作日。

（2）首次申请《药品生产许可证》的，按照 GMP 有关内容开展现场检查。申请《药品生产许可证》重新发放的，结合企业遵守药品管理法律法规、GMP 和质量体系运行情况，根据风险管理原则进行审查，必要时可以开展 GMP 符合性检查。原址或者异地新建、改建、扩建车间或者生产线的，应当开展 GMP 符合性检查。申请药品上市的，按照《药品生产监督管理办法》第五十二条的规定，根据需要开展上市前的 GMP 符合性检查；

（3）综合评定应当在收到现场检查报告后 20 个工作日内完成。

第二节　药品生产监督管理

一、药品生产管理

（一）从事药品生产活动的要求

1. 从事药品生产活动应遵循各项规定　应当遵守药品生产质量管理规范，按照国家药品标准、经药品监督管理部门核准的药品注册标准和生产工艺进行生产，按照规定提交并持续更新场地管理文件，对质量体系运行过程进行风险评估和持续改进，保证药品生产全过程持续符合法定要求。

2. 建立健全药品生产质量管理体系 该体系涵盖影响药品质量的所有因素，保证药品生产全过程持续符合法定要求：应当对使用的原料药、辅料、直接接触药品的包装材料和容器等相关物料供应商或者生产企业进行审核，保证购进、使用符合法规要求。生产、检验等记录应当完整准确，不得编造和篡改。

3. 生产药品所需的原料、辅料应符合药用要求 直接接触药品的包装材料和容器，应当符合药用要求，符合保障人体健康、安全的标准。经批准或者通过关联审评审批的原料药、辅料、直接接触药品的包装材料和容器的生产企业，应当遵守国家药品监督管理局制定的质量管理规范以及关联审评审批有关要求，确保质量保证体系持续合规，接受药品上市许可持有人的质量审核，接受药品监督管理部门的监督检查或者延伸检查。

4. 药品上市许可持有人应建立药品质量保证体系 配备专门人员独立负责药品质量管理，对受托药品生产企业、药品经营企业的质量管理体系进行定期审核，监督其持续具备质量保证和控制能力。疫苗上市许可持有人应当具备疫苗生产、检验必需的厂房设施设备，配备具有资质的管理人员，建立完善质量管理体系，具备生产出符合注册要求疫苗的能力，超出疫苗生产能力确需委托生产的，应当经国家药品监督管理局批准。

（二）药品生产企业、药品上市许可持有人的法定代表人及主要负责人履行的职责

药品生产企业、药品上市许可持有人的法定代表人及主要负责人应履行的职责要求见表8-2。

表8-2 药品生产企业、药品上市许可持有人的负责人职责

人员	职责
药品上市许可持有人的法定代表人及主要负责人	应当对药品质量全面负责，具体职责包括：①配备专门质量负责人独立负责药品质量管理；②配备专门质量受权人独立履行药品上市放行责任；③监督质量管理体系正常运行；④对药品生产企业、供应商等相关方与药品生产相关的活动定期开展质量体系审核，保证持续合规；⑤按照变更技术要求，履行变更管理责任；⑥对委托经营企业进行质量评估，与使用单位等进行信息沟通；⑦配合药品监督管理部门对药品上市许可持有人及相关方的延伸检查；⑧发生与药品质量有关的重大安全事件，应当及时报告并按持有人制定的风险管理计划开展风险处置，确保风险得到及时控制；⑨其他法律法规规定的责任
药品生产企业的法定代表人及主要负责人	应当对本企业的药品生产活动全面负责，履行以下职责：①配备专门质量负责人独立负责药品质量管理，监督质量管理规范执行，确保适当的生产过程控制和质量控制，保证药品符合国家药品标准和药品注册标准；②配备专门质量受权人履行药品出厂放行责任；③监督质量管理体系正常运行，保证药品生产过程控制、质量控制以及记录和数据真实性；④发生与药品质量有关的重大安全事件，应当及时报告并按企业制定的风险管理计划开展风险处置，确保风险得到及时控制；⑤其他法律法规规定的责任

（三）药品生产企业及药品上市许可持有人的要求

（1）药品上市许可持有人、药品生产企业应当每年对直接接触药品的工作人员进行健康检查并建立健康档案，避免患有传染病或者其他可能污染药品疾病的人员从事直接接触药品的生产活动。

（2）药品上市许可持有人和药品生产企业不得在药品生产厂房生产对药品质量有不利影响的其他产品。药品包装操作应当采取降低混淆和差错风险的措施，药品包装应当确保有效期内的药品储存运输过程中不受污染。药品说明书和标签中的表述应当科学、规范、准确，文字应当清晰易辨，不得以粘贴、剪切、涂改等方式进行修改或者补充。

（3）药品生产企业应当确定需进行的确认与验证，按照确认与验证计划实施。定期对设施、设备、生产工艺及清洁方法进行评估，确认其持续保持验证状态。应当采取防止污染、交叉污染、混淆和差错的控制措施，定期检查评估控制措施的适用性和有效性，以确保药品达到规定的国家药品标准和药品注册标准，并符合药品生产质量管理规范要求。

（4）药品生产企业应当建立药品出厂放行规程，明确出厂放行的标准、条件，并对药品质量检验

结果、关键生产记录和偏差控制情况进行审核，对药品进行质量检验。符合标准、条件的，经质量受权人签字后方可出厂放行。药品上市许可持有人应当建立药品上市放行规程，对药品生产企业出厂放行的药品检验结果和放行文件进行审核，经质量受权人签字后方可上市放行。中药饮片符合国家药品标准或者省、自治区、直辖市药品监督管理部门制定的炮制规范的，方可出厂、销售。

（5）药品上市许可持有人应当建立年度报告制度，按照国家药品监督管理局规定每年向省、自治区、直辖市药品监督管理部门报告药品生产销售、上市后研究、风险管理等情况。建立药物警戒体系，按照国家药品监督管理局制定的药物警戒质量管理规范开展药物警戒工作。持续开展药品风险获益评估和控制，制定上市后药品风险管理计划，主动开展上市后研究，对药品的安全性、有效性和质量可控性进行进一步确证，加强对已上市药品的持续管理。应当经常考察本单位的药品质量、疗效和不良反应。发现疑似不良反应的，应当及时按照要求报告。

（6）药品上市许可持有人、药品生产企业应当每年进行自检，监控药品生产质量管理规范的实施情况，评估企业是否符合相关法规要求，并提出必要的纠正和预防措施。

（四）药品委托生产的要求

药品上市许可持有人委托符合条件的药品生产企业生产药品的，应当对受托方的质量保证能力和风险管理能力进行评估，根据国家药品监督管理局制定的药品委托生产质量协议指南要求，与其签订质量协议以及委托协议，监督受托方履行有关协议约定的义务。受托方不得将接受委托生产的药品再次委托第三方生产。经批准或者通过关联审评审批的原料药应当自行生产，不得再行委托他人生产。

（五）药品生产变更及停产

药品上市许可持有人、药品生产企业的质量管理体系相关的组织机构、企业负责人、生产负责人、质量负责人、质量受权人发生变更的，应当自发变更之日起 30 日内，完成登记手续。疫苗上市许可持有人应自发变更之日起 15 日内，向所在地省、自治区、直辖市药品监督管理部门报告生产负责人、质量负责人、质量受权人等关键岗位人员的变更情况。

列入国家实施停产报告的短缺药品清单的药品，药品上市许可持有人停止生产的，应当在计划停产实施 6 个月前向所在地省、自治区、直辖市药品监督管理部门报告；发生非预期停产的，在 3 日内报告所在地省、自治区、直辖市药品监督管理部门。必要时，向国家药品监督管理局报告。药品监督管理部门接到报告后，应当及时通报同级短缺药品供应保障工作会商联动机制牵头单位。

二、药品生产监督检查

省、自治区、直辖市药品监督管理部门负责对本行政区域内药品上市许可持有人，制剂、化学原料药、中药饮片生产企业的监督管理。对原料、辅料、直接接触药品的包装材料和容器等供应商、生产企业开展日常监督检查，必要时开展延伸检查。

药品上市许可持有人和受托生产企业不在同一省、自治区、直辖市的，由药品上市许可持有人所在地省、自治区、直辖市药品监督管理部门负责对药品上市许可持有人的监督管理，受托生产企业所在地省、自治区、直辖市药品监督管理部门负责对受托生产企业的监督管理。省、自治区、直辖市药品监督管理部门应当加强监督检查信息互相通报，及时将监督检查信息更新到药品安全信用档案中，可以根据通报情况和药品安全信用档案中监管信息更新情况开展调查，对药品上市许可持有人或者受托生产企业依法作出行政处理，必要时可以开展联合检查。

药品监督管理部门应当建立健全职业化、专业化检查员制度，明确检查员的资格标准、检查职责、分级管理、能力培训、行为规范、绩效评价和退出程序等规定，提升检查员的专业素质和工作水平。检查员应当熟悉药品法律法规，具备药品专业知识。

药品监督管理部门应当根据监管事权、药品产业规模及检查任务等，配备充足的检查员队伍，保障检查工作需要。有疫苗等高风险药品生产企业的地区，还应配备相应数量的具有疫苗等高风险药品检查技能和经验的药品检查员。

（一）上市前的 GMP 符合性检查

省、自治区、直辖市药品监督管理部门根据监管需要，对持有药品生产许可证的药品上市许可申请人及其受托生产企业，按以下要求进行上市前的药品生产质量管理规范符合性检查。

（1）未通过与生产该药品的生产条件相适应的药品生产质量管理规范符合性检查的品种，应当进行上市前的药品生产质量管理规范符合性检查。其中，拟生产药品需要进行药品注册现场核查的，国家药品监督管理局药品审评中心通知核查中心，告知相关省、自治区、直辖市药品监督管理部门和申请人。核查中心协调相关省、自治区、直辖市药品监督管理部门，同步开展药品注册现场核查和上市前的药品生产质量管理规范符合性检查。

（2）拟生产药品不需要进行药品注册现场核查的，国家药品监督管理局药品审评中心告知生产场地所在地省、自治区、直辖市药品监督管理部门和申请人，相关省、自治区、直辖市药品监督管理部门自行开展上市前的药品生产质量管理规范符合性检查。

（3）已通过与生产该药品的生产条件相适应的药品生产质量管理规范符合性检查的品种，相关省、自治区、直辖市药品监督管理部门根据风险管理原则决定是否开展上市前的药品生产质量管理规范符合性检查。

开展上市前的药品生产质量管理规范符合性检查的，在检查结束后，应当将检查情况、检查结果等形成书面报告，作为对药品上市监管的重要依据。上市前的药品生产质量管理规范符合性检查涉及药品生产许可证事项变更的，由原发证的省、自治区、直辖市药品监督管理部门依变更程序作出决定。通过相应上市前的药品生产质量管理规范符合性检查的商业规模批次，在取得药品注册证书后，符合产品放行要求的可以上市销售。药品上市许可持有人应当重点加强上述批次药品的生产销售、风险管理等措施。

（二）药品生产监督检查

1. 检查内容　药品检查根据检查性质和目的，可以分为许可检查、常规检查、有因检查和其他检查。

（1）许可检查是药品监督管理部门在开展药品生产经营许可申请审查过程中，对申请人是否具备从事药品生产经营活动条件开展的检查。

（2）常规检查是根据药品监督管理部门制定的年度检查计划，对药品上市许可持有人、药品生产企业、药品经营企业、药品使用单位遵守有关法律、法规、规章，执行相关质量管理规范以及有关标准情况开展的监督检查。

（3）有因检查是对药品上市许可持有人、药品生产企业、药品经营企业、药品使用单位可能存在的具体问题或者投诉举报等开展的针对性检查。

（4）其他检查是除许可检查、常规检查、有因检查外的检查。

省、自治区、直辖市药品监督管理部门应当坚持风险管理、全程管控原则，根据风险研判情况，制定年度检查计划并开展监督检查。年度检查计划至少包括检查范围、内容、方式、重点、要求、时限、承担检查的机构等。药品生产监督检查的主要内容包括：①药品上市许可持有人、药品生产企业执行有关法律、法规及实施药品生产质量管理规范、药物警戒质量管理规范以及有关技术规范等情况；②药品生产活动是否与药品品种档案载明的相关内容一致；③疫苗储存、运输管理规范执行情况；④药品委托生产质量协议及委托协议；⑤风险管理计划实施情况；⑥变更管理情况。

2. 检查频次 省、自治区、直辖市药品监督管理部门应当根据药品品种、剂型、管制类别等特点，结合国家药品安全总体情况、药品安全风险警示信息、重大药品安全事件及其调查处理信息等，以及既往检查、检验、不良反应监测、投诉举报等情况确定检查频次；省、自治区、直辖市药品监督管理部门可以结合本行政区域内药品生产监管工作实际情况，调整检查频次。省级药监部门开展生产监督检查频次要求见表8-3。

表8-3 省级药监部门药品生产检查频次要求

类别	频次
麻醉药品、第一类精神药品、药品类易制毒化学品生产企业	每季度检查不少于一次
疫苗、血液制品、放射性药品、医疗用毒性药品、无菌药品等高风险药品生产企业	每年不少于一次
上述产品之外的药品生产企业	每年抽取一定比例开展监督检查，但应当在3年内对本行政区域内企业全部进行检查
原料、辅料、直接接触药品的包装材料和容器等供应商、生产企业	每年抽取一定比例开展监督检查，5年内对本行政区域内企业全部进行检查

3. 现场检查要求 国家药品监督管理局和省、自治区、直辖市药品监督管理部门组织监督检查时，应当制定检查方案，明确检查标准，如实记录现场检查情况，需要抽样检验或者研究的，按照有关规定执行。检查结论应当清晰明确，检查发现的问题应当以书面形式告知被检查单位。需要整改的，应当提出整改内容及整改期限，必要时对整改后情况实施检查。在进行监督检查时，药品监督管理部门应当指派两名以上检查人员实施监督检查，检查人员应当向被检查单位出示执法证件。药品监督管理部门工作人员对知悉的商业秘密应当保密。

现场检查结束后，应当对现场检查情况进行分析汇总，并客观、公平、公正地对检查中发现的缺陷进行风险评定并作出现场检查结论。派出单位负责对现场检查结论进行综合研判。

4. 检查结果处理 药品监督管理部门根据综合评定结论，需要作出相应处理。

（1）综合评定结论为符合要求的，药品监督管理部门或者药品检查机构应当将现场检查报告、《药品检查综合评定报告书》及相关证据材料、整改报告等进行整理归档保存。

（2）综合评定结论为基本符合要求的，药品监督管理部门应当按照《中华人民共和国药品管理法》第九十九条的规定采取相应的行政处理和风险控制措施，并将现场检查报告、《药品检查综合评定报告书》及相关证据材料、整改报告、行政处理和风险控制措施相关资料等进行整理归档保存。

（3）综合评定结论为不符合要求的，药品监督管理部门应当第一时间采取暂停生产、销售、使用、进口等风险控制措施，消除安全隐患。除首次申请相关许可证的情形外，药品监督管理部门应当按照《中华人民共和国药品管理法》第一百二十六条等相关规定进行处理，并将现场检查报告、《药品检查综合评定报告书》及相关证据材料、行政处理相关案卷资料等进行整理归档保存。

被检查单位拒绝、逃避监督检查，伪造、销毁、隐匿有关证据材料的，视为其产品可能存在安全隐患，药品监督管理部门应当按照《中华人民共和国药品管理法》第九十九条的规定进行处理。被检查单位有下列情形之一的，应当视为拒绝、逃避检查：①拖延、限制、拒绝检查人员进入被检查场所或者区域的，或者限制检查时间的；②无正当理由不提供或者延迟提供与检查相关的文件、记录、票据、凭证、电子数据等材料的；③以声称工作人员不在、故意停止生产经营等方式欺骗、误导、逃避检查的；④拒绝或者限制拍摄、复印、抽样等取证工作的；⑤其他不配合检查的情形。

安全隐患排除后，被检查单位可以向作出风险控制措施决定的药品监督管理部门提出解除风险控制措施的申请，并提交整改报告，药品监督管理部门对整改情况组织评估，必要时可以开展现场检查，确认整改符合要求后解除相关风险控制措施，并向社会及时公布结果。

药品监督管理部门发现药品上市许可持有人、药品生产、经营企业和使用单位违反法律、法规情节严重，所生产、经营、使用的产品足以或者已经造成严重危害或者造成重大影响的，及时向上一级药品监督管理部门和本级地方人民政府报告。上级药品监督管理部门应当监督指导下级药品监督管理部门开展相应的风险处置工作。

三、药品生产质量管理规范

（一）药品生产质量管理规范定义与分类

1. 定义　《药品生产质量管理规范》是适用于药品生产全过程的一整套系统化、科学的管理规范。其通过运用一整套科学、合理、规范的条件与方法，保证药品生产企业生产出符合预期用途与注册条件的合格药品，是药品生产与质量管理的基本准则。

2. 分类　GMP可以按适用范围或性质进行分类。

（1）按适用范围分类　①由国际组织颁布的GMP，如世界卫生组织（WHO）制定的WHO-GMP、欧盟制定的EU-GMP、东南亚国家联盟制定的ASEAN-GMP等，这类GMP可适用于多个国家或地区；②由国家权力机构颁布的GMP，如我国国家药品监督管理局、美国FDA、英国卫生和社会保险部、日本厚生省等制定的GMP，此类GMP主要适用于某个国家；③由工业组织制定的GMP，如我国医药工业公司、美国制药工会联合会、瑞典工业协会等制定的GMP，此类GMP主要适用于行业或制药组织内部；④制药企业的药品GMP，在企业内部强制施行。一般来讲，适用范围越小的GMP，其条款与规定的严格程度越高。

（2）按性质分类　①作为法律规定、具有法律效应的GMP，如中国、美国、英国、日本等国的GMP，由政府或立法机关颁布、具有法律性质；②仅作为建议性的规定，而不具有法律效应的GMP，如WHO的GMP，或者1982年由我国医药工业公司制定的GMP。随着对GMP重视程度的提高，越来越多的国家开始将GMP法制化，使其具有法律效应。

（二）我国GMP的主要内容

我国现行《药品生产质量管理规范》（2010年修订）于2011年3月1日起实施，包括总则、质量管理、机构与人员、厂房与设施、设备、物料与产品、确认与验证、文件管理、生产管理、质量控制与质量保证、委托生产与委托检验、产品发运与召回、自检和附则，共十四章，三百一十三条，对药品生产过程的各个方面都作出了明确规定，现介绍如下。

第一章（第一条至第四条）为总则。

我国《药品生产质量管理规范》的制定依据是《中华人民共和国药品管理法》和《中华人民共和国药品管理法实施条例》。企业应当建立药品质量管理体系，该体系应当涵盖影响药品质量的所有因素，包括确保药品质量符合预定用途的有组织、有计划的全部活动。该规范作为质量管理体系的一部分，是药品生产管理和质量控制的基本要求，旨在最大限度地降低药品生产过程中污染、交叉污染以及混淆、差错等风险，确保持续稳定地生产出符合预定用途和注册要求的药品。企业应当严格执行该规范，坚持诚实守信，禁止任何虚假、欺骗行为。

第二章（第五条至第十五条）为质量管理方面的规定与要求。

1. 原则　企业应当建立符合药品质量管理要求的质量目标，将药品注册的有关安全、有效和质量可控的所有要求，系统地贯彻到药品生产、控制及产品放行、贮存、发运的全过程中，确保所生产的药品符合预定用途和注册要求。企业应当配备足够的、符合要求的人员、厂房、设施和设备，为实现质量目标提供必要的条件。

2. 质量保证　是质量管理体系的一部分。企业必须建立质量保证系统，同时建立完整的文件体系，以保证系统有效运行。

3. 质量控制　包括相应的组织机构、文件系统以及取样、检验等，确保物料或产品在放行前完成必要的检验，确认其质量符合要求。

4. 质量风险管理　是在整个产品生命周期中采用前瞻或回顾的方式，对质量风险进行评估、控制、沟通、审核的系统过程。应当根据科学知识及经验对质量风险进行评估，以保证产品质量。质量风险管理过程所采用的方法、措施、形式及形成的文件应当与存在风险的级别相适应。

第三章（第十六条至第三十七条）为机构与人员方面的规定与要求。

1. 原则　企业应当建立与药品生产相适应的管理机构，并有组织机构图。企业应当设立独立的质量管理部门，履行质量保证和质量控制的职责。质量管理部门可以分别设立质量保证部门和质量控制部门。

2. 关键人员　应当为企业的全职人员，至少应当包括企业负责人、生产管理负责人、质量管理负责人和质量受权人。质量管理负责人和生产管理负责人不得互相兼任。质量管理负责人和质量受权人可以兼任。应当制定操作规程确保质量受权人独立履行职责，不受企业负责人和其他人员的干扰。具体人员资质要求和主要职责如下。

（1）**企业负责人**　是药品质量的主要责任人，全面负责企业日常管理。为确保企业实现质量目标并按照本规范要求生产药品，企业负责人应当负责提供必要的资源，合理计划、组织和协调，保证质量管理部门独立履行其职责。

（2）**生产管理负责人和质量管理负责人**　资质和主要职责见表8-4。

表8-4　生产管理负责人和质量管理负责人的资质与主要职责

关键人员	学历要求	培训情况要求	实践经历要求	职责
生产管理负责人	至少具有药学或相关专业本科学历（或中级专业技术职称或执业药师资格）	接受过与所生产产品相关的专业知识培训	具有至少3年从事药品生产和质量管理的实践经验，其中至少有1年的药品生产管理经验	①确保药品按照批准的工艺规程生产、贮存，以保证药品质量；②确保严格执行与生产操作相关的各种操作规程；③确保批生产记录和批包装记录经过指定人员审核并送交质量管理部门；④确保厂房和设备的维护保养，以保持其良好的运行状态；⑤确保完成各种必要的验证工作；⑥确保生产相关人员经过必要的上岗前培训和继续培训，并根据实际需要调整培训内容
质量管理负责人			具有至少5年从事药品生产和质量管理的实践经验，其中至少1年的药品质量管理经验	①确保原辅料、包装材料、中间产品、待包装产品和成品符合经注册批准的要求和质量标准；②确保在产品放行前完成对批记录的审核；③确保完成所有必要的检验；④批准质量标准、取样方法、检验方法和其他质量管理的操作规程；⑤审核和批准所有与质量有关的变更；⑥确保所有重大偏差和检验结果超标已经过调查并得到及时处理；⑦批准并监督委托检验；⑧监督厂房和设备的维护，以保持其良好的运行状态；⑨确保完成各种必要的确认或验证工作，审核和批准确认或验证方案和报告；⑩确保完成自检；⑪评估和批准物料供应商；⑫确保所有与产品质量有关的投诉已经过调查，并得到及时、正确的处理；⑬确保完成产品的持续稳定性考察计划，提供稳定性考察的数据；⑭确保完成产品质量回顾分析；⑮确保质量控制和质量保证人员都已经过必要的上岗前培训和继续培训，并根据实际需要调整培训内容

（3）**质量受权人**　应当至少具有药学或相关专业本科学历（或中级专业技术职称或执业药师资格），具有至少五年从事药品生产和质量管理的实践经验，从事过药品生产过程控制和质量检验工作。质量受权人应当具有必要的专业理论知识，并经过与产品放行有关的培训，方能独立履行其职责。其主要职责是：①参与企业质量体系建立、内部自检、外部质量审计、验证以及药品不良反应报告、产品召回等质量管理活动；②承担产品放行的职责，确保每批已放行产品的生产、检验均符合相关法规、药品

注册要求和质量标准；③在产品放行前，质量受权人必须按要求出具产品放行审核记录，并纳入批记录。

3. 人员卫生　所有人员都应当接受卫生要求的培训，企业应当建立人员卫生操作规程，最大限度地降低人员对药品生产造成污染的风险。企业应当对人员健康进行管理，并建立健康档案。直接接触药品的生产人员上岗前应当接受健康检查，以后每年至少进行一次健康检查。企业应当采取适当措施，避免体表有伤口、患有传染病或其他可能污染药品疾病的人员从事直接接触药品的生产。参观人员和未经培训的人员不得进入生产区和质量控制区，特殊情况确需进入的，应当事先对个人卫生、更衣等事项进行指导。任何进入生产区的人员均应当按照规定更衣。工作服的选材、式样及穿戴方式应当与所从事的工作和空气洁净度级别要求相适应。进入洁净生产区的人员不得化妆和佩戴饰物。生产区、仓储区应当禁止吸烟和饮食，禁止存放食品、饮料、香烟和个人用药品等非生产用物品。操作人员应当避免裸手直接接触药品、与药品直接接触的包装材料和设备表面。

第四章（第三十八条至第七十条）为厂房与设施方面的规定与要求。

1. 原则　厂房的选址、设计、布局、建造、改造和维护必须符合药品生产要求，应当能够最大限度地避免污染、交叉污染、混淆和差错，便于清洁、操作和维护。企业应当有整洁的生产环境；厂区的地面、路面及运输等不应当对药品的生产造成污染；生产、行政、生活和辅助区的总体布局应当合理，不得互相妨碍；厂区和厂房内的人、物流走向应当合理。

2. 生产区　为降低污染和交叉污染的风险，厂房、生产设施和设备应当根据所生产药品的特性、工艺流程及相应洁净度级别要求合理设计、布局和使用。应当根据药品品种、生产操作要求及外部环境状况等配置空调净化系统，使生产区有效通风，并有温度、湿度控制和空气净化过滤，保证药品的生产环境符合要求。洁净区与非洁净区之间、不同级别洁净区之间的压差应当不低于 10 帕斯卡。必要时，相同洁净度级别的不同功能区域（操作间）之间也应当保持适当的压差梯度。

无菌药品生产所需的洁净区可分为以下 4 个级别。

A 级：高风险操作区，如灌装区、放置胶塞桶和与无菌制剂直接接触的敞口包装容器的区域及无菌装配或连接操作的区域，应当用单向流操作台（罩）维持该区的环境状态。单向流系统在其工作区域必须均匀送风，风速为 0.36~0.54m/s（指导值）。应当有数据证明单向流的状态并经过验证。在密闭的隔离操作器或手套箱内，可使用较低的风速。

B 级：指无菌配制和灌装等高风险操作 A 级洁净区所处的背景区域。

C 级和 D 级：指无菌药品生产过程中重要程度较低操作步骤的洁净区。

以上各级别空气悬浮粒子的标准规定见表 8-5。

表 8-5　各级别空气悬浮粒子的标准规定

洁净度级别	悬浮粒子最大允许数/立方米			
	静态		动态	
	≥0.5μm	≥5.0μm	≥0.5μm	≥5.0μm
A 级	3520	20	3520	20
B 级	3520	29	352000	2900
C 级	352000	2900	3520000	29000
D 级	3520000	29000	不作规定	不作规定

应当按要求对洁净区的悬浮粒子进行动态监测，洁净区微生物监测的动态标准见表 8-6。

表 8 – 6　洁净区微生物监测的动态标准

洁净度级别	浮游菌 cfu/m³	沉降菌（φ90mm） cfu/4 小时	表面微生物	
			接触（φ55mm） cfu/碟	5 指手套 cfu/手套
A 级	<1	<1	<1	<1
B 级	10	5	5	5
C 级	100	50	25	—
D 级	200	100	50	—

3. 仓储区　应当有足够的空间，确保有序存放待验、合格、不合格、退货或召回的原辅料、包装材料、中间产品、待包装产品和成品等各类物料和产品。

4. 质量控制区　质量控制实验室通常应当与生产区分开。生物检定、微生物和放射性同位素的实验室还应当彼此分开。

5. 辅助区　休息室的设置不应当对生产区、仓储区和质量控制区造成不良影响。更衣室和盥洗室应当方便人员进出，并与使用人数相适应。盥洗室不得与生产区和仓储区直接相通。维修间应当尽可能远离生产区。存放在洁净区内的维修用备件和工具，应当放置在专门的房间或工具柜中。

第五章（第七十一条至第一百零一条）为关于设备方面的规定与要求。

1. 原则　设备的设计、选型、安装、改造和维护必须符合预定用途，应当尽可能降低产生污染、交叉污染、混淆和差错的风险，便于操作、清洁、维护，以及必要时进行的消毒或灭菌。

2. 设计和安装　生产设备不得对药品质量产生任何不利影响。与药品直接接触的生产设备表面应当平整、光洁、易清洗或消毒、耐腐蚀，不得与药品发生化学反应、吸附药品或向药品中释放物质。应当配备有适当量程和精度的衡器、量具、仪器和仪表。应当选择适当的清洗、清洁设备，并防止这类设备成为污染源。

3. 维护和维修　设备的维护和维修不得影响产品质量。

4. 制药用水　应当适合其用途，并符合《中华人民共和国药典》的质量标准及相关要求。制药用水至少应当采用饮用水。纯化水、注射用水储罐和输送管道所用材料应当无毒、耐腐蚀；储罐的通气口应当安装不脱落纤维的疏水性除菌滤器；管道的设计和安装应当避免死角、盲管。纯化水、注射用水的制备、贮存和分配应当能够防止微生物的滋生。纯化水可采用循环，注射用水可采用 70℃ 以上保温循环。

第六章（第一百零二条至第一百三十七条）为物料与产品方面的规定与要求。

1. 原则　应当建立物料和产品的操作规程，确保物料和产品的正确接收、贮存、发放、使用和发运，防止污染、交叉污染、混淆和差错。

2. 原辅料　应当制定相应的操作规程，采取核对或检验等适当措施，确认每一包装内的原辅料正确无误。

3. 中间产品和待包装产品　应当在适当的条件下贮存。

4. 包装材料　与药品直接接触的包装材料和印刷包装材料的管理和控制要求与原辅料相同。

5. 成品　放行前应当待验贮存。

6. 特殊管理的物料和产品　麻醉药品、精神药品、医疗用毒性药品（包括药材）、放射性药品、药品类易制毒化学品及易燃、易爆和其他危险品的验收、贮存、管理应当执行国家有关的规定。

7. 其他　不合格的物料、中间产品、待包装产品和成品的每个包装容器上均应当有清晰醒目的标志，并在隔离区内妥善保存。

第七章（第一百三十八条至第一百四十九条）为确认与验证方面的规定与要求。

企业应当确定需要进行的确认或验证工作，以证明有关操作的关键要素能够得到有效控制。确认或验证的范围和程度应当经过风险评估来确定。企业的厂房、设施、设备和检验仪器应当经过确认，应当采用经过验证的生产工艺、操作规程和检验方法进行生产、操作和检验，并保持持续的验证状态。应当建立确认与验证的文件和记录，并能以文件和记录证明达到预定的目标。

第八章（第一百五十条至第一百八十三条）为文件管理方面的规定与要求。

文件是质量保证系统的基本要素。企业必须有内容正确的书面质量标准、生产处方和工艺规程、操作规程以及记录等文件。企业应当建立文件管理的操作规程，系统地设计、制定、审核、批准和发放文件。与本规范有关的文件应当经质量管理部门的审核。文件的内容应当与药品生产许可、药品注册等相关要求一致，并有助于追溯每批产品的历史情况。

记录应当保持清洁，不得撕毁和任意涂改。记录填写的任何更改都应当签注姓名和日期，并使原有信息仍清晰可辨，必要时，应当说明更改的理由。记录如需重新誊写，则原有记录不得销毁，应当作为重新誊写记录的附件保存。每批药品应当有批记录，包括批生产记录、批包装记录、批检验记录和药品放行审核记录等与本批产品有关的记录。批记录应当由质量管理部门负责管理，至少保存至药品有效期后一年。

第九章（第一百八十四条至第二百一十六条）为生产管理方面的规定与要求。

所有药品的生产和包装均应当按照批准的工艺规程和操作规程进行操作并进行相关记录，以确保药品达到规定的质量标准，并符合药品生产许可和注册批准的要求。应当建立划分产品生产批次的操作规程，生产批次的划分应当能够确保同一批次产品质量和特性的均一性（药品生产批次划分原则见表8-7）。每次生产结束后应当进行清场，确保设备和工作场所没有遗留与本次生产有关的物料、产品和文件。下次生产开始前，应当对前次清场情况进行确认。

表8-7 无菌药品和原料药生产批次划分的原则

药品	批次划分原则
无菌药品	①大（小）容量注射剂以同一配液罐最终一次配制的药液所生产的均质产品为一批；同一批产品如用不同的灭菌设备或同一灭菌设备分次灭菌的，应当可以追溯 ②粉针剂以一批无菌原料药在同一连续生产周期内生产的均质产品为一批 ③冻干产品以同一批配制的药液使用同一台冻干设备在同一生产周期内生产的均质产品为一批 ④眼用制剂、软膏剂、乳剂和混悬剂等以同一配制罐最终一次配制所生产的均质产品为一批
原料药	①连续生产的原料药，在一定时间间隔内生产的在规定限度内的均质产品为一批 ②间歇生产的原料药，可由一定数量的产品经最后混合所得的在规定限度内的均质产品为一批

生产开始前应当进行检查，确保设备和工作场所没有上批遗留的产品、文件或与本批产品生产无关的物料，设备处于已清洁及待用状态。检查结果应当有记录。生产过程中应当采取措施，尽可能防止污染和交叉污染。包装操作规程应当规定降低污染和交叉污染、混淆或差错风险的措施。

第十章（第二百一十七条至第二百七十七条）为质量控制与质量保证方面的规定与要求。

1. 质量控制实验室管理 质量控制实验室的人员、设施、设备应当与产品性质和生产规模相适应。质量控制负责人应当具有足够的管理实验室的资质和经验，可以管理同一企业的一个或多个实验室。质量控制实验室的检验人员至少应当具有相关专业中专或高中以上学历，并经过与所从事的检验操作相关的实践培训且通过考核。

2. 物料和产品放行 应当分别建立物料和产品批准放行的操作规程，明确批准放行的标准、职责，并有相应的记录。药品的质量评价应当有明确的结论，如批准放行、不合格或其他决定；每批药品均应当由质量受权人签名批准放行；疫苗类制品、血液制品、用于血源筛查的体外诊断试剂以及国家药品监督管理部门规定的其他生物制品放行前还应当取得批签发合格证明。

3. 持续稳定性考察　目的是在有效期内监控已上市药品的质量，以发现药品与生产相关的稳定性问题（如杂质含量或溶出度特性的变化），并确定药品能够在标示的贮存条件下，符合质量标准的各项要求。

4. 变更控制　企业应当建立变更控制系统，对所有影响产品质量的变更进行评估和管理。需要经药品监督管理部门批准的变更应当在得到批准后方可实施。

5. 偏差处理　企业应当建立偏差处理的操作规程，规定偏差的报告、记录、调查、处理以及所采取的纠正措施，并有相应的记录。各部门负责人应当确保所有人员正确执行生产工艺、质量标准、检验方法和操作规程，防止偏差的产生。

6. 纠正措施和预防措施　企业应当建立纠正措施和预防措施系统，对投诉、召回、偏差、自检或外部检查结果、工艺性能和质量监测趋势等进行调查并采取纠正和预防措施。

7. 供应商的评估和批准　质量管理部门应当对所有生产用物料的供应商进行质量评估，会同有关部门对主要物料供应商（尤其是生产商）的质量体系进行现场质量审计，并对质量评估不符合要求的供应商行使否决权。

8. 投诉与不良反应报告　药品生产企业应当建立药品不良反应报告和监测管理制度，设立专门机构并配备专职人员负责管理。应当主动收集药品不良反应，对不良反应应当详细记录、评价、调查和处理，及时采取措施控制可能存在的风险，并按照要求向药品监督管理部门报告。应当有专人及足够的辅助人员负责进行质量投诉的调查和处理，所有投诉、调查的信息应当向质量受权人通报。

第十一章（第二百七十八条至第二百九十二条）为委托生产与委托检验方面的规定与要求。

委托方和受托方的责任与义务见表8-8。

表8-8　药品委托生产中委托方和受托方的责任与义务

药品委托生产的主客体	责任与义务
委托方	①委托方应当对受托方进行评估，对受托方的条件、技术水平、质量管理情况进行现场考核，确认其具有完成受托工作的能力，并能保证符合本规范的要求 ②委托方应当向受托方提供所有必要的资料，以使受托方能够按照药品注册和其他法定要求正确实施所委托的操作 ③委托方应当使受托方充分了解与产品或操作相关的各种问题，包括产品或操作对受托方的环境、厂房、设备、人员及其他物料或产品可能造成的危害 ④委托方应当对受托生产或检验的全过程进行监督 ⑤委托方应当确保物料和产品符合相应的质量标准
受托方	①受托方必须具备足够的厂房、设备、知识和经验以及人员，满足委托方所委托的生产或检验工作的要求 ②受托方应当确保所收到委托方提供的物料、中间产品和待包装产品适用于预定用途 ③受托方不得从事对委托生产或检验的产品质量有不利影响的活动

第十二章（第二百九十三条至第三百零五条）为产品发运与召回方面的要求。

企业应当建立产品召回系统，必要时可迅速、有效地从市场召回任何一批存在安全隐患的产品。每批产品均应当有发运记录，发运记录应当至少保存至药品有效期后一年。企业应当制定召回操作规程，确保召回工作的有效性。应当指定专人负责组织协调召回工作，并配备足够数量的人员。产品召回负责人应当独立于销售和市场部门；如产品召回负责人不是质量受权人，则应当向质量受权人通报召回处理情况。

第十三章（第三百零六条至第三百零九条）为自检方面的规定与要求。

质量管理部门应当定期组织对企业进行自检，监控本规范的实施情况，评估企业是否符合本规范要求，并提出必要的纠正和预防措施。自检应当有计划，对机构与人员、厂房与设施、设备、物料与产品、确认与验证、文件管理、生产管理、质量控制与质量保证、委托生产与委托检验、产品发运与召回等项目定期进行检查。应当由企业指定人员进行独立、系统、全面的自检，也可由外部人员或专家进行独立的质量审计。

第十四章（第三百一十条至第三百一十三条）为附则部分。

本规范主要术语的含义如下。

（1）包装　待包装产品变成成品所需的所有操作步骤，包括分装、贴签等。但无菌生产工艺中产品的无菌灌装，以及最终灭菌产品的灌装等不视为包装。

（2）操作规程　经批准用来指导设备操作、维护与清洁、验证、环境控制、取样和检验等药品生产活动的通用性文件，也称标准操作规程。

（3）产品　包括药品的中间产品、待包装产品和成品。

（4）产品生命周期　产品从最初的研发、上市直至退市的所有阶段。

（5）供应商　指物料、设备、仪器、试剂和服务等的提供方，如生产商、经销商等。

（6）交叉污染　不同原料、辅料及产品之间发生的相互污染。

（7）洁净区　需要对环境中尘粒及微生物数量进行控制的房间（区域），其建筑结构、装备及其使用应当能够减少该区域内污染物的引入、产生和滞留。

（8）批　经一个或若干加工过程生产的、具有预期均一质量和特性的一定数量的原辅料、包装材料或成品。例如：口服或外用的固体、半固体制剂在成型或分装前使用同一台混合设备一次混合所生产的均质产品为一批；口服或外用的液体制剂以灌装（封）前经最后混合的药液所生产的均质产品为一批。

（9）批号　用于识别一个特定批的具有唯一性的数字和（或）字母的组合。

（10）文件　本规范所指的文件包括质量标准、工艺规程、操作规程、记录、报告等。

（11）物料　指原料、辅料和包装材料等。例如：化学药品制剂的原料是指原料药；生物制品的原料是指原材料；中药制剂的原料是指中药材、中药饮片和外购中药提取物；原料药的原料是指用于原料药生产的除包装材料以外的其他物料。

（12）污染　在生产、取样、包装或重新包装、贮存或运输等操作过程中，原辅料、中间产品、待包装产品、成品受到具有化学或微生物特性的杂质或异物的不利影响。

第三节　药品生产的政务应用

一、药品生产许可证的在线办理

药品生产许可证核发可在省、自治区、直辖市药品监督管理局的行政机关网站进行在线办理。以在江苏省药品监督管理局申请"药品生产许可证核发（药品上市许可持有人自行生产的情形）"为例，首先企业在江苏省政务服务官网登录法人账号，申办行政审批事项。进入"药品生产许可证核发（药品上市许可持有人自行生产的情形）"行政网站界面（图8-3），点击左侧栏目中"办理材料"，可以查看"药品生产许可证核发（药品上市许可持有人自行生产的情形）"所需的基本材料以及部分材料的示例样表（图8-4）。在图8-3中点击"在线办理"即可进入"药品生产许可证核发"的在线申请。"药品生产许可证核发"的在线申请主要分为"基础信息"以及相关电子档附件组成（图8-5），企业进行"基础信息"的填写，并在电子档附件中上传《具备生产条件的生产范围》等其他必要材料，待所有信息填写后，点击"提交"完成申请。在填写时需要注意以下几点：

（1）申请单位名称、住所（经营场所）、法定代表人、企业类型按市场监督管理部门核准的内容填写。企业负责人、生产负责人、质量负责人、质量受权人按药品监督管理部门核准或备案的情况填写。

（2）根据《国务院关于批转发展改革委等部门法人和其他组织统一社会信用代码制度建设总体方案的通知》（国发〔2015〕33号），自2015年10月1日起将推行实施社会信用代码。相关申请单位在按规定取得社会信用代码之前，本表中可暂时填写组织机构代码。

（3）生产地址应按企业药品生产车间的实际地址填写。生产范围应按照《中华人民共和国药典》"制剂通则"及其他的国家药品标准等要求填写，并填写相应的药品GMP符合性检查范围。

（4）申请界面中所有红色"＊"均为必填项，如不填或者填错都无法进行提交。

图 8-3　药品生产许可证核发界面

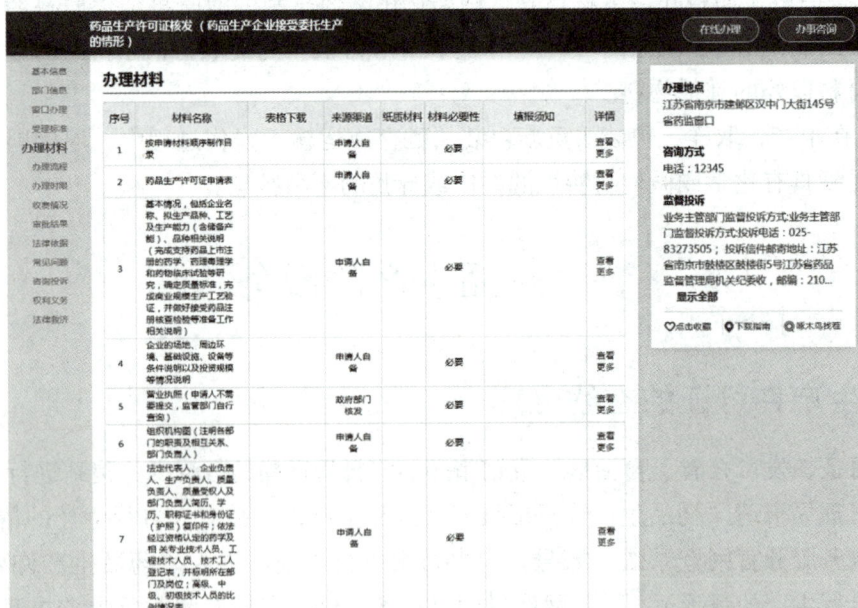

图 8-4　药品生产许可证核发办理材料目录（部分）

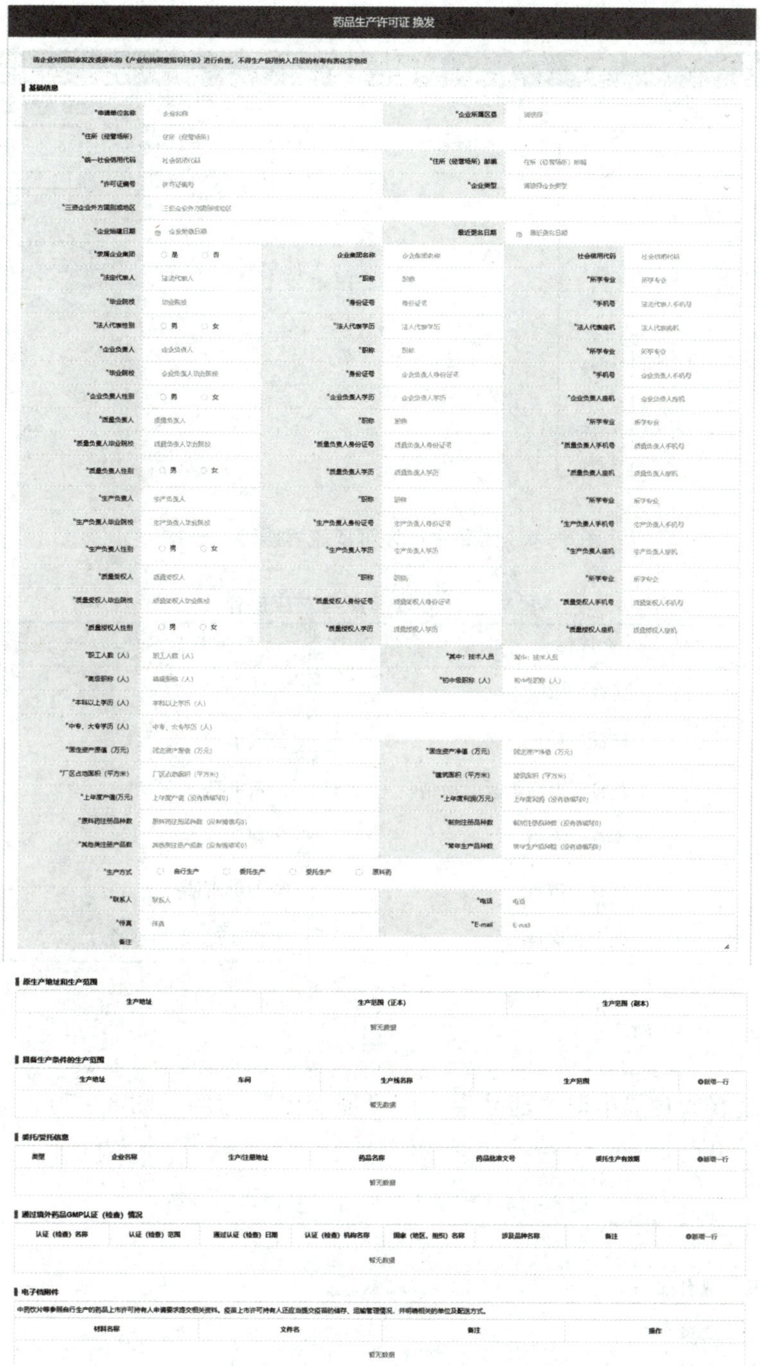

图 8-5　药品生产许可证核发在线办理填写

　　企业如果已经提交过申请，可以进入数据界面对已申请的事项进度进行跟踪与维护（图 8-6）。办理节点共有 12 种状态，每种状态企业端都具有相应的操作功能（表 8-9）。当监管端执行办理节点后，企业端可以通过"查看"进行相应的操作和修改。

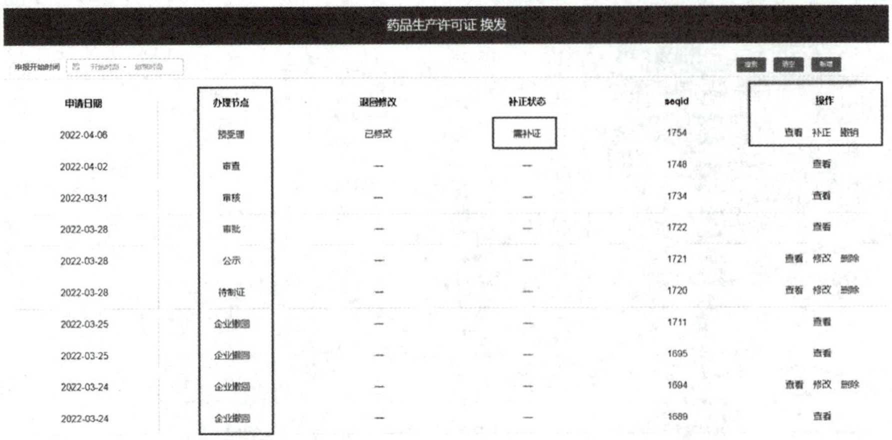

图 8-6 药品生产许可证流程跟踪与维护

表 8-9 办理节点与对应操作

办理节点	操作	办理节点	操作
预受理	查看、撤回	公示	查看
预受理（需补正）	查看、补正、撤销	公式审核	查看
预受理（退回修改）	查看、退回修改、撤销	公示审批	查看
审查	查看、撤销	待制证	查看
审核	查看、撤销	待不予制证	查看
审批	查看、撤销	审核通过/审核不通过	查看

二、药品生产许可证管理的在线办理

以在江苏省药品监督管理局申请"药品生产许可证变更"为例（图 8-7），共 14 项事项变更，可将其分为 3 类（表 8-10）。

表 8-10 药品生产许可证变更事项分类

变更项分类	变更项	特点
一类	变更企业名称	未发生实质改变
	变更企业负责人	
	变更法定代表人	
	变更注册地址	
	变更生产负责人	
	变更社会信用代码	
	变更质量受权人	
	变更质量负责人	
	剂型（原料药）名称、生产地址名称等发生文字性变更	

续表

变更项分类	变更项	特点
二类	增加生产地址、生产范围：自产	发生实质改变
	增加生产地址、生产范围：委托/受托生产	
	载明已经国家局/省局批准的委托/受托、出口欧盟原料药（第二种品种）信息	
	载明生产线通过 GMP 符合性检查	
三类	核减生产地址、生产范围	发生实质改变

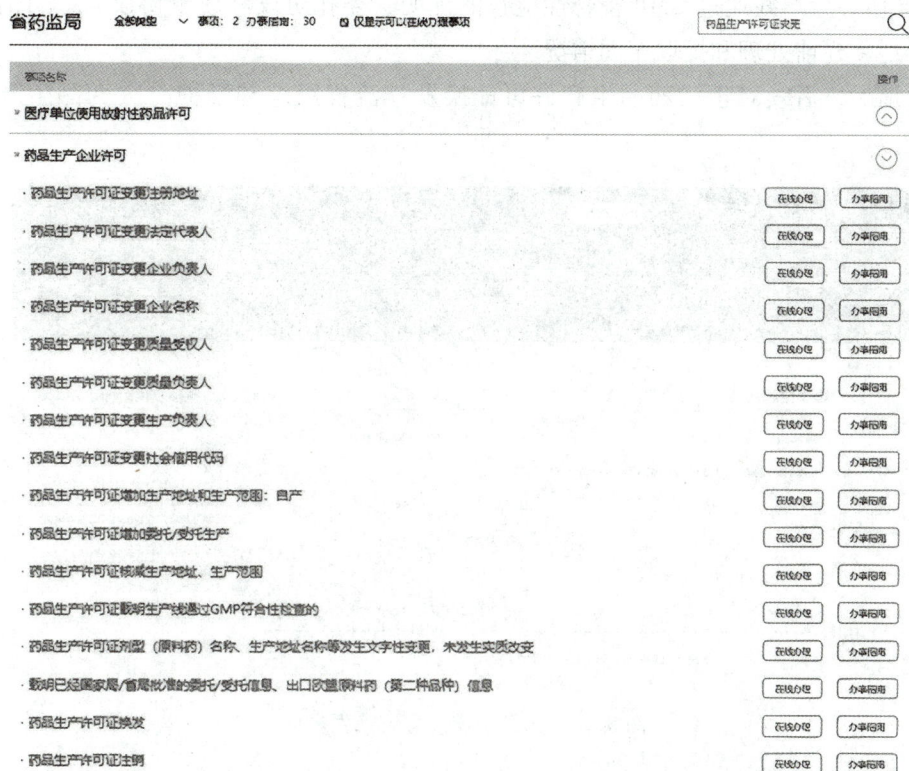

图 8 – 7　江苏药品监督管理局药品生产许可证变更在线办理

申请"药品生产许可证变更"时允许并行申请，并行申请规则如下。

（1）三类变更事项，不允许并行申请。

（2）三类变更事项不允许与二类变更事项并行申请。

（3）三类变更事项可以与一类事项并行申请。

（4）一类变更事项中，同一变更事项仅可同时申请一个。

（5）一类变更事项可以与二类、三类变更项可并行申请。

（6）二类变更事项中，同一变更事项可同时申请。

以"药品生产许可证换发"为例，进行药品生产许可证管理的在线办理演示。首先企业在江苏省政务服务官网登录法人账号，申办行政审批事项。进入"药品生产许可证换发"行政网站界面（图 8 – 8），点击左侧栏目中"办理材料"，可以查看"药品生产许可证换发"所需的基本材料以及部分材料的示例样表（图 8 – 9）。在图 8 – 8 中，点击"在线办理"即可进入"药品生产许可证换发"的在线申请。"药品生产许可证换发"的在线申请主要分为"基础信息""原生产地址和生产范围""具备生产条件的生产范围""委托/受托信息""通过境外药品 GMP 认证（检查）情况"，其中"基础信息"相关内容与"药品生产许可证核发"一致（图 8 – 10）。企业如实填写完上述内容后，在电子档附件中上传《企业自查报告》等其他必要材料。其中《企业自查报告》主要包括以下内容。

（1）企业概述，包括企业历史沿革、各生产范围5年以来生产和质量管理情况。

（2）近3年以来接受各级各类药品监督检查、GMP符合性检查（或原药品GMP认证检查、跟踪检查）及结果汇总（附企业生产线通过GMP符合性检查的证明：仍在有效期内的GMP认证证书、通过GMP符合性检查公告截屏等）。

（3）近5年被国家和各省（区、市）药品监督管理部门质量公告通告情况及整改情况。

（4）有效期内的委托/受托生产（附委托/受托生产批件原件、委托/受托生产产品注册证明文件以及委托/受托生产所在生产线通过GMP符合性检查的证明、委托协议和质量协议）、集团内共用前处理和提取车间或异地新建前处理和提取车间情况。

企业提交申请后，后续对于"药品生产许可证换发"流程跟踪和维护与"药品生产许可证核发"一致。

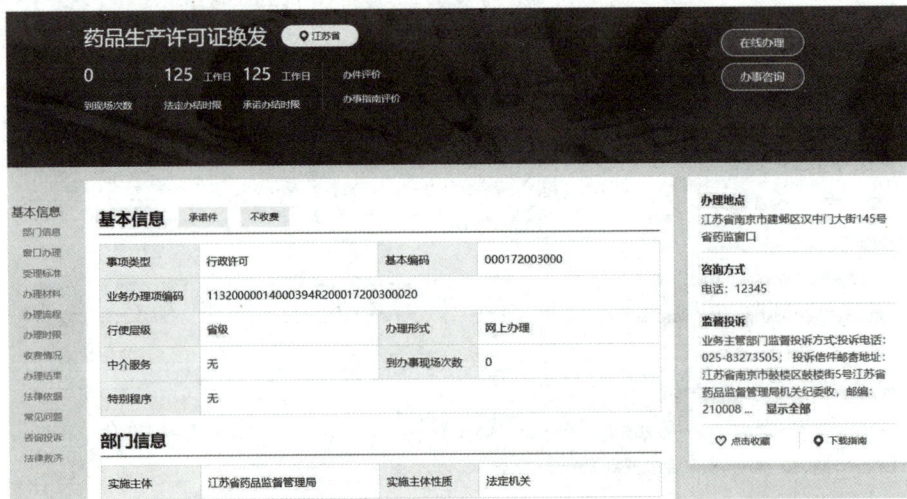

图8-8 药品生产许可证换发界面

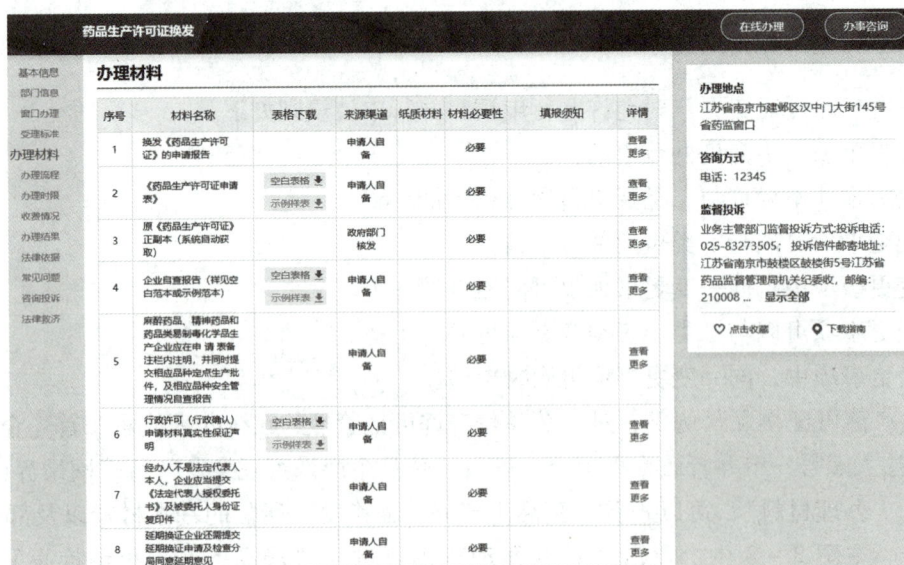

图8-9 药品生产许可证换发办理材料目录

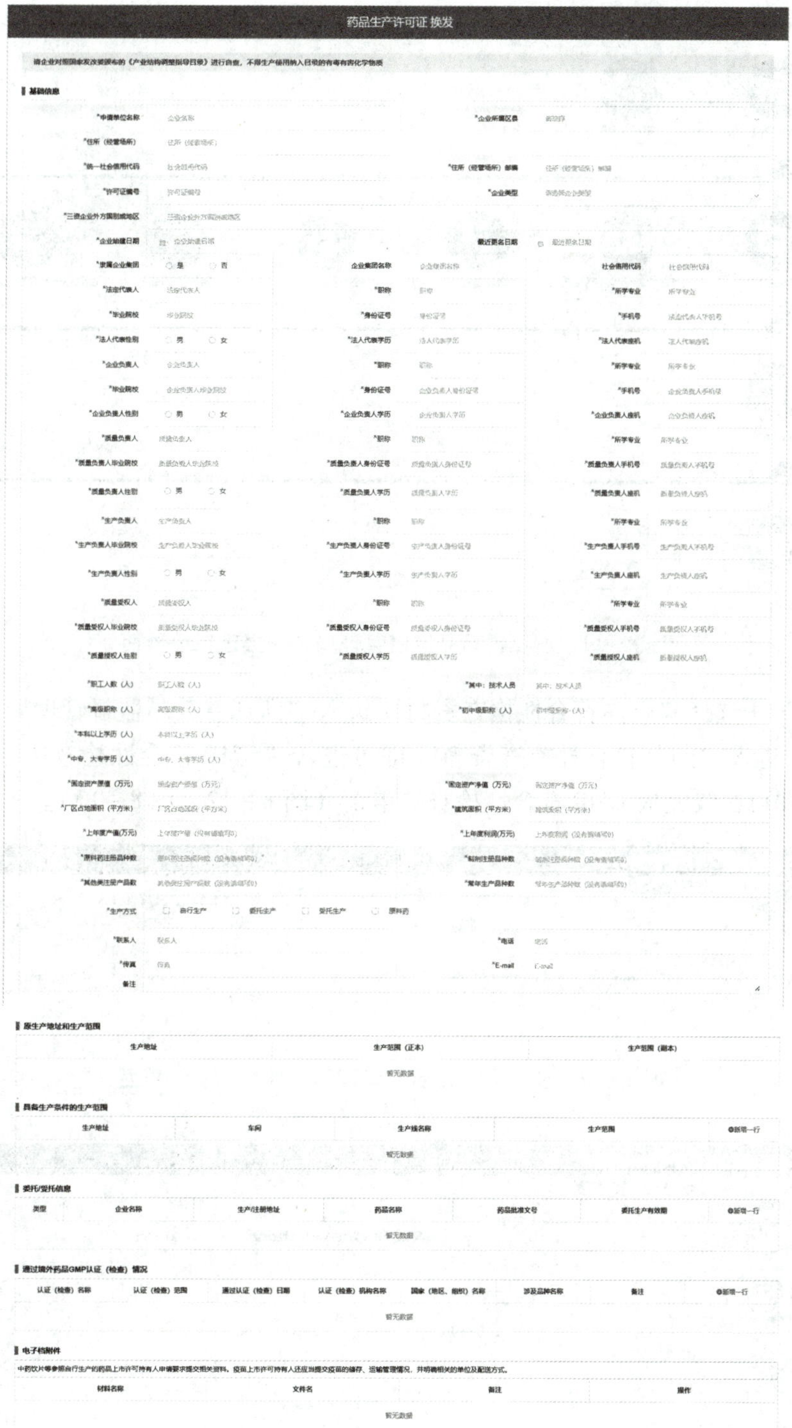

图 8-10　药品生产许可证换发在线办理填写

三、GMP 符合性检查的在线办理

GMP 符合性检查申请可在省、自治区、直辖市药品监督管理局的行政机关网站进行在线办理。以在浙江省药品监督管理局申请"药品生产质量管理规范符合性检查"为例，首先药品生产企业可访问浙江省药品监督管理局官网，在"用户中心"选择"法人登录"，进入"浙江省药品监督管理局在线办理系统"（图 8-11）。

图 8-11 浙江省药品监督管理局在线办理系统界面

在"其他服务"中选择"药品符合性检查资料"进入"浙江省药品监督管理局审评审批系统"。在"在线提交"栏目中进入"药品符合性检查资料"即可进入"GMP 符合性检查"申请表界面，按照申请表相关要求填写即可在线完成 GMP 符合性检查的申请（图 8-12，图 8-13）。

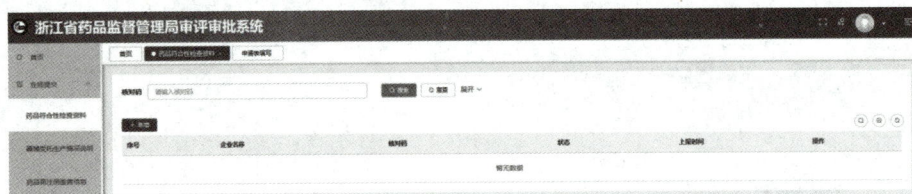

图 8-12 浙江省药品监督管理局审评审批系统界面

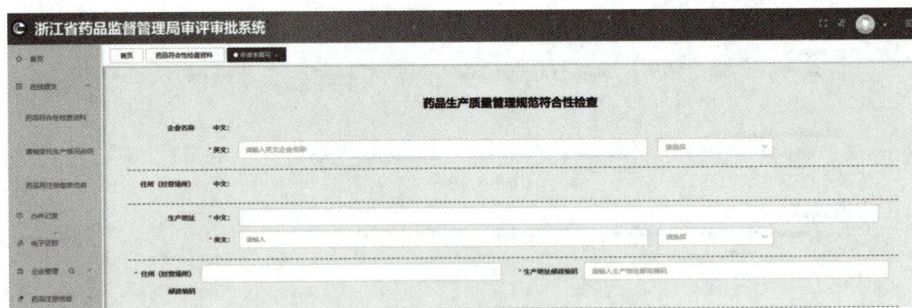

图 8-13 GMP 符合性检查在线申请

四、GMP 认证在线核查

根据国家药监局发布的公告，自 2019 年 12 月 1 日起，中国正式取消了药品 GMP 认证，不再受理新的 GMP 认证申请，也不再发放相关证书。取消 GMP 认证意味着药品监管方式的转变，更加注重药品全生命周期的质量管理和风险控制。尽管取消了 GMP 认证，但药品生产企业仍需遵循 GMP 要求，保证药品质量。此外，2019 年 12 月 1 日之前已经受理但尚未完成的认证申请，将按照原 GMP、GSP 认证的相关规定继续办理。如果企业在 2019 年 12 月 1 日前完成现场检查并符合要求，仍将发放 GMP 证书。现行法规要求进行的现场检查，在 2019 年 12 月 1 日之后还将继续执行，并将检查结果通知企业。药品 GMP 认证的有效期一般为 5 年，因此，仍可以在国家药品监督管理局对外公开的核查数据库中对"GMP 认证"进行在线核查（图 8 – 14）。

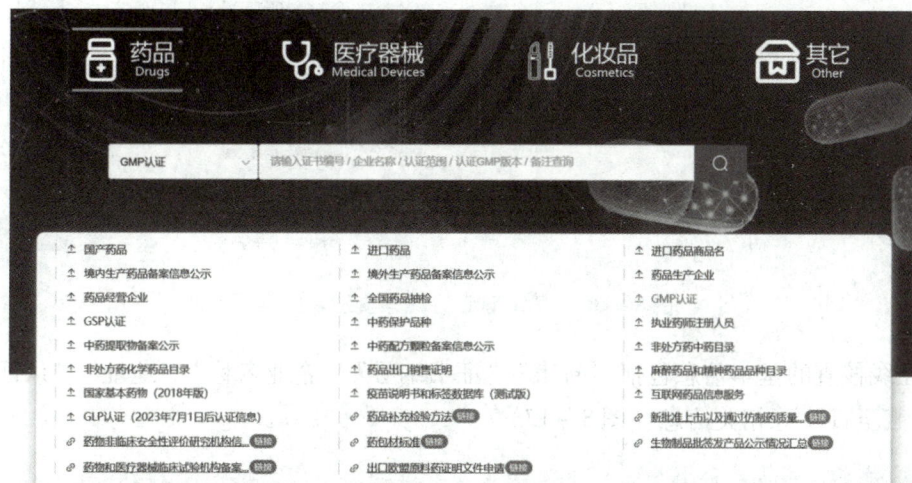

图 8 – 14　国家药品监督管理局核查数据库

在检索栏目中选择 GMP 认证，搜索框中输入"证书编号""企业名称""认证范围""认证 GMP 版本"等关键词均可对 GMP 认证进行在线核查。除此以外，"高级检索"还能够将上述关键词组合并进行检索（图 8 – 15），使得检索结果更加准确。

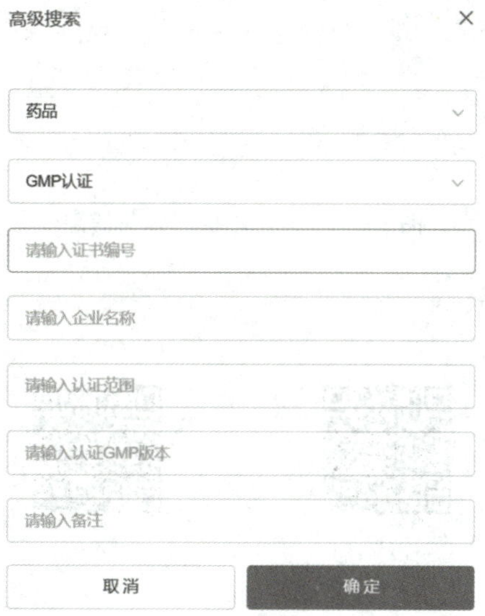

图 8 – 15　GMP 认证在线核查高级检索框

搜索结果呈现 GMP 认证的证书编号以及企业名称（图 8 – 16）。点击"详情"即可查看相关 GMP 认证信息。

GMP认证 | 请输入证书编号 / 企业名称 / 认证范围 / 认证GMP版本 / 备 | 高级搜索

搜索结果：GMP认证

序号	证书编号	企业名称	详情
1	H3747	安徽丰原药业股份有限公司涂山药厂	详情
2	H3746	西安汉丰药业有限责任公司	详情
3	K4798	北京科兴生物制品有限公司	详情
4	H3745	青岛金峰制药有限公司	详情
5	H3744	六安华源制药有限公司	详情
6	H3742	安徽桑尼生物药业有限公司	详情
7	H3740	宁波市天衡制药有限公司	详情
8	J4489	牡丹江灵泰药业股份有限公司	详情
9	J4488	青海制药厂有限公司	详情
10	J4487	江西银涛药业有限公司	详情

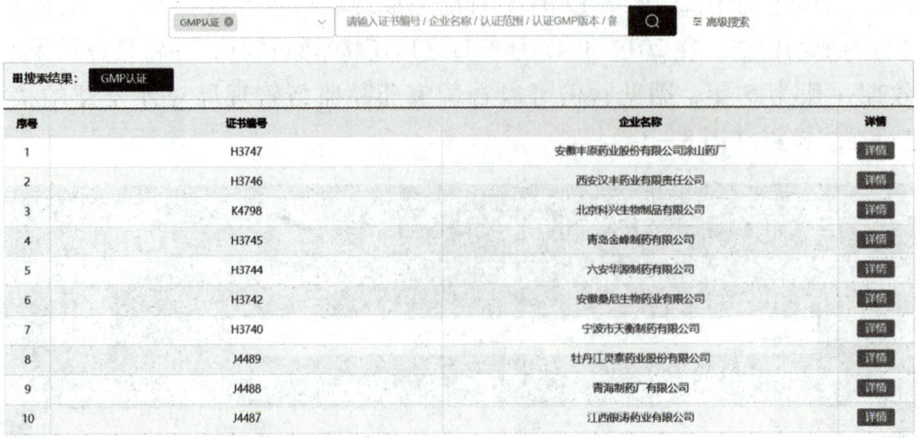

图 8－16　GMP 认证在线核查搜索结果

GMP 认证在线核查的基本信息包括“省市”“证书编号”“企业名称”“地址”“认证范围”“发证日期”“有效期截至日”等相关信息（图 8－17）。

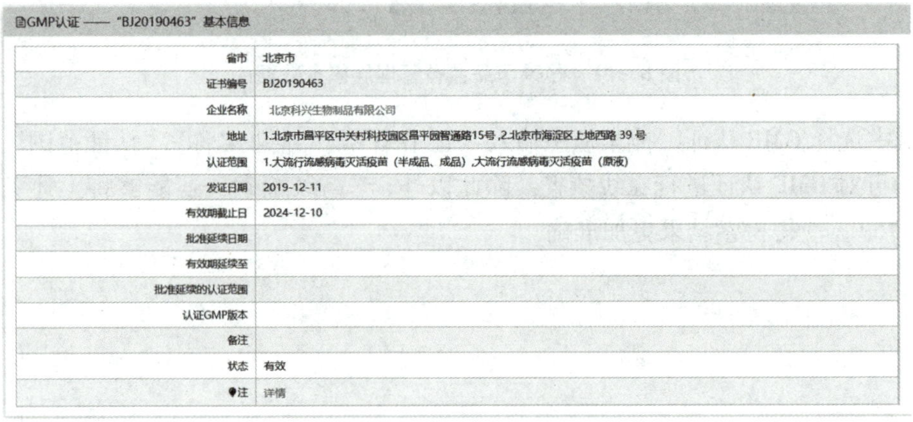

GMP认证 —— “BJ20190463” 基本信息

省市	北京市
证书编号	BJ20190463
企业名称	北京科兴生物制品有限公司
地址	1.北京市昌平区中关村科技园区昌平园智通路15号，2.北京市海淀区上地西路 39 号
认证范围	1.大流行流感病毒灭活疫苗（半成品、成品），大流行流感病毒灭活疫苗（原液）
发证日期	2019-12-11
有效期截止日	2024-12-10
批准延续日期	
有效期延续至	
批准延续的认证范围	
认证GMP版本	
备注	
状态	有效
注	详情

图 8－17　GMP 认证相关信息

书网融合……

习题　　本章小结

第九章　药品经营电子政务应用

学习目标

　　1. 通过本章学习，应能掌握药品经营许可证法规、申请条件与电子政务应用；熟悉药品经营各环节电子政务监管，如全程追溯、质控、违规监控及网络经营管理；了解药品进出口电子政务作用，如电子申报等。

　　2. 具有熟练运用知识处理临床急需药品进口、麻精药品进出口事务，分析电子政务提升药品经营案例，解决经营问题、运用电子政务助力管理的能力。

　　3. 树立严谨遵规职业态度，养成系统看待药品行业全局观，保障药品质量、维护消费者权益，提升综合素养。

　　随着信息技术的飞速发展，电子政务已经成为现代政府管理的重要组成部分。在医药领域，电子政务的应用不仅提升了药品监管的效率和透明度，还为药品经营企业提供了更为便捷、安全的服务环境。本章将深入探讨药品经营电子政务的应用实践，旨在为读者提供一个全面、系统的视角，以理解这一领域的最新进展和挑战。

　　药品经营作为关乎公众健康的重要行业，其安全性、有效性和可及性一直是社会关注的焦点。电子政务的引入为药品供应链的各个环节提供了更为严格的监管和更为高效的服务。从药品研发、生产、流通到最终的销售，电子政务的应用贯穿了整个流程，确保了药品的质量和安全，同时也提高了药品经营的透明度和公信力。

　　本章将详细介绍电子政务在药品经营中的多个应用领域，包括但不限于以下内容。

　　（1）药品经营许可证管理　如何利用电子政务系统进行药品经营许可证的申请、审批和管理，确保流程的透明度和效率。

　　（2）药品经营监督管理　探讨电子政务在加强药品经营监管中的应用，包括药品的全程追溯、质量控制和违规行为的电子监控。

　　（3）药品网络经营管理　分析电子政务如何促进网络药品经营的规范化，包括在线销售监管、电子合同管理以及消费者权益保护。

　　（4）药品进出口管理　阐述电子政务在简化药品进出口流程中的作用，包括电子申报、快速审批和国际药品贸易的电子监管。

第一节　药品经营许可证管理

一、药品经营企业开办条件

　　根据《药品管理法》第五十一条及《药品经营和使用质量监督管理办法》第三条规定：药品监督管理部门实施药品经营许可；在中华人民共和国境内从事药品批发或者零售活动的，应当经药品监督管理部门批准，依法取得药品经营许可证，严格遵守法律、法规、规章、标准和规范。

《药品经营和使用质量监督管理办法》第八条、第九条、第十条明确指出：

"**第八条**　从事药品批发活动的，应当具备以下条件：

（一）有与其经营范围相适应的质量管理机构和人员；企业法定代表人、主要负责人、质量负责人、质量管理部门负责人等符合规定的条件；

（二）有依法经过资格认定的药师或者其他药学技术人员；

（三）有与其经营品种和规模相适应的自营仓库、营业场所和设施设备，仓库具备实现药品入库、传送、分拣、上架、出库等操作的现代物流设施设备；

（四）有保证药品质量的质量管理制度以及覆盖药品经营、质量控制和追溯全过程的信息管理系统，并符合药品经营质量管理规范要求。

第九条　从事药品零售连锁经营活动的，应当设立药品零售连锁总部，对零售门店进行统一管理。药品零售连锁总部应当具备本办法第八条第一项、第二项、第四项规定的条件，并具备能够保证药品质量、与其经营品种和规模相适应的仓库、配送场所和设施设备。

第十条　从事药品零售活动的，应当具备以下条件：

（一）经营处方药、甲类非处方药的，应当按规定配备与经营范围和品种相适应的依法经过资格认定的药师或者其他药学技术人员。只经营乙类非处方药的，可以配备经设区的市级药品监督管理部门组织考核合格的药品销售业务人员；

（二）有与所经营药品相适应的营业场所、设备、陈列、仓储设施以及卫生环境；同时经营其他商品（非药品）的，陈列、仓储设施应当与药品分开设置；在超市等其他场所从事药品零售活动的，应当具有独立的经营区域；

（三）有与所经营药品相适应的质量管理机构或者人员，企业法定代表人、主要负责人、质量负责人等符合规定的条件；

（四）有保证药品质量的质量管理制度、符合质量管理与追溯要求的信息管理系统，符合药品经营质量管理规范要求。"

二、药品经营企业分类管理

根据《药品管理法》及《药品经营和使用质量监督管理办法》的相关规定，中国对从事药品经营活动的企业实行分类管理。

1. 普通商业企业　可以销售乙类非处方药，只需要取得乙类非处方药准销标志。乙类非处方药指的是除了社会药店和医疗机构药房外，还可在经过批准的普通零售商业企业零售的非处方药，乙类非处方药安全性更高，其标识为绿色OTC标记。而甲类非处方药只能在具有《药品经营许可证》且配备执业药师或药师以上技术人员的社会药店、医疗机构药房零售，其标识为红色OTC标记。

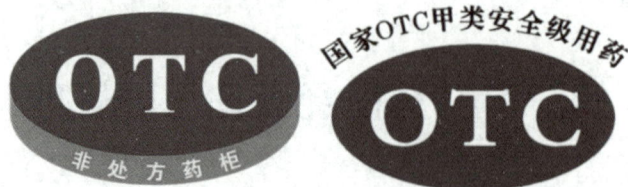

图9-1　非处方药分类及其标志

2. 药品零售企业　指依法取得《药品经营许可证》，并且只能将购进的药品直接销售给消费者的企业。

3. 药品批发企业/药品零售连锁企业　指依法取得《药品经营许可证》，并可以将购进的药品销售给药品上市许可持有人、药品生产企业、药品经营企业、医疗机构的企业。

三、药品经营许可证证照申领

根据《药品经营和使用质量监督管理办法》第十一条，开办药品经营企业，应当在取得营业执照后，向所在地县级以上药品监督管理部门申请药品经营许可证，提交下列材料。

（1）药品经营许可证申请表（表9-1）。

（2）质量管理机构情况以及主要负责人、质量负责人、质量管理部门负责人学历、工作经历相关材料。

（3）药师或者其他药学技术人员资格证书以及任职文件。

（4）经营药品的方式和范围相关材料。

（5）药品质量管理规章制度以及陈列、仓储等关键设施设备清单。

（6）营业场所、设备、仓储设施及周边卫生环境等情况，营业场所、仓库平面布置图及房屋产权或者使用权相关材料。

（7）法律、法规规定的其他材料。

申请人应当对其申请材料全部内容的真实性负责。申请人应当按照国家有关规定对申请材料中的商业秘密、未披露信息或者保密商务信息进行标注，并注明依据。

表9-1　药品经营许可证申请表样表

药品经营许可证申请表（样表）

企业名称	石家庄市XXXXX公司									
经营地址	石家庄市裕华区XXXX					统一社会信用代码		XXXXXXX		
经营方式	批发					邮政编码		XXXXXX		
仓库地址	石家庄市裕华区XXXX									
经营范围	中成药XXXXXXXX									
法定代表人	张XX	任职时间	XXXX	学历	XXXX		职称	XXXX		
主要负责人	李XX	任职时间	XXXX	学历	XXXX		职称	XXXX		
质量负责人	王XX	从事药品经营管理工作年限	X	学历	XXXX		职称	XXXX		
质量管理部门负责人	宋XX		X	学历	XXXX		职称	XXXX		
许可证号	XXXXXXX		起止日期		XX年X月X日 - XX年X月X日					

人员情况	职工总数	从事质量管理验收养护人员总数	药学技术人员数							
			执业药师	主任药师	副主任药师	主管药师	药师		药士	其他
	XX	XX	XX	XX	XX	XX	XX		XX	XX

企业经营场所及仓库面积						
经营办公场所面积(m²)	仓库总面积(m²)	常温库(m²)	阴凉库(m²)	控温库(m²)	冷库面积/体积(m²/m3)	验收养护室(m²)
XXXX	XXX	XXX	XXX	XXX	XXX	XXX

声明

我们保证：①本申请遵守《中华人民共和国药品管理法》《中华人民共和国药品管理法实施条例》和《药品经营和使用质量监督管理办法》等法律、法规和规章的规定；②申请表内容及所提交资料均真实、有效、来源合法，未侵犯他人的权益；③如有不实之处，我们承担由此导致的一切法律后果。

申请人：
法定代表人（签字）：
日期：　年　月　日　（公章）

药品监督管理部门收到药品经营许可证申请后，应当根据下列情况分别作出处理。

（1）申请事项依法不需要取得药品经营许可的，应当即时告知申请人不受理。

（2）申请事项依法不属于本部门职权范围的，应当即时作出不予受理的决定，并告知申请人向有关行政机关申请。

（3）申请材料存在可以当场更正的错误的，应当允许申请人当场更正。

（4）申请材料不齐全或者不符合形式审查要求的，应当当场或者在五日内发给申请人补正材料通知书，一次告知申请人需要补正的全部内容，逾期不告知的，自收到申请材料之日起即为受理。

（5）申请材料齐全、符合形式审查要求，或者申请人按照要求提交全部补正材料的，应当受理药品经营许可证申请。

药品监督管理部门受理或者不予受理药品经营许可证申请的，应当出具加盖本部门专用印章和注明日期的受理通知书或者不予受理通知书。药品监督管理部门应当自受理申请之日起二十日内作出决定。

药品监督管理部门按照药品经营质量管理规范及其现场检查指导原则、检查细则等有关规定，组织开展申报资料技术审查和现场检查。经技术审查和现场检查，符合条件的，准予许可，并自许可决定作出之日起五日内颁发药品经营许可证；不符合条件的，作出不予许可的书面决定，并说明理由。

仅从事乙类非处方药零售活动的，申请人提交申请材料和承诺书后，符合条件的，准予许可，当日颁发药品经营许可证。自许可决定作出之日起三个月内药品监督管理部门组织开展技术审查和现场检查，发现承诺不实的，责令限期整改，整改后仍不符合条件的，撤销药品经营许可证。药品监督管理部门应当在网站和办公场所公示申请药品经营许可证的条件、程序、期限、需要提交的全部材料目录和申请表格式文本等。药品监督管理部门应当公开药品经营许可证申请的许可结果，并提供条件便利申请人查询审批进程。未经申请人同意，药品监督管理部门、专业技术机构及其工作人员不得披露申请人提交的商业秘密、未披露信息或者保密商务信息，法律另有规定或者涉及国家安全、重大社会公共利益的除外。药品监督管理部门认为药品经营许可涉及公共利益的，应当向社会公告，并举行听证。药品经营许可直接涉及申请人与他人之间重大利益关系的，药品监督管理部门作出行政许可决定前，应当告知申请人、利害关系人享有要求听证的权利。

四、电子政务在药品经营许可证管理中的应用案例分析

利用电子政务系统进行药品经营许可证的申请、审批和管理，可以通过以下几个步骤来确保流程的透明度和效率。

（1）网上申请与预审　申请人可以通过电子政务系统提交药品经营许可证的申请，系统会进行网上预审、受理和审查。

（2）电子证书　通过审批的申请，行政审批系统会即时向申请人发出通知，并通过官方网站向社会公示许可情况。申请人可以自行查询和下载许可证电子证书、打印纸质证书，电子证书与纸质证书具有同等法律效力。

（3）信息公示与查询　审批结果会在相关药品监督管理部门的官方网站上公示，公众可以通过这些平台查验证书真伪及许可信息。

（4）数据共享　各级药品监督管理部门在核发、重新审查发证、变更、吊销、撤销、注销等事项完成后，应将信息上传至国家药品监管数据共享平台，以实现信息的及时更新和共享。

（5）电子化资料管理　鼓励药品经营企业开展首营资料电子化交换与管理，电子签名或电子印章的资料与纸质资料具有同等效力，这样可以提高审批效率。

（6）信息化监管　药品监督管理部门运用5G网络、大数据等技术手段强化监督管理，并鼓励行业采用信息化手段提升质量管理水平。

（一）药品经营（零售）企业（连锁门店、单体药店）验收

1. 受理条件

（1）单体药店和连锁门店

1）单体药店和连锁门店的法定代表人或者企业负责人应具有注册执业药师资格。

2）单体药店和连锁门店应配备专职药品质量管理人员，具体负责企业药品质量管理工作。设立在市区及县城的单体药店，其质量管理人员应具有药师（中药师）及以上药学专业技术职称或注册执业

药师资格；连锁门店、设立在乡镇及以下地区的单体药店，其质量管理人员应具有药士（中药士）及以上药学专业技术职称。单体药店和连锁门店的药品质量管理人员应具有 1 年（含）以上药品经营质量管理工作经验，且应在职在岗，不得在其他企业或单位兼职。

3）单体药店和连锁门店应配备驻店药师，负责处方审核，指导合理用药等工作。设立在市区及县城的单体药店，应至少配备 2 名驻店药师，其中 1 名应为注册执业药师（注册执业中药师），另 1 名为注册执业药师（注册执业中药师）或从业药师（从业中药师）；经营范围中有中药饮片配方的，应配备注册执业中药师。连锁门店、设立在乡镇及以下地区的单体药店，应至少配备 2 名驻店药师，其中 1 名应为注册执业药师（注册执业中药师），另 1 名为药师（中药师）及以上药学专业技术职称或注册执业药师（注册执业中药师）、从业药师（从业中药师）；经营范围中有中药饮片配方的，应配备注册执业中药师。在偏远山区双无村（无医疗机构、无药店，下同）设立的药店，应至少配备 1 名注册执业药师（注册执业中药师）作为驻店药师。

4）单体药店和连锁门店从事药品验收、采购人员，应具有药学或者医学、生物、化学等相关专业学历或者具有药学专业技术职称。从事中药饮片验收、采购人员，应具有中药学中专及以上学历或者具有中药学专业初级以上专业技术职称。

5）单体药店和连锁门店营业员应具有高中及以上文化程度，中药饮片调剂人员应具有中药学中专及以上学历或具备中药调剂员资格。

6）设立在市区及县城的单体药店，其营业场所建筑面积应不少于 80 平方米；设立在市区及县城的连锁门店、乡镇及以下地区的单体药店，其营业场所建筑面积应不少于 60 平方米；在乡镇及以下地区的连锁门店和偏远山区双无村设立的药店，其营业场所建筑面积应不少于 40 平方米。如单体药店和连锁门店药品销售后能得到及时补充，可不设药品仓库，但其药品必须按规定存放于柜台、货架及冷藏柜中，不得存放在其他区域以及与其他物品混放。经营范围中有中药饮片配方的单体药店和连锁门店，必须设置建筑面积不少于 10 平方米、符合 GSP 要求的中药饮片仓库。单体药店和连锁门店应设置与经营规模相适应的办公、生活辅助区域等，并与营业场所、仓库等分开。

7）单体药店和连锁门店应配备计算机、药品销售票据打印机等信息化管理设施和信息管理系统，覆盖企业药品购进、储存、销售等各环节，符合 GSP 管理要求，并具有接受当地食品药品监管部门监管的条件。有关岗位人员应熟练掌握计算机管理信息系统。

8）药品零售连锁企业加盟店和异地药品零售连锁企业门店的从业人员相关资质和营业场所面积等要求参照单体药店设置标准执行。

（2）专营或兼营乙类非处方药零售企业（专柜）

1）乙类非处方药零售企业（专柜）的负责人应熟悉有关药品经营法律、法规及药品专业知识。

2）乙类非处方药零售连锁企业，其总部质量管理人员应具有药师及以上药学专业技术职称，连锁门店（专柜）质量管理人员可由通过职业技能鉴定取得相应工种职业资格证书的人员担任。乙类非处方药零售企业以单店形式设置的，其药品质量管理人员应具有药士（中药士）及以上药学专业技术职称或药学中专及以上学历；设立在农村、偏远山区的药品零售企业（专柜），其药品质量管理人员可由通过职业技能鉴定取得相应工种职业资格证书的人员担任。

3）乙类非处方药零售企业（专柜）的营业场所、仓库面积应与经营规模相适应，在超市等商业企业内设立乙类非处方药零售专柜的，必须具有相对独立的区域。乙类非处方药零售连锁企业应设有配送中心，仓库面积应不少于 300 平方米。

（3）药品零售企业的法定代表人、企业负责人、质量管理负责人无《中华人民共和国药品管理法》第七十五条、第八十二条规定的情形。

2. 申报材料 除已加盖红章的资料外，申报材料必须每页都加盖单位公章。如需委托办理，需要被委托人带好双方的证件原件或复印件及授权委托书（注销除外），此处以浙江省杭州市上城区为例，见表9-2。

表9-2 申报所需材料

序号	材料名称	来源渠道	材料类型	受理标准	其他信息
1	执业药师资格证	政府部门核发	原件	符合《杭州市药品零售企业管理规定》的要求	法定代表人或企业负责人、处方审核员
2	个人任职文件	申请人自备	原件	符合《杭州市药品零售企业管理规定》的要求	企业负责人、质量管理人员
3	药品零售企业（连锁门店、单体药店）验收申请表	申请人自备	原件或复印件	符合《杭州市药品零售企业管理规定》	样表详见表9-3
4	《营业执照》	政府部门核发	原件或复印件	符合《杭州市药品零售企业管理规定》的要求	

表9-3 药品零售企业（单体药店、连锁门店）开办许可申请表（样表）

企业类型	☑连锁门店 □单体店 □单体分店		
企业名称	建德市××大药房连锁有限公司××店		
统一社会信用代码	91330182××××		
所属区域	建德市		
注册地址	建德市××街道××路××号		
经营方式	□零售 ☑零售连锁		
总部（店）	建德市××大药房连锁有限公司		
经营范围	系统勾选		
是否有仓库	☑是 □否		
仓库地址	建德市××街道××路××号		
仓库面积	×××m²		
营业场所面积	×××m²		
法定代表人	钱××	身份证号码	33018219××××
企业负责人	孙××	身份证号码	33018219××××
质量负责人	李××	身份证号码	33018219××××
企业联系人	周××	联系电话	187××××
驻店药师情况			
姓名	身份证号	联系电话	药学职称
李××	33018219××××	133××××××××	执业中药师
孙××	33018219××××	133××××××××	执业药师

保证（承诺）申明

本企业承诺所提交的全部资料真实有效，并承担一切法律责任。同时，保证按照法律法规的要求从事药品经营活动。

申请人签字（盖章）　　　　　　　　委托代理人（签字）：
年 月 日　　　　　　　　　　　　年 月 日

注：本表需网上办事系统中在线填写，离线填写无效，样表仅供参考。

3. 办理流程 以浙江省为例（图9-2）。

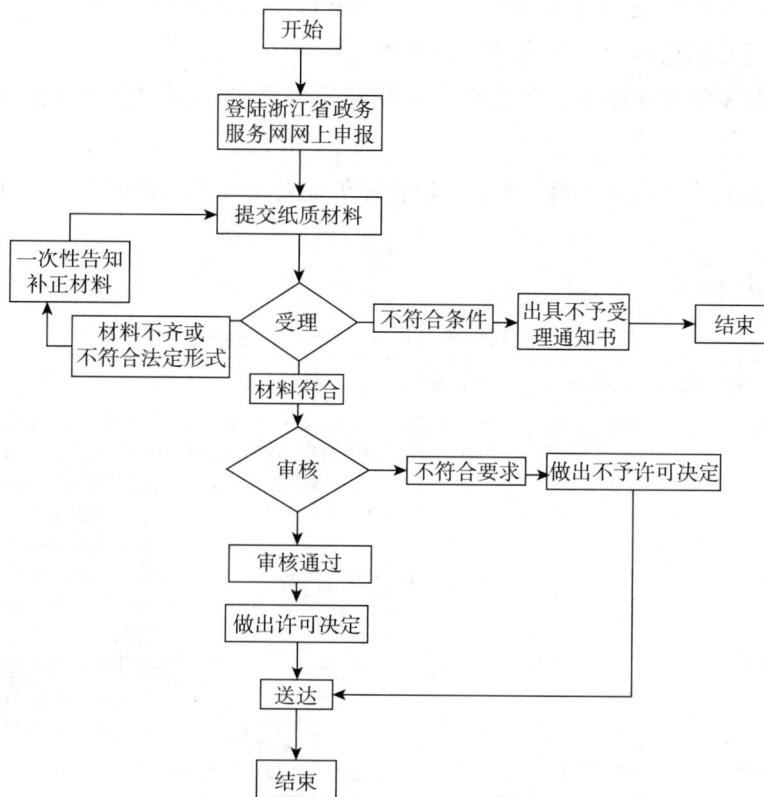

图 9 - 2　浙江省药品零售企业（单体药店、连锁门店）开办流程

4. 审批结果　见图 9 - 3。

图 9 - 3　浙江省药品零售企业（单体药店、连锁门店）办理结果示例

（二）药品经营（批发）企业验收

1. 受理条件

（1）有依法经过资格认定的药师或者其他药学技术人员。

（2）有与所经营药品相适应的营业场所、设备、仓储设施和卫生环境。

（3）有与所经营药品相适应的质量管理机构或者人员。

（4）有保证药品质量的规章制度，并符合国务院药品监督管理部门依据本法制定的药品经营质量管理规范要求。

（5）企业、企业法定代表人或企业负责人、质量管理负责人无《药品管理法》第 76 条、第 83 条规定的情形。

2. 申报材料　见表 9-4。

表 9-4　药品经营（批发）企业验收申报材料

序号	材料名称	材料必要性	来源渠道	材料类型	材料要求	其他信息
1	仓库场所使用证明	必要	申请人自备	原件或复印件	形式：纸质或电子纸质材料份数：1 份纸质材料规格：A4	①提供《房屋有权证》或《不动产登记证》复印件。有共有权人的，还需提交《共有权证》复印件；②如无法提供材料①，属非城镇房屋的，提交当地政府（乡镇以上政府或开发区管委会、园区管委会等）出具的所有权及房屋用途证明。属城镇房屋的，提交当地房管部门出具的所有权及房屋用途证明；③非企业自有房屋，提供材料 1 或材料②的同时，需另提供取得合法使用权的证明，如《房屋租凭协议》
2	《营业执照》（该材料可免提交）	必要	政府部门核发	原件	形式：数据共享（系统自动获取，无需申请者提交）	
3	质量负责人、质量管理机构负责人的执业药师资格证书（该材料可免提交）	必要	申请人自备	原件	形式：数据共享（系统自动获取，无需申请者提交）	
4	营业场所、仓库平面布置图	必要	申请人自备	原件或复印件	形式：纸质或电子纸质材料份数：1 份纸质材料规格：A4	详细注明面积和功能区域等
5	组织机构与部门设置说明	必要	申请人自备	原件或复印件	形式：纸质或电子纸质材料份数：1 份纸质材料规格：A4	
6	依法经过资格认定的药学专业技术人员职称资格证书及聘书（或任职文件）	必要	申请人自备	复印件	形式：普通电子文件	
7	企业法定代表人、企业负责人、质量负责人的学历证书	必要	申请人自备	复印件	形式：普通电子文件	

3. 办理流程　以浙江省为例（图 9-4）。

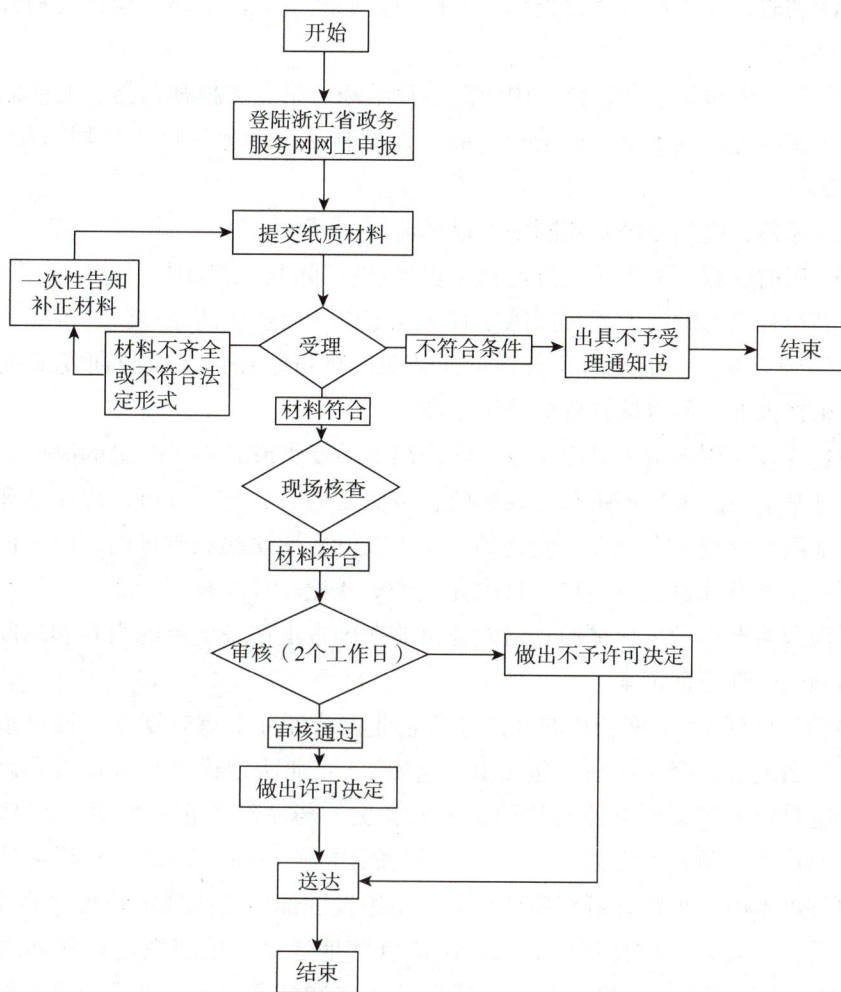

图 9 - 4　浙江省药品经营（批发）企业开办流程

4. 办理结果　见图 9 - 3。

（三）药品经营许可证的管理

药品经营许可证有效期为五年，分为正本和副本。药品经营许可证样式由国家药品监督管理局统一制定。药品经营许可证电子证书与纸质证书具有同等法律效力。

药品经营许可证应当载明许可证编号、企业名称、统一社会信用代码、经营地址、法定代表人、主要负责人、质量负责人、经营范围、经营方式、仓库地址、发证机关、发证日期、有效期等项目。企业名称、统一社会信用代码、法定代表人等项目应当与市场监督管理部门核发的营业执照中载明的相关内容一致。

药品经营许可证载明事项分为许可事项和登记事项。

许可事项是指经营地址、经营范围、经营方式、仓库地址。

登记事项是指企业名称、统一社会信用代码、法定代表人、主要负责人、质量负责人等。

药品批发企业经营范围包括中药饮片、中成药、化学药、生物制品、体外诊断试剂（药品）、麻醉药品、第一类精神药品、第二类精神药品、药品类易制毒化学品、医疗用毒性药品、蛋白同化制剂、肽类激素等。其中麻醉药品、第一类精神药品、第二类精神药品、药品类易制毒化学品、医疗用毒性药品、蛋白同化制剂、肽类激素等经营范围的核定，按照国家有关规定执行。

经营冷藏冷冻等有特殊管理要求的药品的，应当在经营范围中予以标注。

从事药品零售活动的，应当核定经营类别，并在经营范围中予以明确。经营类别分为处方药、甲类非处方药、乙类非处方药。

药品零售企业经营范围包括中药饮片、中成药、化学药、第二类精神药品、血液制品、细胞治疗类生物制品及其他生物制品等。其中第二类精神药品、血液制品、细胞治疗类生物制品经营范围的核定，按照国家有关规定执行。

经营冷藏冷冻药品的，应当在经营范围中予以标注。

药品零售连锁门店的经营范围不得超过药品零售连锁总部的经营范围。

从事放射性药品经营活动的，应当按照国家有关规定申领放射性药品经营许可证。

1. 药品经营许可证变更   变更药品经营许可证载明的许可事项的，应当向发证机关提出药品经营许可证变更申请。未经批准，不得擅自变更许可事项。

发证机关应当自受理变更申请之日起十五日内作出准予变更或者不予变更的决定。

药品零售企业被其他药品零售连锁总部收购的，按照变更药品经营许可证程序办理。

药品经营许可证载明的登记事项发生变化的，应当在发生变化起三十日内，向发证机关申请办理药品经营许可证变更登记。发证机关应当在十日内完成变更登记。

药品经营许可证载明事项发生变更的，由发证机关在副本上记录变更的内容和时间，并按照变更后的内容重新核发药品经营许可证正本。

取得《药品经营许可证》，认证合格的药品经营企业在认证证书有效期内，许可事项变更是指经营方式、经营范围、注册地址、仓库地址（包括增减仓库）、企业法定代表人或负责人以及质量负责人的变更。登记事项变更是指上述事项以外的其他事项的变更。药品经营企业变更《药品经营许可证》许可事项的，应当在原许可事项发生变更 30 日前，向原发证机关申请《药品经营许可证》变更登记。未经批准，不得变更许可事项。申请许可事项变更的，由原发证部门按照规定的条件验收合格后，方可办理变更手续。企业分立、合并、改变经营方式、跨原管辖地迁移，按照规定重新办理《药品经营许可证》。企业法人的非法人分支机构变更《药品经营许可证》许可事项的，必须出具上级法人签署意见的变更申请书。企业因违法经营已被药品监督管理部门（机构）立案调查，尚未结案的；或已经作出行政处罚决定，尚未履行处罚的，发证机关应暂停受理其《药品经营许可证》的变更申请。

2. 药品经营许可证延续   药品经营许可证有效期届满需要继续经营药品的，药品经营企业应当在有效期届满前六个月至两个月期间，向发证机关提出重新审查发证申请。

发证机关按照《药品经营和使用质量监督管理办法》关于申请办理药品经营许可证的程序和要求进行审查，必要时开展现场检查。药品经营许可证有效期届满前，应当作出是否许可的决定。

经审查符合规定条件的，准予许可，药品经营许可证编号不变。不符合规定条件的，责令限期整改；整改后仍不符合规定条件的，不予许可，并书面说明理由。逾期未作出决定的，视为准予许可。

在有效期届满前两个月内提出重新审查发证申请的，药品经营许可证有效期届满后不得继续经营；药品监督管理部门准予许可后，方可继续经营。

3. 药品经营许可证注销   有下列情形之一的，由发证机关依法办理药品经营许可证注销手续，并予以公告：①企业主动申请注销药品经营许可证的；②药品经营许可证有效期届满未申请重新审查发证的；③药品经营许可依法被撤销、撤回或者药品经营许可证依法被吊销的；④企业依法终止的；⑤法律、法规规定的应当注销行政许可的其他情形。

药品经营许可证遗失的，应当向原发证机关申请补发。原发证机关应当及时补发药品经营许可证，补发的药品经营许可证编号和有效期限与原许可证一致。

任何单位或者个人不得伪造、变造、出租、出借、买卖药品经营许可证。

药品监督管理部门应当及时更新药品经营许可证核发、重新审查发证、变更、吊销、撤销、注销等信息，并在完成后十日内予以公开。

（四）企业从事麻醉药品、第一类精神药品全国性批发首次审批

《中华人民共和国禁毒法》第二十一条规定，国家对麻醉药品和精神药品实行管制，对麻醉药品和精神药品的实验研究、生产、经营、使用、储存、运输实行许可和查验制度。《麻醉药品和精神药品管理条例》第二十四条规定，跨省、自治区、直辖市从事麻醉药品和第一类精神药品批发业务的企业（以下称全国性批发企业），应当经国务院药品监督管理部门批准；在本省、自治区、直辖市行政区域内从事麻醉药品和第一类精神药品批发业务的企业（以下称区域性批发企业），应当经所在地省、自治区、直辖市人民政府药品监督管理部门批准。全国性批发企业和区域性批发企业可以从事第二类精神药品批发业务。《麻醉药品和精神药品管理条例》第五十六条规定，申请人提出本条例规定的审批事项申请，应当提交能够证明其符合本条例规定条件的相关资料（注：申请人应为药品经营企业）。审批部门应当自收到申请之日起40日内作出是否批准的决定；作出批准决定的，发给许可证明文件或者在相关许可证明文件上加注许可事项；作出不予批准决定的，应当书面说明理由。确定定点生产企业和定点批发企业，审批部门应当在经审查符合条件的企业中，根据布局的要求，通过公平竞争的方式初步确定定点生产企业和定点批发企业，并予公布。其他符合条件的企业可以自公布之日起10日内向审批部门提出异议。审批部门应当自收到异议之日起20日内对异议进行审查，并作出是否调整的决定。

《麻醉药品和精神药品经营管理办法（试行）》（国食药监安〔2005〕527号）第五条规定，申请成为全国性批发企业，应当向所在地省、自治区、直辖市药品监督管理部门提出申请，填报《申报麻醉药品和精神药品定点经营申请表》，报送相应资料。省、自治区、直辖市药品监督管理部门应当在5日内对资料进行审查，决定是否受理。受理的，5日内将审查意见连同企业申报资料报国家食品药品监督管理局。国家食品药品监督管理局应当在35日内进行审查和现场检查，做出是否批准的决定。批准的，下达批准文件。企业所在地省、自治区、直辖市药品监督管理部门根据批准文件在该企业《药品经营许可证》经营范围中予以注明。药品监督管理部门做出不予受理或不予批准决定的，应当书面说明理由。申请资料见表9-5，表9-6。

表9-5　企业从事麻醉药品、第一类精神药品全国性批发首次审批申报资料

材料名称	材料类型/来源渠道
特殊药品定点经营申请表	原件/申请人自备
加盖企业公章的《企业法人营业执照》；企业如拟由分支机构承担经营活动，应当出具法人委托书	原件或复印件/申请人自备
连续3年在全国（本地区）药品经营行业中，经营规模、销售额、利税率、资产负债率等综合指标位居前列的证明材料	原件/申请人自备
具有药品配送能力，普通药品的销售已经形成全国性（本地区）经营网络的说明材料；申请成为全国性批发企业还应当提供已建立现代物流体系的说明材料	原件/申请人自备
加盖企业公章的储存仓库产权或租赁文件复印件，储存设施、设备目录，安全设施明细，安全运输设备明细	原件/申请人自备
企业以及其工作人员最近2年内没有违反有关禁毒法律、行政法规规定行为的情况说明	原件/申请人自备
麻醉药品和第一类精神药品经营独立机构（专人）的设置情况以及企业负责人、质量负责人、麻醉药品和第一类精神药品经营管理负责人情况	原件/申请人自备
麻醉药品和第一类精神药品经营安全的管理制度	原件/申请人自备
企业安全管理和向药品监督管理部门或其指定机构报送经营信息的网络说明材料和操作手册	原件/申请人自备
会计师事务所出具的资产负债表	原件/申请人自备

表 9-6　《申报麻醉药品和精神药品定点经营申请表》示例样表

企业名称	填写企业名称	药品经营许可证号	填写经营许可证号
企业地址	填写企业注册地址	邮政编码	填写邮政编码
申报定点类别	填写申报全国性批发企业		

企业申报事由及自查情况： 根据实际情况填写
受理部门检查情况： 由省级药品监管部门填写 检查人签字： <div align="right">年　月　日</div>
受理部门审查意见： 由省级药品监管部门填写 <div align="right">盖　章：</div> <div align="right">年　月　日</div>

第二节　药品经营监督管理

医药电子政务旨在通过信息化手段提升政府工作效能、确保政务透明度，并加强政府与公众的在线互动。其核心内容可概括为四个方面。

（1）获取网上信息　政府通过网络渠道收集和分析医药领域的相关信息，以便于更好地理解行业动态和公众需求。

（2）推进网络信息化　加强政府信息系统的网络化，确保信息流通和处理的现代化。

（3）加强信息服务　利用网络技术提供更为便捷和高效的信息发布和查询服务。

（4）建立网上服务体系　构建在线服务平台，实现政务服务的数字化转型。

国家药监局发布的《药品监管信息化标准体系》公告，着重指出了提高药品监管数字化水平和数据共享效能的必要性。此外，根据《进一步深化"互联网＋政务服务"推进政务服务"一网、一门、一次"改革实施方案》，互联网技术在提升政务服务效率方面发挥着关键作用。

在药品监管领域，工作重点之一是实现电子政务外网的全面接入和互联互通。通过建设药品监管云和整合基础设施云平台，药品监管部门能够高效共享资源和采集数据。国家药监局综合司发布的《药品监管人工智能典型应用场景清单》进一步明确了 15 个人工智能在药品监管中的具体应用场景，这些场景覆盖了从形式审查到远程监管的多个方面，旨在通过技术创新解决监管中的痛点问题。

国家药监局还积极推动在线互动平台的建设，通过"咨询"栏目实现了公众咨询的实时办理与高效反馈，极大提升了沟通效率。此外，电子证照的发放和共享也得到了推进，药品监管电子证照的标准化正在实施，以期实现涉企证照的全面电子化。

在地方层面，广东省药监局等机构依据国家要求，开发了新的电子监管系统，实现了监管工作的全程电子化和数据共享。通过运用大数据和人工智能技术，构建了决策辅助信息体系，加强了对药品网络销售等新业态的监管。

国家药监局信息中心通过定期征集和展示智慧监管案例，总结应用成效，激发监管人员的工作积极性。同时，移动互联网、物联网等新技术的应用被积极推动，加强了监管部门与企业的技术合作。最终目标是通过《药品监管信息化标准体系》的实施，统筹规划监管信息化标准，提升数字化水平和数据共享效能，为药品、医疗器械和化妆品监管提供坚实的信息化支撑，确保监管工作的科学性、精准性和前瞻性。

一、国家药品监管现代化的创新与实践

国家药品监督管理局致力于构建一个全国统一的网络药品经营监测系统，以实现对网络药品经营活动中违法行为的实时监管。该系统通过高效的信息收集与分析能力，能够及时发现问题，并迅速指示省级药品监督管理部门采取行动进行调查处理。处理结果也会被及时上报，确保监管的透明性和责任性。

这种系统化的管理模式不仅极大提升了监管效率，而且通过确保监管的全面性和及时性，进一步加强了药品市场的安全与合规性。例如，通过《药品检查管理办法（试行）》的实施，NMPA规范了药品检查行为，并推动药品监管工作适应新形势，持续加强监督管理。此外，NMPA还推动了药品监管人工智能典型应用场景清单的制定，以促进人工智能技术在药品监管领域的应用，提高监管的智能化水平。在政务服务方面，NMPA已经实现了政务服务事项的100%在线办理，通过"互联网＋政务服务"提升服务便利性，并利用大数据融合夯实了"一网通办"的基础。在药品网络销售监督管理方面，NMPA出台了《药品网络销售监督管理办法》，明确规定了药品网络销售企业的责任和义务，以及药品监督管理部门的监督检查职责，确保了药品网络销售的规范化和安全性。通过以上措施，NMPA展现了其在提升药品监管效率、保障公众用药安全方面的坚定决心和积极行动。

二、跨部门合作与数据共享

为了更有效地打击药品领域的违法行为，药品监督管理部门正在采取一系列措施来强化监管效能和保障药品安全。首先，通过与公安、互联网信息等相关部门建立紧密的合作关系，药品监督管理部门正致力于实现跨部门的数据共享和信息交流。这种合作机制不仅加强了监督检查的效率，还确保了行政处罚与刑事司法的有效衔接，形成了打击药品违法行为的合力。

例如，西北片区的药品监管部门已经建立了跨区域监管协同合作机制，在国家药监局的指导下，西北五省（区）、内蒙古自治区和新疆生产建设兵团药监局共同签署了框架协议，以提升监管效能并保障药品安全。此外，通过《药品监管信息化标准体系》的发布，国家药监局也在加强药品监管数字化水平和监管数据共享效能，进一步推动了药品监管的信息化和现代化。在药品监管的全生命周期中，强化了对药品安全风险的排查和整改，加强了对高风险产品的动态监管，确保了药品安全形势的总体稳定。同时，监管法治建设也在扎实推进，通过持续健全法规标准体系和加大执法办案力度，形成了对违法犯罪行为的强力震慑。

为了进一步提升药品监管的协同性和规范性，国家药监局提出了加强药品监管数据治理的新思路和新举措，包括统筹规划、统一标准、分级管理、逐级采集、共建共享、确保安全等，以推动药品监管部

门内部以及政务部门之间的数据资源共享和业务协同。

此外，国务院办公厅发布的《关于全面加强药品监管能力建设的实施意见》中，也强调了加强组织领导、完善治理机制、强化政策保障、优化人事管理以及激励担当作为等保障措施，以确保药品监管工作的有效实施。

三、第三方平台的信息公示责任

第三方药品交易平台在履行社会责任方面扮演着关键角色。根据《药品网络销售监督管理办法》的规定，这些平台必须确保在其网站首页或主页面的显眼位置，持续公示关键信息，包括但不限于营业执照、相关行政许可和备案信息、联系方式以及投诉举报方式等。这些措施不仅有助于增强消费者对平台的信任，还构成了监管部门进行有效监管的基础。

公示这些信息是平台的责任，同时也是保护消费者权益和确保药品流通安全的重要手段。例如，《药品网络交易第三方平台检查指南（试行）》中明确指出，平台需要具备资质信息公示能力，不仅平台自身，商家也应在平台上公示其资质证照，以确保信息的透明和可追溯性。此外，广东省药品交易中心作为第三方药品电子交易平台，在其官方网站上公示了包括企业概况、经营管理、社会责任等信息，体现了其对社会责任的承担。通过这样的公开透明，平台不仅展示了自身的责任和诚信，也为消费者和监管机构提供了必要的信息，以便于监督和评价其服务和运营的合规性。

四、违法违规行为的公示与警示

对于那些严重违法违规的网络药品销售者或交易平台经营者，监管部门采取了一系列措施来维护市场秩序和保护消费者权益。首先，监管部门会通过政务网站等渠道对这些违法违规行为进行公示或发出警示，提醒公众注意，以防止违法行为的蔓延。这种公示机制是确保药品安全、维护市场秩序的重要手段。

公示的违法违规信息通常包括违法违规的具体情况、受到的处罚以及相关警示，以提高公众对药品安全的认识和警惕性。此外，根据《药品网络销售监督管理办法》，监管部门还会要求违法违规的药品网络销售企业或第三方平台采取风险控制措施，并及时在网站首页或经营活动主页面公开相应信息，以保障消费者的知情权和选择权。监管部门还强调了药品网络销售企业应当依法取得相应的资质，并在网站首页或主页面显著位置公示营业执照、相关行政许可和备案、联系方式、投诉举报方式等信息，以增强消费者信任并接受社会监督。

五、行政审批事项的透明度

各级市场监督管理部门肩负着推进阳光审批的重要职责，意在通过公示行政审批事项的详细信息来增强审批流程的透明度。这些信息包括审批事项的设定依据、申请条件、基本流程以及审批时限等，旨在实现审批过程的阳光化，提高政府的公信力和执行力。

阳光审批的实施，不仅提高了行政审批的透明度，还有助于加强对审批行为的监督，确保审批决策的公正性。通过阳光审批，申请人能够更加清晰地了解审批要求和进度，从而减少不确定性和等待时间，提升行政效率。此外，阳光审批还体现了政府依法行政、推进简政放权的坚定决心。通过规范审批行为、简化审批程序、优化审批流程，阳光审批有助于激发市场活力和社会创造力，营造公平竞争的市场环境，同时减少权力寻租空间，消除滋生腐败的土壤。阳光审批的实施，需要各级市场监督管理部门在门户网站等平台上主动公开行政审批信息，及时、准确地公开审批的受理、进展情况和结果，确保公众的知情权和监督权得到有效保障。

六、监督检查结果的及时公布

监督检查结果的及时公开对于提升政府工作的透明度和公信力至关重要。根据相关规定，监督检查结果应在信息形成或变更之日起 20 个工作日内通过政府网站等渠道予以公布。这种做法能够让公众及时了解政府监管的动态和结果，提高政府的透明度和公众的知情权。公开的信息不仅包括监管的流程和方法，还涵盖监管中发现的问题及采取的措施。例如，市场监管总局在开展"双随机、一公开"检查后，会对检查结果进行公示，包括对存在问题的认证机构的处理措施，以及对不合格获证组织的处置方法。这种及时、全面的信息公开有助于构建一个更加公正、有序的市场环境。

此外，各级人民政府需在政府门户网站上建立统一的政府信息公开平台，集中发布主动公开的政府信息，并提供信息检索、查阅、下载等服务。这些措施共同推动了政府监管信息的公开化，加强了社会公众对政府工作的监督，促进了法治政府和服务型政府的建设。

七、推进政务服务事项的网办深度

为了进一步提升药品监管政务服务的效率，各级药品监督管理部门正致力于推进行政许可审批系统的互联互通。这一进程的核心目标是通过实现完全无纸化的服务，提高行政效率，并为企业和公众提供极大的便利。

具体来说，药品监管政务服务正努力实现"一网通办""跨省通办"和"一件事一次办"等服务目标。"一网通办"意味着通过一个统一的网络平台，将多个政务服务事项整合，让企业和群众能够一次性完成多个事项的办理，从而减少办事环节、申请材料、办理时间和跑动次数。而"跨省通办"则是指通过系统间的互联互通，打破地域限制，允许在不同省份间进行政务服务事项的办理。"一件事一次办"是将多个部门相关联的"单项事"整合为企业和群众视角的"一件事"，推行集成化办理，实现一次告知、一表申请、一套材料、一窗（端）受理、一网办理。这种集成化服务模式大幅提高了办事效率，降低了办事成本，并提升了企业和群众的获得感。

例如，深圳市市场监管局通过明晰药械经营业务指引，优化服务方式，开展医药企业上门服务，优化药械经营审批系统，强化药械审批廉政建设，加强药械经营业务培训等举措，显著提升了政务服务质量。此外，广东省人民政府办公厅印发的《广东省全面加强药品监管能力建设若干措施》中，也强调了推进药品监管智慧化数字化的重要性，提出完善信息化追溯体系、推进全生命周期数字化管理、提升"互联网＋药品监管"应用服务水平等具体措施。

🔗 知识拓展

电子政务在药品监管中的应用案例分析

1. 广东省电子监管系统

广东省作为我国药品生产、流通大省，拥有大量的涉药企业。面对日益增加的监管对象和复杂的市场形态，如何利用有限的监管资源对省内药品的流通情况进行有效监管成为药监部门面临的巨大挑战。自 2009 年开展药品流通电子监管工作以来，广东省已将药品批发、连锁企业经营的所有具有批准文号的药品和部分生产企业生产的高风险药品纳入电子监管体系。

广东省原药品流通电子监管系统于 2019 年 6 月 18 日停止使用，随后广东省药品监督管理局正式上线新的药品流通（批发、连锁）电子监管及分析系统。这一升级旨在进一步推进智慧食药监项目建设，实现精准监管和智慧监管。为了确保数据的准确性和完整性，广东省药品流通监管系统提供了企业数据采集接口，供企业内部系统调用，实现数据对接。这些接口主要提供业务数据上传、文件处理情况查询以及经营品种与往来单位下载等功能。

药品流通监管系统的主要功能如下。

（1）数据实时监控　通过闭环实时监控，对全省范围内的药品生产、销售、使用全过程的数据链进行监控，确保药品的数量、批号、有效期等重要信息的准确性。

（2）高风险药品数字化管理　通过对高风险药品生产企业实现数字化监管，初步建立起管理标准、业务数据标准和数据接口标准，实现六大监管亮点。

（3）信息共享与互联互通　系统对接"智慧药监"检验检测系统，实现数据实时上报并获取相关监管信息，满足国家药监局、中检院、省政府、省药品监管局的数据共享要求。

广东省药品流通电子监管系统的建设和实践取得了显著成效：系统提高了药品流通秩序和企业的管理规范，在查处违法违规行为、追踪假劣药品等方面发挥了重要作用；通过 AI 视频智能监测企业生产行为，实现对高风险药品的数字化管理，提升了监管效率和效果；推动了信息化技术融合应用，构建了智能化平台，增强了数据可靠性，并实现了全过程有记录、可追溯。在广东省该项目 2019 年获评了全国药品智慧监管典型案例后，不同省份的药品监管局都在积极建设类似的智慧监管平台，并且这些项目在各自地区也得到了相应的认可和推广。例如，安徽省的药品监管数据中心也在 2021 年被评为智慧监管典型案例。

2. 湖北省市场监督管理局的"三网一中心"智慧监管案例

湖北省市场监督管理局的"三网一中心"智慧监管案例成功入选首届全国数字化监管典型案例，这是对湖北省在市场监管领域数字化转型和创新成果的高度认可。该案例通过建设"智慧审批、智慧监管、智慧服务三张网 + 大数据能力中心"的主体架构，实现了市场监管体系和监管能力现代化。

"三网一中心"包括以下内容。

（1）智慧审批一张网　该平台集成了行政审批业务，提供"一站式"聚合服务，极大提高了审批效率。

（2）智慧监管一张网　着眼于综合协同监管，通过大数据技术实现对市场主体的全面监控和管理，缩短了现场检查用时，并提升了监管效能。

（3）智慧服务一张网　为消费者和企业提供便捷的服务渠道，如消费维权预警闭环处置平台，利用数据挖掘等功能进行智能分析，预测消费纠纷走向。

（4）大数据能力中心　汇集了大量数据资源，支持各类监管事项的实施，目前系统已纳入监管事项 262 项、监管工作人员 2.9 万名，开展检查 113 万次。

这些措施不仅优化了公平竞争的市场环境，还为推进国家治理体系和治理能力现代化提供了宝贵的经验和样本。此外，湖北省市场监管局还通过多种机制和措施解决消费纠纷，如"ODR 企业平台"和"湖北 315 消费投诉和解平台"，进一步保障了消费者的权益。

第三节　药品网络经营管理

一、药品网络经营基本路径指引

（一）药品网络经营相关政策

2019 年 12 月 1 日，新修订施行的《药品管理法》在"第五章　药品经营"部分，对企业从事药品经营活动的资质和条件及网络销售药品等作出了规定，网络禁止销售的药品名单里，没有出现处方药，网售处方药不再被明文禁止。

2021 年 4 月，《国务院办公厅关于服务"六稳""六保"进一步做好"放管服"改革有关工作的意见》（国办发〔2021〕10 号）明确提出：在确保电子处方来源真实可靠的前提下，允许网络销售除国家实行特殊管理的药品以外的处方药。

2022 年 12 月 1 日，为贯彻党中央、国务院决策部署，落实《药品管理法》要求，进一步规范药品网络销售行为，保障网络销售药品质量安全，国家市场监督管理总局出台了《药品网络销售监督管理办法》，聚焦保障药品质量安全、方便群众用药、完善药品网络销售监督管理制度设计等方面，对药品网络销售管理、第三方平台管理以及各方责任义务等进一步作出了详细规定，并公布了药品网络销售禁止清单（第一版）。

2024 年 1 月 1 日，为进一步落实"放管服"要求，完善药品经营许可管理，市场监管总局出台了《药品经营和使用质量监督管理办法》，进一步细化药品经营企业主体责任、开办药品经营企业的条件、药品零售连锁管理等。

（二）医药网络销售企业应具备的资质条件

在互联网和医疗的结合越来越深入的情况下，对于医药企业经营也就有越来越高的要求，而合规经营则是转变企业增长方式和促进规模企业可持续发展的重要方式。国家政策法规在为互联网药品销售企业指明经营方向的同时，也对其提出了更高的合规要求。

1. 药品经营企业经营资质："审批管理 + 药品经营许可证" 从事药品批发活动，应当经所在地省、自治区、直辖市人民政府药品监督管理部门批准，取得药品经营许可证（经营方式：批发）。

从事药品零售活动，应当经所在地县级以上地方人民政府药品监督管理部门批准，取得药品经营许可证（经营方式：零售）。

2. 药品经营企业经营条件："专人 + 场所 + 仓库设备 + 制度系统" 根据药品批发与零售（药品零售、药品零售连锁经营）不同的经营方式，细化了开办药品经营企业的具体条件。

共性条件：①与经营范围相适应的质量管理机构和人员；②已依法经过资格认定的药师或其他药学技术人员；③与经营品种和规模相适应的营业/配送场所、仓库和设施设备等；④质量管理制度和信息管理系统。

3. 药品网络销售企业应具备的资质条件

（1）线上线下一体化 要求药品网络销售企业必须是线下实体药品企业，是具备保证网络销售药品安全能力的药品上市许可持有人或者药品经营企业。

（2）批发零售区别化 药品网络销售企业应当按照经过批准的经营方式和经营范围经营。

1）药品上市许可持有人自行网络销售的 可以销售自己取得药品注册证书的药品。药品零售：除药品取得药品注册证书外，该企业还应取得药品零售资质（药品经营许可证）。

2）药品上市许可持有人委托药品经营企业网络销售 销售的药品需取得药品注册证书，经营企业取得药品批发/零售资质（药品经营许可证）。

（三）在第三方平台开展医药电商业务的操作指引

1. 目前主要的第三方线上销售平台 京东平台（京东大药房）、天猫平台（天猫大药房）、抖音平台（抖音大药房）、拼多多平台（拼多多大药房）、美团平台（美团大药房）等。

2. 入驻材料

（1）商家资质证明 包括工商营业执照、药品经营许可证、法人身份证、执业药师注册证及药师在职证明等相关证明文件。

（2）商品信息　提供商家销售的药品信息，包括药品名称、批准文号、生产企业、生产日期以及保质期等。

（3）商家经营情况　包括销售额、顾客评价等。

（4）售后服务保障　提供关于售后服务的保障措施，包括退换货政策、售后服务渠道等。

3. 入驻条件

（1）资质要求　①企业资质，包括营业执照、税务登记证、法人身份证正反面等相关证件；②行业资质，药品经营许可证；③品牌资质，商标注册证＋授权书等（旗舰店授权/专卖店、专营店等普通授权、销售授权书）。

（2）门店条件　药店需要满足一定的规模和面积要求、人员要求（执业药师等），门店设施必须齐全，并符合卫生条件。

（3）药品品种和供应　药店需要按照相关法律法规和各平台规定，经营符合要求的药品种类，不能超出经营范围，确保商品质量合格，来源合法，并按规定储存和保管药品。

（4）相关认证和资质　药品需要通过一系列认证和资质审核，如 GSP 认证、ISO9001 质量管理体系认证等。

4. 入驻步骤

（1）注册账号　商家在平台网站或商家 APP 注册账号并登录，选择入驻类型，填写店铺相关信息并实名认证。

（2）申请入驻　登录至平台药房入驻申请页面，填写入驻申请表格，提交药店相关的营业资质和药品经营许可证等证件材料。

（3）平台审核　平台审核团队将会对递交资料进行审核，审核通过，会提供进一步的指导。

（4）签署协议　审核通过后，双方洽谈签订合作协议，明确各自责任，包括服务费用和商品规范等方面。按要求支付相关费用。

（5）店铺装修　按平台要求对店铺进行装修美化，包括店铺 LOGO、店铺首页、商品展示等。

（6）上架商品　按照要求在商家平台上传商品信息，并进行价格、库存等信息设置。

（7）店铺审核　商家上架商品后，平台药房会对店铺进行审核，审核通过后，店铺正式上线。

（四）药品网络销售重要合规事项的风险提示

1. 不能销售未取得批准文件的药品　《药品管理法》第二十四条规定，在中国境内上市的药品，应当经国务院药品监督管理部门批准，取得药品注册证书；但是，未实施审批管理的中药材和中药饮片除外。

💡 **相关案例** ---

拼多多商城入驻商家销售未取得批准证明文件药品案

2023 年 1 月，安徽省黄山市屯溪区市场监督管理局、公安分局根据国家药品网络销售监测平台监测线索，对拼多多商城入驻商家"黄山市屯溪区某小吃店"进行检查，发现该店未取得《药品经营许可证》通过网络销售 Panadol Extra paracetamol（必理痛）等未取得药品批准证明文件药品。经查，涉案药品货值金额 1.036 万元。该店上述行为违反了《中华人民共和国药品管理法》第五十一条第一款规定。2023 年 3 月，屯溪区市场监督管理局依据《中华人民共和国药品管理法》第一百一十五条和《中华人民共和国行政处罚法》第二十八条、第三十二条第一款规定，对该店处以没收销售药品、没收违法所得、罚款 5 万元的行政处罚。

2. 不得无证（药品经营许可证）销售药品　《药品管理法》第五十一条第一款规定，从事药品批发活动，应经所在地省、自治区、直辖市人民政府药品监管部门批准，取得药品经营许可证。从事药品零售活动，应当经所在地县级以上政府药品监管部门批准，取得药品经营许可证。无药品经营许可证的，不得经营药品。

💡 **相关案例**

李某通过快手、微信无证经营药品案

2023 年 3 月，根据投诉举报线索，江西省萍乡市湘东区市场监督管理局联合公安机关对当事人李某进行调查，发现当事人未取得《药品经营许可证》，通过网络销售米非司酮片、米索前列醇片等终止妊娠药品，涉案货值金额 12.71 万元。当事人上述行为违反《中华人民共和国药品管理法》第五十一条第一款规定。2023 年 9 月，江西省萍乡市市场监督管理局依据《中华人民共和国药品管理法》第一百一十五条、《中华人民共和国行政处罚法》第二十八条规定，对当事人处以责令整改、没收涉案药品、没收违法所得 12.71 万元、罚款 190.68 万元的行政处罚。

3. 不得销售从非合法渠道（药品上市许可持有人或者药品经营企业手中）购进的药品　《药品管理法》第五十五条规定，药品上市许可持有人、药品生产企业、药品经营企业和医疗机构应当从药品上市许可持有人或者具有药品生产、经营资格的企业购进药品；但是，购进未实施审批管理的中药材除外。

💡 **相关案例**

拼多多商城网店无证销售药品案

2022 年 10 月，河北省衡水市市场监督管理局根据国家药品网络销售监测平台监测线索，对刘某民在拼多多商城经营的"万相美肤会所"和"优美养生会所"进行检查，发现刘某民未取得《药品经营许可证》，销售未从药品上市许可持有人或者具有药品生产、经营资格的企业购进的药品盐酸氨溴索注射液等，涉案货值金额 2.49 万元。刘某民上述行为违反了《中华人民共和国药品管理法》第五十一条、第五十五条规定。2023 年 1 月，河北省衡水市市场监督管理局依据《中华人民共和国药品管理法》第一百一十五条、第一百二十九条的规定、《中华人民共和国行政处罚法》第二十九条和第三十二条、《河北省药品行政处罚裁量适用情形》第二条和《河北省市场监督管理行政处罚裁量权适用规则》规定，对刘某民处以没收违法所得、罚款 15.1 万元的行政处罚。

4. 不得销售国家禁止网络销售的药品　《药品经营和使用监督管理办法》第三十六条规定，药品经营企业不得经营疫苗、医疗机构制剂、中药配方颗粒等国家禁止药品经营企业经营的药品。药品零售企业不得销售麻醉药品、第一类精神药品、放射性药品、药品类易制毒化学品、蛋白同化制剂、肽类激素（胰岛素除外）、终止妊娠药品等国家禁止零售的药品。

《药品网络销售监督管理办法》第八条规定，疫苗、血液制品、麻醉药品、精神药品、医疗用毒性药品、放射性药品、药品类易制毒化学品等国家实行特殊管理的药品不得在网络上销售。药品网络零售企业不得违反规定以买药品赠药品、买商品赠药品等方式向个人赠送处方药、甲类非处方药。

💡 **相关案例**

药满满商城入驻商家销售禁售药品案

2023 年 4 月，江西省赣州市兴国县市场监督管理局根据国家药品网络销售监测平台监测线索，对药满满商城入驻商家江西众诚大药房零售连锁有限公司进行检查，发现该公司和睦店通过网络销售氢溴酸右美沙芬片等药品。该公司上述行为违反了《药品网络销售监督管理办法》第八条第二款规定。2023 年 4 月，江西省赣州市兴国县市场监督管理局依据《中华人民共和国药品管理法》第一百二十六条和《药品网络销售监督管理办法》第三十三条的规定，对该店处以警告、罚款 7.5 万元的行政处罚。

5. 不得不凭处方销售处方药　《药品网络销售监督管理办法》第九条第一款规定，通过网络向个人销售处方药的，应当确保处方来源真实、可靠，并实行实名制。

💡 **相关案例**

京东商城入驻商家不凭处方销售处方药案

2023 年 3 月，江西省新余市分宜县市场监督管理局根据国家药品网络销售监测平台监测线索，对京东商城入驻商家御贝康大药房旗舰店进行检查，发现该店不凭处方销售处方药"艾司奥美拉唑镁肠溶胶囊"。该店上述行为违反了《药品流通监督管理办法》第十八条第一款规定。2023 年 4 月，江西省新余市分宜县市场监督管理局依据《药品流通监督管理办法》第三十八条第一款规定，对该店处以警告的行政处罚。

二、互联网电子处方

（一）基本原则

在当今数字化时代，互联网医院作为一种新型的医疗模式，为患者提供了更加便捷、高效的医疗服务。然而，随着互联网医院的普及和发展，如何合规地开具电子处方成为了一个亟待解决的问题。为了确保患者的用药安全和权益，医师在开具电子处方时需要遵循一定的规定和原则。

1. 对复诊患者不能开具精麻药品　对于复诊患者，医师在开具电子处方时，需确保患者提供首次就诊于实体医院的证明，并在核对无误后进行处方的开具。此外，医师应避免为患者开具麻醉药品、精神类药物以及其他具有较高用药风险或特殊管理规定的药品。

2. 处方书写应当规范　在书写处方时，医师应遵循规范，确保处方中包含明确的用药适应证，并且药品的用法、用量、疗程和配伍均应合理。

3. 禁止先药后方　医师应在接诊后，根据患者的具体病情开具相应的药品处方，并在处方审核通过后进行药品的配送。正常情况下，提供处方药的流程应为：看诊、开具处方、配送药品。医师和平台应避免在事后补开处方，尤其是避免在没有实质性诊疗的情况下出具处方。

4. 不可自动生成处方　处方必须由接诊医师亲自开具，并附上医师的电子签名。不允许无处方权的人员或人工智能软件代替医生开具处方。同时，处方上也应有药师的电子签名，严禁通过技术手段虚假审方。

5. 处方流转签订书面协议　互联网医院与第三方药房或电商平台合作时，应签订书面协议，确保第三方能够严格审方并避免处方的重复使用。如果互联网医院委托第三方进行药品配送，相关的协议和处方流转信息应当可追溯，并向省级监管平台开放数据接口。

6. 严禁商业统方、收取药品回扣　电子处方和药品销量统计应用于符合法规政策的药事管控和学术研究等，严禁利用线上便利进行商业统方或将药品销量与医生收入挂钩从中抽取回扣。医务人员应遵守廉洁从业规则和依法执业，不得以谋取个人利益为目的指定购买地点的药品、耗材等。

（二）电子处方流转

电子处方流转（electronic prescription circulation）是指系统连接医院，并将院内处方以电子化的形式同步流转至院外的指定零售药房，随后患者可通过该电子处方内的信息向指定实体药房及电商平台处购买到包括处方药在内的相关医药商品的过程。其中，包含非处方药和处方药，线下需要药房药师进行审核签字，线上需要上传电子处方信息通过后即可购药。

"电子处方流转"作为互联网医院的衍生业务，所能带来的好处并不亚于主流医疗服务。具备开具处方、视频处方、处方购药、图文购药、上传处方、视频聊天、即时通讯、审核处方、院内取药、定点取药、药品配送、处方签名、医保结算的功能。对于患者、医院和政府三方而言，处方流转都有着不容忽视的优势特点，正因如此，也使其在业界扮演者至关重要的"角色"。

1. 电子处方流转模式

（1）模式一：互联网医院 + 药店　实现医疗机构处方信息、医保结算信息与药品零售消费信息互联互通、实时共享。该处方流转平台以患者为核心，允许患者自主选择渠道取药，保障患者购药知情权和选择权；同时还能合理控制药品价格（跟标价），降低患者购药整体开支；能不断探索新的便民、利民服务形式，由快递来完成最后的配送。

💡 **相关案例** --

梧州模式

广西梧州率先实践处方信息共享，全市 20 余家二级及以上级别医院、百家药店共同接入易复诊第三方处方信息共享平台。实现医疗机构处方信息、医保结算信息与药品零售消费信息互联互通、实时共享。鼓励复诊在线续方、网订店取、网订店送等新型配送方式，提升患者就医体验。

（2）模式二：互联网医院 + 药企　医院向处方流转信息平台提供处方，允许用户使用电子处方平台便捷方式向合作药企的药房购药。实现政府推动的处方"跑方"至院外药店，患者可实现在医院内就诊后到院外药店拿药，且会实现云药房平台、社会药店、配送系统。

💡 **相关案例** --

西安模式

《西安市药品零售企业电子处方共享服务指导原则》规定了提供电子处方服务的药企信用、程序等要求。有法定代表人和完善诊疗管理机制的企业可建立互联网医院或平台，允许药店"远程"开具一定疾病用药的电子处方。

（3）模式三：医院 + 药店　采用医院 + 药店（社区）模式，实现患者在医院线下问诊，医生开出处方后，患者可在药店（社区）拿药。

💡 **相关案例** --

广东模式

允许医疗机构使用互联网医院作为第二名称，在线开展常见病、慢性病复诊和处方开具。支持医疗卫生机构、第三方机构搭建互联网信息平台，开展远程医疗、健康咨询、健康管理服务。导入医保支付政策，推进处方信息共享，打破医疗机构信息孤岛。

2. 电子处方流程平台　2023 年 12 月，国家医保局发布《医疗保障信息平台电子处方中心技术规范》，指导各地依托全国统一的医疗保障信息平台，落地应用医保电子处方中心。

目前全国所有省份均已启动医保电子处方中心的部署工作，近 20 个省份正式上线应用，实现了电子处方在定点医药机构的顺畅流转，满足了参保群众使用医保电子处方购药的需求。

（1）处方管理

1）处方信息录入　支持医生在医院内部系统中直接录入处方信息，包括患者信息、药品名称、剂量、用法等。

2）电子处方生成　将录入的处方信息自动转化为电子处方，确保信息的准确性和完整性。

3）电子签名验证　采用电子签名技术对处方进行签名验证，确保处方信息的真实性和不可篡改性。

（2）处方信息共享

1）实时数据传输　支持医院、零售药房、医保部门之间的处方信息实时传输，确保信息同步更新。

2）多方互联互通　通过标准接口对接不同医疗机构和药房系统，实现处方信息的互联互通。

3）隐私保护　在共享处方信息时，严格遵守隐私保护政策，采用加密技术确保患者信息安全。

（3）患者服务

1）处方信息查询　患者可通过平台查询自己的处方信息，包括药品名称、剂量、用法等。

2）药房查询与选择　提供附近药房查询功能，患者可根据自身需求选择购药地点。

3）线上购药　支持在线支付和药品配送到家服务，为患者提供便捷的购药体验。

4）用药提醒　根据处方信息，为患者提供用药提醒服务，确保患者按时按量服药。

（4）处方审核与监管

1）智能审方　系统具备智能审方功能，对处方信息进行自动审核，确保处方开具的规范性和合理性。

2）人工审核　提供人工审核功能，由专业药师对处方进行二次审核，确保用药安全。

3）实时监控　对处方信息进行实时监控，确保药品销售的规范性和安全性。

4）追溯系统　建立完善的追溯系统，对处方信息进行追溯查询，确保药品来源可追溯。

（5）系统管理

1）用户管理　支持对医生、药师、患者等用户的管理，包括用户注册、登录、权限设置等。

2）数据管理　提供数据备份、恢复、查询等功能，确保系统数据的完整性和安全性。

3）系统设置　支持对系统参数的设置和调整，以满足不同医疗机构和药房的需求。

（6）统计分析

1）数据统计　按照患者、药品、药店、金额等不同维度进行数据统计。

2）统计分析　提供处方数据的统计分析功能，为医疗机构和药房提供决策支持。

（7）其他功能

1）消息通知　支持向医生、药师、患者等用户发送消息通知，如处方审核结果、用药提醒等。

2）自定义模板　支持医疗机构和药房自定义处方模板，提高处方录入的效率。

3）支付管理　支持接入多种支付方式，如医保支付、支付宝、微信支付等，满足患者不同的支付需求。

4）药品库存管理　与药房库存系统对接，实现药品库存的实时更新和预警。

3. 电子处方流转业务流程　电子处方流转流程涵盖了从处方生成、传输、审核到药品调配与取药的整个流程，通过系统的管理与监管功能，确保了药品销售的规范性和安全性，为患者提供了更为便捷、高效的药品购买服务。

（1）业务场景　主要分为门诊和住院。

1）门诊　参保人在定点医疗机构就诊时，需要且符合使用门统或"双通道"国谈药的，由经治责任医师提出用药申请并开具电子处方，流转至院内药学部审核，审核通过后上传至经办机构登记备案，备案后的用药登记与电子处方流转至零售药店，参保人可持医保电子凭证（卡）结算享受医保待遇。

2）住院　参保人住院期间使用"双通道"国谈药，经治医师开方后，经过医院内部审核后，处方流转平台轮巡派单至"双通道"零售药店。接到订单后，药店配送员先行与患者家属沟通，明确送达药品的时间和地点，再将药品放入 DTP 药房药品配送箱，送达病区后，配送员与责任医生签字确认，确保药品顺利交接，参保人在定点医疗机构享受国谈药待遇，不需要在医疗机构、零售药店、经办机构之间往返。

（2）电子处方流转业务流程介绍

1）电子处方生成　医生在诊疗过程中，通过医保系统根据患者病情和用药需求，开具电子处方。处方需符合基本医疗保险药品目录、诊疗项目等规定。医生完成处方信息录入后，系统会采用电子签名技术对处方进行签名验证，确保处方信息的真实性和不可篡改性。验证通过的处方会被系统自动转化为电子处方，并存储在系统中，等待下一步的传输。

2）电子处方传输　电子处方生成后，通过医保系统自动、安全、及时地传输至医保定点药店或医疗机构。这一步骤确保了处方的准确性和实时性。在传输过程中，系统会采用加密技术确保处方信息的安全，防止信息泄露。

3）电子处方审核　药店或医疗机构接收到电子处方后，需对处方进行审核。审核内容主要包括处方的合法性、规范性以及是否符合医保政策等。审核工作由专业的药师或医生进行，确保审核的准确性和权威性。审核结果会及时反馈给医生或患者。如审核通过，则进入下一步的药品调配阶段；如审核不通过，则会注明原因并退回。

4）药品调配与取药　审核通过后，药店或医疗机构根据电子处方调配药品。调配过程需严格遵守药品管理法规，确保药品的质量和安全患者凭借医保电子凭证，在药店或医疗机构进行取药和结算。

5）数据安全管理与监管　提供数据备份、恢复、查询等功能，确保系统数据的完整性和安全性。对处方信息进行实时监控，并建立完善的追溯系统，确保药品来源可追溯，提高监管能力。

6）患者服务　患者可通过系统查询自己的处方信息，包括药品名称、剂量、用法等。提供附近药房查询功能，患者可根据自身需求选择购药地点。支持在线支付和药品配送到家服务，为患者提供便捷的购药体验。

三、远程药学服务

当数字化走进生活，远程问诊、远程审方为人民看病拿药解决了"急难愁盼"的问题，既方便又高效。药店"互联网＋医药"正在步入快车道。多地发文，鼓励药店开展远程问诊、远程审方。如今，我国允许远程审方的省份数量大增，很多省、自治区和直辖市已实施或试点远程审方。总体来看，远程审方得到了高度评价，各地政府部门也正在扮演主要的推动力量。

（一）基本原则

（1）推进线上线下融合发展，培育新兴业态。依托现有信息系统，开展药师网上处方审核、合理用药指导等药事服务。积极探索药师多点执业。

（2）坚持以人民健康为中心，把人民健康放在优先发展地位，保障公众用药安全、有效、可及，防止药品安全事件发生，切实维护人民群众身体健康和生命安全。

（3）持续深化"放管服"改革，优化营商环境，寓监管于服务之中，优化程序、精简流程、公开透明，完善科学监管机制，提升监管效率和水平。

（4）完善统一权威的监管体制，推进药品监管法治化、标准化、专业化、信息化建设，提高技术支撑能力，强化全过程、全生命周期监管，保证药品安全性、有效性和质量可控性。

（5）远程处方审核不能代替远程医疗服务。

（二）远程药学服务内容

远程药学服务包括开展执业药师远程药学服务和电子处方、处方审核服务，同时对零售药店的从业药师、驻店药师、执业药师合理用药进行指导。具体操作指引如下。

1. 远程药学服务平台设施设备及功能

（1）应有独立设置药学服务平台服务工作环境，具有独立远程服务操作系统且运行完好的电脑设备，并与远程服务药店系统相连接。

（2）应配备专用服务器用于自动调度注册执业药师进行远程服务，加密存储考勤记录、影像资料及处方图片。并且有一个固定的外网 IP，能够满足药品监管部门的监管需要。

（3）应配备远程服务系统应具备高清摄像头及语音对讲设备，能通过视频和语音对讲实现实时在线用药咨询、用药指导等药学服务，双方视频语音对讲流畅，不停顿，且影像资料能上传至专用服务器加密封存备查，影像资料保存不少于 3 个月；能及时审核药店处方、查询药品基本信息等相关数据。

（4）远程服务审核的处方应及时上传专用服务器上加密封存备查，防止处方图片的修改与删除。系统必须做到先审核后销售。处方按 GSP 规定保存 5 年。

（5）为规范执业药师的行为，药学服务平台应根据药品监管部门的监管需要，在远程服务工作区域安装高清视频设备，并与药品监管部门电子信息系统对接，以实现药品监管部门对执业药师远程服务情况的实时监控。

（6）药学服务平台必须建立考勤制度和考勤设备，远程药学服务执业药师上下班必须进行考勤，且与远程服务系统登陆关联，工作时间必须与药店的营业时间同步。

（7）从事远程服务的执业药师应在远程服务系统中注册保存执业药师注册证书、联系方式、指纹信息，保证远程执业药师登录的唯一性。

2. 远程服务药店设施设备及功能

（1）具有独立远程服务操作系统且运行完好的电脑设备，同时必须与远程服务平台服务系统相连接。

（2）应具备高清摄像头及语音对讲设备，能和本企业总部远程服务执业药师通过视频和语音对讲实现实时在线用药咨询、用药指导等药学服务，双方视频语音对讲流畅，不停顿。

（3）应具有高清摄像头的设备（含移动设备）来采集处方图像，处方静态图像必须清晰可辨。

（4）药店营业员应熟悉远程服务系统的使用，并能主动指导、协助群众正确使用远程服务系统。

3. 药学服务平台服务人员配备

（1）药学服务平台配备远程服务执业药师，按每20个门店至少配备1名执业药师，其中执业中药药师不少于1名（中药药师配备数量应满足审方需求，应不少于执业药师总数的25%）；专职从事远程药店处方审核及指导用药服务。其他服务人员配备数量应满足平台服务需求。

（2）药品零售连锁企业自建药学服务平台，应配备与经营规模相匹配数量的远程审方执业药师，原则上开办30家门店的，应至少配备3名执业药师，每增加20家门店，应当增配1名执业药师，不足30家的按30家计算。承担远程服务工作的执业药师可作为门店的药品质量负责人，承担药品质量管理职责。定期或不定期对相应门店药品质量执行情况进行督查、巡查。

（3）开展远程服务的药学服务平台、药品零售药店应建立相应的管理制度，包括远程服务管理规定、执业药师岗位职责、对门店药品质量督查和巡查制度等。

（4）从事远程服务的执业药师必须在职在岗（在职是指与企业确定劳动关系的在册人员，在岗是指相关岗位人员在工作时间内在规定的岗位履行职责），认真履行岗位职责。连锁企业远程服务执业药师除督查、巡查门店药品质量情况外每天必须在岗位履行职责，临时不在岗的人员须交接手续和记录，委托其他执业药师进行远程药学服务。

（5）为零售单店提供远程药学服务的第三方药学服务平台，应提供远程药学服务相关人员合法资质，并与零售单店应签订协议，明确双方责任义务。

4. 电子处方服务

（1）电子处方应符合卫健部门相关规定的要求。开展电子处方在线服务的医疗机构应具备的合法资质：营业执照、医疗机构执业许可证等，服务方式中应当包含"互联网诊疗"。远程医师开具的电子处方等同于普通处方，处方上应有执业医生的电子签名，电子处方和普通处方应保存在药品零售企业备查，电子处方保存期限同普通处方。

（2）电子处方在药品零售企业限用于高血压、糖尿病等慢性病的固定品种、固定剂量药品，以及上呼吸道感染等常见病常规用药的审方、销售。不得开具麻醉药品、精神药品等特殊管理药品的处方，不得为低龄儿童（6岁以下）开具互联网儿童用药处方。鼓励第三方平台公司为提供电子处方服务的医师购买医疗责任保险，降低参与电子处方试点工作企业的风险。

（3）可实行慢性病患者档案管理。药品零售企业应建立慢性病患者档案管理制度，由执业药师凭患者处方、诊断证明等为慢性病患者建立档案，对建档患者半年内购买治疗慢性病药品的，可不凭处方，根据档案记录直接购买。

（4）药学服务平台可选择具备相关网络技术、硬件设备条件的第三方服务医疗服务机构合作建立远程医师诊疗、电子处方应用平台。同时企业应制定相关的管理制度。

远程药学服务软硬件
配置标准模板

第四节　药品进出口管理

一、药品进口基本规定

（1）药品必须经由国务院批准的允许药品进口的口岸进口，批准进口口岸具体如下。

进口药品（包括麻醉药品、精神药品、蛋白同化制剂、肽类激素）口岸：北京市、天津市、上海市、大连市、青岛市、成都市、武汉市、重庆市、厦门市、南京市、杭州市、宁波市、福州市、广州市、深圳市、珠海市、海口市、西安市、南宁市等 19 个城市所在地直属海关所辖关区口岸以及苏州工业园区口岸、济南航空口岸、长沙航空口岸、郑州航空港口岸、沈阳航空口岸、无锡航空口岸、江阴港口岸、长春空港口岸、中山市中山港口岸。

生物制品（疫苗类、血液制品类及血源筛查用诊断试剂等）进口口岸：限定为北京市、上海市、广州市、重庆市和成都市 5 个口岸；首次在中国境内销售的药品进口口岸限定为北京市、上海市、广州市、重庆市 4 个口岸。

进口药品须取得国务院药品监督管理部门核发的《进口药品注册证》（或者《医药产品注册证》港澳台），或者《进口药品批件》后，方可向货物到岸地口岸药品监督管理部门办理进口备案手续。

进口备案，应当持以下资料向货物到岸地口岸药品监督管理局提出申请：①《进口药品注册证》（或者《医药产品注册证》）（正本或者副本）复印件；麻醉药品、精神药品的《进口准许证》复印件；②报验单位的《药品经营许可证》和《企业法人营业执照》复印件；③原产地证明复印件；④购货合同复印件；⑤装箱单、提运单和货运发票复印件；⑥出厂检验报告书复印件；⑦药品说明书及包装、标签的式样（原料药和制剂中间体除外）；⑧国家药品监督管理局规定批签发的生物制品，需要提供生产检定记录摘要及生产国或者地区药品管理机构出具的批签发证明原件；⑨《药品进口管理办法》第十条规定情形以外的药品，应当提交最近一次《进口药品检验报告书》和《进口药品通关单》复印件；⑩报验单位填写的《进口药品报验单》。

（2）对准予进口备案的，口岸药品监督管理部门发给《进口药品通关单》；进口单位持《进口药品通关单》向海关申报，海关凭口岸药品监督管理部门出具的《进口药品通关单》，办理进口药品的报关验放手续。非管制药品获得《进口药品通关单》、管制类药品获得《进口准许证》后予以通关放行。

（3）进口药品通关单（drug import customs clearance） 是指国家药品监督管理局及其授权发证机关依法对进口药品实施监督管理所签发的准予药品进口的许可证件。进口药品通关单监管证件代码为"Q"，在编号栏填报进口药品通关单编号。

办理进口药品通关单所需单证资料：①《进口药品报验单》；②《进口药品注册证》或《医药产品注册证》或《进口药品批件》复印件，及麻醉药品、精神药品、蛋白同化制剂、肽类激素等的《进口准许证》复印件；③报验单位的《药品经营许可证》和《企业法人营业执照》复印件；药品生产企业自行进口本企业生产所需原料药和制剂中间体的进口备案，应当提交其《药品生产许可证》和《企业法人营业执照》复印件；④原产地证明复印件；⑤购货合同复印件；⑥装箱单、提运单和货运发票复印件（2份）；⑦出厂检验报告书复印件（2份）；⑧药品说明书及包装、标签的式样（原料药和制剂中间体除外）（2份）；⑨国家药品监督管理局规定批签发的生物制品，需要提供生产检定记录摘要及生产国或者地区药品管理机构出具的批签发证明原件（2份）；⑩《药品进口管理办法》第十条规定情形以外的药品，应当提交最近一次《进口药品检验报告书》和《进口药品通关单》复印件。经其他国家或者地区转口的进口药品，需要同时提交从原产地到各转口地的全部购货合同、装箱单、提运单和货运发票等复印件（2份）；⑪申报材料真实性的自我保证声明，并对材料作出如有虚假承担法律责任的承诺；⑫凡申请企业在申报资料时，不是法定代表人本人，企业应当提交《授权委托书》。

（4）药品进口流程及报关单证

1）药品进口流程 见图 9-5。

2）药品进口报关需要的单证资料 ①《进口药品注册证》（或《医药产品注册证》；麻醉药品、精神药品《进口准许证》或临床急需药品、样品或对照品的《进口药品批件》；②《药品经营许可证》或《药品生产许可证》和《企业法人营业执照》；③原产地证明；④购货合同；⑤发票；⑥提运单；⑦出厂检验报告书；⑧药品中文说明书及包装、标签的式样；⑨《进口药品检验报告书》和《进口药品通关单》；⑩临床用药的申请材料真实性的《自我保证声明》；⑪其他海关要求的相关单证资料。

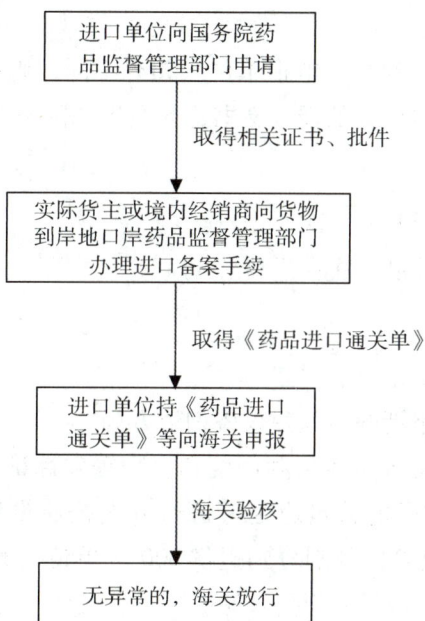

```
┌─────────────────────┐
│  进口单位向国务院药      │
│  品监督管理部门申请      │
└─────────────────────┘
          │ 取得相关证书、批件
          ▼
┌─────────────────────┐
│  实际货主或境内经销商向货物│
│  到岸地口岸药品监督管理部门│
│  办理进口备案手续        │
└─────────────────────┘
          │ 取得《药品进口通关单》
          ▼
┌─────────────────────┐
│  进口单位持《药品进口      │
│  通关单》等向海关申报      │
└─────────────────────┘
          │ 海关验核
          ▼
┌─────────────────────┐
│  无异常的，海关放行       │
└─────────────────────┘
```

图 9 - 5　药品进口流程图

二、药品一次性进口

《药品进口管理办法》第十九条规定："进口临床急需药品、捐赠药品、新药研究和药品注册所需样品或者对照药品等，必须经国家食品药品监督管理局批准，并凭国家食品药品监督管理局核发的《进口药品批件》，按照本办法第十六条的规定，办理进口备案手续。"

（一）一次性进口适用范围

1.《总局关于研制过程中所需研究用对照药品一次性进口有关事宜的公告》（2016 年第 120 号）
药品研发机构或药品生产企业在研究过程中，对已在中国境外上市但境内未上市的药品，拟用于下列用途的，可申请一次性进口：①以中国境内药品注册为目的的研究中用于对照药品的制剂或原料药；②以仿制药质量和疗效一致性评价为目的的研究中用于对照药品的化学药品制剂或原料药。

2.《国家药监局关于临床试验用生物制品参照药品一次性进口有关事宜的公告》（2018 年第 94 号）
可以申请一次性进口的生物制品范围包括：①国内已经批准注册，但药品研发机构或者生产企业无法及时从国内市场获得的原研生物制品；②国外已上市、国内尚未批准注册但已获批开展临床试验的原研生物制品。

（二）进口要求再注册期间临时进口要求

为保证进口药品再注册期间临床用药和国内生产急需，加强再注册期间临时进口和分包装的管理制定《进口药品再注册期间临时进口和分包装管理规定》申请再注册期间临时进口应当符合以下要求。

（1）申请临时进口时，原《进口药品注册证》或《医药产品注册证》应当已经失效，且新的注册证未获批准，同时该品种的进口药品再注册申请已经由国家药品监督管理局行政事项受理服务和投诉举报中心正式受理，并取得药品注册受理通知书。

（2）申请临时进口的品种在过去5年内未出现重大安全性事故和存在安全性隐患，未被任何国家药品管理当局做出过暂停或停止上市的决定或发布重大安全性警示。

（3）申请临时进口的品种在过去5年内没有因违反国家药品监督管理的法律、法规、规章和相关规定而被处罚或者正在被调查等情形。

（4）申请者应为提交再注册申请的同一申报单位。如有不同，则必须提交该品种《进口药品注册证》或《医药产品注册证》的国外申请人的授权文书，并在生产国予以公证。

（三）申报程序

（1）研制过程中所需研究用对照药品一次性进口。

（2）临床试验用生物制品参照药品一次性进口。

（四）注意事项

1. 研制过程中所需研究用对照药品一次性进口

（1）各个省局的细则不一样，申请的时候建议咨询地方局。

（2）2012年11月15日CDE发布《生物利用度和生物等效性试验用药品的处理和保存要求技术指导原则（征求意见稿)》：留存样品的数量应足够进行五次按质量标准全检的要求。对于口服固体制剂（如片剂、胶囊），试验制剂及参比制剂分别提供300个单位（片/粒）足以满足五次全检量的要求。故申请参比制剂一次性进口时，数量一定要算好。

2. 进口药品再注册申请

（1）临时进口申请次数　在取得新《进口药品注册证》或《医药产品注册证》之前，每个再注册申请的临时进口申请次数一般应不超过2次。

（2）可以多次临时进口申请的情况　①用于治疗癌症等严重危害生命健康疾病的品种；②用于治疗罕见病、艾滋病等尚无有效治疗手段的品种；③公共卫生突发事件紧急需要的品种；④我国尚不能生产或者生产供应不足、临床供货急需的品种。

3. 《进口药品批件》只能一次性使用

（1）《进口药品批件》应当在批件规定的有效期内一次性使用。

（2）申请单位应在《进口药品批件》规定的有效期内，按照批准的进口数量，经由《进口药品批件》指定的口岸，一次性进口完毕。

（3）《进口药品批件》不得重复使用，逾期作废。

（五）费用

根据《关于调整药品审批、检验收费标准的通知》，国务院卫生行政部门对国外药品生产厂（商）或国内外经营代理商申请《进口药品注册证》和《一次性进口药品批件》进行审评，收取药品注册审批费，具体收费标准为：①每个品种注册审批费45300元；②一次性进口注册审批费2000元。

三、临床急需进口

2022年6月，国家卫健委会同国家药监局制定印发《临床急需药品临时进口工作方案》（以下简称《工作方案》），明确规定对于国内无注册上市、无企业生产或短期内无法恢复生产的境外已上市临床急需少量药品，由医疗机构直接向国家药监局或国务院授权的省、自治区、直辖市人民政府提出临时进口申请。该《工作方案》的出台实施，是我国现行药品注册制度的有益补充，满足了更多患者的迫切用药需求。

（一）药品范围

适用于国内无注册上市、无企业生产或短时期内无法恢复生产的境外已上市临床急需少量药品。其中，临床急需少量药品为符合下列情形之一的药品：①用于治疗罕见病的药品；②用于防治严重危及生命疾病，且尚无有效治疗或预防手段的药品；③用于防治严重危及生命疾病，且具有明显临床优势的药品。

（二）申请工作流程

第一步　医疗机构应向国家药监局或国务院授权的省、自治区、直辖市人民政府提出临时进口申请，并按要求提供机构合法登记文件复印件、申请报告及承诺书、拟进口药品清单等相关材料。

第二步　国家药监局收到医疗机构申请后，征求国家卫生健康委意见。国家卫生健康委可视情况征求医疗机构所在地省级卫生健康主管部门意见。

第三步　国家药监局在接到国家卫生健康委书面反馈意见后3个工作日内，对符合要求的申请，以局综合司函形式作出同意进口的复函，复函抄送国家卫生健康委、各省级药品监督管理部门及口岸药品监督管理部门，国家卫生健康委抄送各省级卫生健康主管部门。

第四步　医疗机构依据复函向口岸药品监督管理部门申请办理《进口药品通关单》。此类进口药品，无需进行口岸检验（进口药品若属于麻醉药品和国家规定范围内的精神药品，还需要向国家药监局申请进口准许证）。

第五步　药品进口通关后送医疗机构使用，完成临时进口（图9-6，表9-7）。

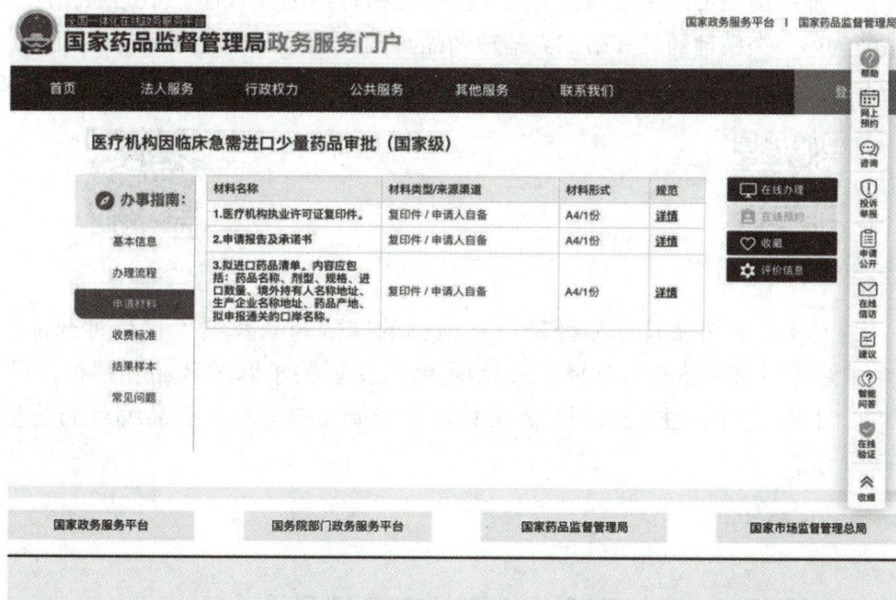

图9-6　国家药监局对临床急需进口药品申请材料要求

表9-7　国家药监局对临床急需进口药品申请材料要求

序号	材料名称	材料类型/来源渠道	材料形式	规范要求
1	医疗机构执业许可证复印件	复印件/申请人自备	A4/1份	医疗机构执业许可证、营业执照（如有）、组织机构代码证等
2	申请报告及承诺书	复印件/申请人自备	A4/1份	内容应包括：拟申请进口药品的具体用途、进口的必要性说明，申请医疗机构的名称、地址及联系人信息。医疗机构书面承诺拟进口药品在指定医疗机构内用于特定医疗目的，不得用于申请用途以外的其他用途

续表

序号	材料名称	材料类型/来源渠道	材料形式	规范要求
3	拟进口药品清单	复印件/申请人自备	A4/1 份	内容应包括：药品名称、剂型、规格、进口数量、境外持有人名称地址、生产企业名称地址、药品产地、拟申报通关的口岸名称

【注意事项】

（1）医疗机构应充分评估拟临时进口的药品是否为临床急需，应明确符合《工作方案》中临床急需少量药品的三种情形之一。

（2）医疗机构应按照《医疗机构药事管理规定》，制定临床技术规范，明确药品的临床诊治用途、患者群体、使用科室及医生名单；建立专项管理制度，对医师处方、用药医嘱的适宜性进行审核，严格规范医师用药行为。

（3）药物使用前医院伦理委员会应做好伦理审查，对患者及家属充分告知药物使用风险，做好书面知情同意。

（4）医疗机构应做好药物使用管理和不良反应监测，如工作中发现问题，及时与当地卫健委和药监局联系。

四、麻醉药品及精神药品进出口管理

麻醉药品是指连续使用后易产生身体依赖性、能成瘾癖的药品。精神药品是指直接作用于中枢神经系统，使之兴奋或抑制，连续使用可产生依赖性的药品。依据精神药品使人体产生的依赖性和危害人体健康的程度，精神药品分为第一类精神药品和第二类精神药品。国家药品监督管理部门依法对上述药品实施进出口监督管理，签发准予进出的许可证件，包括《麻醉药品进出口准许证》《精神药品进出口准许证》。

麻醉药品海关商品编号　　　　　　　　　　精神药品海关商品编号

1. 适用范围　纳入《麻醉药品管制品种目录》范围的麻醉药品及纳入《精神药品管制品种目录》范围的精神药品。详见《国家食品药品监督管理总局 海关总署关于麻醉药品和精神药品海关商品编号的公告》（2013 年第 54 号）和《国家药监局 海关总署关于瑞马唑仑海关商品编号的公告》（2020 年第 39 号），如图 9 - 7 所示。

附件

瑞马唑仑海关商品编号

海关商品编号	商品名称	
	中文名	英文名
29333990.93	瑞马唑仑	Remimazolam
30049090.49	瑞马唑仑的单方制剂（已配定剂量或制成零售包装）	

备注：包括其可能存在的盐、单方制剂和异构体。

图 9 - 7　瑞马唑仑海关商品编号

2. 申请流程及材料

（1）申领流程（图9-8）

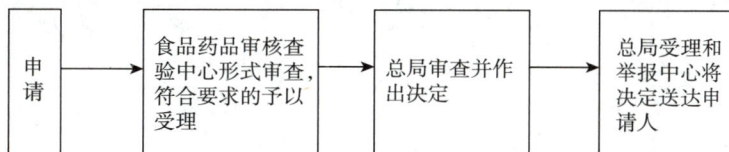

图9-8　申领流程

（2）申请材料（表9-8）

表9-8　申请材料

麻精药品出口审批	供临床使用麻精药品进口审批	教学、科研用麻精药品进口审批
特殊药品出口申请表	特殊药品进口申请表	
购货合同或者订单复印件		
进口国家或地区麻醉（精神）药品主管当局提供的进口准许证（正本）	《进口药品注册证》或《《医药产品注册证》（正本或副本）复印件（教学、科研用进口及临床特需进口等可不提供）	生产国家或者地区药品管理机构出具的允许该药品上市销售的证明文件、公证文书及其中文译本（标准品、对照品进口可不提供）
外销合同或者订单复印件	进口单位的《企业法人营业执照》、《进出口企业资格证书》或《对外贸易经营者备案登记表》、《组织机构代码证》复印件；药品生产企业进口本企业所需原料药和制剂中间体（包括境内包装用制剂），应当报送《企业法人营业执照》和《药品生产许可证》复印件（国务院规定许可事项实施"证照分离"改革的自由贸易试验区域内企业无需提供《药品生产许可证》）	出口单位如为该药品的销售代理公司，还需提供出口单位合法资质的证明文件、公证文书及其中文译本
出口药品如为国内药品生产企业经批准生产的品种，需提供该药品生产企业的《药品生产许可证》《企业法人营业执照》及药品的批准证明文件复印件；出口药物如为境内企业接受境外企业委托生产的品种，须提供国家药品监督管理总局批准的证明文件复印件（国务院规定许可事项实施"证照分离"改革的自由贸易试验区域内的企业无需提供药品生产许可证》）	出口单位如为该药品的销售代理公司，还需提供出口单位合法资质的证明文件、公证文书及其中文译本。首次进口供医疗使用的麻醉药品、精神药品须经技术审评后，方可申请办理《麻醉（精神）药品进口准许证》	国内使用单位合法资质的证明文件、药品使用数量的测算依据以及使用单位出具的合法使用和管理该药品的保证函
		相应科研项目的批准文件或相应主管部门的批准文件
出口企业的《企业法人营业执照》《进出口企业资格证书》或《对外贸易经营者备案登记表》《组织代码证书》复印件		委托其他进口单位代理进口的，还需委托代理协议复印件和代理进口单位的《企业法人营业执照》《进出口企业资格证书》或《对外贸易经营者备案登记表》《组织代码证书》复印件

书网融合……

习题　　　　　　　本章小结

第十章 药品使用电子政务应用

PPT

学习目标

1. 通过本章的学习，应能掌握医疗机构制剂管理、医疗机构采购药品的基本理论、法律法规要求；熟悉药品使用监督管理规范，国家基本药物与医保用药管理的相关要求；了解短缺药品供应管理的相关法律法规与政策动态。

2. 具有从事药品使用等工作的基本能力，具备保障药品质量及管理的能力，以及从事药学服务工作的能力，培养运用药事管理相关法规处理各种药学实践中遇到的实际问题的能力。

3. 树立正确的职业道德观念，增强责任感，具有实事求是的科学态度，培养安全合理用药的观念，具有爱岗敬业、勇于实践，不断创新的精神，志愿为人类的健康工作服务。

第一节 医疗机构制剂管理

一、医疗机构制剂许可证管理

（一）医疗机构制剂设定和实施依据

（1）《中华人民共和国药品管理法》第七十六条 医疗机构配制的制剂，应当是本单位临床需要而市场上没有供应的品种，并应当经所在地省、自治区、直辖市人民政府药品监督管理部门批准；但是，法律对配制中药制剂另有规定的除外。医疗机构配制的制剂应当按照规定进行质量检验；合格的，凭医师处方在本单位使用。经国务院药品监督管理部门或者省、自治区、直辖市人民政府药品监督管理部门批准，医疗机构配制的制剂可以在指定的医疗机构之间调剂使用。医疗机构配制的制剂不得在市场上销售。

（2）《中华人民共和国药品管理法实施条例》第二十四条 医疗机构配制的制剂不得在市场上销售或者变相销售，不得发布医疗机构制剂广告。发生灾情、疫情、突发事件或者临床急需而市场没有供应时，经国务院或者省、自治区、直辖市人民政府的药品监督管理部门批准，在规定期限内，医疗机构配制的制剂可以在指定的医疗机构之间调剂使用。国务院药品监督管理部门规定的特殊制剂的调剂使用以及省、自治区、直辖市之间医疗机构制剂的调剂使用，必须经国务院药品监督管理部门批准。

（二）医疗机构制剂许可证申请条件

1. 法规依据

（1）《中华人民共和国药品管理法》第七十四条 医疗机构配制制剂，应当经所在地省、自治区、直辖市人民政府药品监督管理部门批准，取得医疗机构制剂许可证。无医疗机构制剂许可证的，不得配制制剂。医疗机构制剂许可证应当标明有效期，到期重新审查发证。

第七十五条 医疗机构配制制剂，应当有能够保证制剂质量的设施、管理制度、检验仪器和卫生环境。医疗机构配制制剂，应当按照经核准的工艺进行，所需的原料、辅料和包装材料等应当符合药用要求。

（2）《中华人民共和国药品管理法实施条例》第二十条　医疗机构设立制剂室，应当向所在地省、自治区、直辖市人民政府卫生行政部门提出申请，经审核同意后，报同级人民政府药品监督管理部门审批；省、自治区、直辖市人民政府药品监督管理部门验收合格的，予以批准，发给《医疗机构制剂许可证》。省、自治区、直辖市人民政府卫生行政部门和药品监督管理部门应当在各自收到申请之日起30个工作日内，作出是否同意或者批准的决定。

第二十三条　医疗机构配制制剂，必须按照国务院药品监督管理部门的规定报送有关资料和样品，经所在地省、自治区、直辖市人民政府药品监督管理部门批准，并发给制剂批准文号后，方可配制。

2. 医疗机构制剂许可证的申请条件　主要包括以下几点。

（1）基本条件　申请人应当是持有《医疗机构执业许可证》的医疗机构。这是申请制剂许可证的基本前提，确保申请者具备从事医疗活动的资质。

（2）制剂要求　医疗机构制剂应当是本单位临床需要且市场上没有供应的品种。这意味着，申请的制剂必须是针对特定临床需求，且无法通过市场购买获得的。

（3）设施与人员要求　虽然具体的设施与人员要求没有在法律依据中明确提及，但根据实际情况，申请制剂许可证的医疗机构通常需要具备以下条件：有与生产相适应的厂房、设施和卫生环境，以确保制剂的生产过程符合卫生和质量标准；有专业的技术人员和质量管理人员，他们应具备相关的专业知识和经验，以确保制剂的质量和安全性。

（4）其他可能的条件　根据《中华人民共和国药品管理法》等相关法律法规，申请制剂许可证还可能需要满足其他条件，如建立健全的质量管理制度、具备相应的质量检测设备和能力等。

总的来说，医疗机构制剂许可证的申请条件包括持有《医疗机构执业许可证》、制剂的市场需求性、适宜的设施与人员配备等。具体申请流程和所需材料可能因地区和政策差异而有所不同，建议咨询当地药品监督管理部门以获取准确信息。

（三）医疗机构制剂许可证申请流程

第一步：了解相关法规　在申请医疗机构制剂许可证之前，首先要了解国家相关法律法规和政策，确保自身符合申请条件。

第二步：提交申请　按照要求准备申请材料，包括申请表、证明文件、制剂配方、工艺流程图、质量标准等，确保材料真实、准确、完整。向所在地省、自治区、直辖市人民政府卫生行政部门提出申请，提交申请材料，并缴纳相关费用。

第三步：审核材料　卫生行政部门将对提交的申请材料进行审核，确保申请人符合上述申请条件。

第四步：报送审批部门　经卫生行政部门审核同意后，申请人报同级人民政府药品监督管理部门审批。

第五步：检查验收　药品监督管理部门将对申请材料进行审核，包括对制剂配方、工艺流程、质量标准等的评估，以核实申请材料的真实性和准确性。

第六步：现场检查　审核通过后，药品监督管理部门将组织现场检查，对医疗机构的制剂配制场所、设备、人员等进行实地核查。

第七步：审批发证　经审核和现场检查合格后，省、自治区、直辖市人民政府药品监督管理部门验收合格的，予以批准，发给《医疗机构制剂许可证》。

医疗机构制剂许可证申请流程见图10-1。

（四）注意事项

（1）审批期限　省、自治区、直辖市人民政府卫生行政部门和药品监督管理部门应当在各自收到申请之日起30个工作日内，作出是否同意或者批准的决定。

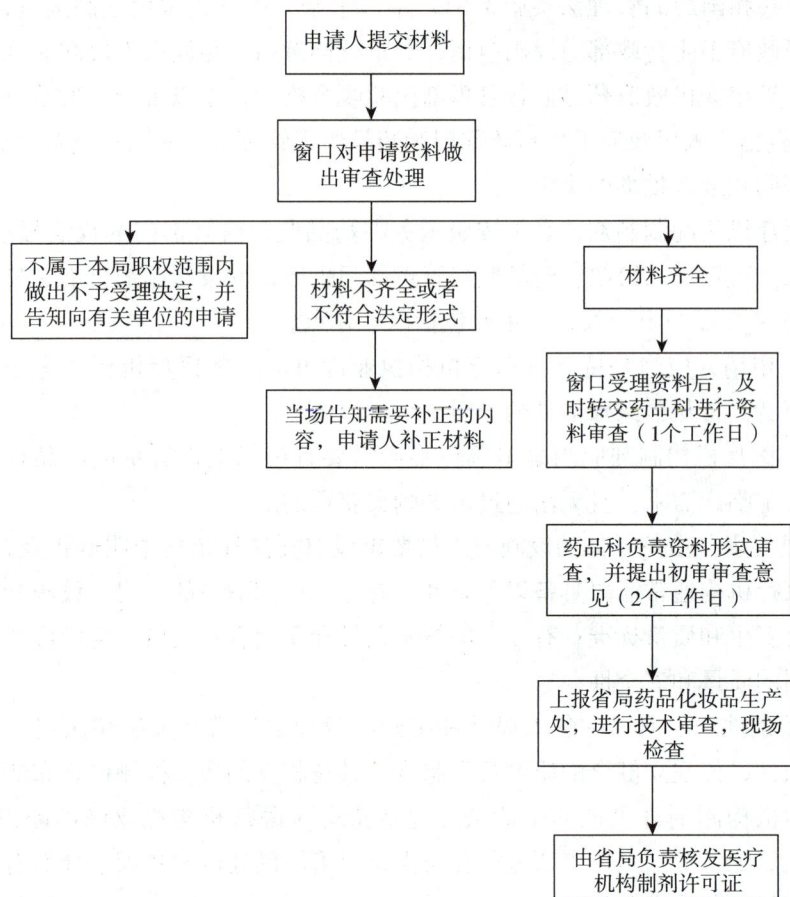

图 10 - 1　医疗机构制剂许可证申请流程图

（2）具体的申请流程和所需材料可能因地区而异，建议咨询当地药品监督管理部门以获取准确信息。

（3）在申请和使用医疗机构制剂许可证过程中，必须严格遵守国家相关法律法规和政策，确保合法合规；保证申请材料真实准确：提交的申请材料必须真实、准确、完整，不得伪造或篡改。

（4）医疗机构应建立完善的制剂质量管理体系，确保制剂的质量和安全；如医疗机构发生变更或制剂品种发生变化，应及时向药品监督管理部门申请办理变更手续。

（5）办理医疗制剂相关的许可证需要遵循一系列的法律法规和申请流程，建议咨询当地卫生行政部门或药品监督管理部门以获取具体的指导和帮助。

（五）《医疗机构制剂许可证》许可事项变更

《中华人民共和国药品管理法实施条例》第二十一条，医疗机构变更《医疗机构制剂许可证》许可事项的，应当在许可事项发生变更30日前，依照本条例第二十条的规定向原审核、批准机关申请《医疗机构制剂许可证》变更登记；未经批准，不得变更许可事项。原审核、批准机关应当在各自收到申请之日起15个工作日内作出决定。医疗机构新增配制剂型或者改变配制场所的，应当经所在地省、自治区、直辖市人民政府药品监督管理部门验收合格后，依照前款规定办理《医疗机构制剂许可证》变更登记。

（六）《医疗机构制剂许可证》换发

《中华人民共和国药品管理法实施条例》第二十二条，《医疗机构制剂许可证》有效期为5年。有效期届满，需要继续配制制剂的，医疗机构应当在许可证有效期届满前6个月，按照国务院药品监督管理部门的规定申请换发《医疗机构制剂许可证》。医疗机构终止配制制剂或者关闭的，《医疗机构制剂许可证》由原发证机关缴销。

二、医疗机构制剂注册管理与备案管理

（一）医疗机构制剂注册管理

医疗机构制剂是指医疗机构根据临床需要，经批准而配制、自用的固定处方制剂，是市场上没有供应的品种。《医疗机构制剂注册管理办法（试行）》由原国家食品药品监督管理局发布，自2005年8月1日起施行。该办法规定了医疗机构制剂的定义、申请条件、申报与审批程序、监督管理等内容，旨在规范医疗机构制剂的注册、生产和使用，保障患者用药安全有效。

（1）申请人资格　申请人应当是持有《医疗机构执业许可证》并取得《医疗机构制剂许可证》的医疗机构。

（2）申报与审批　申请医疗机构制剂需要进行临床前研究，报送的资料应真实、完整、规范，且所用原料药必须具有药品批准文号，并符合药品标准。

（3）名称与标签　制剂名称应遵循规定的药品命名原则，不得使用商品名称。说明书和包装标签需经核准，并标注"本制剂仅限本医疗机构使用"字样。

（4）监督管理　国家药品监督管理局负责全国医疗机构制剂的监督管理工作，省、自治区、直辖市药品监督管理部门负责本辖区的审批和监督管理。

（5）补充申请与再注册　医疗机构如需变更制剂工艺、处方等，应提出补充申请。制剂批准文号的有效期为3年，需再注册的应在有效期届满前3个月提出申请。

（6）调剂使用　医疗机构制剂一般不得调剂使用，特殊情况下需经相应药品监督管理部门批准。

（7）违法行为处罚　未经批准擅自使用其他医疗机构配制的制剂，或配制制剂违反相关法律规定的，将依法受到处罚。

（二）医疗机构制剂批准文号申请流程

第一步：临床前研究　申请人应完成包括处方筛选、配制工艺、质量指标、药理、毒理学研究等在内的临床前研究。

第二步：资料申报　申请人填写《医疗机构制剂注册申请表》，并向所在地省、自治区、直辖市药品监督管理部门提出申请，提交相关资料和制剂实样。

第三步：形式审查　药品监督管理部门对申报资料进行形式审查，符合要求的予以受理；不符合要求的，书面通知申请人并说明理由。

第四步：现场考察与样品检验　受理后，药品监督管理部门组织现场考察，抽取连续3批检验用样品，并通知指定的药品检验所进行检验和质量标准技术复核。

第五步：样品检验和质量标准复核　药品检验所在规定时间内完成样品检验和质量标准技术复核，并出具检验报告书及标准复核意见。

第六步：技术审评　药品监督管理部门在收到全部资料后组织完成技术审评，并做出是否准予许可的决定。

第七步：临床研究　获得《医疗机构制剂临床研究批件》后，申请人应按照临床研究方案进行研究，并取得受试者知情同意书以及伦理委员会的同意。

第八步：临床研究总结资料报送　完成临床研究后，申请人向药品监督管理部门报送临床研究总结资料。

第九步：审批与发证　药品监督管理部门在规定时间内完成技术审评，符合规定的，核发《医疗机构制剂注册批件》及制剂批准文号。

批准文号的格式为：X 药制字 H（Z）+4 位年号 +4 位流水号，其中 X 代表省、自治区、直辖市简称，H 代表化学制剂，Z 代表中药制剂。

（三）医疗机构制剂的备案管理

医疗机构制剂的备案管理是根据国家相关法规和地方细则进行的，主要目的是规范医疗机构制剂的注册行为，加强制剂管理。

《中华人民共和国中医药法》规定：国家鼓励医疗机构根据本医疗机构临床用药需要配制和使用中药制剂，支持应用传统工艺配制中药制剂，支持以中药制剂为基础研制中药新药。医疗机构配制中药制剂，应当依照《中华人民共和国药品管理法》的规定取得医疗机构制剂许可证，或者委托取得药品生产许可证的药品生产企业、取得医疗机构制剂许可证的其他医疗机构配制中药制剂。委托配制中药制剂，应当向委托方所在地省、自治区、直辖市人民政府药品监督管理部门备案。医疗机构配制的中药制剂品种，应当依法取得制剂批准文号。但是，仅应用传统工艺配制的中药制剂品种，向医疗机构所在地省、自治区、直辖市人民政府药品监督管理部门备案后即可配制，不需要取得制剂批准文号。医疗机构应当加强对备案的中药制剂品种的不良反应监测，并按照国家有关规定进行报告。药品监督管理部门应当加强对备案的中药制剂品种配制、使用的监督检查。

2018 年 2 月，《食品药品监管总局关于对医疗机构应用传统工艺配制中药制剂实施备案管理的公告》（2018 年第 19 号）发布，该文件对医疗机构应用传统工艺配制中药制剂的备案管理提出了具体要求和流程，确保制剂的质量和安全，促进中医药的健康发展。

（1）备案范围　包括由中药饮片经粉碎或仅经水或油提取制成的固体、半固体和液体传统剂型；由中药饮片经水提取制成的颗粒剂及粉碎后制成的胶囊剂；由中药饮片用传统方法提取制成的酒剂、酊剂等。

（2）备案条件　医疗机构应严格论证中药制剂立题依据的科学性、合理性和必要性，对其配制的中药制剂实施全过程的质量管理，并对制剂安全、有效负总责。

（3）备案禁止情形　不得备案的情形包括市场上已有供应品种相同处方的不同剂型品种、中药配方颗粒以及其他不符合国家有关规定的制剂。

（4）备案资料提交　医疗机构应通过省级药品监督管理部门备案信息平台填写《医疗机构应用传统工艺配制中药制剂备案表》，并提交包括制剂名称、命名依据、立题目的和依据等相关证明性文件和研究资料。

（5）备案号生成　传统中药制剂备案信息平台按备案顺序自动生成备案号，格式为"X 药制备字 Z +4 位年号 +4 位顺序号 +3 位变更顺序号（首次备案 3 位变更顺序号为 000）"。

（6）信息公开　省级药品监督管理部门应在收到备案资料后 30 日内，在备案信息平台公开备案号及其他信息。

（7）年度报告　医疗机构应于每年 1 月 10 日前提交上一年度所配制的传统中药制剂的年度报告，包括变更情形、临床使用数据、质量状况、不良反应监测等。

（8）监督检查　省级药品监督管理部门负责组织对行政区域内传统中药制剂品种配制、使用的监督检查，备案信息作为监督检查的重要依据。

（9）违规处理　监督检查中发现存在违规情形的，如备案资料与配制实际不一致、属不得备案情形、质量不稳定等，应取消医疗机构该制剂品种的备案，并公开相关信息。

三、医疗机构制剂调剂使用管理

（一）医疗机构制剂调剂使用设定和实施依据

（1）《中华人民共和国药品管理法实施条例》第二十四条。

（2）《中华人民共和国药品管理法》第七十六条。

（3）《医疗机构制剂注册管理办法（试行）》（国家食品药品监督管理局令第 20 号）全文。

（二）受理条件

申请事项属于本行政机关职权范围，申请材料齐全、符合法定形式，或者申请人按照本行政机关的要求提交全部补正申请材料的，受理行政许可申请。

（三）办理流程

医疗机构制剂调剂流程见图 10 - 2。

（1）申请　省、自治区、直辖市之间医疗机构制剂的调剂使用以及国家药品监督管理局规定的特殊制剂的调剂使用，应当由取得制剂批准文号的医疗机构向所在地省、自治区、直辖市药品监督管理部门提出申请，说明使用理由、期限、数量和范围（表 10 - 1）。

表 10 - 1　医疗机构制剂调剂使用申请材料

序号	材料名称	材料类型/来源渠道	材料形式	规范要求
1	医疗机构制剂调剂使用申请表	原件和复印件／申请人自备	A4 纸张/3 份	医疗机构制剂调剂使用申请表
2	制剂调出和调入双方的《医疗机构执业许可证》复印件、调出方《医疗机构制剂许可证》复印件。经批准委托配制的医疗机构中药制剂应当提供制剂配制单位的《医疗机构制剂许可证》或《药品生产许可证》复印件	复印件／申请人自备	A4 纸张/3 份	
3	拟调出制剂的《医疗机构制剂注册批件》复印件	复印件／申请人自备	A4 纸张/3 份	内容应包括：药品名称、剂型、规格、进口数量、境外持有人名称地址、生产企业名称地址、药品产地、拟申报通关的口岸名称
4	调剂双方签署的合同	原件和复印件／申请人自备	A4 纸张/3 份	
5	拟调出制剂的理由、期限、数量和范围	原件和复印件／申请人自备	A4 纸张/3 份	
6	拟调出制剂的质量标准、说明书和标签	原件和复印件／申请人自备	A4 纸张/3 份	
7	调出方出具的拟调出制剂样品的自检报告	原件和复印件／申请人自备	A4 纸张/3 份	
8	调剂双方分属不同省份的，由调入方省级药品监督管理部门负责审核上报，同时须附调出方省级药品监督管理部门意见	原件和复印件／政府部门核发	A4 纸张/3 份	医疗机构制剂调剂使用审核意见表

（2）审查受理　使用单位所在地省、自治区、直辖市药品监督管理部门收到医疗机构申请后，对相关材料进行审查，审查同意后，方可进入下一步审核。

（3）部门审核　使用单位将审查意见和相关资料一并报送使用单位所在地省、自治区、直辖市药品监督管理部门审核，审核同意后，报国家药品监督管理局审批。

（4）许可决定　国家药监局在接到省、自治区、直辖市药品监督管理部门审核同意意见后，作出行政许可决定。

（5）送达　复函抄送使用单位及使用单位所在地省、自治区、直辖市药品监督管理部门。

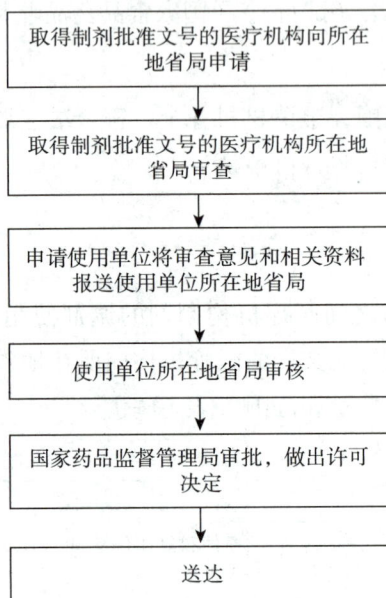

取得制剂批准文号的医疗机构向所在地省局申请

↓

取得制剂批准文号的医疗机构所在地省局审查

↓

申请使用单位将审查意见和相关资料报送使用单位所在地省局

↓

使用单位所在地省局审核

↓

国家药品监督管理局审批，做出许可决定

↓

送达

图 10 - 2　医疗机构制剂调剂流程

（四）审批期限

规定法定审批时限的依据为：《中华人民共和国行政许可法》第四十二条，除可以当场作出行政许可决定的外，行政机关应当自受理行政许可申请之日起二十日内作出行政许可决定。二十日内不能作出决定的，经本行政机关负责人批准，可以延长十日，并应当将延长期限的理由告知申请人。但是，法律、法规另有规定的，依照其规定。

（五）示例样表

医疗机构制剂调剂使用批件

具体品种目录

四、临床急需进口药品管理

（一）药品范围

适用于国内无注册上市、无企业生产或短时期内无法恢复生产的境外已上市临床急需少量药品。其中，临床急需少量药品为符合下列情形之一的药品：①用于治疗罕见病的药品；②用于防治严重危及生命疾病，且尚无有效治疗或预防手段的药品；③用于防治严重危及生命疾病，且具有明显临床优势的药品。

（二）申请工作流程

临床急需进口药品管理流程见图 10 - 3，详细步骤见第九章"临床急需进口"部分。

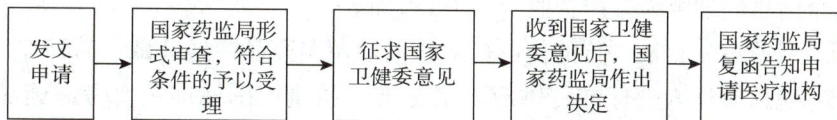

图 10 - 3　临床急需进口药品管理流程图

（三）示例

国家药监局同意医院临时进口复函示例

第二节　医疗机构采购药品管理

一、药品集中采购政策背景

药品集中采购是协同推进医药服务供给侧改革的重要举措，旨在通过集中采购的方式，降低药品价格，提高采购效率，并确保药品的质量。

2015 年，国务院办公厅印发《关于完善公立医院药品集中采购工作的指导意见》，这是为了深化医药卫生体制改革，加快公立医院改革，规范药品流通秩序，完善国家药物政策，建立健全以基本药物制度为基础的药品供应保障体系，其中提出了一系列具体措施，包括实行分类采购、改进药款结算方式、加强药品配送管理、规范采购平台建设以及强化综合监督管理等，以促进药品集中采购政策效益最大化，保障药品质量安全和供应安全，降低药品虚高价格，切实维护人民群众健康权益。还强调了各省（区、市）人民政府需要加强对公立医院药品集中采购工作的组织领导，并在 2015 年全面启动新一轮公立医院药品集中采购工作。同时鼓励各地结合医改进展和工作实际，积极探索药品集中采购的多种形式，综合施策，促进医疗、医保、医药三医联动。此外，原国家卫生计生委也提出了全面构建药品集中采购新机制、合理确定药品采购范围、细化药品分类采购措施、坚持双信封招标制度、改进医院药款结算管理、完善药品供应配送管理、加快推进采购平台规范化建设、规范医院药品使用管理、加强公立医院改革试点城市药品采购指导以及加强综合监管等要求，确保药品集中采购工作顺利进行。

2019 年国务院办公厅印发的《国家组织药品集中采购和使用试点方案》，选择北京、天津、上海、重庆和沈阳、大连、厦门、广州、深圳、成都、西安等 11 个城市进行药品集中采购试点；2021 年国务院办公厅发布《关于推动药品集中带量采购工作常态化制度化开展的意见》，旨在深化医药卫生体制改革，通过国家层面的组织和协调，实现药品价格的明显降低，减轻患者药费负担，同时降低企业交易成本，改善行业生态，并支持公立医院改革。

国家通过一致性评价的药品开展集中带量采购，省级可以独立或组成联盟开展采购工作，地市级统筹地区根据省级安排开展采购，未纳入政府组织集中采购的药品，医疗机构可在省级平台上自主采购。

二、药品集中采购范围、形式及措施

根据《国家组织药品集中采购和使用试点方案》，药品集中采购范围及形式、具体措施如下。

（一）药品集中采购范围及形式

（1）参加企业　经国家药品监督管理部门批准、在中国大陆地区上市的集中采购范围内药品的生产企业（进口药品全国总代理视为生产企业），均可参加。

（2）药品范围　从通过一致性评价的仿制药对应的通用名药品中遴选试点品种。

（3）入围标准　包括质量入围标准和供应入围标准。质量入围标准主要考虑药品临床疗效、不良反应、批次稳定性等，原则上以通过一致性评价为依据。供应入围标准主要考虑企业的生产能力、供应稳定性等，能够确保供应试点地区采购量的企业可以入围。入围标准的具体指标由联合采购办公室负责拟定。

（4）集中采购形式　根据每种药品入围的生产企业数量分别采取相应的集中采购方式：入围生产企业在3家及以上的，采取招标采购的方式；入围生产企业为2家的，采取议价采购的方式；入围生产企业只有1家的，采取谈判采购的方式。

（二）具体措施

（1）带量采购，以量换价　在试点地区公立医疗机构报送的采购量基础上，按照试点地区所有公立医疗机构年度药品总用量的60%～70%估算采购总量，进行带量采购，量价挂钩、以量换价，形成药品集中采购价格，试点城市公立医疗机构或其代表根据上述采购价格与生产企业签订带量购销合同。剩余用量，各公立医疗机构仍可采购省级药品集中采购的其他价格适宜的挂网品种。

（2）招采合一，保证使用　通过招标、议价、谈判等不同形式确定的集中采购品种，试点地区公立医疗机构应优先使用，确保1年内完成合同用量。

（3）确保质量，保障供应　要严格执行质量入围标准和供应入围标准，有效防止不顾质量的唯低价中标，加强对中选药品生产、流通、使用的全链条质量监管。在此前提下，建立对入围企业产品质量和供应能力的调查、评估、考核、监测体系。生产企业自主选定有配送能力、信誉度好的经营企业配送集中采购品种，并按照购销合同建立生产企业应急储备、库存和停产报告制度。出现不按合同供货、不能保障质量和供应等情况时，要相应采取赔偿、惩戒、退出、备选和应急保障措施，确保药品质量和供应。

（4）保证回款，降低交易成本　医疗机构作为药款结算第一责任人，应按合同规定与企业及时结算，降低企业交易成本。严查医疗机构不按时结算药款问题。医保基金在总额预算的基础上，按不低于采购金额的30%提前预付给医疗机构。有条件的城市可试点医保直接结算。

三、药品集中招标采购程序

（1）确定采购目录和数量　各医疗机构制定、提交拟集中招标采购的药品品种规格和数量。

（2）编制采购计划　招标人根据当地卫生行政部门公布的集中招标采购目录，汇总各医疗机构需求并编制采购计划。

（3）专家委员会审核确认　依法组织专家委员会审核各医疗机构提交的药品品种、规格，确认集中采购的药品品种、规格、数量，并反馈给医疗机构。

（4）发送招标文件　确定采购方式，编制和发送招标采购工作文件。

（5）资格预审和投标文件受理　审核药品供应企业（投标人）的合法性及其信誉能力，确认其资格，并审核投标药品的批准文件和近期质检合格证明文件。

（6）开标、评标或议价　在公开场合进行开标，由招标人主持，邀请所有投标人参加，组建评标委员会，对投标品种进行评审和比较，确定中标企业和药品品种、品牌、规格、数量、价格、配送方式以及其他约定，并编制书面评标报告。

（7）中标结果确认　招标人根据评标委员会推荐的中标候选品种确定中标品种，并发出中标通知书。

（8）签订购销合同　组织医疗机构直接与中标企业按招标结果签订购销合同，购销合同应符合国家有关规定，明确购销双方的权利义务。

（9）履约监督　监督中标企业（或经购销双方同意由中标企业依法委托的代理机构）和有关医疗机构依据招标文件规定和双方购销合同做好药品配送工作。

🔗 知识链接

北京市医保公共服务平台招采子系统

北京市统一搭建采购平台——北京市医保公共服务平台招采子系统（以下简称"招采平台"），以推进医疗机构落实集采中选药品采购，规范线上采购行为。常态化制度化推进药品集中带量采购工作，在国家集采带量竞价模式的基础上，率先建立了带量联动、带量谈判和短缺药订单式采购等多种集中带量采购新模式，逐步完善国家组织、区域联盟、北京市三级采购体系，实现化学药品、生物制品、中成药三大领域药品的覆盖。海淀区已执行国家组织药品集中带量采购 9 批 374 个品种、省际联盟及本市自行组织的药品带量采购 4 批 115 个品种的中选结果。

四、药品集中招标采购平台

（一）平台简介

药品集中招标采购平台是专门用于药品和医用耗材集中采购的在线系统，通常由各地的医疗保障局或药品交易中心负责运营和管理。目前，除了国家组织药品集中采购综合服务平台（图 10-4），还有各省级药品集采平台，如广东省药品交易中心、上海阳光医药采购网、山东省药械集中采购平台、海南省医药集中采购服务平台、广西药品集团采购服务平台等，国家组织药品集中采购综合服务平台提供医院、企业、医保单位和招标管理的登录入口，是国家层面的药品集中采购服务平台。这些平台通常提供药品和医用耗材的在线交易、采购信息发布、政策通知、交易数据管理等服务，以促进药品采购的透明化、规范化和高效化。

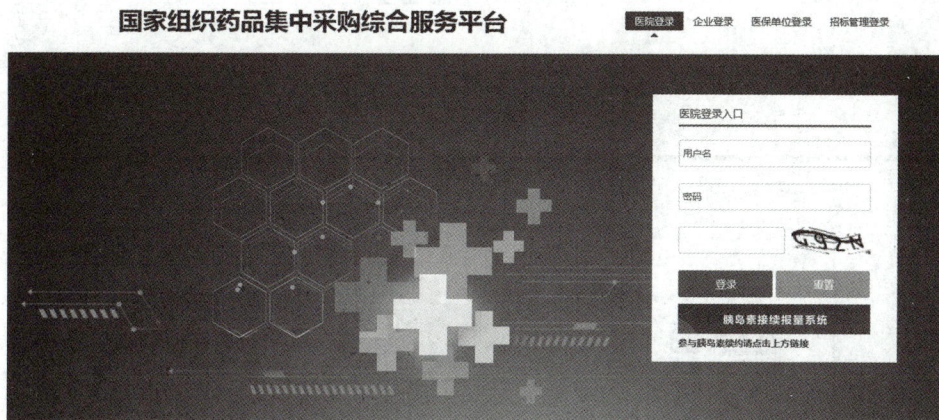

图 10-4　国家层面的药品集中采购服务平台

（二）平台注册和登录

本部分以上海市医药集中招标采购平台为例。

（1）登录　通过上海阳光医药采购网官网首页进入国家医保招采子系统（图 10 – 5）。

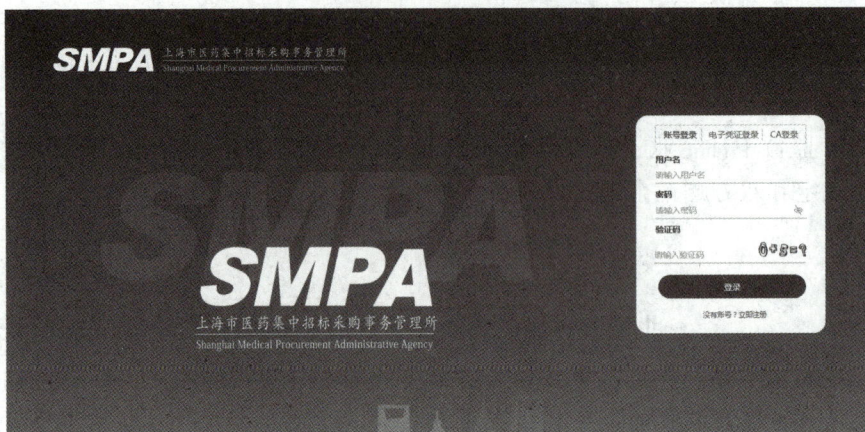

图 10 – 5　用户登录页面

对于没有系统登录账号的企业，可通过点击【登录】按钮下方的【立即注册】进行注册操作。点击后，跳转至注册功能（图 10 – 6）。

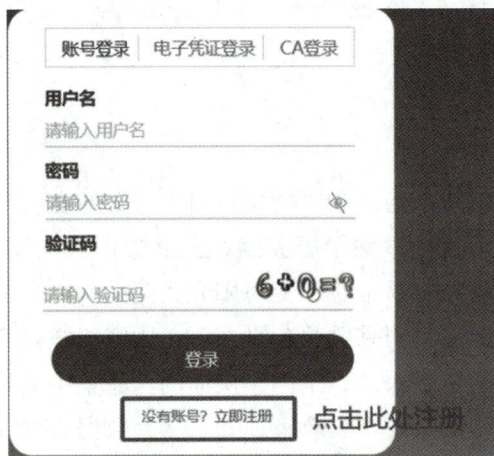

图 10 – 6　注册页面

（2）注册　本系统提供三种类型的用户注册，分别是医院、药店和企业，本部分重点展示医院注册（图 10 – 7）。

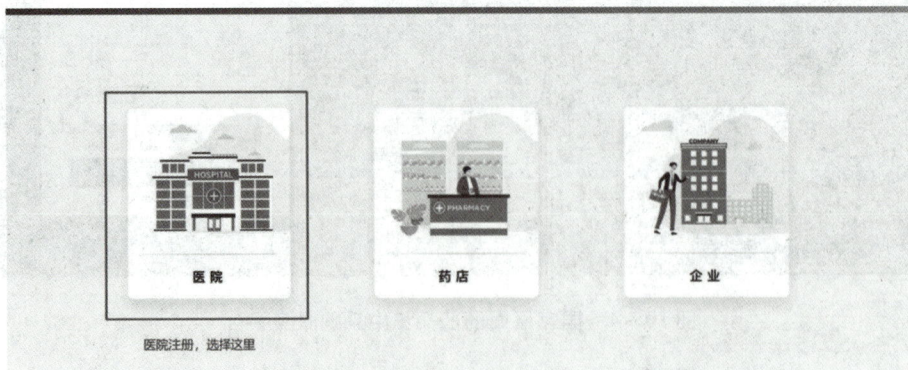

图 10 – 7　选择注册方式

进入登录页面后，点击立即注册，进入图 10 - 8 所示的页面，选择"医院"注册，跳转至医院注册页面。

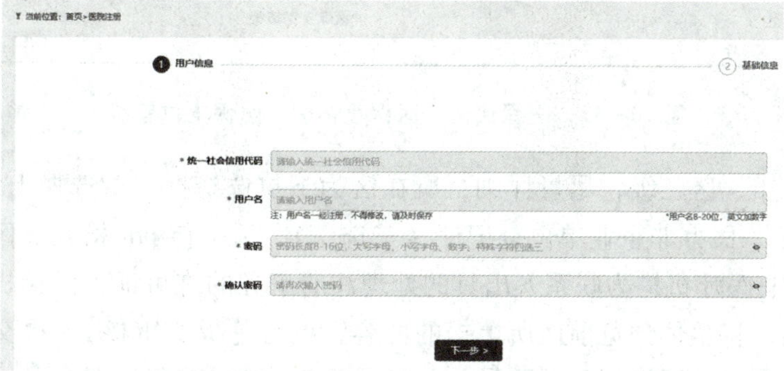

图 10 - 8　医院注册页面

按要求输入各项内容，系统校验统一社会信用代码和用户名不与系统中已存在的账号信息重复。填写医院基础信息，上传营业执照和医疗机构执业许可证（图 10 - 9，图 10 - 10）。

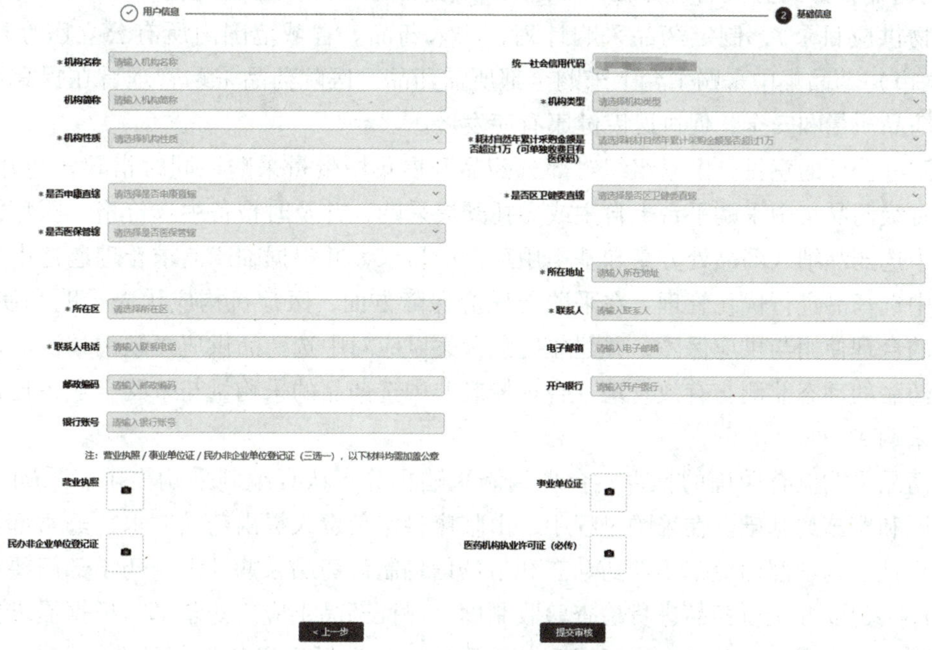

图 10 - 9　注册第二步基础信息填写页面

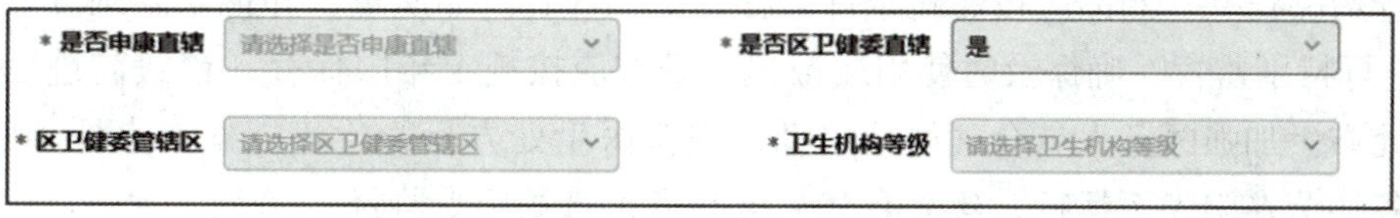

图 10 - 10　区卫健委管辖区、卫生机构等级

是否医保管辖可选择是或否，如果选择是，出现的医保代码、医保管辖区、支付等级均必填；并且新申请医保不再显示（图 10 - 11）。

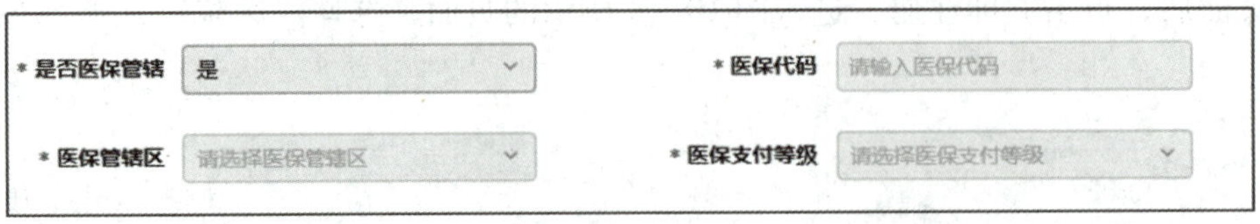

图 10-11　医保代码、医保管辖区、医保支付等级

所在地址写出省、市、区三级，尽量详细，所在区为下拉选择框，请选择上海市所包含的所在区。营业执照／事业单位证／民办非企业单位登记证（三选一），请上传 pdf 格式。医药机构执业许可证必传，请上传 pdf 格式的、医疗机构为联系人出具的处理注册事务的许可证。医药机构采购权类型可选择药品、中药饮片、耗材。将整体预览前面所填报的内容，点击【提交审核】，提交至药事所审核。医院点击提交审核后，系统自动开通该医院总账号，并赋予医院基础信息管理类角色。

五、医疗机构药品采购管理

医疗机构药品采购管理是确保药品质量和合理使用的重要环节，医疗机构应当根据《国家基本药物目录》《处方药与非处方药分类管理办法（试行）》《药品经营质量管理规范》和本机构的《药品处方集》《基本药物供应目录》，制定药品采购计划，购入药品。省域范围内所有公立医疗机构应在本省（自治区、直辖市）药品集中采购平台上采购全部所需药品。医院药品采购管理旨在提高采购效率，降低成本，保障药品质量和安全，促进医院健康有序发展。

根据国务院办公厅的意见，国家组织对部分药品开展集中带量采购，同时指导各地开展采购工作，医疗机构可在省级药品集中采购平台上自主或委托开展采购，并及时报备中选价格。医疗机构需要优化用药结构，将中选药品纳入药品处方集和基本用药供应目录，并根据临床需求合理遴选中选药品不同品规，同时对非中选药品进行优化管理。在采购与供应保障方面，医疗机构应优先采购和使用中选药品，确保中选药品的合理使用与供应保障，并建立应急预案以应对中选药品供应短缺的情况。此外，医疗机构还应加强对药品的动态监测与有效管理，合理控制非中选药品的采购量与采购金额占比，并根据临床需求进行适量采购。

医疗机构药品采购应有明确的预算，合理编制采购预算、认真编制采购需求、采购程序归口管理等，这是采购顺利实施的基础。在采购过程中，由临床科室负责人提出药品需求，药学部门负责审核和确认需求的合理性，药学部门应基于新药动态和市场信息制订药品采购计划，药学部门要制定和规范药品采购工作程序，建立并执行药品进货检查验收制度，保证药品供应。药学部门根据需求制定年度药品采购计划通过药械集中采购服务平台进行网上勾选采购，由选标小组负责药品选标综合考虑企业资质、服务质量、药品可靠性等因素选择配送商，并与之签订书面合同药品入库时需双人验收登记，严格按照规定逐批次检查药品信息。药品应按储藏条件储存，定期检查药品质量，并记录温湿度。对有效期不足6 个月的药品进行特别监管，确保及时使用或报损。处方应按规定年限保存，销毁前进行核对，任何人不得私自销毁处方。加强医务人员合理用药培训，规范医生处方行为，建立处方点评和医师约谈制度，确保药品采购各环节在阳光下运行，建立有奖举报制度，自觉接受监督。

第三节　药品使用监督管理规范

一、医疗机构药品质量管理

医疗机构药品质量管理是确保药品安全使用的重要环节，药品使用监督管理是《药品管理法》中的重要组成部分，为确保药品从生产、流通到使用的整个过程中都符合国家要求，保障药品的质量和安全，维护公众的用药安全和健康权益，《药品经营和使用质量监督管理办法》对医疗机构药品质量管理提出了具体要求。

（一）药品质量管理体系

医疗机构应当建立健全药品质量管理体系，完善药品购进、验收、储存、养护及使用等环节的质量管理制度，明确各环节中工作人员的岗位责任。医疗机构应当设置专门部门负责药品质量管理；未设专门部门的，应当指定专人负责药品质量管理。

（二）药品购进管理

医疗机构购进药品，应当核实供货单位的药品生产许可证或者药品经营许可证、授权委托书以及药品批准证明文件、药品合格证明等有效证明文件。首次购进药品的，应当妥善保存加盖供货单位印章的上述材料复印件，保存期限不得少于五年。医疗机构购进药品时应当索取、留存合法票据，包括税票及详细清单，清单上应当载明供货单位名称、药品通用名称、药品上市许可持有人（中药饮片标明生产企业、产地）、批准文号、产品批号、剂型、规格、销售数量、销售价格等内容。票据保存不得少于三年，且不少于药品有效期满后一年。

（三）药品验收记录

医疗机构应当建立和执行药品购进验收制度，逐批验收药品，并建立真实、完整的记录，药品购进验收记录应当注明药品的通用名称、药品上市许可持有人（中药饮片标明生产企业、产地）、批准文号、产品批号、剂型、规格、有效期、供货单位、购进数量、购进价格、购进日期。记录保存不得少于三年，且不少于药品有效期满后一年。医疗机构接受捐赠药品、从其他医疗机构调入急救药品应当遵守本条规定。

（四）药品储存与养护

医疗机构应当制定并执行药品储存、养护制度，配备专用场所和设施设备储存药品，做好储存、养护记录，确保药品储存符合药品说明书标明的条件。医疗机构应当按照有关规定，根据药品属性和类别分库、分区、分垛储存药品，并实行色标管理。药品与非药品分开存放；中药饮片、中成药、化学药、生物制品分类存放；过期、变质、被污染等的药品应当放置在不合格库（区）；麻醉药品、精神药品、医疗用毒性药品、放射性药品、药品类易制毒化学品以及易燃、易爆、强腐蚀等危险性药品应当按照相关规定存放，并采取必要的安全措施。

医疗机构应当制定和执行药品养护管理制度，并采取必要的措施，保证药品质量；配备药品养护人员，定期对储存药品进行检查和养护，监测和记录储存区域的温湿度，维护储存设施设备，并建立相应的养护档案。

（五）药品使用安全管理

医疗机构应加强使用药品的质量监测，发现假药、劣药或存在安全隐患的药品，应立即停止使用，向供货单位反馈并及时向所在地市县级药品监督管理部门报告。市县级药品监督管理部门应当按照有关规定进行监督检查，必要时开展抽样检验。

（六）药品追溯体系

医疗机构应当建立覆盖药品购进、储存、使用的全过程追溯体系，开展追溯数据校验和采集，按规定提供药品追溯信息。

（七）监督检查

药品监督管理部门应当根据药品经营使用单位的质量管理风险，制定年度检查计划，开展监督检查并建立监督检查档案。

（八）法律责任

医疗机构未按规定设置专门质量管理部门或者人员、未按规定履行进货查验、药品储存和养护、停止使用、报告等义务的，由药品监督管理部门责令限期改正，并通报卫生健康主管部门；逾期不改正或者情节严重的，处五千元以上五万元以下罚款；造成严重后果的，处五万元以上二十万元以下罚款。

二、医疗机构制剂质量管理

《医疗机构制剂配制质量管理规范》（good preparation practice，GPP）是适合医院制剂特点的 GMP，是 GMP 的一种特殊体现。它是根据《中华人民共和国药品管理法》的规定，参照《药品生产质量管理规范》的基本原则制定的，对医疗机构制剂配制主要环节的各方面因素，如配制环境和设备要求、卫生管理、标准操作规程、质量检验等多方面做出了规定。该规范是医疗制剂配制和质量管理的基本准则，适用于制剂配制的全过程。GPP 从总体上可分为软件和硬件部分，主要针对所有可能影响制剂质量的因素而制定，应包括制剂生产的全过程及使用后的信息反馈。《医疗机构制剂配制质量管理规范》是中国针对医疗机构制剂配制活动制定的一系列质量管理规定，旨在确保制剂质量，保障用药安全。以下是该规范的主要内容概述。

1. 机构与人员   规定了制剂配制组织结构、人员配备和职责，以及负责人和配制操作及检验人员的资质要求。医疗机构制剂配制应在药剂部门设制剂室、药检室和质量管理组织。机构与岗位人员的职责应明确，并配备具有相应素质及相应数量的专业技术人员。医疗机构负责人对制剂质量负责。制剂室和药检室的负责人不得互相兼任。从事制剂配制操作及药检人员，应经专业技术培训，具有基础理论知识和实际操作技能。

2. 房屋与设施   对制剂室的布局、设计、设施和洁净度等方面提出了具体要求，以防止污染和交叉污染。为保证制剂质量，制剂室要远离各种污染源。周围的地面、路面、植被等不应对制剂配制过程造成污染。制剂室应有防止污染、昆虫和其他动物进入的有效设施。制剂室的房屋和面积必须与所配制的制剂剂型和规模相适应。应设工作人员更衣室。各工作间应按制剂工序和空气洁净度级别要求合理布局。一般区和洁净区分开；配制、分装与贴签、包装分开；内服制剂与外用制剂分开；无菌制剂与其他制剂分开。各种制剂应根据剂型的需要，工序合理衔接，设置不同的操作间，按工序划分操作岗位。制剂室应具有与所配制剂相适应的物料、成品等库房，并有通风、防潮等设施。制剂室在设计和施工时，应考虑使用时便于进行清洁工作。洁净室的内表面应平整光滑，无裂缝、接口严密，无颗粒物脱落并能耐受清洗和消毒。墙壁与地面等交界处宜成弧形或采取其他措施，以减少积尘和便于清洁。根据制剂工艺要求，划分空气洁净度级别。洁净室（区）内空气的微生物数和尘粒数应符合规定，应定期检测并记录。

3. 设备   要求设备应符合制剂配制要求，并有相应的维护和校验制度。设备的选型、安装应符合制剂配制要求，易于清洗、消毒或灭菌，便于操作、维修和保养，并能防止差错和减少污染。纯化水、注射用水的制备、储存和分配应能防止微生物的滋生和污染。储罐和输送管道所用材料应无毒、耐腐蚀，管道的设计和安装应避免死角、盲管。与药品直接接触的设备表面应光洁、平整、易清洗或消毒、耐腐蚀；不与药品发生化学变化和吸附药品。设备所用的润滑剂、冷却剂等不得对药品和容器造成污染。用于制剂配制和检验的仪器、仪表、量具、衡器等其适用范围和精密度应符合制剂配制和检验的要求，应定期校验，并有合格标志。校验记录应至少保存一年。

4. 物料   制剂配制所用物料的购入、储存、发放与使用等应制定管理制度。制剂配制所用的物料应符合药用要求，不得对制剂质量产生不良影响。制剂配制所用的中药材应按质量标准购入，合理储存与保管。各种物料要严格管理。合格物料、待验物料及不合格物料应分别存放，并有易于识别的明显标志。不合格的物料，应及时处理。各种物料应按其性能与用途合理存放。对温度、湿度等有特殊要求的物料，应按规定条件储存。挥发性物料的存放，应注意避免污染其他物料。各种物料不得露天存放。制剂的标签、使用说明书必须与药品监督管理部门批准的内容、式样、文字相一致，不得随意更改；应专柜存放，专人保管，不得流失。

5. 卫生　制剂室应有防止污染的卫生措施和卫生管理制度，并由专人负责。配制间不得存放与配制无关的物品。配制中的废弃物应及时处理。配制间和制剂设备、容器等应有清洁规程，内容包括：清洁方法、程序、间隔时间、使用清洁剂或消毒剂、清洁工具的清洁方法和存放地点等。洁净室（区）应定期消毒。使用的消毒剂不得对设备、物料和成品产生污染。工作服的选材、式样及穿戴方式应与配制操作和洁净度级别要求相适应。消毒剂品种应定期更换，防止产生耐药菌株。进入洁净室（区）的人员不得化妆和佩带饰物，不得裸手直接接触药品。配制人员应有健康档案，并每年至少体检一次。传染病、皮肤病患者和体表有伤口者不得从事制剂配制工作。

6. 文件　制剂室应有完整的文件体系，包括配制规程、标准操作规程、配制记录和质量管理文件等。文件总体上可以分为记录、制度和各种操作规程。制定文件应符合《药品管理法》和相关法律、法规、规章的要求；应建立文件的管理制度。使用的文件应为批准的现行文本，已撤销和过时的文件除留档备查外，不得在工作现场出现；文件的制定、审查和批准的责任应明确，并有责任人签名；有关配制记录和质量检验记录应完整归档，至少保存 2 年备查。医疗机构制剂室应有配制管理、质量管理的各项制度和记录。

7. 配置管理　对配制规程的制定、修改、制剂批号的编制、物料平衡检查、清场记录、工艺用水的使用等进行了规定。配制规程和标准操作规程不得任意修改。如需修改时必须按制定时的程序办理修订、审批手续。在同一配制周期中制备出来的一定数量常规配制的制剂为一批，一批制剂在规定限度内具有同一性质和质量。每批制剂均应编制制剂批号。为防止制剂被污染和混淆，配制操作应采取下述措施。①每次配制后应清场，并填写清场记录。每次配制前应确认无上次遗留物。②不同制剂（包括同一制剂的不同规格）的配制操作不得在同一操作间同时进行。如确实无法避免时，必须在不同的操作台配制，并应采取防止污染和混淆的措施。③在配制过程中应防止称量、过筛、粉碎等可能造成粉末飞散而引起的交叉污染。④在配制过程中使用的容器须有标明物料名称、批号、状态及数量等的标志。每批制剂均应有一份能反映配制各个环节的完整记录。新制剂的配制工艺及主要设备应按验证方案进行验证。所有验证记录应归档保存。

8. 质量管理与自检　质量管理组织负责制剂配制全过程的质量管理。其主要职责：①制定质量管理组织任务、职责；②决定物料和中间品能否使用；③研究处理制剂重大质量问题；④制剂经检验合格后，由质量管理组织负责人审查配制全过程记录并决定是否发放使用；⑤审核不合格品的处理程序及监督实施。

药检室负责制剂配制全过程的检验。其主要职责：①制定和修订物料、中间品和成品的内控标准和检验操作规程，制定取样和留样制度；②制定检验用设备、仪器、试剂、试液、标准品（或参考品）、滴定液与培养基及实验动物等管理办法；③对物料、中间品和成品进行取样、检验、留样，并出具检验报告；④监测洁净室（区）的微生物数和尘粒数；⑤评价原料、中间品及成品的质量稳定性，为确定物料储存期和制剂有效期提供数据；⑥制定药检室人员的职责。

医疗机构制剂质量管理组织应定期组织自检。自检应按预定的程序，按规定内容进行检查，以证实与本规范的一致性。自检应有记录并写出自检报告，包括评价及改进措施等。

9. 使用管理　规定了制剂的使用期限、配发记录、不良反应监测和报告等要求。医疗机构制剂应按药品监督管理部门制定的原则并结合剂型特点、原料药的稳定性和制剂稳定性试验结果规定使用期限。制剂配发必须有完整的记录或凭据。内容包括：领用部门、制剂名称、批号、规格、数量等。制剂在使用过程中出现质量问题时，制剂质量管理组织应及时进行处理，出现质量问题的制剂应立即收回，并填写收回记录。制剂使用过程中发现的不良反应，应按《药品不良反应监测管理办法》的规定予以记录，填表上报。保留病历和有关检验、检查报告单等原始记录至少一年备查。

三、药学服务管理

《优良药房工作规范》（good pharmacy practice，GPP）是衡量药师为患者或消费者服务的标准，即药师在药品供应、促进健康、提高患者自我保健和改善处方质量等活动中贯彻"药学服务"（pharmaceutical care）的具体标准。2003年2月25日，中国非处方药物协会正式发布了我国医药行业第一部与国际药学服务标准接轨的行业自律性规范，即《优良药房工作规范（试行）》，2005年中国药学会医院药学专业委员会发布了《优良药房工作规范（2005年版）》。以下重点介绍《优良药房工作规范（试行）》，该规范自发布之日起施行，共四章二十条，主要内容如下。

（一）制定目的

《优良药房工作规范》是中国非处方药物协会倡导的行业自律性规范。并对社会药房面向大众的药学服务和社会药房从业人员的素质方面提出了指导原则和评价依据。其目的是保证药品使用的安全有效，从而促进患者或消费者健康水平和生活质量的提高。

（二）药学服务的概念

药学服务（pharmaceutical care）是提供与药品使用相关的各种服务的一种现代化药房工作模式，是以患者或消费者的健康为中心所展开的各项活动和服务。包括提供药品、提供与药品使用相关的各类服务。

为了保证提供高质量的药学服务，对社会药房提出了要求。①具有一定规模，建立药房专业分区和服务区。以保证向患者（消费者）提供合适合格的药品、保健品，指导合理用药，同时提供其他优良服务。②根据需要对患者或消费者进行售药记录和用药跟踪，建立药历制度。药历内容包括：患者的一般资料、家族史、嗜好、过敏史；历次用药的药品名称、剂量、疗程、不良反应记录。③为患者或消费者提供特色服务，如对特殊人群的优良服务、发放自我药疗、自我保健科普资讯、配备相应的药学参考书、开展社会公益性健康讲座和服务。④拆零销售时必须提供售药标签，附加到患者或消费者所购药品的外包装上。标签内容包括：药品名称、使用剂量、使用方法、批号、有效期、使用注意事项、禁忌。

（三）社会药房的人员及其职责

社会药房从业人员的思想道德和文化水平必须符合GSP的要求。从业人员按功能分为四个等级，即店员、助理药师、药师、执业药师，其要求分别如下。

（1）店员　须具备高中以上学历，必须取得国家相关部门的上岗资格证书。店员分为初、中、高三级或初、高两级。店员晋级以中国非处方药协会组织的店员资格考试作为依据。店员要能完成一般的销售任务和日常业务，在上级药学技术人员的指导下，为顾客提供有关的药学服务。

（2）助理药师　经过国家有关部门考试合格确定的，取得助理药师专业技术职务证书的药学技术人员。其职责是能够了解顾客的用药需求，准确提供非处方药；在执业药师指导下，进行处方药的验方和销售工作；做好处方、药物过敏反应、药物不良反应的记录工作；为顾客提供自我药疗和保健指导，单独或指导店员为顾客提供合适的药学服务。

（3）药师　经过国家有关部门考试合格确定的，取得药师专业技术职务证书的药学技术人员。其职责除履行助理药师职责外，还要求能够制定和审核售药标签、药历和药品促销资料；独立审查和调配处方；参加或指导助理药师做好患者的随访和信息反馈分析工作；协助执业药师做好各项药房管理工作。

（4）执业药师　经全国统一考试合格、取得《执业药师资格证书》并经注册登记、在社会药房执业的药学技术人员。执业药师负责处方的审核及监督调配，提供用药咨询与信息，指导合理用药，开展治疗药物的监测及药品疗效的评价等工作。执业药师对违反《药品管理法》及有关法规的行为或决定，有责任提出劝告、制止、拒绝执行，并向上级报告，在执业范围内负责对药品质量的监督和管理，参与制定、实施药品全面质量管理，对本单位违反有关规定的行为进行处理。

（四）继续教育

社会药房助理药师、药师均必须定期参加本规范规定的继续教育的学习。

四、全国合理用药监测信息上报系统

（一）系统简介

全国合理用药监测信息上报系统是一个由国家卫生健康委员会建立的系统，旨在加强医疗机构药物临床应用的管理，推进临床合理用药，保障医疗质量和医疗安全。该系统的主要特点和功能包括：监测点医院名单，系统确定了第一批全国合理用药监测系统监测点医院，这些医院负责报送相关信息；信息报送，各监测点医院可以通过该系统直报监测信息，包括药品使用情况、药品不良反应等。全国合理用药监测信息上报系统的建立有助于提高药品使用的安全性、有效性和经济性，同时也为药品政策的制定提供了重要的数据支持。医院可以通过该系统及时上报药品使用情况，参与到全国合理用药监测工作中来。

（二）系统登录

各监测点医院使用分配的账号和密码登录全国合理用药监测信息上报系统（图10－12）。

（三）填报要求

医院需收集相关药品使用数据，包括药品名称、使用量、药品不良反应等信息。在系统中填写药品使用情况，按照系统要求的格式和内容进行数据填报。填报完成后，医院需对填报的数据进行审核，确保数据的准确性和完整性。审核无误后，通过系统提交数据至国家卫生健康委员会。系统可能会根据上报的数据提供反馈，医院需根据反馈进行相应的调整或改进。

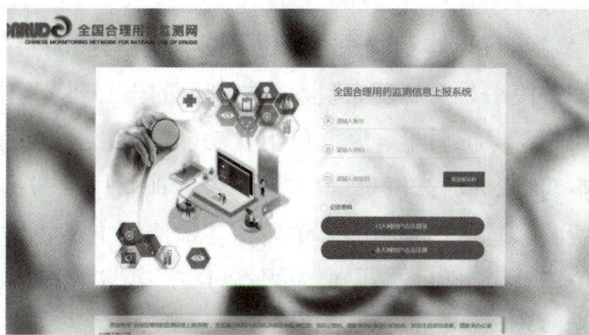

图10－12　全国合理用药监测信息上报系统

具体的操作流程可能会随着系统更新和政策变化而调整，因此建议定期查看系统通知和相关政策文件以获取最新信息。如需进一步的帮助或指导，可参考系统提供的用户手册或联系技术支持。

第四节　国家基本药物与医保用药管理

一、国家基本药物目录遴选和调整原则

《国家基本药物目录管理办法》第十一条　国家基本药物目录的调整应当遵循本办法第四条、第五条、第六条、第九条的规定，并按照本办法第八条规定的程序进行。属于第十条规定情形的品种，经国

家基本药物工作委员会审核，调出目录。第十二条 国家基本药物目录遴选调整应当坚持科学、公正、公开、透明。建立健全循证医学、药物经济学评价标准和工作机制，科学合理地制定目录。广泛听取社会各界的意见和建议，接受社会监督。第十三条 中药饮片的基本药物管理暂按国务院有关部门关于中药饮片定价、采购、配送、使用和基本医疗保险给付等政策规定执行。

（一）基本药物遴选原则

国家基本药物遴选应按照防治必需、安全有效、价格合理、使用方便、中西药并重、基本保障、临床首选和基层能够配备的原则。

（二）不纳入国家基本药物目录的情形

（1）含有国家濒危野生动植物药材的。

（2）主要用于滋补保健作用，易滥用的。

（3）非临床治疗首选的。

（4）因严重不良反应，国家药品监督管理部门明确规定暂停生产、销售或使用的。

（5）违背国家法律、法规，或不符合伦理要求的。

（三）基本药物的使用管理

坚持基本药物主导地位，强化医疗机构基本药物使用管理，以省为单位明确公立医疗机构基本药物使用比例，不断提高医疗机构基本药物使用量。公立医疗机构根据功能定位和诊疗范围，合理配备基本药物，保障临床基本用药需求。药品集中采购平台和医疗机构信息系统应对基本药物进行标注，提示医疗机构优先采购、医生优先使用。将基本药物使用情况作为处方点评的重点内容，对无正当理由不首选基本药物的予以通报。对医师、药师和管理人员加大基本药物制度和基本药物临床应用指南、处方集培训力度，提高基本药物合理使用和管理水平。鼓励其他医疗机构配备使用基本药物。

1. 确保基本药物主导地位 国家基本药物目录是各级医疗卫生机构配备使用药品的依据，基本药物配备使用是实施国家基本药物制度的核心环节。按照基本药物"突出基本、防治必需、保障供应、优先使用、保证质量、降低负担"功能定位，公立医疗机构制定药品处方集和用药目录时，应当首选国家基本药物。以省（区、市）为单位增补非目录药品是国家基本药物制度实施初期的阶段性措施，2018年版国家基本药物目录公布后，各地原则上不再增补药品。少数民族地区可根据需要，以省（区）为单位增补少量民族药，但应当经过充分论证和严格程序，并严控品种数量。鼓励其他医疗机构配备使用基本药物。

2. 促进上下级医疗机构用药衔接 鼓励各地以市或县为单位，规范统一辖区内公立医疗机构用药的品种、剂型、规格，指导公立医疗机构全面配备基本药物，实现用药协调联动。同时，鼓励在城市医疗集团和县域医共体内，探索建立统一的药品采购目录和供应保障机制，牵头医院采取有效措施加强上级医疗机构药师对下级医疗机构用药指导和帮扶作用，逐步实现药品供应和药学服务同质化。卫生健康行政部门（含中医药主管部门，下同）也要从对单一医疗机构药学服务和药品使用进行管理转变为对城市医疗集团和县域医共体的整体管理。

3. 提升基本药物使用占比 省级卫生健康行政部门结合地方实际和公立医疗机构功能和诊疗范围，合理确定国家基本药物在公立医疗机构药品配备品种、金额的要求并加强考核。在临床药物治疗过程中，使用同类药品时，在保证药效前提下应当优先选用国家基本药物。公立医疗机构应当科学设置临床科室基本药物使用指标，基本药物使用金额比例及处方比例应当逐年提高。

4. 强化基本药物临床应用管理 公立医疗机构应当制定本机构基本药物临床应用管理办法，按照药品集中采购信息系统中的标识优先采购基本药物，在实施临床路径和诊疗指南的过程中应当首选基本药物。公立医疗机构信息系统要对基本药物进行标识，提示医生优先合理使用。同时，强化药师在处方审核调剂管理中的作用，结合家庭医生签约服务和双向转诊，加强对老年、慢性病和多种疾病联合用药患者的用药指导。

5. 落实优先使用激励措施　各级卫生健康行政部门要将基本药物使用情况与基层实施基本药物制度补助资金的拨付挂钩。要按照《关于完善国家基本药物制度的意见》确定的方式和要求，积极协调医保等部门，深化医保支付方式改革，加快出台医保支付标准，落实医保经办机构与医疗机构间"结余留用、合理超支分担"的激励和风险分担相关政策，建立处方审核调剂环节的激励机制，引导公立医疗机构和医务人员优先合理使用基本药物。

6. 提高基本药物保障水平　各地应当将基本药物制度与医联（共）体建设、分级诊疗、家庭医生签约服务、慢性病健康管理等有机结合，在高血压、糖尿病、严重精神障碍等慢性病管理中，探索通过多种方式，降低患者药费负担，增强群众获得感，发挥基本药物在降低药费、合理用药方面的作用。

二、医保用药管理

《国家基本医疗保险、工伤保险和生育保险药品目录》（简称《药品目录》）是基本医疗保险、工伤保险和生育保险基金支付药品费用的标准，分为凡例、西药、中成药、协议期内谈判药品、中药饮片五部分。其中 2024 年 11 月 27 日，国家医保局、人力资源社会保障部组织调整并制定了《国家基本医疗保险、工伤保险和生育保险药品目录（2024 年）》，自 2025 年 1 月 1 日起正式执行。其中西药部分 1398个，中成药部分 1336 个（含民族药 95 个），协议期内谈判药品部分 425 个（含西药 367 个、中成药 58个），共计 3159 个。中药饮片部分除列出基本医疗保险、工伤保险和生育保险基金准予支付的品种 892个外，同时列出了不得纳入基金支付的饮片范围。

（一）《医保药品目录》的制定和调整

根据自 2020 年 9 月 1 日起施行的《基本医疗保险用药管理暂行办法》的规定，国务院医疗保障行政部门建立完善动态调整机制，《药品目录》原则上每年调整一次，原则上不再新增 OTC 药品。以下药品不纳入《药品目录》：①主要起滋补作用的药品；②含国家珍贵、濒危野生动植物药材的药品；③保健药品；④预防性疫苗和避孕药品；⑤主要起增强性功能、治疗脱发、减肥、美容、戒烟、戒酒等作用的药品；⑥因被纳入诊疗项目等原因，无法单独收费的药品；⑦酒制剂、茶制剂，各类果味制剂（特别情况下的儿童用药除外），口腔含服剂和口服泡腾剂（特别规定情形的除外）等；⑧其他不符合基本医疗保险用药规定的药品。

各地应严格执行《药品目录》，不得自行制定目录或用变通的方法增加目录内药品，也不得自行调整目录内药品的限定支付范围。对于原省级药品目录内按规定调增的乙类药品，应在 3 年内逐步消化。消化过程中，各省应优先将纳入国家重点监控范围的药品调整出支付范围。

对于经国家有关部门批准上市的民族药品，可由各省级医疗保障部门牵头，会同人力资源社会保障部门根据当地的基金负担能力及用药需求，经相应的专家评审程序纳入本省（区、市）基金支付范围。各省调整民族药品的情况应报国家医保局备案后向社会公开。

对于经省级药品监督管理部门批准的治疗性医院制剂，可由省级医疗保障部门牵头，会同人力资源社会保障部门根据当地的基金负担能力及用药需求，经相应的专家评审程序，制定纳入本省（区、市）基金支付范围的医院制剂目录，并按照有关规定限于特定医疗机构使用。

在满足临床需要的前提下，医保定点医疗机构须优先配备和使用《药品目录》内药品，以确保患者能够获得医保报销。患者在就医时，医生会根据《药品目录》开具处方，患者可以使用医保基金支付目录内的药品费用。参保人员在异地就医时，也可以使用医保基金支付《药品目录》内的药品费用，但需符合当地医保政策。协议期内谈判药品原则上按照支付标准直接挂网采购，谈判药品的同通用名药品在价格不高于谈判支付标准的情况下，按照规定挂网采购。其他药品按照药品招采有关政策执行。

各省级医疗保障部门要及时按规定将《药品目录》内药品纳入当地药品集中采购范围，并根据辖区内医疗机构和零售药店药品使用情况，及时更新完善信息系统药品数据库，建立完善全国统一的药品数据库，实现西药、中成药、中药饮片、医院制剂的编码统一管理。

各统筹地区要结合《药品目录》管理规定以及相关部门制定的处方管理办法、临床技术操作规范、临床诊疗指南和药物临床应用指导原则等，完善智能监控系统，将定点医药机构执行使用《药品目录》情况纳入定点服务协议管理和考核范围。

三、《药品目录》的支付

《药品目录》通常将药品分为甲类和乙类。甲类药品是基本药物，是临床治疗必需、使用广泛、疗效确切、同类药品中价格或治疗费用较低的药品，医保基金支付比例较高；乙类药品则需要患者自付一定比例。

参保患者使用价格不高于支付标准的药品时，患者和医保基金以实际销售价格为基础按规定分担。如果药品价格高于支付标准，则超出部分由患者自行承担。医保药品的支付标准由国家医保局根据药品类别、市场情况和药品实际采购价格等因素确定。例如，浙江省医疗保障局开展医保药品支付标准试点工作，对试点药品医保支付标准进行统一规定，并明确了支付规则和动态调整机制。所有定点医疗机构和定点零售药店均需遵守医保药品的支付标准和规则。国家医保局和人力资源社会保障部会定期更新《药品目录》，并在目录中明确药品的医保支付标准。对于国家医保谈判药品，医保局通过谈判确定支付标准，实行全国统一的医保支付标准。

国家组织集中带量采购中选药品以其中选价格作为支付标准，各统筹地区根据基金承受能力确定其自付比例和报销比例。各省级医疗保障部门和人力资源社会保障部门要加强指导、做好统筹协调，逐步推进省域范围内医疗保险、工伤保险和生育保险药品管理政策趋向统一。对有通过一致性评价仿制药的目录新准入药品，以及有仿制药的协议到期谈判药品，医疗保障部门原则上按照通过一致性评价的仿制药价格水平对原研药和通过一致性评价仿制药制定统一的支付标准。

各统筹地区医疗保障部门应在省级医疗保障部门的指导下，根据医保基金的负担能力和管理要求，制定《药品目录》甲乙类药品相应的支付办法。各统筹地区要建立医保协议医师制度，加强对医师开具处方资格的核定管理。对规定有限定支付范围的药品，要制定审核支付细则，并加强临床依据的核查。

第五节　短缺药品供应管理

目前，我国已初步建立了国家、省、市、县四级短缺药品分级应对体系，并逐步健全和有效运转，2023 年短缺药品上报信息已全部实现应对处置，并稳妥做好临床急需药品的临时进口工作，切实保障群众用药需求。

一、短缺药品生产供应及停产信息系统

（一）系统简介

短缺药品生产供应及停产报告信息采集模块的信息采集范围包括列入《国家短缺药品清单》和《国家临床必需易短缺药品重点监测清单》的品种。该模块分成企业端和监管端。

企业端提供信息填报、修改、删除及提交功能，面向药品上市许可持有人采集短缺药品的生产供应及停产报告相关信息、易短缺药品的生产供应相关信息。其中，生产供应信息包括品种名称、产量、库存、采购单位名称、采购单位类别、供应省份、本季度销量等；停产报告信息包括品种名称、停产时间、停产原因、当前库存总量、预计复产时间等。

监管端提供查询统计功能，省级药品监管部门可以依权限查询相关药品生产供应及短缺药品停产报告信息。

（二）系统登录

国家药监局持续采集短缺药品生产供应及停产报告信息，国家医保局持续监测国家短缺药品清单和临床必需易短缺药品重点监测清单药品异常高价与配送数据。

该信息采集模块需要账号登录。若已有国家药品监督管理局网上办事大厅（企业用户）或国家药品智慧监管平台（监管用户）的账户，在授权绑定药品业务应用系统后，再进行相关业务办理工作；若没有对应账户，需先在国家药品监督管理局网上办事大厅（企业用户）或国家药品智慧监管平台（监管用户）注册用户，授权绑定药品业务应用系统后，再进行相关业务办理工作。

1. 企业端操作流程

（1）注册

1）法人账号注册　用户在国家药品监督管理局网上办事大厅进入法人登录界面，点击登录界面下部的"注册"按钮（图10-13）。

2）经办人账号注册　经办人账号属于个人账号，用户点击国家药品监督管理局网上办事大厅，进入"个人登录"界面，点击登录界面下部的"注册"按钮。

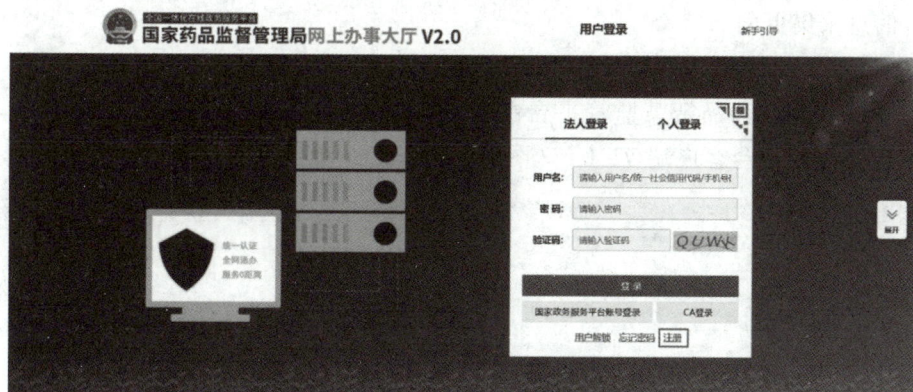

图10-13　法人账号注册/个人账号注册

（2）短缺药品生产供应信息采集　对于纳入国家短缺药品目录清单的药品，上市许可持有人应按季度填报生产供应信息，并报送所在地省局。上市许可持有人为境外企业的，由其在境内的企业法人代为填报。

点击"信息采集"—"短缺药品生产供应及停产报告信息采集"进入短缺药品生产供应及停产报告信息采集页面，默认TAB页即为短缺药品生产供应信息采集页面（图10-14，图10-15）。

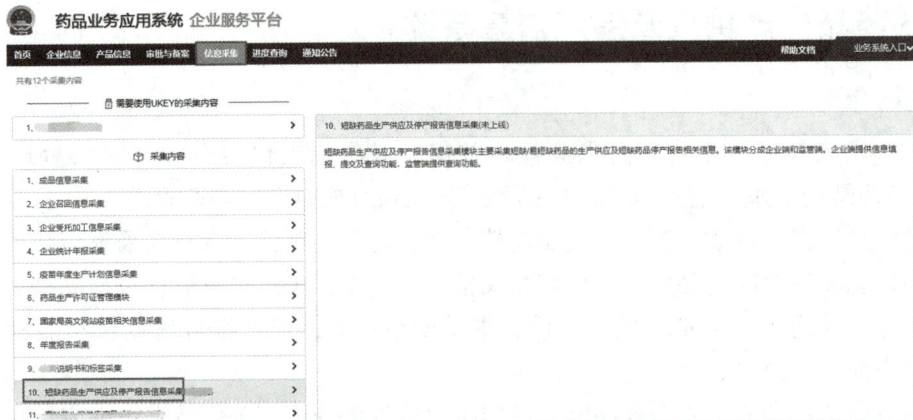

图 10 - 14　短缺药品生产供应及停产报告信息采集菜单

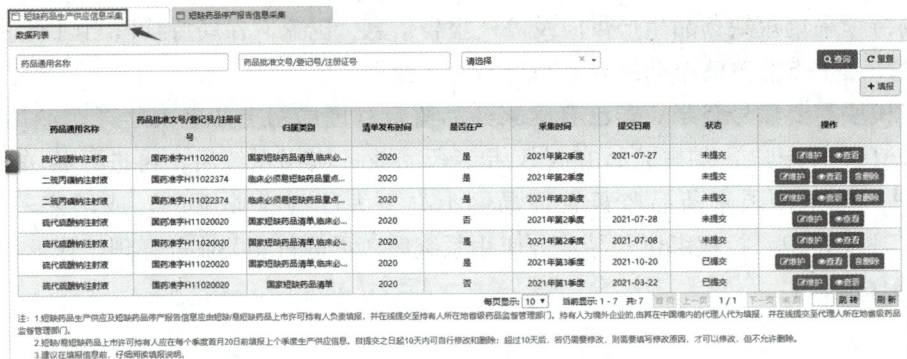

图 10 - 15　短缺药品生产供应信息采集 TAB 页

（3）短缺药品停产报告信息采集　点击"信息采集"—"短缺药品生产供应及停产报告信息采集"进入短缺药品生产供应及停产报告信息采集页面，点击"短缺药品停产报告信息采集"TAB 页进入短缺药品停产报告信息采集页面。

2. 监管端操作流程

（1）在浏览器输入国家药品智慧监管平台的登录入口地址：10.71.19.77（专网），在软件下载区下载"国家药品智慧监管平台客户端 V1.0"（图 10 - 16）。

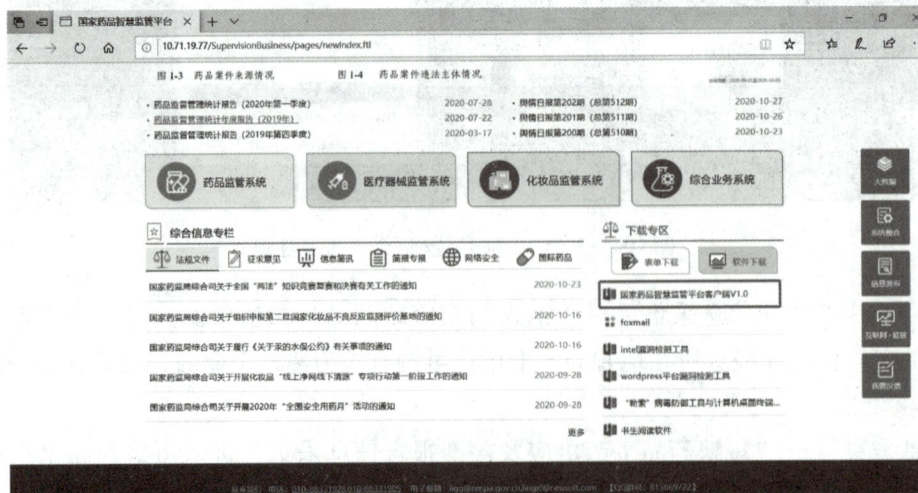

图 10 - 16　登录入口地址

（2）在"我的系统"列表页中选择"药品业务应用系统（互联网）"，点击"授权绑定"按钮（图10－17）。

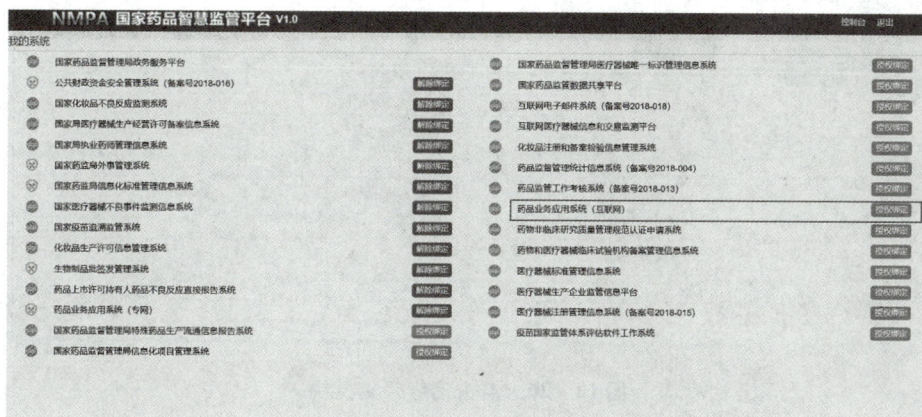

图 10 – 17　智慧监管平台绑定页面

（3）输入药品业务应用系统已有监管用户或直报系统监管用户的用户名和密码，点击"确定"按钮完成绑定（图10－18）。

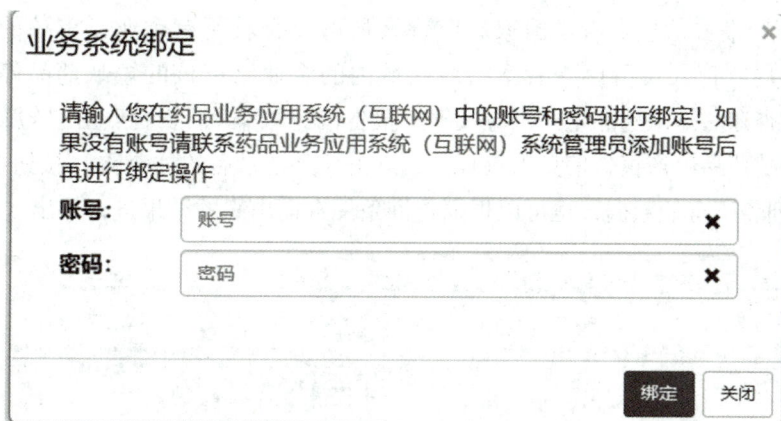

图 10 – 18　输入需要绑定的药品业务应用系统或直报系统的用户名和密码

如果没有药品业务应用系统或直报系统用户名和密码，请联系药品业务应用系统省局监管用户系统管理员创建用户。若无法获知系统管理员有关信息，可以联系4006676909 转2。

（4）绑定后点击"药品业务应用系统（互联网）"，用户进入系统（图10－19）。

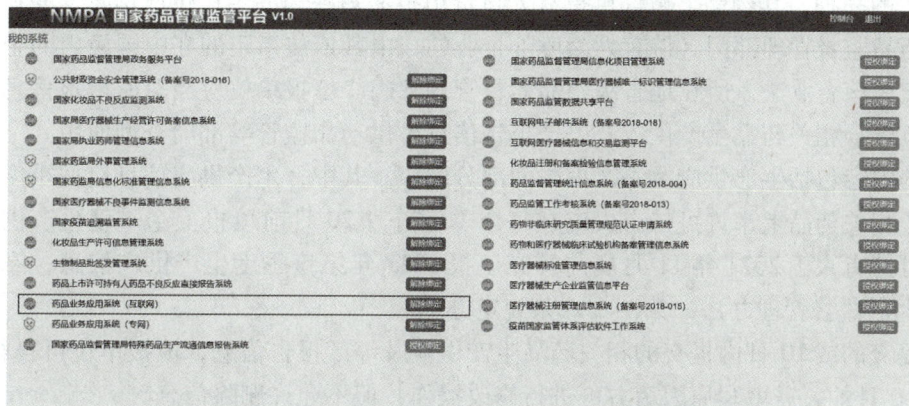

图 10 – 19　点击药品业务应用系统（互联网）

（5）进入药品业务应用系统后，点击"信息采集模块"（图10-20）。

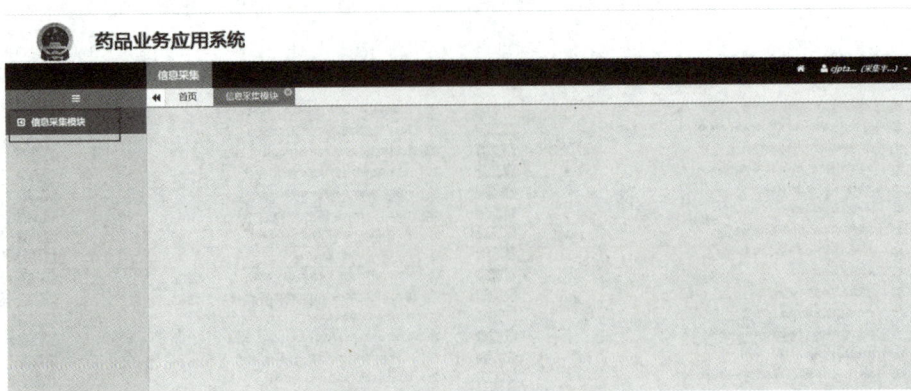

图10-20 点击信息采集模块

（6）短缺药品生产供应信息查看。国家局监管人员可以查看所有的短缺药品生产供应信息采集数据，各省局监管人员可以查看本行政区域内的短缺药品生产供应信息采集数据。点击"信息采集查询—短缺药品生产供应及停产报告采集"进入短缺药品生产供应及停产报告采集页面，默认进入短缺药品生产供应信息采集TAB页，点击一条记录后的【查看】按钮进入查看页面。

（7）短缺药品停产报告信息查看。国家局监管人员可以查看所有企业已审核的短缺药品停产报告信息采集数据，各省局监管人员可以查看本行政区域内的企业已审核的短缺药品停产报告信息采集数据。点击"信息采集查询—短缺药品生产供应及停产报告信息采集"，然后点击"短缺药品停产报告信息采集"TAB页进入短缺药品停产报告信息采集页面，点击一条记录后的【查看】按钮进入查看页面。点击【导出】按钮，导出列表所有的数据，也可以根据查询条件查询出来的结果进行导出（图10-21）。

图10-21 短缺药品停产报告信息采集导出

（三）填报要求

凡是列入《国家短缺药品清单》的品种，其药品上市许可持有人负责填报短缺药品生产供应及停产报告信息，并在线提交至持有人所在地省级药品监督管理部门；凡是列入《国家临床必需易短缺药品重点监测清单》的品种，其药品上市许可持有人负责填报易短缺药品生产供应信息，并在线提交至持有人所在地省级药品监督管理部门。持有人为境外企业的，由其依法指定的在中国境内的企业法人代为填报，并在线提交至该企业法人所在地省级药品监督管理部门。填报单位应当对所填报信息的准确性、全面性、完整性负责。相关药品生产供应及停产报告信息可供药品监管等部门查询使用。

该模块采集内容包括生产供应及停产报告两部分内容。其中，生产供应信息应按季度进行填报。自该模块启用起，相关药品上市许可持有人应在每个季度首月20日前填报上个季度生产供应信息。请相关药品上市许可持有人于2021年11月底前补充填报2021年第三季度生产供应信息。停产报告情况应当按照《药品生产监督管理办法》第四十六条规定办理。

对未正式提交的或10日内提交的相关药品生产供应及停产报告信息，填报单位可自行修改和删除；信息提交超过10日的，需填写原因后方可进行修改操作，但不允许删除信息。

二、全国公立医疗卫生机构短缺药品信息直报系统

（一）系统简介

为履行《中华人民共和国基本医疗卫生与健康促进法》《中华人民共和国药品管理法》关于"国家建立健全药品供求监测体系"的要求，按照《国家卫生健康委关于开展药品使用监测和临床综合评价工作的通知》（国卫药政函〔2019〕80号）的要求统筹开展年度监测工作，要求全面监测范围覆盖全国所有公立医疗卫生机构的所有药品使用的相关数据，各级卫生健康行政部门及相关机构和单位应加强组织领导，强化责任落实，保障数据安全。监测内容包括药品的目录、入库、出库、使用等信息，通过国家药品使用监测系统进行数据采集、传输、治理。

2019年起，国家卫生健康委以临床需求和临床价值为导向，高质量推进药品使用监测工作。在国家卫生健康委药政司指导下，国家卫生健康委统计信息中心以国家药品供应保障综合管理信息平台为支撑，连续5年开展全国医疗卫生机构药品使用数据的采集、监测与分析利用等工作，目前已形成一整套较为完善的工作框架、实施路径和工作方法。同时，国家卫生健康委统计信息中心受国家卫生健康委药政司委托，通过调查研究、文献查阅、经验梳理与总结、国内外案例分析和专家咨询等方式，从背景、目标、基础、机制和计划等方面，对药品数据多方利用与安全保障机制进行了研究。在理论研究和工作实践的基础上，制定了适用于全国公立医疗卫生机构的药品使用监测管理标准。

（二）账户登录

国家卫生健康委依托全国公立医疗卫生机构短缺药品信息直报系统等监测情况，开展监测预警与定期通报（图10-22）。

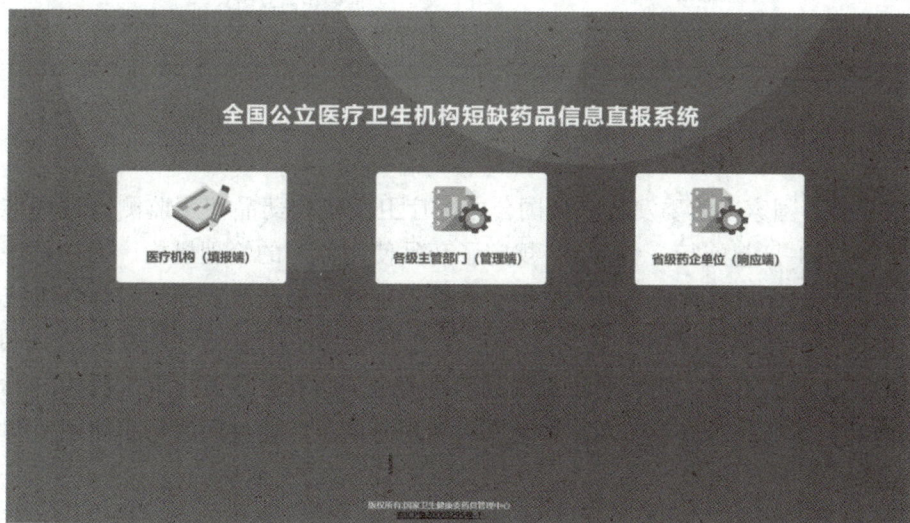

图10-22　全国公立医疗卫生机构短缺药品信息直报系统

如医疗卫生机构尚未在短缺药直报系统平台进行联络人信息备案（尚未登录过短缺药直报系统），则医疗机构联络人需要进行注册操作，注册成功后即可登录系统。

（三）填报要求

短缺药品填报包含两种填报模式，一种为重点监测药品清单填报，医疗机构需根据国家药具中心与本省发布的清单按月进行报送，第一次填报药品信息是需要填写清单内药品下所有本医疗机构在使用产品的全部信息，再次填报此时只需要填报清单内药品已填报过产品的库存与短信信息。如再次填报时医疗机构对某药品新增了产品信息，医疗机构可增加填报此外，为了加强用户体验，重点监测药品填报设

计并研发了两种填报方式，分为表单式填报与卡片式填报，表单式填报为当前重点监测药品清单的全列表，用户可根据搜索条件找到需要填写的药品后，点选库存量即可，卡片式填报在表单式填报的基础上将每种药品做成卡片，让填报人员更便捷地报送短缺药品；第二种为清单外填报（含首次填报），医疗机构对已发生或即将发生短缺的药品信息进行填报，报送的药品范围不做限制（表10-4）。

表 10-4　短缺药品分类分级应对措施一览表

分类情况		分级情况	应对措施			
			信息报送	库存药品使用管理	替代药品遴选	采购策略及其他措施
临床必需药品	不可替代	一级短缺二级短缺	立即上报并内部通报	限制使用，包括但不限于限定用药科室、患者人群和医师处方权限提高等		立即联系其他采购渠道，尽可能获取采购来源并增加采购数量。及时组织相关临床科室，评估是否应当暂停或调整与短缺药品相关的临床诊疗项目。实时跟踪并反馈，适当调整或增加应对措施
		三级短缺		在关注药品供应动态的前提下，决定是否限制使用		
		一级短缺二级短缺	立即上报并内部通报	限制使用，包括但不限于限定用药科室、患者人群和医师处方权限提高等		
	可替代（或不可完全替代）	三级短缺	每月定期上报并内部通报	根据本机构实际情况决定是否采取限制措施	根据《医疗机构短缺药品分类分级与替代使用技术指南》，组织开展替代药品遴选工作	根据本机构实际情况决定是否联系其他采购渠道和（或）增加采购数量

三、国家药品使用监测系统

2024年5月13日，国家卫健委发布《全国公立医疗卫生机构药品使用监测管理标准》（下称《标准》），自2024年11月1日起施行。《标准》规定了药品使用监测的管理机构、工作程序、系统建设和安全管理要求、监测数据全流程管理要求。适用于各级卫生健康委药政管理部门、各级技术支持单位和各级公立医疗卫生机构。按照国家卫生健康委《关于开展药品使用监测和临床综合评价工作的通知》的要求统筹开展的年度监测工作，要求全面监测范围覆盖全国所有公立医疗卫生机构的所有药品使用的相关数据，监测内容包括药品的目录、入库、出库、使用等信息，通过国家药品使用监测系统进行数据采集、传输、治理。

（一）系统简介

为准确掌握各级各类公立医疗卫生机构药品配备使用情况，促进基本药物优先配备使用，按照《关于印发开展公立医疗卫生机构药品配备使用监测分析实施方案的通知》（国卫办药政函〔2019〕834号）的要求，国家卫生健康委统计信息中心药物信息管理处积极组织协调各方力量，于2019年11月25日正式上线"国家药品使用监测平台"。药品使用监测工作涉及的相关主体包括各级卫生健康委药政管理部门、各级技术支持单位和各级公立医疗卫生机构：①各级卫生健康委药政管理部门指国家卫生健康委药政司及省、市、县级卫生健康委药政主管部门；②各级技术支持单位指国家卫生健康委统计信息中心及支撑省级药品使用监测工作的技术服务机构；③各级公立医疗卫生机构指参与药品使用监测工作的公立医疗卫生机构。

全国范围内所有三级、半数二级和部分基层，计万余家医疗卫生机构通过该平台报送机构的用药目录、重点监控合理用药药品目录，药品出入库、使用数据等信息，同时通过在线智能比对工具便捷地完成机构内药品编码与药品采购使用管理分类代码与标识码（YPID）的对比关系。

该平台为各级卫生健康药政管理部门开展药品配备使用情况监测分析提供数据支撑，有效推动了《药品采购使用管理分类代码与标识码》的落地应用，为今后全面开展药品使用监测工作打下了坚实基础。

（二）账户登录

国家药品使用监测系统（drug utilization monitoring information system）是全民健康保障信息化工程一期项目中基本药物制度监测评价信息子系统和药品采购供应监测信息子系统的总称，用于开展全国公立医疗卫生机构药品使用监测工作（图 10-23）。

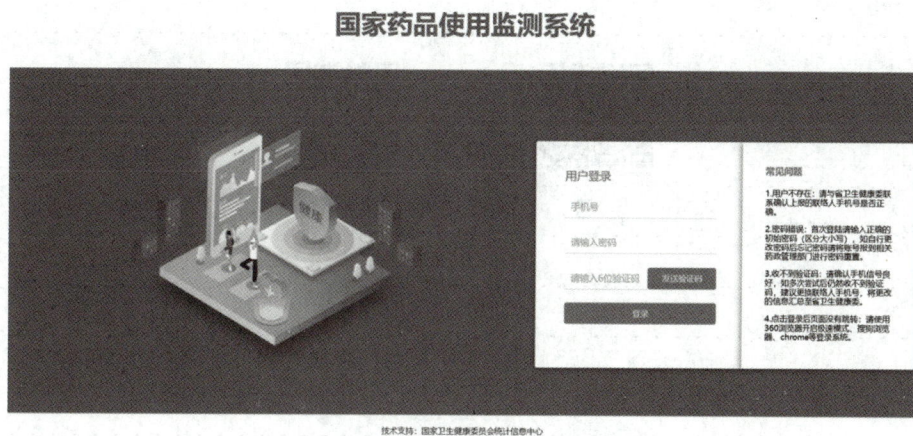

图 10-23 国家药品使用监测系统

该信息采集模块需要账号登录。若已有国家药品监督管理局网上办事大厅（企业用户）或国家药品智慧监管平台（监管用户）的账户，在授权绑定药品业务应用系统后，再进行相关业务办理工作；若没有对应账户，请先在国家药品监督管理局网上办事大厅（企业用户）或国家药品智慧监管平台（监管用户）注册用户，授权绑定药品业务应用系统后，再进行相关业务办理工作。

（三）填报要求

药品使用监测工作涉及国家卫生健康委药政司，国家卫生健康委统计信息中心，省、市、县级卫生健康委药政管理部门以及公立医疗卫生机构等主体，工作程序包括准备阶段、采集阶段、治理阶段、分析利用阶段和回顾总结阶段，工作流程示意图见图 10-24。

时间安排	准备阶段	采集阶段	治理阶段	分析利用阶段	回顾总结阶段
药政司	发布工作文件；启动培训	督导及过程性通报	指导质控工作	报告论证；报告印刷及下发；专题分析	质控通报、流程优化
信息中心	机构库确定；账户整理；系统调试；流程+材料；培训	首轮报送答疑及技术支持；后置质控；重新报送答疑	数据治理	年度报告；专题分析；质量评估；算法迭代；数据回顾；流程优化	
各级管理部门	机构库确定；账户整理；发布工作文件；启动培训；系统调试（省级统一）	组织上报，首轮报送答疑及技术支持；重新报送答疑	数据治理	年度报告；专题分析	总结经验
医疗机构	账户整理；参加培训；准备数据	组织首轮数据报告；重新报送	数据治理	数据分析利用	总结经验

图 10-24 药品使用监测工作流程图

国家卫生健康委药政司印发工作通知，明确工作起止时间、采集方式、监测周期、监测内容、机构范围，随文下发《药品使用监测数据采集表单及填表说明》《药品使用监测工作方案》等，时间周期不超过4周。

《药品使用监测数据采集表单及填表说明》包括数据采集相关表格及账户信息相关表格，相关表格包括但不限于：①公立医疗卫生机构基本情况；②公立医疗卫生机构药品目录；③公立医疗卫生机构药品入库情况；④公立医疗卫生机构药品出库情况；⑤公立医疗卫生机构药品使用情况；⑥紧密型城市医疗集团和县域医共体信息；⑦公立医疗卫生机构药品使用监测联络人信息（本年度新增机构填写）；⑧公立医疗卫生机构药品使用监测联络人信息（修改原有联络人信息）；⑨公立医疗卫生机构基本情况信息（已有账号的公立医疗卫生机构名称变更、机构注销）。

书网融合……

习题　　　　本章小结

第十一章 药品上市后管理电子政务应用

学习目标

1. 通过本章学习，应能掌握药品不良反应报告范围和要求、药品召回的类别和级别、境内外生产药品再注册的程序和资料要求；熟悉药品追溯码的要求、药品追溯查询方法、药品召回的流程、上市后变更事项分类和申报资料要求；了解药物警戒检查要点、药品追溯系统的功能要求、处方药转换非处方药的资料要求。

2. 能够根据药物警戒、药品不良反应监测、药品追溯、药品召回、药品再注册、上市后变更、处方药与非处方药上市后转换等法律法规的规定进行电子政务应用与管理。

3. 树立遵法守法、服务客户的意识，培养用专业知识分析问题、解决问题的素养。

第一节 药物警戒及药品不良反应监测

一、药物警戒

药物警戒活动是指对药品不良反应及其他与用药有关的有害反应进行监测、识别、评估和控制的活动。药品上市许可持有人（以下简称持有人）和获准开展药物临床试验的药品注册申请人（以下简称申办者）应当建立药物警戒体系，通过体系的有效运行和维护，监测、识别、评估和控制药品不良反应及其他与用药有关的有害反应。

（一）信息注册

根据《药物警戒质量管理规范》第十条的规定，持有人应当于取得首个药品批准证明文件后的 30 日内在国家药品不良反应监测系统中完成信息注册。注册的用户信息和产品信息发生变更的，应当自变更之日起 30 日内完成更新。

进入"药品上市许可持有人药品不良反应直接报告系统"网站后（图 11 - 1），点击新用户注册，填写信息并提交（图 11 - 2）。

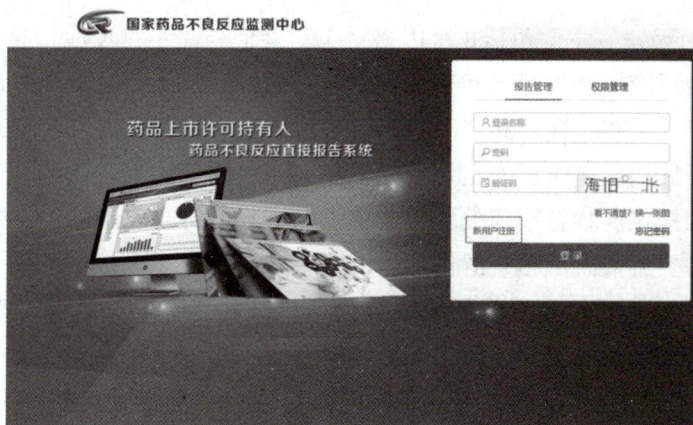

图 11 - 1 网站登录图

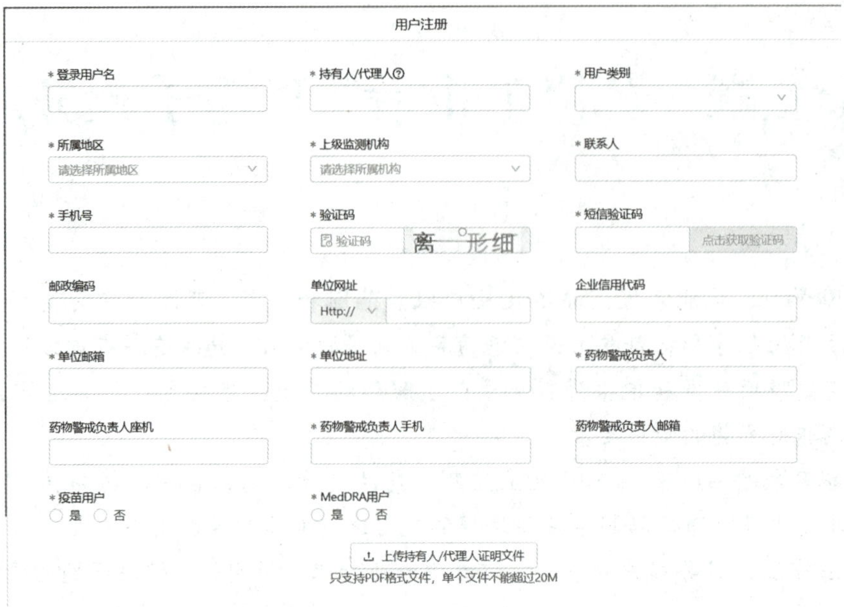

图 11-2 用户注册图

(二) 药物警戒检查指导原则

为落实《中华人民共和国药品管理法》和《中华人民共和国疫苗管理法》有关建立药物警戒制度的要求，指导药品监督管理部门科学规范开展药物警戒检查工作，国家药监局组织制定了《药物警戒检查指导原则》。

1. 常规检查重点考虑因素　主要包括药品特征因素、持有人特征因素和其他情况因素。

（1）药品特征因素　①药品的安全性特性；②药品不良反应监测数据及药品不良反应聚集性事件发生情况；③销售量大或替代药品有限的药品；④批准上市时有附加安全性条件的药品；⑤创新药、改良型新药，以及针对儿童、孕产妇等特殊群体使用的药品；⑥社会关注度较高的药品。

（2）持有人特征因素　①持有品种较多、销售量大的持有人；②未接受过药物警戒检查的持有人；③首次在中国境内获得药品注册证书的持有人；④企业发生并购、组织结构变更等导致药物警戒体系发生重大变化或对药物警戒组织结构有重大影响的持有人；⑤委托生产的持有人；⑥委托开展药物警戒活动的持有人。

（3）其他情况因素　①既往药物警戒检查或其他检查情况；②药品监督管理部门认为需要开展检查的其他情况。

2. 有因检查重点考虑因素　主要包括 8 个因素：①对疑似药品不良反应信息迟报、瞒报、漏报，报告质量差的；②药品不良反应监测提示可能存在安全风险的；③未能及时发现、评估、控制或沟通相关风险的；④采取暂停生产、销售、使用和产品召回，未按规定报告药品监督管理部门的；⑤未按规定或药品监督管理部门要求开展药品上市后安全性研究、制定并实施药物警戒计划，且未提供说明的；⑥未按药品监督管理部门要求提供药物警戒相关资料或提供的资料不符合要求的；⑦延迟实施或没有充分实施整改措施的；⑧其他需要开展有因检查的情形。

3. 缺陷风险等级　药物警戒检查发现的缺陷分为严重缺陷、主要缺陷和一般缺陷，其风险等级依次降低。重复出现前次检查发现缺陷的，风险等级可以升级。检查项目共 100 项，其中可判定为严重缺陷（＊＊）的 12 项、可判定为主要缺陷（＊）的 40 项，其余 48 项可判定为一般缺陷（表 11-1）。

表 11-1 药物警戒检查要点

编号	项目	检查项目（缺陷风险建议等级）	检查方法和内容	检查依据
一、机构人员与资源				
PV01	药品安全委员会	1. 持有人是否建立了药品安全委员会（**） 2. 药品安全委员会职责是否清晰、合理 3. 药品安全委员会组成是否满足要求 4. 是否建立合理的工作机制和程序，并按程序开展工作（*）	查看药品安全委员会组织结构，应包括委员会主要人员姓名、职位信息等；查看相关制度或规程文件，应包括委员会职责、工作机制、工作程序等描述；查看委员会工作纪录，如会议纪要、决策文件等；查看决策文件的实施和追踪是否与所描述的相一致；抽查询问药品安全委员会主要人员对岗位职责的了解程度及参与委员会工作的情况	GVP 第 19、20、99、106 条
PV02	药物警戒部门	5. 持有人是否设置了专门的药物警戒部门（**） 6. 是否有部门职责和/或岗位职责，部门职责/岗位职责是否全面、清晰、合理	查看持有人组织机构图、药物警戒体系组织结构图（如果涉及集团持有人层面的药物警戒，图中应反映与集团中相关单位的关系）；查看药物警戒部门职责和/或岗位职责文件	GVP 第 19、21、106 条，疫苗管理法第 54 条
PV03	相关部门	7. 持有人是否明确各相关部门的药物警戒职责，相关部门可能包括药物研发、注册、生产、销售、市场、质量等部门（*）	查看药物警戒体系组织结构图；查看涉及相关部门职责的文件	GVP 第 19、22、106 条
PV04	药物警戒负责人	8. 持有人是否指定了药物警戒负责人负责本企业药物警戒体系的运行和维护（**） 9. 药物警戒负责人的职务、专业背景、资质和工作经历是否符合相关要求，是否熟悉相关法律法规等（*） 10. 药物警戒负责人职责是否全面、清晰、合理 11. 药物警戒负责人是否在国家药品不良反应监测系统中登记，有变更是否及时更新（*）	查看药物警戒负责人聘任证明或岗位证明文件、背景和资质证明（如学历和学位证书、技术职称、工作简历、培训证明等）；查看药物警戒负责人岗位职责文件；检查该负责人在国家药品不良反应监测系统中的登记情况；询问该负责人对药物警戒相关法律、法规、规范等的熟悉程度	GVP 第 23、24、25、75、82、106 条
PV05	专职人员	12. 持有人是否配备满足药物警戒活动需要的专职人员（*） 13. 专职人员是否具备开展药物警戒活动所需的专业背景、知识和技能，是否熟悉我国药物警戒相关法律法规等 14. 专职人员是否接受过药物警戒相关培训（*）	了解专职人员数量；查看专职人员聘用证明或岗位证明文件、专业背景证明（如学历学位证书、工作经历、培训证明等）；抽查询问专职人员对药物警戒相关法律、法规、规范等的熟悉程度	GVP 第 23、26、106 条，疫苗管理法第 54 条
PV06	人员培训	15. 是否制定年度培训计划并按计划开展培训（*） 16. 参与药物警戒活动的所有人员是否均接受了培训 17. 培训内容是否合理，是否与药物警戒职责和要求相适应 18. 是否对培训效果进行评估	查看药物警戒培训计划、记录和档案，包括培训通知、签到表、培训材料、考核记录、培训照片等	GVP 第 26~28 条
PV07	设备资源	19. 持有人是否配备了满足药物警戒活动所需的设备与资源（*） 20. 设备资源的管理和维护是否能持续满足使用要求 21. 药物警戒信息化系统（如有）是否满足相关要求，是否具有实现其安全、保密功能的保障措施	查看办公区域、办公设施、网络环境、资料档案存储空间和设备；了解 Med-DRA 医学词典、文献检索资源配备情况；查看信息化工具（如存储、分析不良反应报告的数据库软件）或信息化系统（如采用 E2B 格式的报告系统、信号检测或风险预警系统等），了解信息化系统是否具有系统灾难恢复计划及业务应急计划等；查看安全保密措施是否到位；可要求进行功能演示	GVP 第 29~31、106 条

编号	项目	检查项目（缺陷风险建议等级）	检查方法和内容	检查依据
		二、质量管理与文件记录		
PV08	质量管理体系	22. 持有人质量管理体系中是否包含对药物警戒体系及其活动的质量管理要求，是否对药物警戒体系及活动进行质量管理（**） 23. 是否制定了药物警戒质量目标，是否将药物警戒的关键活动纳入质量保证系统中（*） 24. 质量控制指标是否具体、可测量，并涵盖药物警戒的关键活动	了解持有人如何对药物警戒体系及活动进行质量管理；查看药物警戒体系主文件中有关质量管理的描述；查看持有人质量管理体系相关文件，如制度与规程、质量体系文件记录等	GVP 第 6~9、106 条
PV09	内部审核	25. 是否针对药物警戒体系及活动制定内审计划，并定期开展内审（**） 26. 内审是否独立、系统、全面 27. 内审前是否制定审核方案，内审记录是否完整（*） 28. 对于内审发现的问题是否及时采取纠正和预防措施，并进行跟踪和评估（*）	了解持有人如何开展内审及审核人员情况；查看药物警戒体系主文件中有关药物警戒内审的描述；查看内审计划、内审方案、内审记录；查看对于内审发现问题的纠正和预防措施，了解跟踪、评估情况	GVP 第 11~14、106 条
PV10	制度和规程文件管理	29. 制度和规程文件是否覆盖关键药物警戒活动（*） 30. 制度和规程文件内容是否合规、清晰、可操作 31. 是否建立了文件管理操作规程，文件（包括药物警戒体系主文件）的起草、修订、审核、更新等是否按照规程执行 32. 是否对制度和规程文件定期审查和及时更新 33. 涉及药物警戒活动的文件是否经药物警戒部门审核	查看制度与规程文件目录；审查各类制度与规程文件内容及执行情况（可结合具体检查项目进行审查）；查看文件管理操作规程及相关记录	GVP 第 100~103、106 条
PV11	药物警戒体系主文件	34. 是否建立药物警戒体系主文件（*） 35. 药物警戒体系主文件内容是否符合相关要求 36. 主文件与现行药物警戒体系及活动情况是否保持一致，是否及时更新	查看药物警戒体系主文件；查看相关制度和规程中有无主文件更新的要求；查看主文件更新记录及更新内容	GVP 第 104~106 条
PV12	记录与数据管理	37. 关键的药物警戒活动是否有记录（**） 38. 记录与数据是否真实、准确（*） 39. 记录与数据是否完整、可追溯 40. 纸质记录是否字迹清晰易读、不易擦除 41. 电子记录系统是否建立业务操作规程、定期备份、设置权限，数据改动是否能够追踪、留痕 42. 是否有措施保证记录和数据的安全、保密、不被损毁和丢失（*） 43. 数据和记录保存年限是否符合要求（*） 44. 委托开展药物警戒活动产生的记录是否符合要求 45. 受让其他药品上市许可持有人的相关药品注册证书时，是否获得了药物警戒相关记录和数据（*）	查看有关记录和数据管理的相关规程、质量管理体系文件和台账记录等；结合检查项目审查各类记录和数据是否符合要求	GVP 第 107~115 条
PV13	委托管理	46. 委托开展药物警戒活动的，持有人是否考察受托方的药物警戒条件和能力，双方是否签订协议或在集团内书面约定相应职责与工作机制（*） 47. 委托协议或书面约定是否符合相关要求 48. 委托双方工作职责是否清晰、机制是否合理、衔接是否顺畅 49. 对受托方是否定期进行审计，对审计结果及存在的问题是否采取了纠正和预防措施（*）	了解持有人是否存在药物警戒委托（包括集团内委托）情况；查看药物警戒体系主文件中委托部分相关描述；查看委托协议或书面约定的相关文件；查看受托方对审计结果及存在问题的纠正和预防措施相关记录；查看受托方培训与沟通记录等	GVP 第 15~18 条

续表

编号	项目	检查项目（缺陷风险建议等级）	检查方法和内容	检查依据
PV14	信息注册与更新	50. 持有人是否在国家药品不良反应监测系统中注册用户信息和产品信息，是否按要求变更（包括药品说明书）（＊）	查看国家药品不良反应监测系统中持有人用户信息和产品信息	GVP 第 10 条
		三、监测与报告		
PV15	信息收集途径	51. 持有人是否建立了自主的疑似药品不良反应信息收集途径（＊＊） 52. 信息收集途径和方法是否全面、畅通、有效；收集途径是否包括：医疗机构、药品生产企业、药品经营企业、学术文献、上市后研究、数据收集项目、相关网站等（＊） 53. 对于境内外均上市的药品，是否建立了境外信息收集途径（＊）	了解持有人信息自主收集的途径和方法（包括电话、传真、电子邮件等方式），可验证相关报告途径和方法的有效性；查看药物警戒体系主文件中有关疑似不良反应信息来源的描述	GVP 第 32～38、106 条，疫苗管理法第 54 条
PV16	信息处置	54. 信息收集是否有原始记录（＊） 55. 记录在传递过程中是否保持信息的真实、准确、完整、可追溯；原始记录表格（如有）设计是否合理 56. 严重不良反应报告（含死亡病例报告）、非预期不良反应报告中缺失的信息是否进行随访，随访是否及时，是否有随访记录 57. 对监督管理部门反馈的数据信息，是否定期下载并按要求处置（＊） 58. 是否配合对药品不良反应、疫苗 AEFI 的调查工作 59. 对于境内外均上市的药品，是否及时报告了药品在境外因安全性原因暂停销售、使用或撤市等信息	了解不同途径来源信息的记录、传递、核实、随访、调查等过程；抽查原始记录、随访记录、调查报告；查看监督管理部门反馈数据的下载记录，了解反馈数据的分析评价和报告情况	GVP 第 40～42、51 条，AEFI 方案四"调查诊断"、七"职责"
PV17	评价与报告	60. 报告表填写是否真实、完整、准确、规范，符合相关填写要求（＊） 61. 药品不良反应严重性、预期性、关联性评价是否科学、合规 62. 报告范围、报告时限是否合规（＊） 63. 原始记录、随访记录是否可追溯 64. 疫苗持有人是否依职责向受种者所在地的县级疾病预防控制机构报告所发现的疫苗 AEFI	抽查不同类别（一般、严重、死亡）疑似药品不良反应/AEFI 报告表，查看报告表填写和评价情况；追溯原始记录和随访记录，检查报告内容是否与原始记录一致；检查报告时限是否合规	GVP 第 43～54 条 AEFI 方案三"报告"、七"职责"
PV18	加强药品上市后监测	65. 对于创新药、改良型新药及监管机构或不良反应监测机构要求关注的品种，持有人是否结合品种安全性特征进行了加强监测 66. 监测方法是否适当 67. 对监测结果是否进行了分析、利用	了解持有人近五年获批的创新药、改良型新药，以及监督管理部门或不良反应监测机构要求关注的品种情况；查阅加强监测的相关资料，如方案、记录、报告等	GVP 第 39 条
		四、风险识别与评估		
PV19	信号检测	68. 持有人对各种途径收集的疑似药品不良反应信息是否开展了信号检测（＊＊） 69. 信号检测的方法和频率是否科学、适当（＊） 70. 信号判定（如关注信号的判定、无效信号的判定、优先级判定）的原则是否合理	了解纳入信号检测品种的覆盖范围；检查信号检测工作开展情况，查看信号检测记录；了解信号检测的方法、频率、程序；了解信号判定的原则和标准；查看有无检出的信号和重点关注信号（包括呈现聚集性特征的信号）	GVP 第 55～59 条
PV20	信号分析评价	71. 是否对检测出的信号进行了评价（＊＊） 72. 评价是否全面，是否提出合理的评价意见 73. 检测出的呈现聚集性特点的信号是否及时进行了病例分析和情况调查（＊）	查看信号评价记录或报告，了解评价过程、结果及建议；查看呈现聚集性信号的病例分析和情况调查资料；查看通过信号检测和评价有无发现新的药品风险	GVP 第 60 条

续表

编号	项目	检查项目（缺陷风险建议等级）	检查方法和内容	检查依据
PV21	风险评估	74. 是否对新的药品安全风险进行了评估，并有风险评估的记录或报告（＊） 75. 评估的内容是否全面、科学 76. 是否提出合理的评估意见 77. 是否按要求对风险识别和评估过程中发现的风险进行了报告（＊）	查看风险评估记录或报告，了解评估内容、结果及风险管理建议	GVP 第 62 ~ 68 条
PV22	上市后安全性研究	78. 是否根据省级及以上药品监督管理部门要求开展药品上市后安全性研究（＊＊） 79. 是否根据药品风险情况主动开展药品上市后安全性研究 80. 研究方案是否由具有适当学科背景和实践经验的人员制定，由药物警戒负责人审核或批准 81. 是否按要求对研究中发现的新信息和药品安全问题进行了评估或报告（＊）	抽查上市后安全性研究案例，包括研究方案、研究报告，向药品监督管理部门报告的信息等	GVP 第 69 ~ 78 条，疫苗管理法第 57 条
PV23	定期安全性更新报告/定期获益－风险评估报告	82. 撰写格式和内容是否符合《药品定期安全性更新报告撰写规范》或国际人用药品注册技术协调会有关指导原则的要求（＊） 83. 数据覆盖期是否完整和连续 84. 报告是否按规定的频率和时限要求提交（＊） 85. 报告是否经药物警戒负责人批准同意 86. 对提交报告的审核意见是否及时处理或按要求回应（＊）	查看持有人向国家药品不良反应监测系统提交的定期安全性更新报告/定期获益－风险评估报告，检查报告覆盖期、提交时间、频率；查看是否覆盖所有应提交报告的品种等；抽查近期上报的定期安全性更新报告/定期获益－风险评估报告，检查报告的格式和内容，核查报告中纳入的安全性信息是否包含了所有信息来源；对于药品监督管理部门审核意见中有相关要求的，检查是否及时处理或回应	GVP 第 79 ~ 86 条
		五、风险控制		
PV24	风险管理	87. 是否根据风险评估结果，对已识别风险、潜在风险采取适当的风险管理措施（＊＊） 88. 对重要风险是否制定了药物警戒计划（＊）	了解持有人采取风险管理措施的相关情况，如风险控制措施、上市后研究、加强药品上市后监测等；查看持有人证明其采取风险管理措施的相关资料和证据，如药品说明书修订或备案申请、药物警戒计划、上市后研究和加强监测方案、报告等	GVP 第 66、87、97 条，疫苗管理法第 54、59 条
PV25	风险控制措施	89. 是否采取了适当的风险控制措施（＊） 90. 是否评估了控制措施的有效性或制定了评估方案 91. 风险控制措施是否按要求向所在地省级药品监督管理部门报告并告知相关单位（＊）	查看药物警戒计划及其他相关资料；查看持有人报告药品监督管理部门和告知相关单位的信函、宣传单、签收单等支持文件；了解药品监督管理部门要求开展风险控制的品种（如修订完善说明书），检查持有人是否已按要求开展或完成相应工作	GVP 第 87 ~ 90 条，疫苗管理法第 73 条
PV26	风险沟通	92. 是否开展过风险沟通 93. 风险沟通是否及时，方式、内容、工具是否适当 94. 出现紧急情况时，是否按要求紧急开展风险沟通	了解持有人是否开展过风险沟通，何时沟通；了解风险沟通的方式和工具；检查致医务人员的函和患者安全用药提示等工具的风险沟通内容；了解持有人紧急开展风险沟通情况；针对说明书修订中增加警示语、严重不良反应、限制使用人群等内容，了解持有人是否开展了风险沟通以及具体情况	GVP 第 91 ~ 95 条

续表

编号	项目	检查项目（缺陷风险建议等级）	检查方法和内容	检查依据
PV27	药物警戒计划	95. 药物警戒计划是否经药品安全委员会审核，相关内容是否符合撰写要求 96. 药物警戒计划是否实施（＊） 97. 是否根据对风险的认知情况及时更新药物警戒计划	查看药物警戒计划及证明其实施的相关材料	GVP 第 96 ~ 99 条，疫苗管理法第 57 条
PV28	聚集性事件调查处置	98. 对药品不良反应聚集性事件是否及时进行了调查处置（＊＊） 99. 是否采取适宜的风险控制措施（＊） 100. 调查处置情况和结果是否按要求进行了报告（＊）	了解持有人是否发现或获知药品不良反应聚集性事件；了解聚集性事件调查处置经过；查看调查报告、跟踪报告、总结报告；查看证明企业开展相关风险控制措施的文件或记录	GVP 第 61、89、132 条

注：1. 要求持有人提供的相关资料一般为三年以内，或自上次检查至本次检查期间形成的资料。

　　2. 本表中 GVP 指《药物警戒质量管理规范》、AEFI 方案指《全国疑似预防接种异常反应监测方案》。

4. 评定标准　检查结论和综合评定结论分为符合要求、基本符合要求和不符合要求。

（1）未发现严重缺陷项和主要缺陷项，一般缺陷项 0 ~ 9 项，可评定为符合要求。

（2）符合以下任一条件，可评定为不符合要求　①严重缺陷项 1 项及以上；②未发现严重缺陷项，主要缺陷项 10 项及以上；③未发现严重缺陷项，主要缺陷项 0 ~ 9 项，且总缺陷项 25 项及以上。

（3）其余情形，可评定为基本符合要求。

二、药品不良反应监测

（一）药品不良反应报告范围和要求

《药品不良反应报告和监测管理办法》对药品不良反应类别、报告范围和要求进行了规定（表 11 −2）。

表 11 −2　药品不良反应报告范围和要求

类别	报告范围和要求
个例药品不良反应	新药监测期内的国产药品应当报告该药品的所有不良反应；其他国产药品，报告新的和严重的不良反应。进口药品自首次获准进口之日起 5 年内，报告该进口药品的所有不良反应；满 5 年的，报告新的和严重的不良反应。新的、严重的药品不良反应应当在 15 日内报告，其中死亡病例须立即报告；其他药品不良反应应当在 30 日内报告；有随访信息的，应当及时报告
药品群体不良事件	发现药品群体不良事件后，应当立即通过电话或者传真等方式报所在地的县级药品监督管理部门、卫生行政部门和药品不良反应监测机构，必要时可以越级报告
境外发生的严重药品不良反应	进口药品和国产药品在境外发生的严重药品不良反应（包括自发报告系统收集的、上市后临床研究发现的、文献报道的），自获知之日起 30 日内报送国家药品不良反应监测中心。进口药品和国产药品在境外因药品不良反应被暂停销售、使用或者撤市的，在获知后 24 小时内书面报国家药品监督管理局和国家药品不良反应监测中心
定期安全性更新报告	设立新药监测期的国产药品，应当自取得批准证明文件之日起每满 1 年提交一次定期安全性更新报告，直至首次再注册，之后每 5 年报告一次；其他国产药品，每 5 年报告一次。首次进口的药品，自取得进口药品批准证明文件之日起每满 1 年提交一次定期安全性更新报告，直至首次再注册，之后每 5 年报告一次
药品重点监测	新药监测期内的药品和首次进口 5 年内的药品，应当开展重点监测；对本企业生产的其他药品，应当根据安全性情况主动开展重点监测

（二）药品不良反应报告

药品生产、经营企业和医疗机构应当主动收集药品不良反应，获知或者发现药品不良反应后应当详细记录、分析和处理，填写《药品不良反应/事件报告表》（表 11 −3）并报告。药品生产、经营企业和医疗机构获知或者发现药品群体不良事件后，填写《药品群体不良事件基本信息表》（表 11 −4），对每一病例还应当及时填写《药品不良反应/事件报告表》，通过国家药品不良反应监测信息网络报告。

表 11 – 3　药品不良反应/事件报告表

首次报告□　　　　跟踪报告□　　　　　　　　　　　　　　　　　　　　　　　　　　编码：

报告类型：新的□　严重□　一般□　　　　报告单位类别：医疗机构□　经营企业□　生产企业□　个人□　其他□

患者姓名：	性别：男□ 女□	出生日期：或年龄：	民族：	体重（kg）：	联系方式：
原患疾病：		医院名称：病历号/门诊号：		既往药品不良反应/事件：有□ 无□ 不详□ 家族药品不良反应/事件：有□ 无□ 不详□	

相关重要信息：吸烟史□　饮酒史□　妊娠期□　肝病史□　肾病史□　过敏史□　其他□

药品	批准文号	商品名称	通用名称（含剂型）	生产厂家	生产批号	用法用量（次剂量、途径、日次数）	用药起止时间	用药原因
怀疑药品								
并用药品								

不良反应/事件名称：	不良反应/事件发生时间：　　年　　月　　日

不良反应/事件过程描述（包括症状、体征、临床检验等）及处理情况（可附页）：

不良反应/事件的结果：痊愈□　　好转□　　未好转□　　不详□　　有后遗症□　　表现：

死亡□　　直接死因：　　　　　　　　　　　　死亡时间：　　年　　月　　日

停药或减量后，反应/事件是否消失或减轻？　　　是□　　否□　　不明□　　未停药或未减量□

再次使用可疑药品后是否再次出现同样反应/事件？是□　　否□　　不明□　　未再使用□

对原患疾病的影响：不明显□　病程延长□　病情加重□　导致后遗症□　导致死亡□

关联性评价	报告人评价：　肯定□　很可能□　可能□　可能无关□　待评价□　无法评价□　签名：报告单位评价：肯定□　很可能□　可能□　可能无关□　待评价□　无法评价□　签名：
报告人信息	联系电话：　　　　　　　　　职业：医生□　药师□　护士□　其他□
	电子邮箱：　　　　　　　　签名：
报告单位信息	单位名称：　　　　联系人：　电话：　　　　　　报告日期：　年　月　日
生产企业请填写信息来源	医疗机构□　经营企业□　个人□　文献报道□　上市后研究□　其他□
备注	

表 11 – 4　药品群体不良事件基本信息表

发生地区：				使用单位：		用药人数：	
发生不良事件人数：				严重不良事件人数：		死亡人数：	
首例用药日期：　年　月　日				首例发生日期：　年　月　日			
		商品名	通用名	生产企业	药品规格	生产批号	批准文号
怀疑药品							

续表

器械	产品名称	生产企业	生产批号	注册号
	本栏所指器械是与怀疑药品同时使用且可能与群体不良事件相关的注射器、输液器等医疗器械			

不良事件表现：	
群体不良事件过程描述及处理情况（可附页）：	
报告单位意见	
报告人信息	电话：　　　　　　电子邮箱：　　　　　　签名：
报告单位信息	报告单位：　　　　联系人：　　　　　　电话：

报告日期：　　年　月　日

第二节　药品追溯

药品上市许可持有人、生产企业、经营企业、使用单位通过信息化手段建立药品追溯系统，及时准确记录、保存药品追溯数据，实现"一物一码，物码同追"，形成互联互通药品追溯数据链，实现药品生产、流通和使用全过程来源可查、去向可追，有效防范非法药品进入合法渠道，确保发生质量安全风险的药品可召回、责任可追究。

一、药品追溯码

药品追溯码是指用于唯一标识药品各级销售包装单元的代码，由一系列数字、字母和（或）符号组成。药品追溯码标识是在药品包装上采用印刷、粘贴等方式对药品追溯码及其相关信息所做的标识，由数字、字母、文字、条码组成。药品标识码是用于标识特定于某种与药品上市许可持有人、生产企业、药品通用名、剂型、制剂规格和包装规格对应的药品的唯一性代码。

（一）药品追溯码标识原则

1. 易识别性　药品追溯码标识应保证能够被使用者和相关设备方便、准确地识读。

2. 清晰性　药品追溯码标识应保证图像清晰、颜色与底色对比分明。

3. 显著性　药品追溯码应标识在明显可见之处，便于使用者快速寻找和定位。

（二）药品追溯码的要求

1. 一般要求　药品追溯码标识应符合国家相关法律法规和标准的要求。药品追溯码标识应清晰可读，可被扫码设备和人眼识读。

2. 样式要求　①药品追溯码标识的内容应包括"药品追溯码"字样、药品追溯码人眼识读的字符和药品追溯码设备识读的符号（一般包括一维条码或二维码），药品追溯码标识示意图见图11-3和图11-4。②应在药品追溯码设备识读符号临近位置标识"药品追溯码"字样，最小字高不宜低于1.8mm。③应在药品追溯码标识位置附近增加有关查询方式的说明。④一维条码的标识方向取决于药品包装表面曲率及面积，在药品包装表面曲率及面积允许的前提下，一维条码符号宜横向标识；当药品包装表面曲率过大或面积过小导致一维条码无法横向标识时，在保证标识质量的前提下，可将一维条码的条垂直于曲面的母线标识。

图 11 – 3　采用一维条码的药品追溯码标识示意图

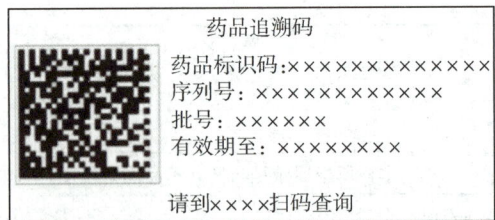

图 11 – 4　采用二维码的药品追溯码标识示意图

3. 位置要求　①应在药品各级销售包装单元上标识药品追溯码（另有规定的除外）。②应在药品包装明显可见之处标识药品追溯码，且在同级销售包装单元的标识位置应相对统一，并与其他条码有一定间隔。③应确保药品追溯码标识不遮挡药品包装上的药品通用名称、批准文号、生产日期、有效期等药品相关信息。④应在药品包装上选择合理的药品追溯码标识位置，以确保药品追溯码能够被正常扫描和识别，宜尽量避开穿孔、冲切口、开口、装订钉、拉丝拉条、接缝、折叠、折边、交叠、波纹、隆起、褶皱、其他图文和纹理粗糙的位置，尽量避开转角处或表面曲率过大的地方，避开药品包装的折边或悬垂物下边；在透明包装上标识药品追溯码时，应采取相应措施，确保本级药品追溯码识别的准确性，不得与相邻级别包装单元上的药品追溯码相重叠。⑤药品追溯码条码符号与药品包装邻近边缘的间距不宜过小，以避免由于药品包装印制、模切的偏差等原因造成药品追溯码不完整。⑥在药品大包装标识药品追溯码时，宜在 2 个及以上的平面上标识，以方便产品堆放时的扫码作业。

4. 质量要求　①应确保各级销售包装单元的药品追溯码标识在使用期内的耐久性，充分考虑储运过程造成的标识位移、褶皱、变形、脱墨、畸变等对药品追溯码识读造成的影响。②应确保药品追溯码标识图文完整、印迹清晰、墨色均匀，并选择反差显著的一维条码/二维码颜色搭配，一维条码"条""空"符号的颜色应反差显著，二维码"深色模块""浅色模块"的颜色应反差显著。③在特殊包装材质上标识药品追溯码时，应充分考虑包装材质对药品追溯码识读造成的影响，确保药品追溯码可识读。如在反光材质的包装上标识药品追溯码时，应采取相应措施消除反光对药品追溯码识读（包括人眼和设备识读）造成的影响；在热缩膜上标识一维条码时，应充分衡量并克服变形对一维条码识读（包括人眼和设备识读）造成的影响，一维条码的条方向应与热缩膜的缩率最大的方向一致。

二、药品追溯系统

药品追溯系统是指基于药品追溯码、相关软硬件设备和通讯网络，获取药品追溯过程中相关数据的集成，用于实现药品生产、流通和使用全程追溯信息的采集、存储和共享。

1. 通用要求　①药品追溯系统应包含药品在生产、流通及使用等全过程的追溯信息，并具有对追溯数据的采集、存储、管理和共享功能，满足药品信息化追溯体系各参与方的不同追溯业务需求。②药品追溯系统应对接药品追溯协同服务平台，实现药品相关信息备案、追溯数据上报、追溯信息查询等功能。③药品追溯系统应支持界面输入、系统对接、文件导入、物联网终端设备读取等多种追溯信息采集方式。④药品追溯系统应对接药品追溯监管系统，满足监管数据交换要求。⑤药品追溯系统应建立追溯数据存储和管理机制，确保数据完整、有效、不可篡改和可追溯。⑥药品追溯系统应建立数据授权使用和安全监测机制，有效地保护数据安全，防止追溯数据被非法使用。

2. 功能要求　药品追溯系统应具有基本信息管理、信息备案管理、药品追溯码管理、追溯应用信息管理、追溯信息共享、追溯信息查询等功能。

（1）基本信息管理　①参与方基本信息管理：药品追溯系统应根据药品上市许可持有人、生产企业、经营企业、疾病预防控制机构、使用单位等药品追溯参与方的业务需求，并按照药品追溯数据和交换相关标准的规定，提供药品追溯参与方基本信息数据管理的功能。药品追溯参与方可使用该功能对其自身基本信息进行登记、查询、修改等操作。②药品基本信息数据管理：药品追溯系统应根据药品上市许可持有人、生产企业等药品追溯参与方的业务需求，并按照药品追溯数据和交换相关标准的规定，提供国产和进口药品基本信息数据管理的功能。药品上市许可持有人和生产企业可使用该功能对其生产的药品基本信息进行登记、查询、修改等操作。

（2）信息备案管理　药品追溯系统应根据国家药品信息化追溯体系建设相关要求，提供由药品上市许可持有人和生产企业批量向协同平台备案药品追溯有关信息的功能，备案内容包括：包装规格、药品标识码及其对应的药品名称和制剂规格、其生产每种产品所在的药品追溯系统的链接地址等相关信息。

（3）药品追溯码管理　药品追溯系统应根据药品上市许可持有人、生产企业等药品追溯参与方的业务需求，提供药品追溯码管理功能。药品上市许可持有人及生产企业可使用该功能导入来自发码机构的药品追溯码，并根据实际业务需要进行维护。

（4）追溯应用信息管理　①生产信息管理要求：药品追溯系统应根据药品上市许可持有人、生产企业等药品追溯参与方的业务需求，并按照药品追溯数据和交换相关标准的规定，提供药品基本生产信息、进口信息、生产企业自检信息、批签发信息等生产过程相关信息管理的功能。②流通信息管理要求：药品追溯系统应根据药品上市许可持有人、生产企业、经营企业、疾病预防控制机构、使用单位等药品追溯参与方的业务需求，并按照药品追溯数据和交换相关标准的规定，提供药品进口信息、发货信息、收货信息、配送信息等流通过程相关信息管理的功能。③使用信息管理要求：药品追溯系统应根据药品使用单位、药品上市许可持有人和生产企业的业务需求，并按照药品追溯数据和交换相关标准的规定，提供药品使用过程相关信息管理的功能。④召回信息管理要求：药品追溯系统应根据药品上市许可持有人、生产企业等药品追溯参与方的业务需求，并按照药品追溯数据和交换相关标准的规定，提供药品召回相关信息管理的功能。

（5）追溯信息共享　①追溯信息上传要求：药品追溯系统应根据药品流通监管的业务需求，以及药品追溯数据和交换相关标准的规定，提供向药品追溯协同服务平台上传数据的功能，并与药品追溯协同服务平台进行数据对接。②基础数据接收要求：药品追溯系统应根据药品上市许可持有人、生产企业、经营企业、疾病预防控制机构、使用单位等药品追溯参与方的业务需求，按照药品流通管理的相关规定要求，提供接收药品追溯协同服务平台分发的药品追溯相关数据的功能。③追溯信息传递要求：药品追溯系统应根据药品上市许可持有人、生产企业、经营企业、疾病预防控制机构、使用单位等药品追溯参与方的业务需求，按照药品追溯数据和交换相关标准的规定，提供向追溯相关参与方传递追溯信息的功能。④追溯信息验证：药品追溯系统应具有对接收的追溯信息进行核对，并将核对信息反馈上游企业和机构的功能。

（6）追溯信息查询　①消费者查询：药品追溯系统应具有向消费者提供药品追溯信息查询功能，能配合药品追溯协同服务平台提供和自行提供基于网页和移动终端的追溯结果展示，药品追溯查询时，追溯展示内容应遵照药品追溯数据消费者查询相关标准的规定。②监管方查询：药品追溯系统应具备根据监管需求，为监管方提供追溯数据查询的功能。

3. 存储要求　①支持存储调度，根据药品追溯系统使用单位需求有计划地对存储节点的迁移、扩容、复制、更改、删除等操作进行规划和自动执行。②提供存储资源调度管理策略，并能够将存储资源合理、按需提供给药品追溯系统使用单位。③支持实例运行的容错机制，支持多实例并行运行；任一实例宕机不会影响应用可用性，系统自动完成运行实例与数据恢复。④支持集中控制和分布自主控制的数据备份，应对追溯数据制定具体的数据备份策略。⑤提供对结构化数据、半结构化数据和非结构化数据的存储功能。⑥按相关规定期限保存追溯数据。⑦提供数据导入、导出和数据迁移功能。

三、药品追溯消费者查询

药品追溯消费者查询是药品追溯信息传递的重要环节，规范药品追溯消费者查询结果显示，有助于公众查询获得更直观清晰的药品追溯信息，对促进药品追溯体系建设和落实药品追溯制度具有重要意义。通过药品追溯码在药品追溯系统查询到的药品追溯信息结果应符合国家相关法律法规和标准的要求，查询到的药品追溯信息应与药品实际情况一致。

1. 显示方式　①通过药品追溯码在药品追溯系统进行查询，应直接显示药品追溯信息，不得通过设置无关操作（如点击广告）获取查询结果。②药品追溯消费者查询结果显示页面不得有影响正常阅读的干扰元素。③药品追溯消费者查询结果应包含"药品追溯信息"字样。④药品追溯消费者查询结果应在显著位置告知本次查询结果的药品追溯信息提供方。推荐采用"本追溯信息由××××（上市许可持有人）授权本追溯系统提供"字样。

2. 显示内容　包括药品追溯码信息、所查询药品基本信息和生产批次相关信息、使用单位或零售药店信息等，由药品追溯系统向消费者提供。药品追溯消费者查询结果显示示意图见图11-5。

药品追溯信息	
本追溯信息由××××授权本追溯系统提供	
药品追溯码	×××××××××××
药品通用名称	××××××
药品生产日期	××××××
药品有效期截止日期	××××××
药品有效期	×××
药品生产批号	××××
剂型	×××
包装规格	×××
药品批准文号	××××××
药品批准文号有效期	××××××
境内药品上市许可持有人名称	×××××
统一社会信用代码 （境内药品上市许可持有人）	××××××××××××
境内药品生产企业名称	×××××
统一社会信用代码 （境内药品生产企业）	××××××××××××
……	……

图 11-5　药品追溯消费者查询结果显示示意图

第三节　药品召回

药品召回是指药品上市许可持有人（以下称持有人）按照规定的程序收回已上市的存在质量问题或者其他安全隐患药品，并采取相应措施，及时控制风险、消除隐患的活动。质量问题或者其他安全隐患是指由于研制、生产、储运、标识等原因导致药品不符合法定要求，或者其他可能使药品具有的危及人体健康和生命安全的不合理危险。持有人是控制风险和消除隐患的责任主体，应当建立并完善药品召回制度，收集药品质量和安全的相关信息，对可能存在的质量问题或者其他安全隐患进行调查、评估，及时召回存在质量问题或者其他安全隐患的药品。药品生产企业、药品经营企业、药品使用单位应当积极协助持有人对可能存在质量问题或者其他安全隐患的药品进行调查、评估，主动配合持有人履行召回义务，按照召回计划及时传达、反馈药品召回信息，控制和收回存在质量问题或者其他安全隐患的药品。

一、药品召回的类别和级别

药品召回包括主动召回和责令召回两类。主动召回是指持有人经调查评估后，确定药品存在质量问题或者其他安全隐患的，应当立即决定并实施召回，同时通过企业官方网站或者药品相关行业媒体向社会发布召回信息。责令召回是指药品监督管理部门经过调查评估认为持有人应当召回药品而未召回的，药品监督管理部门经对持有人主动召回结果审查认为持有人召回药品不彻底的。

根据药品质量问题或者其他安全隐患的严重程度，药品召回分为三级：①一级召回，使用该药品可能或者已经引起严重健康危害的；②二级召回，使用该药品可能或者已经引起暂时或者可逆的健康危害的；③三级召回，使用该药品一般不会引起健康危害，但由于其他原因需要收回的。

持有人作出药品召回决定的，一级召回在 1 日内，二级召回在 3 日内，三级召回在 7 日内，应当发出召回通知，通知到药品生产企业、药品经营企业、药品使用单位等，同时向所在地省、自治区、直辖市人民政府药品监督管理部门备案调查评估报告、召回计划和召回通知。召回通知应当包括以下内容：①召回药品的具体情况，包括名称、规格、批次等基本信息；②召回的原因；③召回等级；④召回要求，如立即暂停生产、放行、销售、使用；⑤召回处理措施，如召回药品外包装标识、隔离存放措施、储运条件、监督销毁等。

二、药品召回的流程

药品召回的具体流程图如图 11 - 6 所示，药品经营企业有责任和义务协助药品上市许可持有人，及时准确地回收存在安全隐患的药品。当药品经营企业接到供货单位药品召回通知后，应严格按照药品召回管理制度及操作规程进行操作，拟定问题药品召回计划、锁定召回药品库存、向购货单位传递召回信息、召回药品、反馈药品召回信息，向供货单位退回已召回的所有药品，并建立药品召回记录。

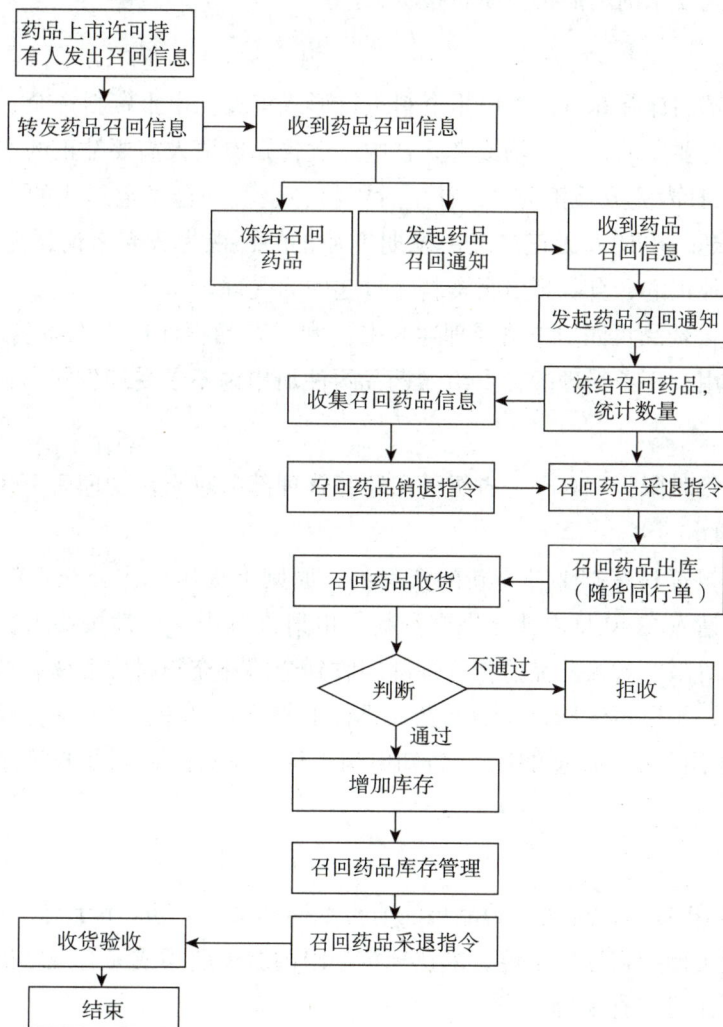

图 11 - 6　药品召回流程图

第四节　药品再注册

药品注册是指药品注册申请人依照法定程序和相关要求提出药物临床试验、药品上市许可、再注册等申请以及补充申请，药品监督管理部门基于法律法规和现有科学认知进行安全性、有效性和质量可控性等审查，决定是否同意其申请的活动。国家药品监督管理局药品审评中心负责境外生产药品再注册申请的审评，省、自治区、直辖市药品监督管理部门负责本行政区域内境内生产药品再注册申请的受理、审查和审批。

一、境内生产药品再注册

（一）申请

境内生产药品上市许可持有人应当在药品注册证书有效期届满前6个月，境内生产药品上市许可持有人（以下称"申请人"）应当在药品批准证明文件有效期届满前12个月至6个月期间，通过国家药品监督管理局（以下简称"国家局"）网上办事大厅在线提交药品再注册申请，生成药品再注册申请表，并提交符合规定格式要求的药品再注册申报资料。

（二）受理

省级药品监督管理部门应在5日内对申报资料进行形式审查。申报资料齐全、符合法定形式的，予以受理。申报资料不符合要求的，应当场或者5日内一次告知申请人需要补正的全部内容，出具补正通知书；申请人应当在30日内完成补正资料，补正后资料齐全、符合法定形式的，予以受理；补正后仍不符合要求的，不予受理。申请人无正当理由逾期不补正的，视为放弃申请，无需作出不予受理的决定。逾期未告知申请人补正的，自收到申报资料之日起即为受理。

予以受理的，发给《药品再注册申请受理通知书》和《药品再注册审批缴费通知书》，申请人应当在5日内按规定缴纳费用；不予受理的，发给《药品再注册申请不予受理告知书》，并说明理由。

（三）审查审批

药品再注册审查审批时限为120日。省级药品监督管理部门应当在受理后100日内完成审查，审查结束后20日内完成审批。

如需申请人在原申报资料基础上补充新的资料的，原则上提出一次补充资料要求，列明全部问题后，以书面方式通知申请人在40日内补充提交资料。申请人应当一次性按要求提交全部补充资料，补充资料时间不计入审查时限。省级药品监督管理部门收到全部补充资料后继续启动审查。

经审查符合规定的，予以再注册，发给《药品再注册批准通知书》。不符合规定的，不予再注册并说明理由，出具《药品不予再注册通知书》，告知申请人依法享有的权利及救济途径，报请国家局注销药品批准证明文件。

（四）送达和终止

自审批完成之日起10日内，送达《药品再注册批准通知书》《药品不予再注册通知书》。

对于申请人主动提出撤回再注册申请、未在规定期限内缴纳费用或另有规定的其他情形，省级药品监督管理部门终止其再注册审查审批。

（五）申报资料

①境内生产药品再注册申请表。②证明性文件：申请人、药品生产企业的合法登记、《药品生产许

可证》、药品 GMP 符合性检查证明材料等资质文件复印件；药品批准证明文件及药品监督管理部门批准变更文件复印件，药品备案类变更、年度报告的证明复印件；药品生产工艺、质量标准、说明书和标签复印件。③再注册周期内药品批准证明文件载明信息变化情况。④再注册周期内药品批准证明文件和药品监督管理部门要求开展相关工作情况报告。⑤再注册周期内药品上市后评价和不良反应监测情况总结和分析评估报告。

（六）不予再注册情形

①有效期届满未提出再注册申请的；②药品注册证书有效期内持有人不能履行持续考察药品质量、疗效和不良反应责任的；③未在规定时限内完成药品批准证明文件和药品监督管理部门要求的研究工作且无合理理由的；④经上市后评价，属于疗效不确切、不良反应大或者因其他原因危害人体健康的；⑤法律、行政法规规定的其他不予再注册情形。对不予再注册的药品，药品注册证书有效期届满时予以注销。

二、境外生产药品再注册

（一）程序

（1）境外生产药品再注册申请应当在药品注册证书有效期届满前六个月由持有人向国家药品监督管理局药品审评中心提出。登录国家药品监督管理局官网，在政务服务栏目中选择境外生产药品再注册，进行在线办理。境外生产药品注册－再注册申请表见图 11－7。

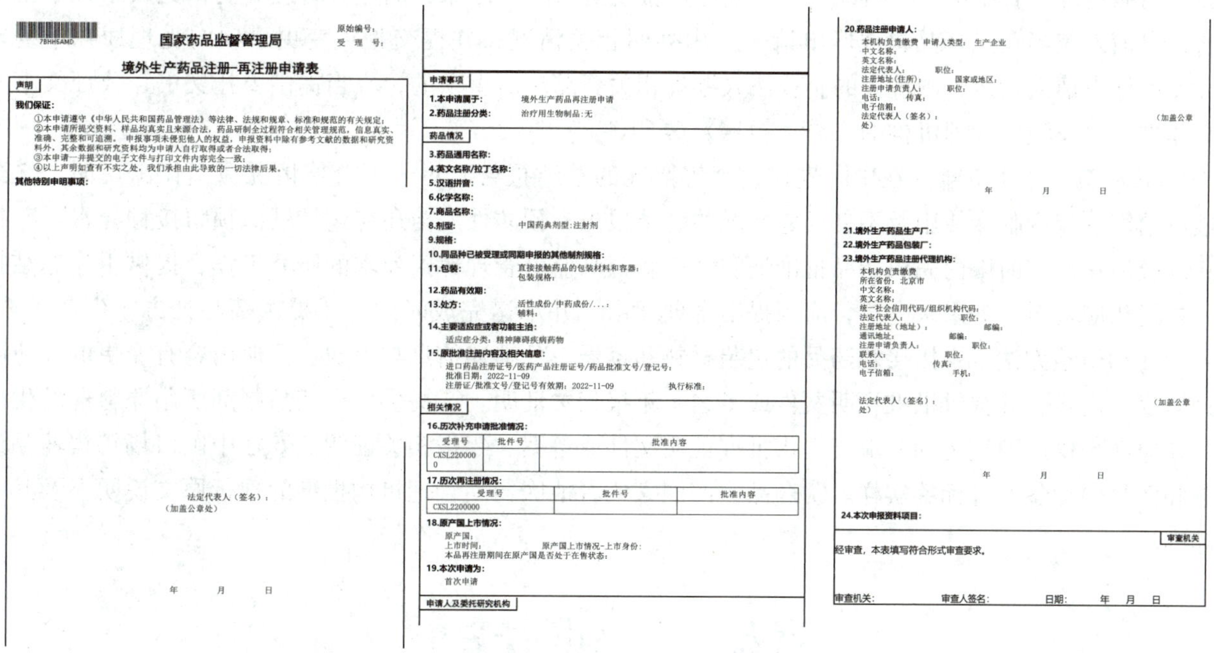
7BHH6AMD

国家药品监督管理局

原始编号：
受　理　号：

境外生产药品注册-再注册申请表

声明

我们保证：

①本申请遵守《中华人民共和国药品管理法》等法律、法规和规章、标准和规范的有关规定；
②本申请所提交资料、样品均真实且来源合法，药品研制全过程符合相关管理规范，信息真实、准确、完整和可追溯。申报事项未侵犯他人的权益，申报资料中除有参考文献的数据和研究资料外，其余数据和研究资料均为申请人自行取得或者合法取得；
③本申请一并提交的电子文件与打印文件内容完全一致；
④以上声明如查有不实之处，我们承担由此导致的一切法律后果。

其他特别申明事项：

法定代表人（签名）：
（加盖公章处）

年　月　日

申请事项

1.本申请属于：境外生产药品再注册申请
2.药品注册分类：治疗用生物制品：无

药品情况

3.药品通用名称：
4.英文名称/拉丁名称：
5.汉语拼音：
6.化学名称：
7.商品名称：
8.剂型：中国药典剂型：注射剂
9.规格：
10.同品种已被受理或同期申报的其他制剂规格：
11.包装：直接接触药品的包装材料和容器：
包装规格：
12.药品有效期：
13.处方：活性成份/中药成份/...：
辅料：
14.主要适应症或者功能主治：
适应症分类：精神障碍疾病药物
15.原批准注册内容及相关信息：
进口药品注册证号/医药产品注册证号/药品批准文号/登记号：
批准日期：2022-11-09
注册证/批准文号/登记号有效期：2022-11-09　执行标准：

相关情况

16.历次补充申请批准情况：

受理号	批件号	批准内容
CXSL2200000		

17.历次再注册情况：

受理号	批件号	批准内容
CXSL2200000		

18.原产国上市情况：
原产国：
上市时间：　原产国上市情况-上市身份：
本品再注册期间在原产国是否处于在售状态：
19.本次申请为：
首次申请

申请人及委托研究机构

20.药品注册申请人：
本机构负责缴费　申请人类型：生产企业
中文名称：
英文名称：
法定代表人：　职位：
注册地址(住所)：　国家或地区：
注册申请负责人：　职位：
电话：　传真：
电子信箱：
法定代表人（签名）：　（加盖公章处）

年　月　日

21.境外生产药品生产厂：
22.境外生产药品包装厂：
23.境外生产药品注册代理机构：
本机构负责缴费
所在省份：北京市
中文名称：
英文名称：
统一社会信用代码/组织机构代码：
法定代表人：　职位：
注册地址（地址）：　邮编：
通讯地址：　邮编：
注册申请负责人：　职位：
联系人：　职位：
电话：　传真：
电子信箱：　手机：

法定代表人（签名）：　（加盖公章处）

年　月　日

24.本次申报资料项目：

审查机关

经审查，本表填写符合形式审查要求。

审查机关：　审查人签名：　日期：　年　月　日

图 11－7　境外生产药品注册－再注册申请表

（2）境外生产药品再注册申请受理后，由药品审评中心进行审查，符合规定的，予以再注册，发给药品再注册批准通知书。不符合规定的，不予再注册，并报请国家局注销药品注册证书。

（3）境外生产药品再注册申请中原则上不能同时申请变更事项。如需要变更的，可单独申报补充申请或备案，审评时根据需要关联审评或分别进行审评。

（4）进口药品再注册审查审批时限为一百二十日。其中技术审评时限一百日，行政审批时限二十日。如需要申请人在原申报资料基础上补充新的技术资料的，药品审评中心原则上提出一次补充资料要求，列明全部问题后，以书面方式通知申请人在八十日内补充提交资料。申请人应当一次性按要求提交全部补充资料，补充资料时间不计入药品审评时限。药品审评中心收到申请人全部补充资料后启动审评，审评时限延长三分之一。

（5）境外生产药品再注册批准后，发给药品再注册批准通知书。药品再注册批准通知书有效期为自批准之日起5年有效。药品注册管理办法（总局令第27号）（以下简称新版《办法》）实施前批准的境外生产药品，在境外生产药品再注册时，按新版《办法》要求在药品再注册批准通知书中载明药品批准文号。

（6）为解决进口境外生产药品再注册期间临床用药急需问题，保证境外生产药品尤其是临床急需品种和危重疾病治疗所需品种的临床用药，境外生产药品再注册期间可以申请临时进口和分包装，其申报的条件、程序、所需资料、时限和管理要求等，按照再注册期间临时进口和分包装相关管理规定执行。

（7）境外生产药品分包装用大包装规格可以申请再注册，但必须与原小包装同时申报再注册。

（二）申报资料

1. 证明性文件　①药品历次获得的批准文件，应能够清晰呈现该品种完整的历史演变过程和目前状况。如药品注册证书、补充申请批件、药品标准修订批件等，附件包括上述批件的附件，如药品的质量标准、生产工艺、说明书、标签及其他附件。②境外药品管理机构出具的允许该药品上市销售及该品生产厂和包装厂符合药品生产质量管理规范的证明文件、公证认证文书及中文译文。具体要求参见相关类别药品受理审查指南。③再注册申请前已申报变更事项，国家药品监督管理局尚未完成审评审批工作的，申请人应当在《药品再注册申请表》中列明相关情况，并提交相关变更事项的受理通知单复印件。④境外申请人指定中国境内的企业法人办理相关药品注册事项的，应当提供委托文书、公证文书及中文译文，以及注册代理机构的《营业执照》复印件。

2. 其他资料　①五年内在中国进口、销售情况的总结报告，对于不合格情况应当作出说明。②药品进口销售五年内临床使用及不良反应情况的总结报告，预防性疫苗还应包括疑似预防接种异常反应报告。③应当在规定时限内完成药品批准证明文件和药品监督管理部门要求的研究工作，提供工作总结报告，并附相应资料。如果未完成，应当提出合理理由，并承诺完成时间。④提供药品处方、生产工艺、质量标准和检验方法、直接接触药品的包装材料和容器。凡上述信息与上次再注册内容有变更的，应明确具体变更内容，并提供批准证明文件或备案、年报相关证明。⑤提供生产药品制剂所用原料药的供应商。如原料药供应商变更的，应当提供批准证明文件或备案、年报相关证明。⑥在中国市场销售药品说明书和药品内标签、外标签实样。⑦药品生产国家或者地区药品管理机构批准的现行原文说明书及其中文译本。

第五节　上市后变更

药品上市后变更包括注册管理事项变更和生产监管事项变更。注册管理事项变更包括药品注册批准证明文件及其附件载明的技术内容和相应管理信息的变更。生产监管事项变更包括药品生产许可证载明的许可事项变更和登记事项变更。持有人应当主动开展药品上市后研究，实现药品全生命周期管理。鼓励持有人运用新生产技术、新方法、新设备、新科技成果，不断改进和优化生产工艺，持续提高药品质量，提升药品安全性、有效性和质量可控性。

一、变更事项

药品上市后的变更，按照其对药品安全性、有效性和质量可控性可能产生影响的风险程度，实行分类管理，分为审批类变更、备案类变更和报告类变更。国家药品监督管理局负责组织制定药品上市后变更管理规定、有关技术指导原则和具体工作要求；负责药品上市后注册管理事项变更的审批及境外生产药品变更的备案、报告等管理工作；依法组织实施对药品上市后变更的监督管理。省级药品监管部门依职责负责辖区内持有人药品上市后生产监管事项变更的许可、登记和注册管理事项变更的备案、报告等管理工作；依法组织实施对药品上市后变更的监督管理。具体变更事项分类管理详见表 11 – 5。

表 11 – 5　变更事项分类管理表

管理方式	变更事项		
	已上市中药	已上市化学药品	已上市生物制品
国家药品监督管理部门审批的补充申请事项	1. 药品上市许可持有人的变更 2. 变更适用人群范围 3. 变更用法用量 4. 替代或减去国家药品标准或药品注册标准处方中毒性药味或处于濒危状态的药味 5. 变更药品说明书中安全性等内容 6. 变更药品规格 7. 下列变更事项中属于重大变更的情形：①变更生产工艺；②变更制剂处方中的辅料；③变更药品注册标准；④变更药品包装材料和容器；⑤变更药品有效期或贮藏条件 8. 其他	1. 国家药品监管部门发布的已上市化学药品药学变更相关技术指导原则中属于重大变更的事项 2. 国家药品监管部门发布的已上市化学药品临床变更相关技术指导原则中属于重大变更的事项 3. 药品上市许可持有人主体变更 4. 使用药品商品名 5. 国家药品监管部门规定需要审批的其他事项	1. 国家药品监管部门发布的已上市生物制品药学变更相关技术指导原则中属于重大变更的事项 2. 国家药品监管部门发布的已上市生物制品临床变更相关技术指导原则中属于重大变更的事项 3. 药品上市许可持有人主体变更 4. 使用药品商品名 5. 国家药品监管部门规定需要审批的其他事项
国家或省级药品监督管理部门备案事项（其中境内生产药品报持有人所在地省级药品监督管理部门备案，境外生产药品报国家药品监督管理局药品审评中心备案）	1. 下列变更事项中属于中等变更的情形：①变更药品包装规格；②变更生产工艺；③变更制剂处方中的辅料；④变更药品注册标准；⑤变更药品包装材料和容器；⑥变更药品有效期或贮藏条件 2. 国家药品监督管理部门规定统一按要求补充完善说明书的变更 3. 根据药品说明书内容变更标签相应内容 4. 药品分包装及其变更 5. 变更药品上市许可持有人名称、生产企业名称、生产地址名称（药品上市许可持有人未发生变更） 6. 其他	1. 国家药品监管部门发布的已上市化学药品药学变更相关技术指导原则中属于中等变更的事项 2. 国家药品监管部门发布的已上市化学药品临床变更相关技术指导原则中属于中等变更的事项 3. 改变不涉及技术审评的药品注册证书（含原料药批准通知书）载明事项 4. 境外生产药品分包装及其变更 5. 国家药品监管部门规定需要备案的其他事项	1. 国家药品监管部门发布的已上市生物制品药学变更相关技术指导原则中属于中等变更的事项 2. 国家药品监管部门发布的已上市生物制品临床变更相关技术指导原则中属于中等变更的事项 3. 改变不涉及技术审评的药品注册证书载明事项 4. 境外生产药品分包装及其变更 5. 国家药品监管部门规定需要备案的其他事项
报告事项	1. 下列变更事项中属于微小变更的情形：①变更药品包装规格；②变更生产工艺；③变更制剂处方中的辅料；④变更药品包装材料和容器 2. 其他	1. 国家药品监管部门发布的已上市化学药品药学变更相关技术指导原则中属于微小变更的事项 2. 国家药品监管部门发布的已上市化学药品临床变更相关技术指导原则中属于微小变更的事项 3. 国家药品监管部门规定的需要年报的其他事项	1. 国家药品监管部门发布的已上市生物制品药学变更相关技术指导原则中属于微小变更的事项 2. 国家药品监管部门发布的已上市生物制品临床变更相关技术指导原则中属于微小变更的事项 3. 国家药品监管部门规定的需要年报的其他事项

二、申报资料

登录国家药品监督管理局网站，在政务服务栏目中点击境内生产药品补充申请许可，按照表11-6中的申报资料准备，并按照要求进行在线办理。

表11-6　变更事项申报资料表

变更事项	资料类别		资料要求
药品上市许可持有人变更	药品注册证书等复印件		包括申报药品历次获得的批准文件（药品注册证书、药品补充申请批件、药品再注册批件），相应文件应当能够清晰说明该品种完整的历史演变过程和目前状况
	证明性文件	申请药品上市许可持有人名称、注册地址变更	1. 境内生产药品，应当提交变更前后药品上市许可持有人的《药品生产许可证》及其变更记录页、营业执照的复印件 2. 境外生产药品，境外持有人指定中国境内的企业代理相关药品注册事项的，应当提供授权委托文书及公证、认证文件，并附中文译本；中国境内注册代理机构的营业执照复印件。境外生产药品，应当提交有关国家或地区主管部门出具的允许药品上市许可持有人变更的证明文件，以及公证、认证文书，并附中文译本
		药品上市许可持有人主体变更的	1. 境内生产药品，应当提交有关变更前后药品上市许可持有人的《药品生产许可证》及其变更记录页、营业执照的复印件，以及药品上市许可持有人变更协议原件（涉及商业秘密的应当隐去） 2. 境外生产药品，境外持有人指定中国境内的企业代理相关药品注册事项的，应当提供授权委托文书及公证、认证文书，并附中文译本；中国境内注册代理机构的营业执照复印件。境外生产药品，应当提交有关国家或地区主管部门出具的允许药品上市许可持有人变更的证明文件，以及公证、认证文书，并附中文译本
已上市中药变更事项	药品注册证书及其附件的复印件		包括申报药品历次获得的批准文件，应能够清晰了解该品种完整的历史演变过程和目前状况。如药品注册证书、补充申请批准通知书（批件）、药品标准制修订件等。附件包括上述批件的附件，如药品的质量标准、生产工艺、说明书、标签及其他附件
	证明性文件		1. 境内持有人及境内生产企业的《药品生产许可证》及其变更记录页、营业执照 2. 境外持有人指定中国境内的企业法人办理相关药品注册事项的，应当提供委托文书、公证文书及其中文译文，以及注册代理机构的营业执照复印件。境外生产药品注册代理机构发生变更的，应提供境外持有人解除原委托代理注册关系的文书、公证文书及其中文译文 3. 境外已上市药品应当提交境外上市国家或者地区药品管理机构出具的允许药品变更的证明文件及其公证认证文书、中文译文。具体格式要求参见中药相关受理审查指南。除涉及药品上市许可持有人、药品规格、生产企业及生产场地的变更外，境外上市国家或者地区药品管理机构不能出具有关证明文件的，可以依据当地法律法规的规定做出说明
	检查相关信息		包括药品研制情况信息表、药品生产情况信息表、现场主文件清单、药品注册临床试验研究信息表、临床试验信息表、质量标准、生产工艺、标准复核意见及样品检验报告
	立题目的和依据		需要详细说明药品变更的目的和依据
	药品说明书样稿		修订的药品说明书样稿，并附详细修订说明，包含国家药品监督管理部门批准上市以来历次变更说明书的情况说明
	药品标签样稿		修订的药品标签样稿，并附详细修订说明
	药学研究资料		按照国家药品监督管理部门公布的已上市中药药学变更相关技术指导原则开展研究，根据相关技术指导原则对各类变更事项的具体要求，分别提供部分或全部药学研究试验资料和必要的原注册申请相关资料
	药理毒理研究资料		根据变更事项的类别，提供相应的药理毒理试验资料和（或）文献资料
	临床研究资料		根据临床相关变更事项的类别，提供以下临床研究资料和（或）文献资料。变更事项需临床试验数据提供支持依据的，应先申请临床试验，提供拟进行临床试验的计划和方案。拟同时申请减免临床试验的，需要提供既往开展的循证等级较高、质量较好的临床研究资料（如有，需提供完整的临床研究总结报告），支持申请事项的相关国内外文献资料，其他支持性证据及相关证明性文件
	产品安全性相关资料综述		产品安全性相关资料包括上市后安全性研究及相关文献资料，国家不良反应监测中心反馈的不良反应数据，企业自发收集的不良反应数据，相关临床研究、临床应用、文献报道等，以及境内外各种渠道收集的关于本品不良反应的详细情况等。产品安全性相关资料综述，指根据变更内容对以上安全性相关资料进行总结，为变更提供支持性证据

续表

变更事项	资料类别	资料要求
已上市化学药品变更事项	药品批准证明文件及其附件的复印件	包括申报药品历次获得的批准文件，应能够清晰了解该品种完整的历史演变过程和目前状况。如药品注册证书、补充申请批件、药品标准制修订件等。附件包括上述批件的附件，如药品的质量标准、生产工艺信息表、说明书、标签及其他附件
	证明性文件	1. 境内持有人及境内生产企业的《药品生产许可证》及其变更记录页、营业执照复印件 2. 境外持有人指定中国境内的企业法人办理相关药品注册事项的，应当提供委托文书、公证文书及中文译本，以及注册代理机构的营业执照复印件。境外已上市药品提交其境外上市国家或者地区药品管理机构出具的允许药品变更证明文件、公证认证文书及中文译文。除涉及上市许可持有人、上市许可持有人注册地址、生产企业、生产地址及药品规格变更外，境外上市国家或地区药品管理机构不能出具有关证明文件的，申请人可以依据当地法律法规的规定做出说明。境外生产的药品注册代理机构发生变更的，应提供境外持有人解除原委托代理注册关系的文书、公证文书及其中文译本
	检查检验相关信息	包括药品研制情况信息表、药品生产情况信息表、现场主文件清单、药品注册临床试验研究信息表、临床试验信息表以及检验报告
	样稿	修订的药品质量标准、生产工艺信息表、说明书、标签样稿，并附详细修订说明
	药学研究资料	按照国家药品监管部门公布的已上市化学药品药学变更等相关技术指导原则开展研究，根据相关技术指导原则对各类变更事项的具体要求，分别提供部分或全部药学研究试验资料和文献资料，以及必要的原注册申请相关资料
	药理毒理研究资料	按照国家药品监管部门公布的药理毒理相关技术指导原则开展研究，根据相关技术指导原则对各类变更事项的具体要求，分别提供部分或全部药理毒理研究的试验资料和必要的国内外文献资料
	临床研究资料	按照国家药品监管部门公布的已上市化学药品临床变更相关技术指导原则开展研究。根据相关技术指导原则对各类变更事项的具体要求，分别提供相关资料。要求进行临床试验的，应当按照有关规定和相关技术指导原则开展临床试验。不要求进行临床试验的，应提供有关临床资料
	其他资料	国家药品监管部门规定的其他资料
已上市生物制品变更事项	药品批准证明文件及其附件的复印件	包括申报药品历次获得的批准文件，应能够清晰了解该品种完整的历史演变过程和目前状况。如药品注册证书、补充申请批件、药品标准制修订件等。附件包括上述批件的附件，如药品的质量标准、生产工艺（即制造及检定规程）、说明书、标签及其他附件
	证明性文件	1. 境内持有人及境内生产企业的《药品生产许可证》及其变更记录页、营业执照复印件 2. 境外持有人指定中国境内的企业法人办理相关药品注册事项的，应当提供委托文书、公证文书及中文译本，以及注册代理机构的营业执照复印件 3. 境外已上市药品提交其境外上市国家或者地区药品管理机构出具的允许药品变更证明文件、公证认证文书及中文译文。除涉及上市许可持有人、上市许可持有人注册地址、生产企业、生产地址及药品规格变更外，境外上市国家或地区药品管理机构不能出具有关证明文件的，申请人可以依据当地法律法规的规定做出说明。境外生产的药品注册代理机构发生变更的，应提供境外持有人解除原委托代理注册关系的文书、公证文书及其中文译本 4. 按照创新型和改良型生物制品批准的境外生产药品，如申请不涉及技术类变更，应按本项要求提交相关证明性文件
	检查检验相关信息	包括药品研制情况信息表、药品生产情况信息表、现场主文件清单、药品注册临床试验研究信息表、临床试验信息表以及检验报告
	样稿	修订的药品质量标准、生产工艺、说明书、标签样稿，并附详细修订说明
	药学研究资料	按照国家药品监管部门公布的已上市生物制品药学变更等相关技术指导原则开展研究，根据相关技术指导原则对各类变更事项的具体要求，分别提供药学研究试验资料和文献资料，以及必要的原注册申请相关资料
	药理毒理研究资料	按照国家药品监管部门公布的药理毒理相关技术指导原则开展研究，根据相关技术指导原则对各类变更事项的具体要求，分别提供部分或全部药理毒理研究的试验资料和必要的国内外文献资料
	临床研究资料	按照国家药品监管部门公布的已上市生物制品临床变更相关技术指导原则开展研究。根据相关技术指导原则对各类变更事项的具体要求，分别提供相关资料。要求进行临床试验的，应当按照有关规定和相关技术指导原则开展临床试验。不要求进行临床试验的，应提供有关临床资料
	其他资料	国家药品监管部门规定的其他资料

第六节　处方药与非处方药上市后转换

处方药与非处方药上市后转换对保证公众用药安全有效、促进合理用药具有重要作用。一方面，处方药转换成非处方药可提高药品利用效率、缓解医疗资源紧张、降低患者用药成本、增加患者自我疾病管理能力；另一方面，对已批准为非处方药的处方药，加强监测和评价工作，对存在不安全隐患或不适宜按非处方药管理的品种将及时转换为处方药，按处方药管理，保障患者用药安全。

一、申请范围

不可提出处方药转换评价为非处方药的情形包括：①监测期内的药品；②用于急救和其他患者不宜自我治疗疾病的药品，如用于肿瘤、青光眼、消化道溃疡、精神病、糖尿病、肝病、肾病、前列腺疾病、免疫性疾病、心脑血管疾病、性传播疾病等的治疗药品；③消费者不便自我使用的药物剂型，如注射剂、埋植剂等；④用药期间需要专业人员进行医学监护和指导的药品；⑤需要在特殊条件下保存的药品；⑥作用于全身的抗菌药、激素（避孕药除外）；⑦含毒性中药材，且不能证明其安全性的药品；⑧原料药、药用辅料、中药材、饮片；⑨国家规定的医疗用毒性药品、麻醉药品、精神药品和放射性药品，以及其他特殊管理的药品；⑩其他不符合非处方药要求的药品。

二、申请资料

申请资料的总体要求如下。①处方药与非处方药转换评价属药品上市后评价范畴，以回顾性研究为主，故需对品种相关研究资料进行全面回顾和分析。文献检索范围应包括国内外主要医药学文献及期刊，并保证相关文献均纳入综述中，主要文献资料应附文献全文，所报外文资料必须提供相应中文译文。②引用的公开文献应说明文献来源；非公开文献应注明研究机构、研究时间，并应有研究机构的证明。③中药一类、化药一类品种必须提供的资料中，如无相关研究资料，应予以说明，并说明可不开展此项研究的理由；如未检索到相关文献，应予以说明，并说明文献检索范围。④资料要求中所要求提供的综述资料是指申请人针对此次处方药转换非处方药申请相关资料的综述，不应只提供综述性文献。

登录国家药品监督管理局网站，在政务服务栏目中点击处方药与非处方药（OTC）转换，按照表11-7中的申报资料准备，并按照要求进行在线办理。

表 11-7　处方药转化非处方药申报资料表

资料类型	资料名称	资料要求
综合资料	处方药转换非处方药申请表（表11-8）	申请类别应严格按所规定的类别填报 1. 中成药申报分类 第一类：与公布的非处方药处方、给药途径相同，仅剂型或规格不同的品种； 第二类：不含毒性药材的品种（"毒性药材"指法定标准中标示有毒性或现代毒理学证明有毒性的药材）； 第三类：不包括在以上两类中的品种 2. 化学药品申报分类 第一类：与公布的非处方药处方、锅药途径相同，仅剂型或规格不同的品种； 第二类：由已公布非处方药活性成分组成的复方制剂； 第三类：不包括在以上两类中的品种
	资料目录	应包括所有项目中所提供的所有资料名称和文件页数。如"证明性文件"项中的各证明文件名称、"药品制剂及药材、辅料的法定质量标准"项中的各成份标准名称、"毒理研究资料"项中的综述及试验资料名称、文献名称等

续表

资料类型	资料名称	资料要求
综合资料	概述	应对产品相关情况及申请资料中主要内容进行总结，主要包括以下内容。 1. 研发情况，应包括研制时间、机构，所开展的主要研究结果概况，获批时间、上市时间，以及药品名称、批准文号等变更情况。 2. 生产销售情况，应包括每年销售数量、使用人次估算并详细说明估算方法等。 3. 国内同成份产品上市许可情况。 4. 原研药研发机构，首次许可上市时间以及国家或地区，境外（至少包括美国、欧盟、英国、加拿大、澳大利亚、日本）上市许可、销售以及作为非处方药管理的情况。 5. 自原研药首次许可上市起，国内外监管机构以及持有人因安全性问题对同成份产品采取措施的情况。 6. 申请资料总结，简述是否按要求提供了各项资料，并对各项资料相关研究和文献进行总结，内容和数据应与相应申请资料保持一致，申请人应依据这些内容，提供是否适合作为非处方药管理的综合评估结论。 7. 文献检索应说明检索策略，检索时间应截至申请前6个月内
	拟使用的非处方药说明书	应提供现行说明书和拟使用的非处方药说明书样稿。"现行说明书"是指正在市场上销售使用的药品说明书。上市核准说明书与现行说明书的主要内容发生变化的，应说明变化原因并提供相关证明性文件。"非处方药说明书样稿"与现行说明书内容不一致的，需要逐条说明理由
	现销售的最小销售单位样品照片	应提供目前国内市场最小销售单位样品照片，如果有分剂量刻度的应清晰展示
	证明性文件	药品注册证书及其附件的复印件，尽可能说明主要历史演变过程（如首次注册情况、质量标准变更、药品名称变更等）和目前情况。境外持有人应指定履行持有人义务的境内代理人提出转换申请，并提供境外持有人授权代理非处方药转换申请授权书原件
	药品制剂及活性成份、辅料的法定质量标准	列表说明制剂、活性成份、辅料的名称以及标准来源（如××版药典、部标××册、××年新药等）、标准号，其后按顺序附上质量标准复印件
药学资料	药品制剂及药材、辅料的法定质量标准	首先应列出制剂、药材（成份）、辅料的名称，列表说明标准来源（如xx版药典、部标xx册、xx省标、xx年新药等）、标准号，其后按顺序附上质量标准复印件
	药品质量资料	质量情况报告应说明近三年来药品质量情况，如是否出现过质量问题，是否因质量问题被通报；稳定性研究报告应提供与有效期时间一致的长期稳定性研究报告
药品安全性研究	毒理研究资料	应包括制剂和活性成份毒理研究资料或文献资料。应说明资料的来源和检索范围、检索策略。包括制剂和活性成份毒理研究资料、制剂和活性成份毒理文献资料
	临床安全性研究资料	应包括制剂及各活性成份的不良反应/事件研究综述和相关临床研究及文献资料、药品不良反应/事件分析报告，并应综合评估对本品作为非处方药管理的影响。 1. 综述资料应对所有临床安全性资料进行综合分析。 2. 临床研究及文献资料应包括与本品有关的所有涉及安全性信息的临床研究资料，以本品为对照品进行的临床研究如果涉及安全性内容也应纳入。 3. 药品不良反应/事件分析报告。应对国家药品不良反应监测系统反馈的、持有人主动收集（包括来源于临床研究、市场项目、学术文献等）的个例药品不良反应/事件进行汇总分析，数据截至申请前6个月内。新的严重的、死亡及关注报告应逐例给出评价意见
	依赖性研究资料	应包括制剂及活性成份的依赖性研究综述和相关临床试验及文献资料，如活性成份均无依赖性，可不提供本项资料
	耐受性研究资料	应包括制剂及活性成份的耐受性研究综述和相关临床试验及文献资料
	与其他药物和食物相互作用情况	应包括研究综述和相关试验及文献资料
	消费者进行自我诊断、自我药疗情况下的安全性研究资料	重点说明消费者是否可自我诊断，所申请的适应症是否需要专业人员帮助，是否可以正确掌握用法用量，用药过程中是否需要专业人员进行用药监测
	广泛使用情况下的安全性研究资料	1. 重点说明在广泛使用情况下，是否会出现较多的不合理用药情况，及其产生的危害程度。 2. 应对临床安全性研究资料中涉及用药过量、超疗程、禁忌用药等情况的病例进行逐例评价和汇总分析，包括不良反应/事件表现及其严重性质（和/或严重程度）、结果以及关联性

表 11 – 8 处方药转换非处方药申请表

受理编号：   规格：

申报药品名称（通用名）：

申报分类：

批准文号：

申报单位（加盖公章）：

地址：

邮编：

联系人：

电话：   传真：

电子信箱：

药品名称	通用名称： 英文名称：		
剂型		规格	
处方组成			
原批准适应证 （功能与主治）			
拟申请适应证 （功能与主治）			
原批准用法用量			
拟申请用法与用量			

书网融合……

习题

本章小结

第十二章 药品价格、广告电子政务应用

PPT

学习目标

1. 通过本章学习，应能掌握药品价格的主要构成部分，列举药品价格的构成要素，理解各要素在药品定价过程中的具体作用和相互关系；熟悉常见的药品定价方法；了解药品定价的多种目标，药品广告的定义、目的及其信息传播性、商业促销性和受法律严格约束性等特性，药品广告的发展历程、现状以及主要的类型和表现形式。

2. 具备分析能力，能够分析不同类型药品的研发成本对其市场定价的影响，以及这些差异在定价策略上的体现；具备比较与评估能力，能够比较国内外药品定价模式的差异，并分析其背后的原因，能够评估不同定价策略对患者用药可及性、医药行业创新以及国家医疗保障体系的影响；具备应用能力，能够运用所学的药品定价方法和策略，结合实际案例进行药品定价的模拟操作，识别和评估药品广告中的信息真实性、合法性及有效性，提出改进建议。

3. 养成法律意识，培养严格遵守国家关于药品价格和广告的相关法律法规，树立正确的法律观念；培养社会责任感，关注药品价格对公众健康和社会福利的影响，积极参与药品市场的规范和优化；提升创新创业能力，鼓励在药品定价和广告策划中勇于创新，结合市场需求和竞争环境，提出科学合理的解决方案；培养专业素养，包括严谨的科学态度、敏锐的市场洞察力和良好的职业道德。

一、药品价格

影响药品定价的因素较多，除了受到基础价值规律的影响外，还需要参考市场需求、市场竞争状况、国家价格政策、消费者需求心理、企业内部因素以及定价目标等多重因素。近年来，随着我国医疗改革的深化，医药资源需求日益增长，国家对医疗费用的宏观调控也日益严格。近年来，通过实施"一致性评价""两票制""带量采购"等关键政策，药品流通秩序规范化、环节压缩、效率提升得到了显著推动，同时引导制药企业更加注重药品质量和成本控制。

（一）药品价格的构成和目标

1. 药品价格的构成 药品价格主要包括制造成本、期间费用、国家税金和企业利润等要素。药品定价成本是指价格主管部门制定价格所依据的合理成本，是医药企业生产或者经营同种医药产品的社会平均合理支出费用，包括制造成本和期间费用等。

（1）制造成本 是药品定价的最基础因素，也是关键因素。药品的制造成本是指医药企业在药品的生产过程中所支出的全部生产费用，是从已经消耗的生产资料的价值和生产者所耗费的劳动的价值转化而来的，包括原料、辅料、包装材料、燃料动力、直接工资、制造费用和其他直接支出。按照基本的经济学规律，最低价格水平应该由在当前市场经济条件下的生产成本决定。因此，药品的价格水平高低由生产成本高低决定，故而可以说制造成本是药品定价的最基础因素。在实际的药品定价时，药品价格只有高于制造成本，才能补偿生产上的消耗。

（2）期间费用 是指商品流通过程中所支出的各种费用，也可以称为流通费用。药品的期间费用

包括药品促销费用、药品销售机构运营费用、市场费用、医学费用、储运费用等，不单指某个特定药品成本的费用。期间费用需要按照价格主管部门的规定进行核算。

（3）国家税金　是指企业按国家规定依法缴纳的消费税、营业税、关税、资源税、土地增值税、房产税、土地使用税等产品销售税金及附加。国家税金的征收方式和比例是国家依法按照固定的标准征收的，企业必须依法及时缴纳。按照我国现行税法，药品国家税金分为以下两大类：一类是价外税，也称为直接税，是指直接向纳税人征收的税；另一类是价格转嫁税，也成为间接税，是指间接向纳税人征收的税。

（4）企业利润　是企业进行市场交换、扣除各种支出后获得的利润总额，是企业在一定时期内生产经营的财务成果，包括营业利润、投资收益和营业外收支净额。影响医药企业利润的因素主要包括：药品的价格、药品的单位变动成本、药品的销售量、产品的固定成本、药品的生产效率等。任何一个因素的变动都会引起企业利润的变动，导致企业的盈亏。

药品价格的构成要素是医药企业在制定价格时需要着重考虑的定价依据。一般情况下，国家税金、制造成本和期间费用决定了定价的下限，市场需求和企业利润决定了价格的上限，企业在上限和下限之间做出定价决策。除此之外，还需要考虑市场竞争环境对价格的影响，以及国家政策因素和社会环境因素的影响。

2. 药品定价的目标　定价目标是指企业在对其生产或经营的产品制定价格时有意识地要求达到的目的。定价目标以企业营销目标为基础，是企业选择定价方法和制定价格策略的重要依据。企业的定价目标既要服从于企业经营总目标，又要与其他营销目标相协调。药品的定价目标主要有以下几种。

（1）追求当期利润最大化　获得合理的利润是企业生存和发展的基本目标，对于医药企业来说，企业利润是影响药品定价的关键因素。一些医药企业已制定能使当期利润最大化的价格为目标，估算需求和成本，并以此为依据制定药品价格，以产生最大的当期利润和现金流。但是追求利润最大化并不代表要制定高价格，医药企业的盈利是全部收入扣除全部成本费用之后的余额，利润取决于成本，以及合理的价格带来的需求数量的增加和销售规模的扩大。

（2）维持或扩大市场份额　市场占有率能够体现医药企业市场经营管理水平和竞争能力，一般以市场份额来表示。药品的市场份额是指医药企业的药品销售额在整个医药市场同类药品中所占的比重。药品市场份额能够帮助医药企业提升对市场的控制能力，市场份额越大，企业在市场中的竞争力越强，甚至能够为医药企业带来一定程度的垄断优势。

（3）应对市场竞争　以合理定价应对市场竞争是医药企业可采取的重要手段。在市场竞争环境中，竞争能力弱者多采取略低于强者的药品定价。在取得一定的竞争优势时，制定药品价格时可以采取高价策略。当竞争能力与对手持平时，可参考竞争者的药品定价采用随行就市的价格策略。这里需注意，由于在我国倾销行为属于违法行为，且当这种倾销行为对国内产业造成实质损害或威胁时，会受到《中华人民共和国反倾销条例》相应的制裁。

（4）树立或改善企业良好形象　在当今竞争激烈的医药市场中，企业的形象不仅是其品牌价值的体现，更是赢得消费者信任、促进市场扩展、实现可持续发展的关键要素。良好的企业形象能够增强企业的市场竞争力，提升产品信誉，吸引并保留优秀人才，以及促进政府和社会各界的支持与合作。药品定价策略的合理制定，对于树立或改善医药企业的良好形象具有深远影响。在制定药品价格时会充分考虑成本、市场需求、患者承受能力以及社会价值等多方面因素。通过科学、合理的药品定价，不仅能够体现医药企业对所生产和销售的药品质量的自信和对消费者健康的尊重，还能展现出医药企业在社会责任感方面的积极态度。

（5）形成稳定的产品价格体系　药品作为特殊的商品，其价格不仅关系到生产企业的利益，更关系到广大患者的切身利益和社会公共利益。因此，制定合理的价格政策、形成稳定的价格体系是维护公共利益的重要举措。稳定的价格体系能够减少市场价格的频繁波动，避免价格的大幅起伏给消费者、生产企业及医药市场带来不必要的困扰和损失。对于医药企业而言，稳定的价格能够降低其在生产和销售过程中的不确定性，有利于其制定长期的市场规划和生产计划；稳定的价格体系能够让消费者对药品价格形成合理的预期，避免因价格突变而导致的购买决策困难或不满情绪。在稳定的价格体系下，消费者能够更公平地参与市场交易，避免受到价格歧视或价格欺诈的侵害；政府对药品价格的监管往往倾向于保持市场的稳定性和可预测性。

（6）实现预期投资收益目标　在医药行业中，药品的研发、生产、市场推广等环节均需要大量的资金投入，而这些投入最终需要通过药品的销售收入来回收并获得相应的利润。因此，药品定价时，企业会根据自身的成本结构、市场定位、竞争状况以及预期的市场需求等因素，来设定一个能够覆盖成本并实现预期投资收益的价格水平。实现预期投资收益目标对于药品企业来说至关重要。

（二）药品定价方法

药品的定价方法多种多样，医药企业应在准确核算药品的实际成本后，根据自身情况、市场需求、竞争状况以及政策法规等因素综合考虑选择合适的定价策略，选择科学的药品定价方法。常见的药品定价方法主要如下。

1. 成本导向定价法　是指以产品单位成本为基本依据，再加上预期利润来确定价格的成本导向定价法，是在其他因素被弱化时，医药企业最常用、最基本的定价方法。这种方法的核心在于确保企业能够覆盖成本并获得一定的利润。主要包括成本加成定价法、目标利润定价法、盈亏平衡定价法。

2. 需求导向定价法　是指根据消费者的支付能力及需求定价，自觉地根据供求变化调整售价，并运用可行的方法得到市场供求信息，再根据分析、判断进行决策。现如今市场营销观念要求各类企业的生产经营需要以消费者需求为中心，因此需求导向定价法也逐渐成为一种趋势。这种方法更加关注市场反应和消费者行为，主要包括反向定价法、需求差异定价法、撇脂定价（高价策略）、渗透定价（低价策略）。

3. 竞争导向定价法　是指企业在激烈的市场竞争环境中，通过研究竞争对手的生产条件、服务状况、价格水平等因素，根据自身的竞争实力、参考成本和供求状况来确定药品价格。竞争导向定价法是根据市场竞争状况来确定药品价格的方法。这种方法强调与竞争对手的价格保持一致或有所差异。主要包括随行就市定价法、竞争定价法、投标定价法。

4. 心理定价策略　是利用消费者的心理特征来制定价格的方法。这种方法旨在通过价格设置来影响消费者的购买决策。主要包括尾数定价/零头定价、声望定价/整数或高价、最小单位定价、分档定价、招徕定价。

5. 其他定价方法　除了上述常见的定价方法外，还有一些特殊的定价方法适用于特定情况。如动态定价法、捆绑式定价、政府定价或审批定价。

［例题］某制药企业生产一种新药，该药的单位制造成本为20元/盒，企业期望获得相对于成本的利润率为30%。请计算该药品的单位售价。

［解题步骤］

（1）确定成本加成比例　成本加成比例即企业期望的利润率，本题中为30%。

（2）计算成本加成金额　成本加成金额 = 单位制造成本 × 成本加成比例

$$= 20\text{元/盒} × 30\% = 6\text{元/盒}$$

（3）计算单位售价　单位售价 = 单位制造成本 + 成本加成金额

$$= 20\text{元/盒} + 6\text{元/盒} = 26\text{元/盒}$$

该药品的单位售价应为 26 元/盒，以确保企业在销售该药品时能够获得相对于成本的 30% 的利润率（注意：药品定价是一个复杂的过程，不仅涉及成本因素，还受到市场需求、竞争状况、政策环境等多种因素的影响。因此，在实际操作中，企业通常会综合考虑多种因素来制定最终的定价策略）。

（三）我国药品价格的监管机制

药品价格与民生问题息息相关，是我国社会各界关注的热点问题，同时也是医改的重点和难点。我国政府一直在积极探索解决药品价格问题的有效措施。尤其是近年来我国癌症发病率、死亡率逐年呈上升趋势，给家庭和社会带来了巨大的经济负担。在 2018 年的两会期间国务院进行了一系列的医改相关部门的管理职能调整优化，出台了一系列的政策，如抗癌药零关税、推进疾病诊断相关分组（diagnosis related groups，DRGs）国家试点、加快推进仿制药一致性评价、医药行业增值税优惠政策等。2019 年对《中华人民共和国药品管理法》进行了第二次修订，重新规范了药品价格的制定和调整机制。由此可见，我国政府通过一系列政策的实施推进药品价格的规范性管理。

我国的药品定价模式经历了从计划经济时期的政府定价到市场经济条件下市场调节的转变，并在此过程中不断完善和优化。当前我国采取政府指导价和市场调节价相结合的药品价格政策。政府指导价是在成本基础上，结合市场供求状况、社会承受能力等因素确定。这类药品的价格受到较为严格的政府管控，以确保其价格的合理性和可及性，主要针对麻醉药品和第一类精神药品等特定类别的药品。市场调节价是指药品价格主要由市场供求关系决定，企业根据生产成本、市场需求、竞争状况等因素自主定价。政府则通过监管和引导，确保市场价格的合理性和稳定性。一般用于除政府指导价药品外的其他药品，如大多数处方药、非处方药等药品定价。

除此之外，我国针对不同的药品类别和特性，采取了分类定价策略。例如，对于创新药和专利药，政府会给予一定的价格保护期，鼓励企业进行新药研发和创新。同时，对于仿制药和通用名药品，则通过市场竞争和价格谈判等方式，降低其价格水平。这种分类定价策略有助于促进药品市场的健康发展，提高药品的可及性和可负担性。政府建立了药品价格常态化监管机制，对药品价格进行监测和预警，对价格异常波动的药品进行调查和处理。同时，政府还加强了药品价格信息的披露工作，建立了药品价格信息平台，及时发布药品价格信息，为各方提供准确的价格信息。这有助于增强药品市场的透明度，防止价格欺诈和垄断行为的发生。

我国药品价格相关的政策近年来经历了一系列重要变革，旨在降低药品价格、提高药品质量、保障患者用药权益，并促进医药行业的健康发展。对医药市场影响较为直接的政策如下。

1. 一致性评价　是指对已经批准上市的仿制药，按与原研药品质量和疗效一致的原则，分期分批进行质量一致性评价。其目的在于提升我国仿制药的质量和疗效，保障公众用药安全有效，并促进医药产业升级和结构调整。原则上首选原研品，也可选用国际公认的同种药品。化学药品新注册分类实施前批准上市的仿制药，未按照与原研药品质量和疗效一致原则审批的，均须开展一致性评价。通过一致性评价的药品品种，在医保支付方面予以适当支持，医疗机构应优先采购并在临床中优先选用。

2. 两票制　是指药品从药厂卖到一级经销商开一次发票，经销商卖到医院再开一次发票，即每个品种的一级经销商不得超过 2 个。以"两票"替代原先的多票制，旨在减少流通环节的层层盘剥，降低药品虚高价格，减轻群众用药负担。综合医改试点省（区、市）和公立医院改革试点城市的公立医疗机构率先推行，从而鼓励其他地区执行。

3. 带量采购　是国家组织药品集中采购的一种形式，通过明确采购数量，进行集中采购，以量换价，降低药品价格，减轻患者医药费用负担。该方法由国家统一组织，全国各省（市、区）组成采购联盟，采取带量采购、量价挂钩、以量换价的方式与药品生产企业进行谈判。中选药品必须通过一致性评价，确保质量与原研药一致。允许多家药品生产企业参与竞标，通过市场竞争降低价格。以中选价格为基础确定医保支付标准，引导合理用药。

集中带量采购常被称为"集采"，是近年来我国药品价格监管的重要政策之一。通过集中采购，可以进一步降低药品价格，提高药品质量和使用效率，推动医药行业健康发展。采购范围涵盖高血压、糖尿病等慢病用药，心血管系统、抗感染药物、神经系统、呼吸系统、消化系统、骨科及一些恶性肿瘤药物等多个治疗领域。历次集采均实现了药品价格的显著下降，平均降价幅度在 50% 以上。与药品生产企业签订协议，明确中选企业是保障质量和供应的第一责任人，并建立企业库存和停产报告制度。

💡 案例分析

上海市药品挂网公开议价采购监管案例

随着医药行业的发展和医疗改革的深入，药品价格问题日益受到社会关注。为了进一步规范药品市场价格，保障患者用药权益，我国多地纷纷加强了药品价格监管力度。其中，上海市在药品挂网公开议价采购监管方面取得了显著成效。上海市医药集中招标采购事务管理所在其官方平台（如上海阳光医药采购网）上发布了《药品挂网公开议价采购监管品种名单》。这一举措标志着药品价格监管的进一步规范化和严格化。

监管重点聚焦于挂网公开议价超"黄线"、未通过公允性评估、重点监控药品幅度靠前且有一定采购金额的品种。同时，引入了"红黄绿线"价格监测预警提示机制，以指导医疗机构进行合理议价。

通过实施严格的药品价格监管政策，上海市有效遏制了药品价格的不合理上涨，保障了患者用药的经济性和可及性。同时，这一举措也促进了医药市场的公平竞争，鼓励了企业以合理的价格提供高质量的药品。全国范围内，"四同药品"（同通用名、同厂牌、同剂型、同规格）价格治理工作的推进，也进一步推动了药品价格的透明化和合理化。各地纷纷采取类似措施，加强对药品价格的监管和治理。

根据《医药经济报》等权威媒体的行业报告，我国药品价格监管政策正在逐步完善和深化。多地政府通过出台相关政策、加强监管力度和引入新的监管机制，有效提升了药品价格的透明度和合理性。同时，行业报告还指出，随着医疗改革的深入和医药行业的发展，药品价格监管将继续成为政府关注的重点之一。未来，我国将进一步完善药品价格监管体系，加强跨部门协作和信息共享，以更好地保障患者用药权益和促进医药行业的健康发展。

（四）国际药品定价模式

在全世界范围内，依据各自的经济社会环境，各个国家采用了不同的药品定价方式，国际上典型的药品定价主流模式主要分为五大类。

1. 市场自由定价模式　美国采用的药品定价方法是典型的市场定价法，政府对药品价格未进行直接干预，主要是运用法律手段对制药企业的垄断行为和不公平竞争行为加以限制。美国药品价格的形成主要通过市场竞争，由制药公司与销售商（批发与零售）、社会健康维护组织（保健组织）及医院、保险公司与联邦政府联合谈判定价，或通过集中采购，根据批量协商制定药品价格。美国政府对药品价格的控制主要针对政府医疗保险项目，体现在采取了如强制性折扣、限价政策等，也采用增加医疗保险覆盖率和报销强度的方法缓解患者对高价药品的承受能力。

2. 药品直接定价法　是指依据药品生产经营成本及药品疗效等因素直接定价，这种方法被法国、意大利、西班牙、日本、瑞士、澳大利亚、印度、罗马尼亚、巴西等国家采用。但法国在此基础上，采用的是目录内外分开定价模式，即政府直接制定能够被社会保险报销的药品价格，不需要社会保险报销的药品，其价格由制药商自行确定。法国还设立了透明委员会（The Transparency Commission，HAS），为药品进行市场准入许可审批，即进入申请纳入医保报销范围及核定价格的程序。此外，法国还设立了药品定价委员会（The Pricing Commission）对进入医保目录的药品，根据药品的创新程度、临床效能、每日治疗费用，以及透明委员会的价值评价结果和价格建议，与药品生产企业谈判，协商药品零售价格和报销比例，并与企业签署相关协议。

3. 原研药物利润控制与最高限价模式　主要被英国采用。这两种方法主要针对两大类药品，一类是针对专利处方药，英国自 1978 年起推行"药品价格调控计划"，在该计划下政府通过控制制药公司的利润达到管理药价的目的；另一类是针对非专利处方药，英国从 2000 年 8 月起实施了最高限价制度，该方法是在参照历史价格的基础上协调相关各方的利益关系而最终确定的。利润控制方案具有更大的灵活性，是制药公司居于主动地位，也使市场竞争机制更易发挥作用。这种管制政策也对药品价格的上涨起到了一定的抑制作用。英国政府通过控制企业的利润间接控制药价。旨在建立合理药品价格与合理的制药工业利润回报两者间的平衡，从而保证专利药的研发顺利开展。

4. 市场平均价格水平直接定价法　是指以一组国家的市场平均价格为依据，制定本国药品价格，这种定价方法主要被荷兰、加拿大等国家使用。加拿大是世界上药品价格政府管制最严格的国家之一，政府严格控制药品价格不超过国情相似的其他西方国家的价格水平。加拿大实行全民医疗保险制度，政府是各制药厂商的最大买家，其药价的控制充分利用了这一优势。1987 年加拿大成立了联邦政府专利药价评审委员会（Patented Medicine Prices Review Board，PMPRB）作为一个独立于卫生部的准司法部门，负责评审专利药的出厂价格。政府定价范围为全部处方药，非处方药价格通过市场竞争形成。加拿大对专利药采用参考定价的方法，该方法综合考虑国内外同类药品价格。对于非专利药物采取柔性限价，即加拿大联邦即各省的有关部门根据药品的各项信息和资料与厂商议价，从而确定非专利药的具体价格。

5. 参考定价模式　参考价格体系以同一疗效组中某种药品的价格为该组每种药品报销的参考价的定价方法，主要被德国、瑞典、丹麦、新西兰、哥伦比亚等国家使用。通过限制药品补偿水平进而间接控制药品价格，其设计的主要理念为一方面增加患者和医生对药品价格的敏感程度以提高药品价格的需求弹性，降低需方对药品的需求量，避免道德风险行为；另一方面促使供方为避免失去市场份额而自觉限制药品价格，增强供方市场的竞争，最终降低保险者支付的药品费用。

德国在 1989 年采用参考定价方法，是世界上第一个采用该方法管理药品价格的国家。在德国参考价格制定过程中，首先由联邦联合委员会（G-BA）依据分组标准将药品划分为不同的参考价格组并确定药品限定日剂量和比较大小（VG），然后由联邦医疗保险基金协会（GKV-SV）制定各分组的最高补偿额并由德国医学文献和信息研究所（DIMDI）将参考价格信息在网上公布，便于相关主体进行查阅与监督。

二、药品广告

（一）药品广告概述

1. 药品广告的定义　在我国，药品作为一种面向公众的必须消费品，每一品种又有诸多国内外企业进行生产、销售，药品经营者、医疗机构和患者对用药的品种和厂家具有一定的选择权。药品广告作为医药市场推广的重要手段之一，是指通过各种媒介和形式直接或间接地向公众介绍、推荐或宣传药品的商业性活动。其目的在于促进药品销售，提高品牌知名度，并可能间接地传播健康知识，引导消费者合理用药。药品广告具有信息传播性、商业促销性和受法律严格约束性等显著特性。

药品广告的主要目的在于通过有效的传播手段，将药品信息传递给目标受众，包括药品的名称、功效、用法用量、适应证、禁忌证等关键信息，从而激发消费者的购买欲望，促进药品的销售。同时，合法、规范的药品广告还能够传播健康知识，提高公众的健康意识和用药水平，对于推动医药行业的健康发展、维护公共卫生安全具有重要意义。

2. 处方药与非处方药广告的区别　尽管我国自 2000 年 1 月 1 日起即对处方药和分处方药实行分类管理，但仍有相当数量的患者对于处方药和非处方药的区别缺乏了解，特别是对于处方药的危险性、购买渠道和服用范式缺乏清晰认识。处方药和非处方药的广告在多个方面存在显著的区别，这些区别主要源于两者的监管要求、使用方式、安全性以及市场定位的不同。

（1）广告发布渠道不同

1）处方药　只允许在专业性医药报刊和媒体上进行宣传，不能在大众媒体（如电视、广播、互联网等）上直接进行广告宣传。这是因为处方药的使用需要在医生的指导下进行，其广告内容需要针对专业医疗人员，以确保信息的准确性和专业性。

2）非处方药　经审批后可以在大众传播媒介进行广告宣传，包括电视、广播、互联网等。这是因为非处方药的安全性较高，消费者可以根据药品说明书自行判断、购买和使用，因此其广告可以面向更广泛的消费群体。

（2）广告内容不同

1）处方药　内容通常更加专业、详细，侧重于药品的药理作用、适应证、用法用量、不良反应等关键信息。这些信息需要准确无误，以确保医生能够做出正确的用药决策。

2）非处方药　内容更加通俗易懂，侧重于药品的功效、使用便利性、安全性等方面。广告语言通常更加简洁明了，便于消费者理解和接受。

（3）广告受众不同

1）处方药　受众主要是医生、药师等医疗专业人员。这些人员需要具备专业的医学知识和判断力，以便根据患者的病情和需要选择合适的药品。

2）非处方药　受众是广大消费者。这些消费者可能不具备专业的医学知识，因此广告需要更加注重信息的普及性和易懂性，以便消费者能够正确理解和使用药品。

（4）宣传方式不同

1）处方药　由于处方药广告的受众是专业医疗人员，因此其宣传方式通常更加严谨、科学。广告内容需要经过严格的审核和审批程序，以确保信息的真实性和准确性。

2）非处方药　宣传方式更加灵活多样。除了传统的广告形式外，还可以利用社交媒体、网络直播等新兴媒体进行宣传和推广。这些新兴媒体具有传播速度快、覆盖面广等特点，能够更好地满足消费者的需求。

（5）安全性提示区别

1）处方药　通常会包含较为详细的安全性提示和注意事项，以提醒医生在使用药品时需要注意的问题和可能的风险。

2）非处方药　虽然非处方药的安全性较高，但广告中仍然需要包含必要的安全性提示和注意事项。这些提示通常更加简洁明了，以便消费者能够轻松理解和遵守。

3. 药品广告的表现形式　根据广告媒介和表现形式的不同，药品广告可以分为多种类型，如电视广告、网络广告、平面广告（包括报纸、杂志、海报等）、户外广告、广播广告以及新兴的数字媒体广告等。每种类型的广告都有其独特的优势和适用范围。药品广告的表现形式多种多样，包括但不限于以下几种。

（1）直接宣传　直接介绍药品的名称、功效、用法用量等信息。它的优点在于直接宣传能够最直接、最明确地传达药品的核心信息，如药品名称、主要成分、适应证、用法用量等，帮助消费者快速了解产品的基本情况。相比于其他间接或隐晦的宣传方式，直接宣传能够更快速地吸引目标受众的注意力，提高信息传递的效率。直接宣传的缺点在于如果直接宣传的表述不够准确或全面，消费者可能会产生误解。例如，过分强调疗效而忽略副作用或适用人群限制，可能导致消费者盲目用药。直接宣传往往侧重于理性信息的传递，而较少涉及情感层面的沟通。这可能导致广告缺乏吸引力，难以引起消费者的情感共鸣和购买欲望。

（2）情景模拟　通过模拟真实或虚构的生活场景来展示药品的使用效果和便利性。药品广告情景模拟作为一种创新的宣传方式。优点在于情景模拟通过构建具体的场景，使消费者能够身临其境地感受药品的使用情境和效果，从而增强对广告内容的记忆和理解。这种方式比单纯的文字或图片描述更能引起消费者的共鸣，提高广告的传播效果。且通过精心设计的情景模拟，可以展现药品品牌的文化、价值观和社会责任感，从而提升品牌形象。缺点在于情景模拟广告需要投入大量的人力、物力和财力进行场景搭建、演员表演和后期制作等工作，因此制作成本相对较高。对于小型企业或预算有限的广告商来说，可能难以承担这样的成本。在情景模拟中，如果为了强调药品效果而过分夸大或隐瞒某些信息，可能会误导消费者。例如，忽略药品的副作用或适用人群限制等关键信息，可能导致消费者盲目用药或产生不良反应。

（3）专家推荐　邀请医学专家或知名人士为药品代言或推荐。该种方法的优点在于专家在各自领域内通常具有较高的权威性和专业性，他们的推荐能够显著提升消费者对药品的信任度。专家在推荐过程中通常会介绍药品的适应证、用法用量、注意事项等专业知识，有助于消费者更全面地了解药品信息，提高用药的安全性和有效性。缺点在于如果专家在推荐过程中未能全面、客观地介绍药品信息，或者受到商业利益的驱使而夸大药品效果，就可能误导消费者，导致消费者盲目用药或产生不良反应。根据相关法律法规，药品广告必须遵守一定的规定和限制，且邀请专家进行推荐需要支付一定的费用，包括专家咨询费、拍摄制作费等，这增加了药品广告的成本，可能对一些预算有限的广告商造成压力。

（4）互动体验　利用数字媒体技术提供互动体验环节，如在线问诊、健康咨询等。互动体验允许消费者直接参与到广告中来，通过点击、滑动、拖拽等动作与广告内容进行互动，从而增强用户的参与感和体验感。这种参与感能够激发消费者的兴趣和好奇心，使他们更加关注广告内容，引导消费者主动探索和了解药品信息，从而提高信息的吸收效率和记忆深度。缺点在于互动体验广告需要借助先进的技术手段来实现，如虚拟现实（VR）、增强现实（AR）、人工智能（AI）等，这些技术门槛较高，需要企业投入大量的研发资金和人力资源来开发和维护，需要专业的团队和设备来完成。这导致了广告的制作成本较高，对于一些预算有限的企业来说可能难以承受。

（5）公益宣传　结合公共卫生事件或社会热点话题进行公益性质的宣传，旨在通过公益活动或公益主题来传播药品信息，提升品牌形象，并同时为社会带来正面影响。该方法的优点在于通过公益宣传，企业能够向公众展示其对健康的关注和承诺，从而增强公众对药品的信任感，有助于促进药品的销售和市场份额的提升。缺点在于公益宣传需要投入大量的资金和资源来组织和实施，包括活动策划、宣传材料制作、场地租赁、人员培训等方面的费用。对于一些规模较小或资金有限的企业来说，可能难以承担这样的成本，且相比于传统的广告宣传方式，公益宣传的效果往往难以直接量化。

（二）药品广告相关法律法规

为保障公众用药安全和维护市场秩序，各国都建立了严格的药品广告法律法规体系。这些法律法规对药品广告的内容、形式、审批流程、监管机制以及违法行为的处罚等方面进行了详细规定。药品广告的监管通常由政府部门负责实施，包括广告内容的预审、广告发布后的监测以及违法广告的查处等环节。同时，社会各界也积极参与药品广告的监督工作，形成政府主导、社会共治的良好局面。

1. 我国药品广告相关法律法规

（1）《中华人民共和国广告法》　1994年10月27日第八届全国人民代表大会常务委员会第十次会

议通过，共六章，主要对广告内容准则、广告行为规范、监督管理及法律责任进行了规范。其中，第十五、十六条对药品广告内容提出具体规定，麻醉药品、精神药品、医疗用毒性药品、放射性药品等特殊药品，药品类易制毒化学品，以及戒毒治疗的药品、医疗器械和治疗方法，不得作广告。医疗、药品、医疗器械广告不得有下列内容：①表示功效、安全性的断言或者保证；②说明治愈率或者有效率；③与其他药品、医疗器械的功效和安全性或者其他医疗机构比较；④利用广告代言人作推荐、证明；⑤法律、行政法规规定禁止的其他内容。药品广告的内容不得与国务院药品监督管理部门批准的说明书不一致，并应当显著标明禁忌、不良反应。

（2）《药品管理法》 1984 年 9 月 20 日第六届全国人民代表大会常务委员会第七次会议通过，2019 年 8 月 26 日第十三届全国人民代表大会常务委员会第十二次会议第二次修订。其中八十九、九十条对药品广告作出了明确、具体的规定。药品广告应当经广告主所在地省、自治区、直辖市人民政府确定的广告审查机关批准；未经批准的，不得发布。药品广告的内容应当真实、合法，以国务院药品监督管理部门核准的药品说明书为准，不得含有虚假的内容。药品广告不得含有表示功效、安全性的断言或者保证；不得利用国家机关、科研单位、学术机构、行业协会或者专家、学者、医师、药师、患者等的名义或者形象作推荐、证明。非药品广告不得有涉及药品的宣传。

（3）《药品管理法实施条例》 2002 年 8 月 4 日中华人民共和国国务院令第 360 号公布，2024 年 12 月 6 日第三次修订。其中第四十八、四十九、五十、七十、七十一及七十二条涉及药品广告内容。发布药品广告，应当向药品生产企业所在地省、自治区、直辖市人民政府药品监督管理部门报送有关材料。省、自治区、直辖市人民政府药品监督管理部门应当自收到有关材料之日起 10 个工作日内作出是否核发药品广告批准文号的决定。在药品生产企业所在地和进口药品代理机构所在地以外的省、自治区、直辖市发布药品广告的，发布广告的企业应当在发布前向发布地省、自治区、直辖市人民政府药品监督管理部门备案。责令暂停生产、销售和使用的药品，在暂停期间不得发布该品种药品广告；已经发布广告的，必须立即停止。未经省、自治区、直辖市人民政府药品监督管理部门批准的药品广告，使用伪造、冒用、失效的药品广告批准文号的广告，或者因其他广告违法活动被撤销药品广告批准文号的广告，发布广告的企业、广告经营者、广告发布者必须立即停止该药品广告的发布。对违法发布药品广告，情节严重的，省、自治区、直辖市人民政府药品监督管理部门可以予以公告。篡改经批准的药品广告内容的，由药品监督管理部门责令广告主立即停止该药品广告的发布，并由原审批的药品监督管理部门依照《药品管理法》第九十二条的规定给予处罚。药品监督管理部门撤销药品广告批准文号后，应当自作出行政处理决定之日起 5 个工作日内通知广告监督管理机关。广告监督管理机关应当自收到药品监督管理部门通知之日起 15 个工作日内，依照《中华人民共和国广告法》的有关规定作出行政处理决定。未按照规定向发布地省、自治区、直辖市人民政府药品监督管理部门备案的，由发布地的药品监督管理部门责令限期改正；逾期不改正的，停止该药品品种在发布地的广告发布活动。未经省、自治区、直辖市人民政府药品监督管理部门批准，擅自发布药品广告的，药品监督管理部门发现后，应当通知广告监督管理部门依法查处。

（4）《药品广告审查办法》 第二十条规定：篡改经批准的药品广告内容进行虚假宣传的，由药品监督管理部门责令立即停止该药品广告的发布，撤销该品种药品广告批准文号，1 年内不受理该品种的广告审批申请。第二十一条规定：对任意扩大产品适应证（功能主治）范围、绝对化夸大药品疗效、严重欺骗和误导消费者的违法广告，省以上药品监督管理部门一经发现，应当采取行政强制措施，暂停该药品在辖区内的销售，同时责令违法发布药品广告的企业在当地相应的媒体发布更正启事。违法发布药品广告企业按要求发布更正启事后，省以上药品监督管理部门应当在 15 个工作日内做出解除行政强制措施的决定；需要进行药品检验的，药品监督管理部门应当自检验报告发出之日起 15 日内，做出是否解除行政强制措施的决定。

（5）《药品广告审查发布标准》 对药品的发布规定更为严格，处方药规定：不得在大众传播媒介发布广告，不得进行以公众为对象的广告宣传，也不得以赠送医学、药学专业刊物等形式向公众发布处方药广告。同时，不得以处方药名称或以处方药名称注册的商标以及企业字号为各种活动冠名。广告中涉及药品适应证或功能主治、药理作用的内容，必须以国家批准的说明书为准，不得含有超出说明书以外的理论。药品广告必须标明药品的通用名称、忠告语、药品广告批准文号、药品生产批准文号；必须标明药品生产企业或药品经营企业名称，不得单独出现"咨询热线""咨询电话"等内容。涉及改善和增强性功能内容的，须与经批准的药品说明书中的适应证或功能主治完全一致，而且电视台、广播电台不得在7：00—22：00发布含有该内容的广告。麻醉药品、精神药品、医疗用毒性药品、放射性药品；医疗机构配制的制剂；军队特需药品；国家药品监督管理局依法明令停止或禁止生产、销售和使用的药品；批准试生产的药品这五大类药品不得发布广告。

知识拓展

药品广告的审查程序

在我国，药品广告的审查是确保广告内容真实、合法、科学、健康的重要环节。根据《中华人民共和国药品管理法》及其实施条例等相关法律法规，药品广告的审查程序主要包括以下几个步骤。

（1）提交审查材料 药品广告申请人需要向药品监督管理部门提交广告审查申请，并附送相关材料。这些材料通常包括广告样稿、药品生产批准文件、药品说明书等，以便审查部门全面了解广告内容及其所宣传的药品信息。

（2）形式审查 审查部门首先对提交的申请材料进行形式审查，检查材料是否齐全、规范，是否符合法定形式要求。如果材料不符合要求，审查部门将要求申请人补充或修改。

（3）内容审查 在形式审查通过后，审查部门将对广告内容进行实质审查。这包括核实广告中的药品信息是否真实、准确，是否与药品监督管理部门批准的说明书内容一致；检查广告是否存在夸大疗效、虚假宣传等违法违规行为；评估广告是否会对公众健康造成误导或危害。

（4）审查决定 根据审查结果，审查部门将作出是否批准广告发布的决定。如果广告内容符合法律法规要求，将予以批准并核发广告批准文号；如果广告存在违法违规问题，将不予批准并告知申请人理由。

（5）监测与处罚 广告发布后，药品监督管理部门还将对药品广告进行监测。一旦发现违法广告，将依法进行查处，包括责令停止发布、撤销广告批准文号、罚款等措施。同时，社会各界也积极参与药品广告的监督工作，形成政府主导、社会共治的良好局面。

2. 药品广告发布注意事项

（1）广告内容真实性 药品广告必须真实反映药品的性能、用途、禁忌及注意事项等信息。药品广告不得夸大药品疗效，不得含有绝对化、承诺性的语言，如"包治百病""药到病除"等。也不得利用专家、患者或机构的名义进行虚假宣传或误导性推荐。广告中的陈述必须有科学依据，并得到相关监管部门的批准。

（2）广告用语规范 药品广告应当使用规范的语言文字和医学术语，不得出现暗示疗效、误导消费者或贬低其他药品的表述。同时，广告中应明确标示药品的通用名和商品名，以及批准文号、生产企业等信息。药品广告中不得使用"国家级""最高级""最佳"等绝对化用语，也不得含有治愈率、有效率等误导性内容。且不得利用国家机关、医药科研单位、学术机构或者专家、学者、医师、患者的名义和形象作证明。

（3）保护消费者权益　药品广告应尊重消费者的知情权和选择权，提供准确、全面的药品信息，帮助消费者做出正确的用药决策。同时，对于广告中涉及的不良反应、禁忌证等信息，应如实告知消费者，并提醒其注意用药安全，不得进行虚假宣传或误导性宣传。且互联网药品广告还需遵守互联网广告管理的相关规定，如用户可通过"一键关闭"等方式阻止弹窗广告的弹出。

（4）注重社会责任　药品广告应当体现社会责任感，不得利用广告发布不良信息或进行不正当竞争。同时，药品生产企业应加强对广告内容的审核和管理，确保广告的真实性和合法性。

三、药品价格和广告电子政务应用

患者购买药品，是药品流通市场的重点、难点环节，因为药品广告的宣传、药品价格的高低等都会直接影响消费者的购买决策。在药品价格与广告领域，电子政务的应用日益广泛，不仅提高了信息透明度，在加强市场监管和消费者保护方面也发挥了重要作用。2024年6月，国务院办公厅印发了《深化医药卫生体制改革2024年重点工作任务》，再次强调了数字化赋能医改的工作思路。随着技术的不断进步和应用的深化，这一领域的电子政务应用将更加完善，为医药行业的健康发展提供有力保障。

（一）药品价格电子政务

1. 药品价格电子政务概述　药品价格电子政务是指利用现代信息技术手段，特别是互联网和电子政务平台，对药品价格进行监管、公示、查询和管理的过程。这一系统旨在提高药品价格信息的透明度，规范药品价格行为，保障患者用药权益，促进医药市场的健康发展。

近年来，随着国家医改政策的深入实施，药品价格管理成为重点监管领域之一。政府通过一系列政策文件，如《关于建立新上市化学药品首发价格形成机制 鼓励高质量创新的通知（征求意见稿）》等，不断完善药品价格管理机制，推动药品价格电子政务的发展。政策对药品价格的监管力度不断加强，从集采、国谈到非集采非国谈品种，都建立了相应的价格治理方式，形成了完整的价格管理闭环。药品价格作为社会关注的热点之一，其高低直接关系到人民群众的切身利益。因此，加强药品价格电子政务建设，提高价格信息的透明度和公开性，是满足社会需求、保障患者用药权益的重要举措。

2. 药品价格电子政务发展趋势　近年来，随着国家医药卫生体制改革的深入，药品价格管理成为重点监管领域。政府通过出台一系列政策文件，如药品价格形成机制改革、医保支付方式改革等，不断完善药品价格管理机制，推动药品价格电子政务的发展。政策对药品价格的监管力度不断加强，旨在通过信息化手段提高价格信息的透明度，遏制药品价格虚高现象，保障患者用药权益。主要的技术应用与发展体现在以下八个方面。

（1）信息化水平提升　随着信息技术的飞速发展，药品价格电子政务的信息化水平不断提升。电子政务平台的建设和完善使得药品价格数据的收集、处理、分析和共享变得更加高效和便捷。大数据、人工智能等先进技术的应用，为药品价格电子政务提供了强有力的技术支持。通过数据分析，可以实时监测药品价格变动情况，预测价格趋势，为政策制定和决策提供科学依据。

（2）信息化与数字化加速　随着信息技术的快速发展，药品价格电子政务的信息化与数字化进程显著加速。政府部门通过建设和完善药品价格管理信息系统，实现了药品价格数据的实时采集、分析和监管。这不仅提高了工作效率，还增强了数据的准确性和透明度，为政策制定和市场监管提供了有力支持。

（3）智能化监管　是药品价格电子政务发展的重要趋势。通过构建智能化的监管系统，可以实现对药品价格的自动监测、预警和处理，提高监管效率和准确性。同时，智能化监管还可以与医保支付、药品采购等系统实现互联互通，形成全面的药品价格管理网络，为医药行业的健康发展提供有力保障。

（4）集中采购与价格监管　在药品价格电子政务的推动下，集中采购成为降低药品价格、保障药品供应的重要手段。政府通过电子平台组织药品集中采购，实现了采购过程的公开、透明和高效。同时，加强对药品价格的监管，确保药品价格合理，维护了市场秩序和消费者权益。

（5）医保支付与电子监管　随着"互联网＋医疗健康"政策的推进，线上医保支付在多个省市落地，进一步加快了药品零售市场格局的重塑。医保支付电子化不仅方便了患者就医购药，还提高了医保资金的使用效率。同时，电子监管系统的完善也加强了对药品流通环节的监管，防止了假冒伪劣药品的流通。

（6）数据驱动与政策制定　大数据技术的应用使得药品价格电子政务更加智能化和精准化。政府部门通过收集和分析海量数据，可以及时发现药品价格异常波动和市场动态变化，为政策制定提供科学依据。此外，基于数据的政策评估和调整也变得更加便捷和高效。

（7）国际合作与交流　在全球化的背景下，药品价格电子政务的发展也离不开国际合作与交流。中国积极参与国际药品价格监管合作，学习借鉴国际先进经验和技术手段，不断提升自身监管能力和水平。同时，也加强了与其他国家和地区在药品研发、生产、流通等方面的合作与交流。

（8）公众参与度提升　药品价格电子政务的发展还促进了公众参与度的提升。政府通过电子平台向公众公开药品价格信息、接受公众监督和投诉举报等方式，增强了公众的知情权和监督权。同时，也鼓励公众积极参与药品价格监管工作，共同维护市场秩序和消费者权益。

3. 药品价格电子政务应用　当前，药品价格电子政务应用已经在我国部分地区取得了一定成效。通过电子政务平台，实现了对药品价格的实时监测、预警和管理，有效遏制了药品价格虚高现象。同时，也存在一些问题，如数据共享不畅、系统建设不完善、监管力度不够等，需要进一步加强和改进。药品价格电子政务系统在实际应用过程中，主要通过以下功能为医药行业的稳健发展提供支持。

（1）价格公示与查询系统　政府通过电子政务平台，建立药品价格公示系统，实时发布各类药品的市场价格、政府指导价及降价信息，供公众、医疗机构和药品生产企业查询，也让消费者能够清晰地了解药品价格动态，防止价格欺诈和不合理涨价。

（2）价格监测与预警　利用大数据分析技术，对药品价格进行实时监测，对价格异常波动进行预警，及时采取措施稳定市场价格，阻断价格欺诈等违法行为，维护市场秩序，保障消费者利益。

（3）药品招标采购平台　建立统一的药品招标采购平台，实现药品采购的公开、公平、公正，降低采购成本，同时防止腐败行为的发生。

（4）价格政策宣传与解读　平台可用于发布与药品价格相关的政策法规、通知公告等信息，并提供政策解读和咨询服务，帮助相关方更好地理解政策要求。通过电子政务平台，宣传国家药品价格政策，普及药品价格知识，提高公众对药品价格的认识和理解。

（5）数据分析和决策支持　通过收集和分析药品价格数据，为政府决策提供科学依据，优化药品价格管理策略，推动医药行业的健康发展。

（6）公众参与与反馈　电子政务平台还可作为公众参与药品价格监管的渠道，接受公众投诉和建议，促进政府与社会各界的沟通与合作。

💡 **案例分析** ---

盐城市"药价结算预警"系统应用

近年来，为了加强药品价格监管，保障患者用药权益，盐城市医保部门积极探索药品价格电子政务应用，于2023年6月1日正式上线了"药价结算预警"系统。该系统利用大数据赋能，实现了对医保定点医药机构药品价格的实时监测和预警，有效遏制了药品价格虚高现象。

盐城市"药价结算预警"系统通过对接市区近1100家医保定点医药机构的进销存系统，实时收集各定点药店的药品价格信息。系统每月分析并清洗上月药品销售价格数据，自动生成每种在售药品的平均价格数据库。当医保定点医药机构在进行医保结算时，系统会自动对比定点机构的结算价格和数据库中的平均价格。如果结算价格超出系统设置的阈值，系统将自动弹出提醒框，要求医保定点机构给予确认，并同步将警示信息及定点机构处理情况自动回传至监管部门。盐城市医保部门利用系统生成的数据，对医保定点医药机构的药品价格进行全程监测和精准监管。对于存在价格异常行为的医药机构，及时发出预警提示，并督促其调整价格至合理水平。同时，系统还提供了可靠的价格信息，帮助医药机构合理定价，提升市场竞争力。

自"药价结算预警"系统上线以来，截至2025年2月底，系统共发出价格预警提示信息50多万条，涉及15596个药品，共计为医保药品结算费用节省近1800万元。以某高血压患者常用药硝苯地平缓释片为例，其价格从每盒15元降至7.7元，大大减轻了患者的经济负担。通过系统的实时监测和预警功能，有效遏制了医保定点医药机构的不正当竞争和不合理超高定价行为。医药机构在定价时更加审慎和合理，市场秩序得到进一步规范。系统的实施让群众在购药时能够享受到更加质优价廉的医药服务。市民们纷纷点赞这一举措，认为它切实保障了他们的用药权益。

盐城市"药价结算预警"系统作为药品价格电子政务应用的成功案例，不仅有效降低了药品价格，规范了市场秩序，还提升了群众的满意度。这一系统的成功实施为其他地区提供了宝贵的经验借鉴，推动了全国范围内药品价格电子政务应用的深入发展。

4. 药品价格电子政务的优缺点　药品价格电子政务作为医药行业信息化建设的重要组成部分，具有一系列的优点，同时也存在一些不足之处，具体如下。

（1）优点　①提高透明度：药品价格电子政务平台能够实时发布药品价格信息，使消费者、医疗机构及政府部门能够便捷地获取相关信息，提高了药品价格的透明度。透明度的增加有助于减少信息不对称现象，使药品价格更加合理，保护患者权益。②加强监管：通过电子政务平台，政府部门可以实时监测药品价格变动情况，及时发现并处理价格异常波动，加强了对药品市场的监管力度。同时，电子政务平台还可以与医保支付、药品采购等系统实现互联互通，形成全面的药品价格管理网络，提高监管效率。③提升效率：药品价格电子政务平台能够自动化处理大量数据，减少人工操作，提高工作效率。通过数据分析，平台可以预测价格趋势，为政策制定和决策提供科学依据，提升决策效率。④促进公平竞争：透明的价格信息有助于消除不正当竞争行为，如价格垄断、价格欺诈等，促进药品市场的公平竞争。公平竞争的市场环境有利于激发企业创新活力，推动医药行业健康发展。⑤降低交易成本：药品价格电子政务平台能够简化交易流程，降低交易成本。企业和消费者可以通过平台直接进行交易，减少中间环节，提高交易效率。

（2）缺点　①数据整合难度大：不同医药机构之间的信息系统存在差异，数据整合难度较大。这可能导致电子政务平台在数据收集、处理和分析方面存在困难。②信息共享不足：目前，部分地区的药品价格电子政务平台尚未实现充分的信息共享。这可能导致信息孤岛现象的出现，影响监管效果和决策效率。③技术更新快：信息技术更新迅速，电子政务平台需要不断跟进和升级以满足新的需求。然而，部分地区的电子政务平台可能因技术更新滞后而无法满足实际需求。④信息安全风险：药品价格电子政务平台涉及大量敏感信息，如药品价格、交易数据等。若平台存在安全漏洞或管理不善，可能导致信息泄露等安全风险。⑤法规政策滞后：尽管政府已经出台了一系列政策文件来推动药品价格电子政务的发展，但相对于快速发展的技术和市场需求而言，法规政策可能存在一定的滞后性。这可能导致电子政务平台在运营过程中面临一些法律风险和不确定性。

5. 药品价格电子政务对医药行业的影响

（1）推动行业变革　药品价格电子政务应用的实施将推动医药行业向更加规范化、信息化和智能化的方向发展。

（2）促进产业升级　通过优化药品价格管理机制和提高信息透明度，有助于激发医药企业的创新活力，推动产业升级和转型。

（3）提升服务质量　医药机构在价格监管的压力下将更加注重提升服务质量和患者满意度，从而增强市场竞争力。

（4）增强患者信任　公开透明的药品价格信息将增强患者对医药行业的信任感，促进医患关系的和谐发展。

（二）药品广告电子政务

1. 药品广告电子政务概述　药品广告电子政务是指利用现代信息技术手段，对药品广告进行在线审查、监测、管理和服务的过程。通过电子政务平台对药品广告进行在线审查、监测和管理，可以显著提高监管效率和透明度，促进市场秩序的改善和消费者权益的保护。同时，电子政务平台还能够为公众提供更加便捷的信息查询渠道，方便公众了解药品广告的真实情况。在我国，药品广告的制作和发布受到相关法律法规的严格监管，主要包括《药品广告审查发布管理办法》《中华人民共和国广告法》《药品管理法》等。这些法律法规明确规定了药品广告的内容、形式、发布要求等，旨在保护消费者的权益，防止虚假、夸大宣传，保障药品的安全性和有效性。

🔖 知识拓展

TGI 指数

目标群体指数（target group index，TGI）是反映目标群体在特定研究范围（如地理区域、人口统计领域、媒体受众、产品消费者）内的强势或弱势的指数。

TGI 指数 =（目标群体中具有某一特征的群体所占比例/总体中具有相同特征的群体所占比例）× 标准数 100

例如，将某地区 15～24 岁的人作为目标群体，将去［电影网站 A］看电影作为相同特征；若该地区 15～24 岁的人中，有 8.9% 的人去过［电影网站 A］看电影，而在该地区总体人群中，有 6.6% 的人去过［电影网站 A］看电影，则［电影网站 A］在 15～24 岁人群中的 TGI 指数是 134.9（8.9%/6.6%×100），其数额越大，就表明目标群体吻合度就越强势。TGI 指数表明不同特征用户关注问题的差异情况，其中 TGI 指数等于 100 表示平均水平，高于 100，代表该类用户对某类问题的关注程度高于整体水平。

随着信息技术的不断发展，电子政务在药品广告管理中的应用将越来越广泛。通过建立和完善电子政务系统，可以进一步提高药品广告管理的效率和质量，保障公众用药安全和维护市场秩序。同时，这也需要政府、企业和社会各界的共同努力和配合，形成合力推进药品广告电子政务的深入发展。据统计当前广告投放以视频网站为主，医疗健康垂类媒体偏好最高，带有医药品牌传播性质的展示类广告投放，以视频网站（在线视频为主）、其他网站、新闻门户、IT 类网站、微博媒体为主，占比高达 95.5%；在媒体偏好上，除医疗健康垂类网站 TGI 高达 1501.4，亲子教育、社区网站亦受广告主青睐，TGI 均高于 100。

随着科技的发展和消费者对药品信息需求的增加，药品广告电子政务将更加注重科学性和透明度。未来，电子政务平台将进一步完善功能和服务，提高监管效率和准确性。同时，互联网将成为药品广告的主要发布渠道之一，需要加强对互联网药品广告的监管和管理。此外，随着大数据、人工智能等技术的应用，电子政务平台还将实现更加智能化的监管和服务。

知识拓展

垂类媒体

垂类媒体又称垂直类媒体、专业媒体或细分市场媒体，是指专注于特定行业、领域或兴趣群体的媒体形式。这些媒体通常提供深度报道、专业分析和针对性的内容，以满足特定受众的需求。垂类媒体具有专业性、针对性、有深度、有广度的特点，内容高度专业化，针对特定领域进行深入挖掘和报道；其受众群体明确且具体，能够精准地满足目标受众的信息需求；在特定领域内，垂类媒体能够提供比主流媒体更深入、更全面的信息覆盖。

垂类媒体的分类非常广泛，涵盖科技、金融、健康、教育、娱乐、体育、旅游等多个领域。

（1）科技领域　如 TechCrunch、Wired、The Verge 等，专注于科技创业公司和新兴技术的报道，提供深度分析和专业见解。

（2）金融领域　如 Bloomberg、Financial Times、Forbes 等，提供全球金融市场的新闻、数据和分析，关注全球经济和商业动态。

（3）健康领域　如 WebMD、Healthline、Medscape 等，提供健康信息、疾病诊断和治疗建议，面向普通消费者和医疗专业人士。

（4）教育领域　如 EdSurge、Chronicle of Higher Education、Inside Higher Ed 等，报道教育科技和教育政策，关注高等教育行业的新闻和分析。

（5）娱乐领域　如 Variety、The Hollywood Reporter、Billboard 等，报道电影、电视、音乐等娱乐行业的新闻，提供深度报道和分析。

（6）体育领域　如 ESPN、Sports Illustrated、Bleacher Report 等，提供体育新闻、分析和直播，涵盖各种体育赛事和运动员故事。

（7）旅游领域　如 Lonely Planet、Travel + Leisure、Conde Nast Traveler 等，提供旅游指南、目的地信息和旅行故事，满足不同旅行者的需求。

2. 药品广告电子政务应用

（1）提高审批效率　电子政务系统可以建立药品广告在线审批平台，实现药品广告内容的在线提交、预审、反馈等流程，大大缩短了审批时间，提高了审批效率。

（2）加强监管力度　通过电子政务平台，监管部门可以实时监控药品广告的发布情况，对违法广告进行快速识别和查处，有效遏制虚假宣传等不法行为。

（3）信息透明化　建立药品广告公众查询与投诉平台，电子政务使得药品广告的审批标准、流程、结果等信息更加公开透明，便于公众查询和监督，并对违法广告进行举报和投诉，提高了政府工作的公信力。

（4）数据分析与决策支持　利用大数据技术对收集到的药品广告数据进行深入分析，形成定期或不定期的报告，为政府制定相关政策和法规提供科学依据，提高决策的科学性和针对性。

📎 **知识拓展** --

在线药品广告审批与监管系统

在线药品广告审批与监管系统是政府部门（如国家药品监督管理局或地方药监部门）为提高药品广告审批效率和加强广告市场监管而建立的。它集成了广告提交、自动审核、人工复审、发布许可、违规监测、数据分析等功能于一体，实现了药品广告管理的标准化、信息化和智能化，主要功能如下。

（1）在线提交与预审　药品生产企业或广告公司可通过系统在线提交药品广告申请材料，包括广告文案、设计稿、产品信息等。系统首先对提交的材料进行初步审核，检查基本信息的完整性和合规性，如是否包含禁止性内容、是否使用规范用语等。

（2）人工复审与许可　经过预审的广告材料将进入人工复审环节，由专业人员对广告内容的真实性、合法性及合规性进行进一步审核。审核通过后，系统将自动生成广告发布许可证，并允许广告主在指定媒体上发布广告。

（3）广告发布与监测　系统与各大媒体平台对接，实时监控已发布药品广告的内容，确保广告在发布过程中不出现违规变更。利用大数据和人工智能技术，对广告进行智能监测，及时发现并处理违规广告。

（4）违规处理与反馈　对于发现的违规广告，系统将自动记录并通知广告主和媒体平台，要求立即整改或下架。同时，系统还提供违规处理情况的反馈机制，确保违规问题得到有效解决。

（5）数据分析与报告　系统对广告审批、发布、监测等数据进行统计分析，生成各类报告，如广告审批通过率、违规广告占比、广告市场趋势等。这些数据为政府决策、市场监管和公众健康教育提供有力支持。

---

3. 药品广告电子政务监管

（1）广告审批与备案　药品广告在发布前需通过电子政务系统进行审批和备案，确保广告内容的真实性、合法性和规范性。监管部门可在线审核广告材料，提高审批效率。

（2）广告监测与查处　利用电子政务平台，对发布的药品广告进行实时监测，对违法广告进行快速查处。公众也可通过平台举报违法广告，形成社会共治的良好局面。

（3）法律法规宣传　通过电子政务平台，发布和宣传药品广告相关法律法规，提高广告发布者和消费者的法律意识，减少违法广告的发生。

（4）数据分析与决策支持　利用大数据和人工智能技术，对药品广告数据进行深度分析，为政策制定和监管决策提供有力支持。通过分析广告传播效果、消费者反馈等信息，优化广告监管策略，提升监管效能。

📎 **知识拓展** --

电子政务平台助力药品广告规范化

为加强药品广告监管，市场监管总局自2024年4月起在全国范围内组织开展了民生领域广告监管专项行动，重点整治医疗、药品、医疗器械、食品等领域的违法广告行为。在专项行动中，电子政务平台发挥了重要作用。市场监管总局利用大数据、云计算等现代信息技术手段，建立了广告监测系统和违法广告案件查处系统，实现了对药品广告的实时监测、预警和查处。企业需通过电子政务平台提交广告内容进行备案和审查，监管部门则在线上进行审核和监管，大大提高了工作效率和透明度。

通过电子政务平台规范药品广告是市场监管总局在加强药品广告监管方面的重要举措。这一举措不仅提高了监管效率和透明度，还促进了市场秩序的改善和消费者权益的保护。未来，随着技术的不断进步和监管机制的不断完善，电子政务平台将在药品广告监管领域发挥更加重要的作用。

4. 药品电子监管系统建设　药品电子监管系统的建设不仅可以加强对药品流通信息的收集和共享，提高药品流通市场的透明度，还可以提高药品供应链的安全性和可追溯性。药品电子监管系统可以实现药品的全生命周期管理，从药品生产、流通到使用过程中，对药品的各个环节进行监管和追溯，及时发现问题并采取措施。同时，药品电子监管系统还可以实现药品信息的互联互通，提高信息的共享和传递效率，便于相关部门的联合执法和应急处置。药品电子监管系统的建设还可以帮助企业实现信息化管理和业务优化。通过药品电子监管系统，企业可以实现信息共享和协同，提高运营效率和管理水平。此外，药品电子监管系统还可以提高企业对药品流通市场的敏感度，及时发现市场变化和需求变化，调整企业经营策略。总之，药品电子监管系统的建设对于保障药品质量安全、提高药品流通市场的透明度和规范化、优化药品供应链管理等方面具有重要意义。

5. 药品广告电子政务的发展趋势　将呈现政策法规严格监管、技术进步推动、市场需求变化、消费者行为变化以及国际化趋势等特点。这些趋势将共同推动药品广告电子政务的健康发展，为医药行业提供更加规范、高效、便捷的广告服务，具体如下。

（1）政策法规的严格监管

1）加强合规性要求　随着国家对药品广告监管力度的加大，电子政务平台将更加注重药品广告的合规性审核。通过技术手段，如人工智能辅助审核，可以更加高效地识别并过滤违规广告内容，确保广告的真实性和合法性。

2）政策引导方向　政府会不断出台新的政策法规，引导药品广告向更加规范、健康的方向发展。电子政务平台将积极响应政策要求，调整广告审核标准和流程，以适应新的监管环境。

（2）技术进步的推动

1）数字化与智能化　随着大数据、云计算、人工智能等技术的不断发展，药品广告电子政务将实现更加精准的广告投放和效果评估。通过数据分析，可以了解消费者的需求和偏好，为广告主提供更加个性化的广告服务。

2）多媒体融合　电子政务平台将充分利用互联网、移动互联网等多媒体渠道，实现药品广告的跨平台传播。通过视频、音频、图文等多种形式，提升广告的吸引力和传播效果。

（3）市场需求的变化

1）消费者健康意识的提升　随着人们健康意识的不断提高，消费者对药品广告的需求也在发生变化。他们更加关注广告的真实性和可信度，以及药品的疗效和安全性。因此，电子政务平台将更加注重广告内容的真实性和科学性，以满足消费者的需求。

2）市场竞争的加剧　随着药品市场的不断扩大和竞争的加剧，广告主对广告效果的追求也越来越高。电子政务平台将提供更加精细化的广告服务，帮助广告主实现更好的广告效果和市场回报。

（4）消费者行为的变化

1）互动性与参与度的提升　随着社交媒体和移动互联网的普及，消费者更加倾向于参与和互动。电子政务平台将加强广告与消费者的互动环节，如在线问答、用户评价等，提升消费者的参与度和满意度。

2）个性化与定制化　消费者越来越注重个性化和定制化的服务。电子政务平台将利用大数据和人工智能技术，为消费者提供更加个性化的广告推荐和定制化服务，提升消费者的购物体验和满意度。

（5）国际化趋势

1）跨国合作与交流　随着全球化的深入发展，药品广告电子政务将加强与国际组织和跨国企业的合作与交流。通过借鉴国际先进经验和技术手段，提升我国药品广告电子政务的水平和国际竞争力。

2）国际监管标准的对接　电子政务平台将积极与国际监管标准对接，确保我国药品广告在国际市场上的合规性和竞争力。

书网融合……

习题　　　　本章小结

第十三章 特殊管理药品电子政务应用

学习目标

1. 通过本章学习，应能掌握特殊药品的定义与分类，特殊药品追溯管理，防止药品流弊、流入非法渠道；熟悉特殊药品生产经营管理流程、特殊药品印鉴卡的使用管理流程，确保特殊药品的合法、安全使用；了解特殊药品的法律法规及其发展历程。

2. 培养特殊药品审批、生产、经营、使用全过程实现药品监管的现代化的能力。

3. 树立特殊药品全流程监管的安全意识，维护社会稳定和公共安全。

第一节 特殊管理药品概述

一、概念

本章所述的特殊药品为列入麻醉药品品种目录、精神药品品种目录和药品类易制毒化学品品种目录的品种。麻醉药品和精神药品，是指列入国家药品监督管理局、中华人民共和国公安部、国家卫生健康委和原中华人民共和国卫生部发布的麻醉药品和精神药品品种目录的药品和其他物质。麻醉药品和精神药品按照药用类和非药用类分类列管。药用类麻醉药品和精神药品目录由国务院药品监督管理部门会同国务院公安部门、国务院卫生主管部门制定、调整并公布。其中，药用类精神药品分为第一类精神药品和第二类精神药品。非药用类麻醉药品和精神药品目录由国务院公安部门会同国务院药品监督管理部门、国务院卫生主管部门制定、调整并公布。非药用类麻醉药品和精神药品发现药用用途的，调整列入药用类麻醉药品和精神药品目录，不再列入非药用类麻醉药品和精神药品目录。

麻醉药品是指列入药用类麻醉药品目录，对中枢神经有麻醉作用，连续使用、滥用或者不合理使用，易产生身体依赖性和精神依赖性，能成瘾癖的药品。通常包括具有强烈成瘾性的药物，如吗啡、芬太尼等，主要用于手术或严重疼痛的治疗，属严格管制药物，只能在医疗机构由专业人员使用；第一类精神药品主要包括直接作用于中枢神经系统，能使人产生依赖性的药物，如巴比妥类药物，用于治疗焦虑、失眠等严重疾病，属较为严格管理药品，需要在医生的指导下使用；药品类易制毒化学品药是指《易制毒化学品管理条例》中所确定的麦角酸、麻黄素等物质；第二类精神药物包括间接作用于中枢神经系统，能使人产生依赖性的药物，如安定类药物，用于短期缓解焦虑、失眠等症状，相对于一类精神药品管理较为宽松，但仍需医生处方开具使用。

二、法规沿革

为加强麻醉药品和精神药品的管理，保证麻醉药品和精神药品的合法、安全、合理使用，防止流入非法渠道，根据《药品管理法》和其他有关法律法规，国务院药品监督管理部门会同国务院公安部门、国务院卫生管理部门制定了《麻醉药品和精神药品管理条例》，该条例 2005 年 8 月 3 日中华人民共和国国务院令第 442 号公布；根据 2013 年 12 月 7 日《国务院关于修改部分行政法规的决定》第一次修订；根据 2016 年 2 月 6 日《国务院关于修改部分行政法规的决定》第二次修订；根据 2024 年 12 月 6 日《国务院关于修改和废止部分行政法规的决定》第三次修订。

《易制毒化学品管理条例》2005 年 8 月 26 日中华人民共和国国务院令第 445 号公布；根据 2014 年 7 月 29 日《国务院关于修改部分行政法规的决定》第一次修订；根据 2016 年 2 月 6 日《国务院关于修改部分行政法规的决定》第二次修订；根据 2018 年 9 月 18 日《国务院关于修改部分行政法规的决定》第三次修订。

三、分类管理及动态调整机制

上市销售但未列入目录的药品和其他物质或者第二类精神药品发生滥用，已经造成或者可能造成严重社会危害的，国务院药品监督管理部门、国务院公安部门、国务院卫生主管部门应当依照《麻醉药品和精神药品管理条例》的规定及时将该药品和该物质列入目录或将该第二类精神药品调整为第一类精神药品。

国家对易制毒化学品的生产、经营、购买、运输和进口、出口实行分类管理和许可制度。易制毒化学品分为三类。第一类是可以用于制毒的主要原料，第二类、第三类是可以用于制毒的化学配剂。易制毒化学品的分类和品种需要调整的，由国务院公安部门会同国务院药品监督管理部门、安全生产监督管理部门、商务主管部门、卫生主管部门和海关总署提出方案，报国务院批准。

第二节　特殊管理药品的研制

根据《药品管理法》《药品注册管理办法》及《麻醉药品和精神药品管理条例》，药品的研制审批包括首次审批、变更审批、延期审批三部分。申报审批过程通过国家药品监督管理局政务服务平台进行，特殊药品的注册与备案同一般药品的注册与备案一致，在国家与省药品监督管理局的政务服务平台上进行。在注册与备案过程中遵守特殊药品的安全管理规定。

（一）设定依据

（1）《麻醉药品和精神药品管理条例》第十条　开展麻醉药品和精神药品实验研究活动应当具备下列条件，并经国务院药品监督管理部门批准：①以医疗、科学研究或者教学为目的；②有保证实验所需麻醉药品和精神药品安全的措施和管理制度；③单位及其工作人员 2 年内没有违反有关禁毒的法律、行政法规规定的行为。

第十二条　药品研究单位在普通药品的实验研究过程中，产生本条例规定的管制品种的，应当立即停止实验研究活动，并向国务院药品监督管理部门报告。国务院药品监督管理部门应当根据情况，及时作出是否同意其继续实验研究的决定。

（2）《中华人民共和国禁毒法》第二十一条　国家对麻醉药品和精神药品实行管制，对麻醉药品和精神药品的实验研究、生产、经营、使用、储存、运输实行许可和查验制度。

（二）规定法定审批时限的依据

根据《关于麻醉药品和精神药品实验研究管理规定的通知》（国食药监安〔2005〕529 号）规定，国家药品监督管理局收到申报资料后，应当进行全面审查，必要时可以要求申请人补充技术资料，发给《麻醉药品和精神药品实验研究立项补充资料通知件》，申请人应当于 6 个月内补齐技术资料。全部资料符合规定的，国家药品监督管理局应当在 25 日内发给《麻醉药品和精神药品实验研究立项批件》；不符合规定的，书面说明理由。国家药品监督管理局在审查中，可以组织专家对实验研究立项申报资料进行审查，专家审查工作应当在 40 日内完成。仿制多家生产的品种还应当征求同品种药品生产企业和使用单位的意见。

（三）受理条件与申报资料

申请事项属于本行政机关职权范围，申请材料齐全、符合法定形式，或者申请人按照本行政机关的要求提交全部补正申请材料的，受理行政许可申请。申请人应当为能够承担相应法律责任的企业或者药品研制机构等。

在国家药品监督管理局政务服务平台申请，申请内容要符合平台对申报材料的要求。

1. 特殊药品研制的首次审批　申请材料见表 13 − 1。

表 13 − 1　麻醉药品、精神药品实验研究活动首次审批申请材料

材料名称	材料名称
麻醉药品和精神药品实验研究立项申请表	依赖性研究文献资料
麻醉药品和精神药品实验研究立项申请表（境外生产）	其他需要提交的资料（申请人相关的资质证明文件复印件以及申请人需要说明的有关资料等）
境外药品上市许可持有人授权委托书，外文授权委托书应提供中文翻译和公证文件（中国驻所在国使馆认证件）	原研品种或参比品种说明书（仿制品种）
药品名称（通用名、化学名、英文名，如有自定义名称应说明命名依据）和药品化学结构、分子量、分子式	原研品种或参比品种质量标准（仿制品种）
药品生产国国家药品主管当局批准药品注册、生产、销售、出口及其生产厂符合药品生产质量管理规范（GMP）的证明文件和公证文件（中国驻所在国使馆认证件）	药品医疗需求的市场药品医疗需求的市场预测（患者人群状况、国内同类药品的生产使用状况）
处方、处方依据以及拟开发的剂型信息（制剂）	国内外国内外该药品上市后的临床应用情况及管理情况（仿制品种）
实验研究的目的与依据	国内外该药品上市后的滥用情况（仿制品种）
药物名称、剂型及处方工艺（制剂）	国内外该药品上市后的不良反应以及不良事件发生情况（仿制品种）
药品说明书及其中文译本	申报申请人和联合研制单位责任分工与主要研究人员资质（职称、学历、学位、药品研究经历、无犯罪记录证明等）
国内外药品研究资料文献综述	申请人和联合研制单位药品研发经历或承担国家级药品科研项目情况
一般药理学研究文献资料	申请人和联合研制单位研究仪器与设备
该药品依赖性研究文献资料及上市后的滥用情况	申请人和联合研制单位麻醉药品和精神药品实验研究安全管理制度、设施设备
该药品的临床应用情况及管理情况	研究可行性分析报告（原研药可及性、技术路线、进展计划等）
药效学研究文献资料	申请人和联合研制单位既往麻醉药品、精神药品研究立项批准与研究进展情况表
国内药品医疗需求（拟申请适应证）的市场预测（患者人群状况、国内同类药品的生产使用状况）	其他需要提交的资料：相关的资质证明文件复印件等

2. 特殊药品实验研究的变更审批　提供麻醉药品、精神药品实验研究活动变更审批情况说明：目前未出台全国统一的管理规定，后续国家药监局在对全国范围内具体情况深入研究基础上，结合实施情况，研究明确全国统一的实施要素。

3. 特殊药品实验研究延期审批　提供以下材料：①需要延期的《麻醉药品和精神药品实验研究立项批件》；②相关实验研究进展和需要延期的情况说明；③需要延期的时间及实验研究安排情况等。

（四）办理流程

特殊药品的研制审批可通过窗口办理、网上办理和快递申请三种形式办理，审批流程如图 13 - 1 所示。

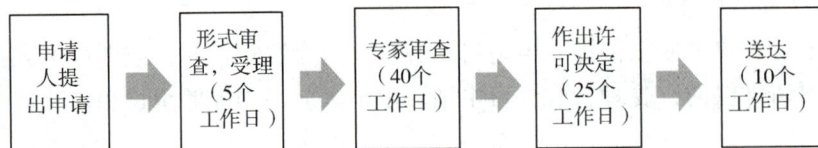

图 13 - 1　特殊药品研制审批流程图

（五）规定行政许可程序的依据

《国务院关于第二批取消 152 项中央指定地方实施行政审批事项的决定》（国发〔2016〕9 号）取消了省局初审环节；《关于麻醉药品和精神药品实验研究管理规定的通知》（国食药监安〔2005〕529 号）；国家药品监督管理局收到申报资料后，应当进行全面审查，必要时可以要求申请人补充技术资料，发给《麻醉药品和精神药品实验研究立项补充资料通知件》，申请人应当于 6 个月内补齐技术资料。全部资料符合规定的，国家药品监督管理局应当在 25 日内发给《麻醉药品和精神药品实验研究立项批件》；不符合规定的，书面说明理由。国家药品监督管理局在审查中，可以组织专家对实验研究立项申报资料进行审查，专家审查工作应当在 40 日内完成。仿制多家生产的品种还应当征求同品种药品生产企业和使用单位的意见。企业或研发机构取得《麻醉药品和精神药品实验研究立项批件》后方可继续研制。

第三节　特殊药品进出口管理

特殊药品进出口申报审批过程通过国家药品监督管理局政务服务平台进行，并遵守特殊药品的安全管理规定，最终取得特殊药品进口许可文件。

一、特殊药品进出口管理概述

参比对照品可持特殊药品备案登记凭证及身份证明，到指定定点药店购买特殊药品。进口药品必须取得国家药品监督管理局核发的《进口药品注册证》（或《医药产品注册证》）以及《进口准许证》，方可办理进口备案和口岸检验手续。进口麻醉药品、精神药品还必须取得国家药品监督管理局核发的麻醉药品、精神药品《进口准许证》。此外，不同地区可能有不同的备案流程和要求，有的地区可支持患者通过定点医疗机构或医保经办机构进行备案，而有的地区的特殊药品待遇资格备案则涉及更多的医疗保障经办政务服务事项，包括适用范围、办理条件、申办材料等。

二、进口、出口麻醉药品和国家规定范围内的精神药品许可

（一）设定依据

（1）《中华人民共和国药品管理法》第六十六条　进口、出口麻醉药品和国家规定范围内的精神药品，应当持有国务院药品监督管理部门颁发的进口准许证、出口准许证。

（2）《中华人民共和国禁毒法》第二十二条　国家对麻醉药品、精神药品和易制毒化学品的进口、出口实行许可制度。

（二）规定法定审批时限的依据

《麻醉药品和精神药品管理条例》第五十六条：申请人提出本条例规定的审批事项申请，应当提交能够证明其符合本条例规定条件的相关资料。审批部门应当自收到申请之日起40日内作出是否批准的决定；作出批准决定的，发给许可证明文件或者在相关许可证明文件上加注许可事项；作出不予批准决定的，应当书面说明理由。

（三）规定法定审批时限的依据受理条件与申报材料

申请事项属于本行政机关职权范围，申请材料齐全、符合法定形式，或者申请人按照本行政机关的要求提交全部补正申请材料的，受理行政许可申请。

1. 进口麻醉药品和国家规定范围内的精神药品许可　申请材料见表13-2。

表13-2　进口麻醉药品和国家规定范围内的精神药品许可申请材料

材料名称	材料名称
麻醉（精神）药品进口申请表	进口单位的《营业执照》和《对外贸易经营者备案登记表》复印件
购货合同或订单复印件	出口单位如为该药品的销售代理公司，还需提供委托代理协议和出口单位合法资质证明文件、公证文本以及认证文本
注册证明文件或化学原料药批准通知书复印件（临床特需进口可不提供）	使用单位所在地省级药品监督管理部门出具的同意购用该药品的证明文件
相应科研项目的批准文件或相应主管部门的批准文件	申报资料真实性自我保证声明
国内使用单位合法资质的证明文件、药品使用数量的测算依据、使用单位出具的合法使用和管理该药品的保证函	接受使用单位委托代理进口的，还需提供委托代理协议复印件和代理进口单位的《营业执照》《对外贸易经营者备案登记表》复印件

2. 出口麻醉药品和国家规定范围内的精神药品许可　申请材料见表13-3。

表13-3　进口麻醉药品和国家规定范围内的精神药品许可申请材料

材料名称	材料名称
麻醉（精神）药品出口申请表	出口药品如为国内药品生产企业经批准生产的品种，须提供相应品种的药品注册证明文件或化学原料药批准通知书复印件，出口药物如为境内企业接受境外企业委托加工的品种，须提供国家药监局核发的同意委托加工的证明文件复印件
购货合同或订单复印件	出口企业《营业执照》和《对外贸易经营者备案登记表》复印件
外销合同或订单复印件	申报资料真实性自我保证声明
进口国家或地区麻醉（精神）药品管理机构出具的进口准许证正本，如进口国家或地区对出口药品未实行许可证管理，须提供：①进口单位合法资质证明文件复印件、公证文本以及认证文本；②进口单位出具的合法使用的保证函正本、公证文本以及认证文本	

（四）办理流程

进口、出口麻醉药品和国家规定范围内的精神药品许可审批可通过窗口办理、网上办理和快递申请这三种形式，办理流程如图13-2所示。

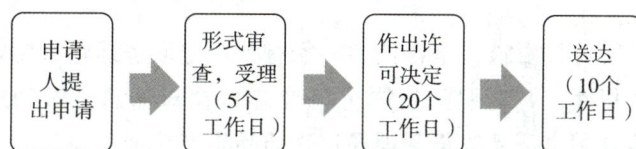

申请人提出申请 → 形式审查，受理（5个工作日） → 作出许可决定（20个工作日） → 送达（10个工作日）

图13-2　进口、出口麻醉药品和国家规定范围内的精神药品许可审批流程图

第四节　特殊管理药品生产

特殊药品的生产企业在药品生产过程中，应根据相关法律法规制定管理相应的制度和控制措施以防止特殊药品丢失或流入非法渠道，同时要建立相应的管理体系，配备适宜的管理人员及厂房设施设备，在特殊药品生产全过程中，发生的特殊药品被盗、被抢、丢失或流入非法渠道的安全突发事件要及时报告。特殊药品的生产实行监管码赋码管理，扫码上传至药品追溯管理平台。每周将购用、生产、销售的具体情况上传到国家药品监督管理局特殊药品生产流通信息报告系统。

一、特殊药品的计划管理

企业应当加强麻醉药品和精神药品生产（需用）计划管理，根据市场需求合理申报生产（需用）计划，不得超计划生产、购用和销售。企业应明确计划申报依据并制定按计划生产、购用、销售的具体措施。

需使用麻醉药品及第一类精神药品原料的，应当按照国务院药品监督管理部门下达的需用计划购买；需使用第二类精神药品原料的，应当根据所在地省级药品监督管理部门备案的需用计划购买。有监管平台的省份通过监管平台购进使用，没有的则通过纸质文件上传审批。

生产麻醉药品和第一类精神药品原料以及制剂、第二类精神药品原料药的，应当按照国务院药品监督管理部门下达的生产计划组织生产。生产第二类精神药品制剂的，应当按照所在地省级药品监督管理部门备案的生产计划组织生产。

二、特殊药品采购管理

（一）供应管理

使用特殊药品的药品生产企业应当建立供应商档案，特殊药品供应商档案内容至少应当包括供应商的合法资质证明文件、特殊药品的批准证明文件、供应商相关人员（法定代表人、销售人员）联系方式、销售人员身份证明复印件和法定代表人委托书原件、与供应商的质量安全协议（明确双方在特殊药品采购、销售和运输环节的安全管理和质量责任）。禁止使用现金进行特殊药品交易。

企业采购特殊药品应符合以下规定。

（1）需使用麻醉药品和精神药品的，应当按照需用计划采购原料；需使用药品类易制毒化学品的，应当根据所在地省级药品监督管理部门发放的购用证明及规定时限一次性购买，自产自用企业按照购用证明在规定时限内使用药品类易制毒化学品。

（2）进口特殊药品应当凭进口许可证明文件购买。

（3）麻醉药品和精神药品的对照品，应当经所在地省级药品监督管理部门批准，向国务院药品监督管理部门批准的单位购买。

用于生产质量检验的药品类易制毒化学品对照品，可豁免办理购用证明。

（二）特殊药品验收

企业应核实运输方式是否符合要求，是否按照国家有关规定取得运输或邮寄证明等行政许可证明文件，检查包装的完整性和密封性，并对照随货同行单（票）核对信息，做到票、账、货相符，双人接收并记录签字，按规定上传到国家药品监督管理局特殊药品生产流通信息报告系统。

三、特殊药品的生产管理

企业应当按照药品监督管理部门下达或备案的计划组织生产。特殊药品的生产应当合理排产、按需发料，坚持"领料不停产、停产不领料"的原则，生产过程中应当对原料、中间产品、待包装产品和成品严格管理。

（一）特殊药品生产的安全风险管控

特殊药品的生产厂房要安装门禁系统、监控系统、报警系统等安防设施并定期进行运行确认。此外，特殊药品要严格实行"五专制度"管理，包括：专人负责、专柜枷锁、专用处方、专用账册、专册登记，以确保特殊药品的安全管理和有效使用，防止药品流失和滥用。参与生产活动的人员要进行特殊药品知识与安全管理知识的培训与考核。生产过程中的半成品和溶剂的回收管理要严格控制，防止丢失或流入非法渠道。特殊药品尽量避免在车间暂存，生产过程中确需暂存的应设立专用暂存库（柜），双人双锁管理等。麻醉药品、第一类精神药品和药品类易制毒化学品暂存间应当安装监控和报警系统，第二类精神药品暂存间应当安装监控系统。

特殊药品实行三级赋码管理并上传药品追溯管理平台，产品经抽样检验合格后方可放行。在生产包装质量审核完毕后，启动赋码系统，建立小包装、中包装、大包装之间的关联关系，首先，在小包装上打印一级追溯码，通过扫描器正确扫描规定数量的小包装，系统自动关联一个二级追溯码，打印在二级包材上并扫描二级追溯码。根据包装规格的数量，二次扫描相应数量的二级追溯码，系统自动关联并在线在三级包材上打印一个三级追溯码并扫描三级码，建立二级和三级的追溯码的关联关系。生产过程中在规定时限检查包装质量并验证关联关系的正确性，经过检验合格后方可放行并上传药品追溯管理平台并上报国家药品监督管理局特殊药品生产流通信息报告系统。

（二）特殊药品异常情况处置

企业应当建立特殊药品异常情况紧急处理预案。发生特殊药品泄漏、混淆、差错、污染和交叉污染等异常情况时，相关管理人员应对现场情况进行确认，安全管理部门要对异常情况进行安全风险评估和处置，当存在丢失或流入非法渠道时，应当依法及时报告相关监管部门。

（三）特殊药品专账管理

企业应当建立真实、可靠和完整的特殊药品专用账，专用账册应做到账物相符，应当与其他记录明显区分。电子化记录应能体现双人电子签名，应能满足实际操作中的安全管理以及数据可靠性要求。专用账册应按规定保存。

四、特殊药品的储存管理

企业应配备符合规定的储存条件和设施设备，并建立相应管理制度，确保特殊药品的储存安全。特殊药品应设置专库（柜）储存并实行双人双锁管理。第二类精神药品应当设立专库（柜）或在药品库中设立独立的专库（柜）。专库应当设有监控设施并安装报警系统，专柜应当具有防盗措施或使用保险柜。药品类易制毒化学品生产企业和使用单位应当设置专库或在药品库中设立独立的专库（柜）储存药品类易制毒化学品。专库应当设有监控设施，安装报警系统并与公安机关联网。省级监管部门有监管平台的可对接监管平台管理。

五、特殊药品的销售管理

麻醉药品及第一类精神药品定点生产企业应当在国务院药品监督管理部门下达的收购计划限额内根

据市场实际需求组织销售。特殊药品不得在网络上销售。企业应按照收购计划、需用计划、购用证明或购买方其他合法资质销售特殊药品。经赋码的特殊药品销售应上传至药品追溯管理平台，同时定期将销售和库存情况上报国家药监局的特殊药品生产流通报告系统。

六、特殊药品的运输与邮寄管理

托运和自行运输麻醉药品、第一类精神药品和药品类易制毒化学品的企业，应当取得运输证明文件。运输特殊药品，应当采取安全保障措施，对可能影响产品运输安全的各类风险制定应急措施，防止特殊药品在运输过程中被盗、被抢和丢失。运输管理应符合以下要求。

（1）应当确定收货地址、相对固定运输人员和运输方式，运输途中不应更改收货地址。如采用托运方式，应当确定托运经办人，选择相对固定的承运单位并进行全程追踪，有条件时采用定位追踪。

（2）如采用自行运输，应采取运输车辆确认、人员资质审查、运输路线固定、全程定位追踪等安全措施。

（3）应当建立运输记录，在交接货物时要核对客户印章样章、收货人员签字样本和身份证明。每次运输均应有双方确认签字的相关单据，运输回执应交至托运方并保存备查。

（4）定期确认客户签收情况，如发现异常立即上传至国家药品监督管理局特殊药品生产流通信息报告系统中并及时上报所在地药品监督管理部门和公安部门。邮寄麻醉药品和精神药品，企业应当取得邮寄证明。

第五节　特殊管理药品经营

根据《麻醉药品和精神药品经营管理办法（试行）》规定，国家对麻醉药品和精神药品实行定点经营制度。未经批准的任何单位和个人不得从事麻醉药品和精神药品经营活动。国家药品监督管理局根据麻醉药品和第一类精神药品全国需求总量，确定跨省、自治区、直辖市从事麻醉药品和第一类精神药品批发业务的企业（以下称全国性批发企业）的布局、数量；根据各省、自治区、直辖市对麻醉药品和第一类精神药品需求总量，确定在该行政区域内从事麻醉药品和第一类精神药品批发业务的企业（以下称区域性批发企业）的布局、数量。

国家药品监督管理局根据年度需求总量的变化对全国性批发企业和区域性批发企业布局、数量定期进行调整、公布。全国性批发企业和区域性批发企业可以从事第二类精神药品批发业务。如需开展此项业务，除经批准的药品零售连锁企业外，其他药品经营企业不得从事第二类精神药品零售活动。

药品类易制毒化学品单方制剂和小包装麻黄素，纳入麻醉药品销售渠道经营，仅能由麻醉药品全国性批发企业和区域性批发企业经销，不得零售。未实行药品批准文号管理的品种，纳入药品类易制毒化学品原料药渠道经营。

一、麻醉药品、第一类精神药品采购管理

经营麻醉药品和第一类精神药品，必须经省、自治区、直辖市人民政府药品监督管理部门和设区的市级、县级人民政府审核批准，具有合法经营资格，否则不得从事麻醉药品和第一类精神药品的购销经营活动。整个购销活动的进销存情况定期上传至国家药品监督管理局特殊药品生产流通信息报告系统。

购进麻醉药品和第一类精神药品应由专人负责，专职采购员根据"按需购进"的原则，依据市场动态、库存结构等各种信息，合理制定计划并实施麻醉药品、第一类精神药品购进业务。专职采购员应从全国性定点经营麻醉药品和第一类精神药品的批发企业购进，或者经所在省药品监督管理部门审核批

准，从定点生产企业购进。

首次购进时，专职采购员应向供应商索取相应资质证明材料报质量管理部进行首营审批，具体所需资料按照首营企业、首营品种审批管理制度要求执行。

因医疗急需、运输困难等特殊情况需要向其他区域性批发企业调剂麻醉药品和第一类精神药品时，应经所在地省药监局同意后，方可调剂；调剂后 2 日内将调剂情况分别报所在地省药品监督管理部门备案；采购麻醉药品、第一类精神药品时，应签订进货合同，专职采购员应及时跟踪到货的时间和运输方式，通知收货人员做好接货准备。预期未收到货应立即联系供应商询问，发生异常应立即向相关部门报告。

二、麻醉药品、第一类精神药品客户核查及销售管理

麻醉药品、第一类精神药品的销售供应，必须将麻醉药品、第一类精神药品销售给经市卫生主管部门批准的具有使用麻醉药品和第一类精神药品的合法资质的医疗机构（特殊情况下其他客户应持有省药品监管部门出具的同意购进麻醉药品和第一类精神药品的批准证明文件），不得向其他单位和个人供应；企业设麻药销售专管人员，专门负责麻醉药品、第一类精神药品的销售管理。医疗机构应当对麻醉药品和精神药品处方进行专册登记，加强管理。麻醉药品处方至少保存 3 年，精神药品处方至少保存 2 年。医疗机构应当按照国务院卫生主管部门的规定及时报送麻醉药品和精神药品处方信息。

向医疗机构销售麻醉药品和第一类精神药品时，应将药品送至医疗机构，医疗机构不得自行提货。与客户结算时，使用支票或电汇，禁止使用现金进行麻醉药品和精神药品的结算。

三、麻醉药品、第一类精神药品的收货与验收管理

麻醉药品、第一类精神药品应双人收货、双人核对、双人扫码签收。麻醉药品、第一类精神药品的收货和验收应在麻精药品库的收货验收区进行。麻醉药品和第一类精神药品必须由双人收货、验收。收货和验收时两人必须同时在场，凭验收单对待验药品进行逐批验收，验收到最小包装，验收结论双人签字或盖章并上传至特殊药品追溯管理平台，定期上报国家药品监督管理局特殊药品生产流通报告系统。

四、麻醉药品、第一类精神药品的储存管理

麻醉药品、第一类精神药品严格实行专库保管。储存麻醉药品、第一类精神药品的专用仓库需有安全措施，安装专用防盗门，配备消防设施。仓库配备监控录像和报警器，监控库房录像无死角，报警装置应当与公安机关报警系统联网，全天 24 小时进行监控。麻醉药品、第一类精神药品库非特药专职人员禁止进入。各项记录应按规定保存，应确保麻醉药品、第一类精神药品账、货相符。经审批同意报损的不合格麻醉药品、第一类精神药品，由质量部会同不合格药品保管人员进行清点、封存，由监管部门监督销毁。

五、麻醉药品、第一类精神药品销售管理

麻醉药品、第一类精神药品的出库管理药品出库时凭出库复核清单出库。出库时实行双人复核发货，在出库复核清单上签字或盖章，备货后应置于麻药库发货区，在印鉴卡管理系统进行确认。双方各双人办理交接手续经核对无误后装车发货，将销售情况上传至特殊药品追溯管理平台，定期上报国家药品监督管理局特殊药品生产流通报告系统。企业在日常管理中应不定期抽查麻精药品客户的销售流向，确保麻精药品的销售安全。

六、麻醉药品、第一类精神药品的运输与配送管理

麻醉药品、第一类精神药品的运输应取得省药品监督管理部门颁发的运输证明，运输证明复印件加盖公章后应随货同行以备查验。销售给医疗机构客户的麻醉药品、第一类精神药品必须将药品直接送至医疗机构。货物送达后，应确认收货人身份，并在印鉴卡系统进行确认。麻醉药品、第一类精神药品运输过程中如发现异常，及时上报药监部门和公安局相关部门。邮寄麻醉药品、第一类精神药品时，需事先向省药品监督管理局申请办理《麻醉药品、精神药品邮寄证明》后方可由专人负责邮寄。

七、第二类精神药品的购销

全国性批发企业、区域性批发企业和专门从事第二类精神药品批发业务的企业在向其他企业、单位销售第二类精神药品时，应当核实企业或单位资质文件、采购人员身份证明，无误后方可销售。

零售第二类精神药品时，应当凭执业医师开具的处方，并经执业药师或其他依法经过资格认定的药学技术人员复核，处方保存 2 年备查。

不得向未成年人销售第二类精神药品。在难以确定购药者是否为未成年人的情况下，可查验购药者身份证明。

全国性批发企业、区域性批发企业、专门从事第二类精神药品批发业务的企业和经批准从事第二类精神药品零售业务的零售连锁企业应当按照要求建立向药品监督管理部门或其指定机构报送麻醉药品和精神药品经营信息的网络终端，及时将有关购进、销售、库存情况上报特殊药品追溯管理平台，定期上报特殊药品生产流通报告系统上报。

第六节　特殊管理药品使用

根据《药品管理法》《麻醉药品和精神药品管理条例》《医疗用毒性药品管理办法》等有关法律法规，经市卫生主管部门审批同意，取得麻醉药品、第一类精神药品采购资质的医疗机构，通过"医疗机构印鉴卡系统"向有资质的区域性批发企业提出采购申请。区域性批发企业麻精药品销售专管人员根据"医疗机构印鉴卡系统"上的订单信息进行销售开票。医疗机构向全国性批发企业、区域性批发企业采购麻醉药品和第一类精神药品时，在印鉴卡系统中填写"麻醉药品和第一类精神药品采购明细"，批发企业的销售人员应当仔细核实相关内容，准确无误后方可销售放行。

一、麻醉药品和精神药品的管理

医疗机构应建立麻醉药品与精神药品的管理机构并明确职责、制定相应的管理制度制定医院麻醉药品、精神药品管理细则，加强药的采购、验收、供应、调配、使用管理及安全等环节的管理。组织开展麻醉药品、精神药品专项检查工作，检查有记录。

医疗机构实行麻醉药品和第一类精神药品电子印鉴卡管理；医疗机构采购时，登录"医疗机构印鉴卡系统"进行申请，填写所需要的品种、规格、生产企业和数量；特殊药品销售专管人员根据"医疗机构印鉴卡系统"中客户申请的品种和数量，开具销售清单，并在"医疗机构印鉴卡系统"中回填销售给客户麻精药品的批号、有效期、数量。

二、麻醉药品和精神药品的验收

验收前应仔细检查包装是否有开启或破损痕迹；检查药品外包装、标签、说明书是否有规定的特殊

管理药品标识，内容是否符合规定。进口麻醉药品和精神药品应附带《进口药品注册证》《医药产品注册证》《进口准许证》，以上材料均需加盖供应商企业质量管理部原印章。第一类精神药品要及时移交保管人员，并及时办理入库手续。

　　办理进口备案，报验单位应当填写《进口药品报验单》，持国家药品监督管理局核发的《进口药品注册证》（或者《医药产品注册证》）（正本或者副本）或者《进口药品批件》原件后，方可办理进口备案和口岸检验手续。进口麻醉药品、精神药品凭《进口药品注册证》（或者《医药产品注册证》），按照国务院麻醉药品、精神药品管理的有关法规办理国家药品监督管理局核发的麻醉药品、精神药品《进口准许证》，持麻醉药品、精神药品《进口准许证》原件，向所在地口岸药品监督管理局报送所进口品种的有关资料一式两份。

　　其中，《进口药品注册证》是国外药品销往中国的药品注册证明，即从国外生产企业购进的药品应取得。而《医药产品注册证》是港澳台地区药品销往大陆的药品注册证明，即从香港、澳门和台湾地区购进的药品应取得《医药产品注册证》。持有人应当在药品注册证书有效期届满前六个月申请再注册。境内生产药品再注册申请由持有人向其所在地省、自治区、直辖市药品监督管理部门提出，境外生产药品再注册申请由持有人向药品审评中心提出。药品再注册申请受理后，药品监督管理部门或者药品审评中心对持有人开展药品上市后评价和不良反应监测情况，按照药品批准证明文件和药品监督管理部门要求开展相关工作情况，以及药品批准证明文件载明信息变化情况等进行审查，符合规定的，予以再注册，发给药品再注册批准通知书；不符合规定的，不予再注册，并报请国家药品监督管理局注销药品注册证书。

三、麻醉药品的临床使用

　　临床使用时医院药师必须经过麻醉药品和精神药品使用知识和规范化管理的培训，考核合格后取得麻醉药品和第一类精神药品的处方权和调剂资格，取得麻醉药品和第一类精神药品的处方权的执业医师需在药学部签字备案，并报送卫生监管部门。药师对医生开具的处方实行双复核签字后，进行药品发放。

第七节　特殊管理药品的电子政务应用

（一）特殊药品研制的首次审批

（1）申请人进入国家药品监督管理局政务服务平台并登录。

（2）搜索关键词"麻醉药品、精神药品实验研究活动首次审批"，点击办事指南阅读申请材料要求并下载申请材料模板（图13-3）。

（3）选择在线办理，提交申请材料并进行业务办理（图13-4）。

（二）特殊药品实验研究的变更审批

（1）申请人进入国家药品监督管理局政务服务平台并登录。

（2）搜索关键词"麻醉药品、精神药品实验研究活动变更审批"，点击办事指南阅读申请材料说明（图13-5）。

（3）选择在线办理，提交申请材料并进行业务办理。

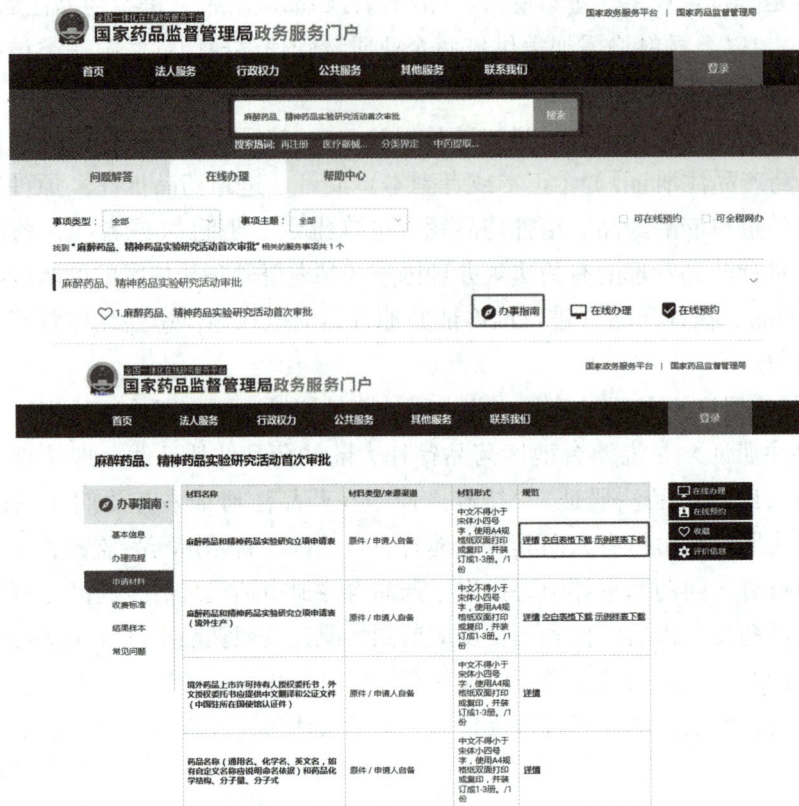

图 13 - 3　麻醉药品、精神药品实验研究活动首次审批申请资料

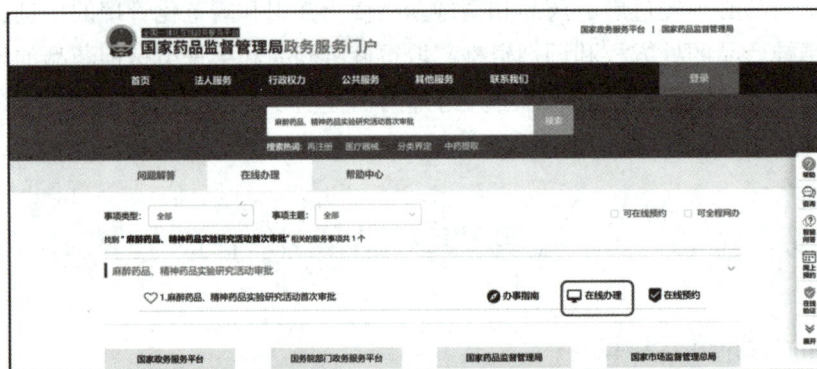

图 13 - 4　在线办理

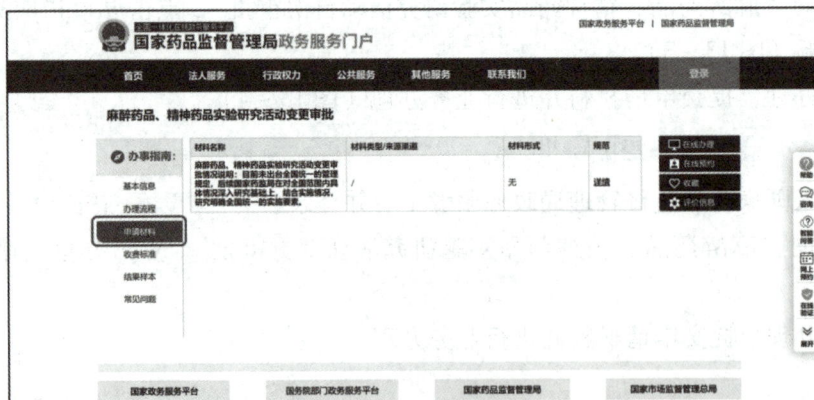

图 13 - 5　麻醉药品、精神药品实验研究活动变更审批申请材料

（三）特殊药品实验研究延期审批

（1）申请人进入国家药品监督管理局政务服务平台并登录。

（2）搜索关键词"麻醉药品、精神药品实验研究活动延期审批"，点击办事指南并阅读申请材料说明，准备相关材料（图 13 - 6）。

（3）选择在线办理，提交申请材料并进行业务办理。

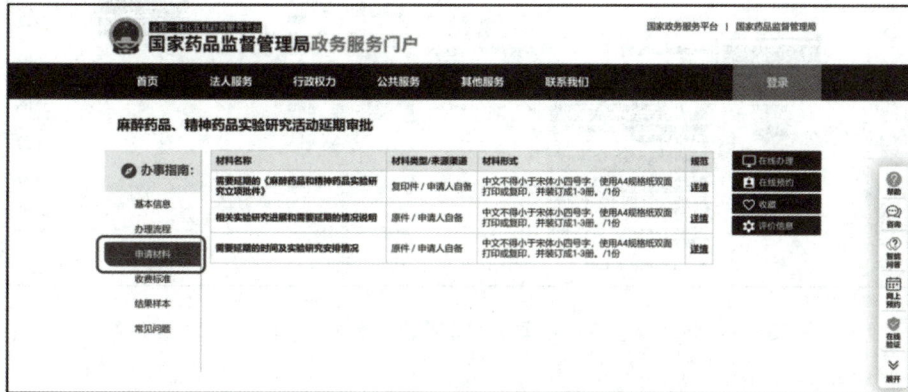

图 13 - 6　麻醉药品、精神药品实验研究活动延期审批申请材料

（四）进口麻醉药品和国家规定范围内的精神药品许可

（1）申请人进入国家药品监督管理局政务服务平台并登录。

（2）搜索关键词"进口麻醉药品和国家规定范围内的精神药品许可"，点击办事指南阅读申请材料说明，准备相关材料（图 13 - 7）。

（3）选择在线办理，提交申请材料并进行业务办理。

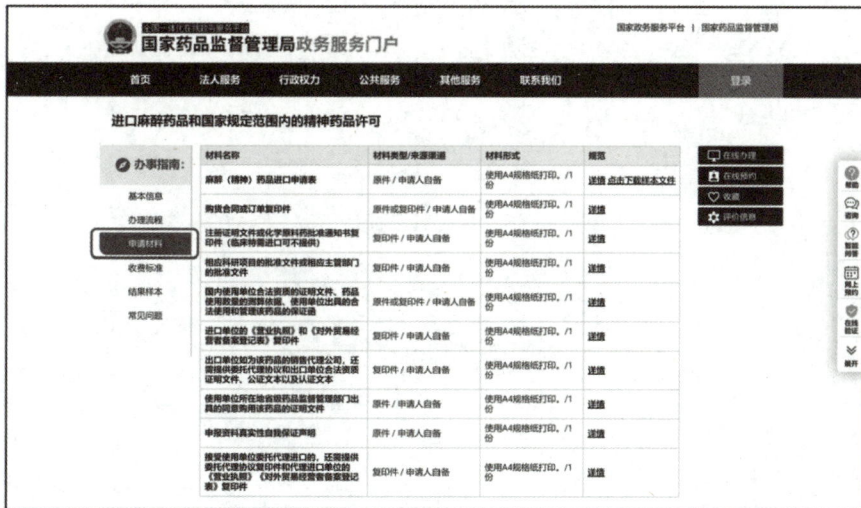

图 13 - 7　进口麻醉药品和国家规定范围内的精神药品许可申请材料

（五）出口麻醉药品和国家规定范围内的精神药品许可

（1）申请人进入国家药品监督管理局政务服务平台并登录。

（2）搜索关键词"出口麻醉药品和国家规定范围内的精神药品许可"，并点击办事指南阅读申请材料说明，准备相关材料（图 13 - 8）。

（3）选择在线办理，提交申请材料并进行业务办理。

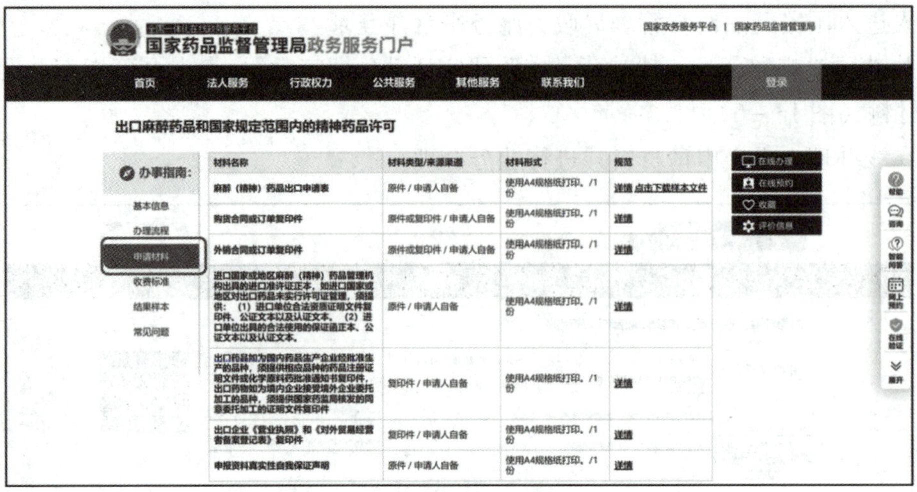

图 13 - 8 出口麻醉药品和国家规定范围内的精神药品许可申请材料

书网融合……

习题

本章小结

第十四章　执业药师管理电子政务应用

PPT

学习目标

1. 通过本章的学习，应能全面掌握执业药师管理的基本理论、法律法规要求；熟悉执业药师的职责与权利；了解相关法律法规与政策动态。

2. 培养"互联网＋"环境下执业药师管理服务的素养，提升全面掌握执业药师管理服务规律的能力，增强在实践中灵活运用执业药师管理相关理论的能力。

3. 树立正确的职业道德观念，增强责任感，提升专业素养与终身学习的意识，不断学习药学新知识、新技能，保持专业素养的持续提升，积极参与药学教育与专业发展活动。

案例导入

一网、一云、一平台，全省通办、一次办成

由贵州省政务服务中心牵头，依托"一网、一云、一平台"，自 2020 年 6 月起，"执业药师注册"正式纳入"全省通办、一次办成"事项。

《执业药师注册》首次注册、再次注册、变更注册、注销注册 4 个事项都可在全省各政务服务中心"全省通办"窗口就近办理，只需 1 个工作日就能办好。还可以通过微信公众号小程序"白云政通"，随时将材料存入大厅一楼 24 小时自助服务区的智能文件柜。智能文件柜将会自动发送短信通知相应部门取件办理，办好后会将证件直接邮寄。

政务服务中心将进一步深化"放管服"改革，对标"全省通办、一次办成"改革中的各项目标任务，加强跨行业、跨地区、跨部门、跨层级的协调联动，不断优化服务流程，提升通办事项标准化程度，为企业和群众提供规范、高效、便捷的服务。

第一节　资格与考试管理

一、执业药师的定义与职业资格制度

（一）执业药师的定义

在医疗健康体系中，执业药师（licensed pharmacist）是指经全国统一考试合格，取得《中华人民共和国执业药师职业资格证书》并经注册，在药品生产、经营、使用和其他需要提供药学服务的单位中执业的药学技术人员。执业药师是执业药师、执业中药师的统称。

（二）执业药师职业资格制度

1994 年 3 月，原人事部、国家医药管理局颁布了《执业药师资格制度暂行规定》（人职发〔1994〕3 号）；1995 年 7 月，原人事部、国家中医药管理局颁布了《执业中药师资格制度暂行规定》（人职发

〔1995〕69号），从此我国开始实施执业药师资格制度。1999年4月，原人事部、国家药品监督管理局下发的《人事部 国家药品监督管理局关于修订印发〈执业药师资格制度暂行规定〉和〈执业药师资格考试实施办法〉的通知》（人发〔1999〕34号），对原有考试管理办法进行了修订，明确执业药师、中药师统称为执业药师。为进一步加强对药学技术人员的职业准入管理，更好发挥执业药师社会服务职能，促进执业药师队伍建设和发展，国家药监局、人力资源社会保障部于2019年3月5日修订并印发了《国家药监局 人力资源社会保障部 关于印发执业药师职业资格制度规定和执业药师职业资格考试实施办法的通知》（国药监人〔2019〕12号），对执业药师职业资格考试、注册、职责、监督管理等进行新的调整。

（三）执业药师的职责

（1）执业药师应当遵守执业标准和业务规范，以保障和促进公众用药安全有效为基本准则。

（2）执业药师必须严格遵守《中华人民共和国药品管理法》及国家有关药品研制、生产、经营、使用的各项法规及政策。执业药师对违反《中华人民共和国药品管理法》及有关法规、规章的行为或决定，有责任提出劝告、制止、拒绝执行，并向当地负责药品监督管理的部门报告。

（3）执业药师在执业范围内负责对药品质量的监督和管理，参与制定和实施药品全面质量管理制度，参与单位对内部违反规定行为的处理工作。

（4）执业药师负责处方的审核及调配，提供用药咨询与信息，指导合理用药，开展治疗药物监测及药品疗效评价等临床药学工作。

（5）药品零售企业应当在醒目位置公示《执业药师注册证》，并对在岗执业的执业药师挂牌明示。执业药师不在岗时，应当以醒目方式公示，并停止销售处方药和甲类非处方药。执业药师执业时应当按照有关规定佩戴工作牌。

（6）执业药师应当按照国家专业技术人员继续教育的有关规定接受继续教育，更新专业知识，提高业务水平。国家鼓励执业药师参加实训培养。

二、执业药师职业资格考试管理

执业药师作为保障公众用药安全的重要一环，其资格认证与考试管理显得尤为重要。这一环节不仅关乎药学技术人员的专业素养与技能水平，更是直接关系到广大患者的用药安全与治疗效果，因此，深入理解和重视执业药师资格与考试管理，对于提升整个医疗行业的服务质量具有重要意义。

（一）组织机构

国家药监局与人力资源社会保障部共同负责执业药师职业资格考试工作，日常管理工作委托国家药监局执业药师资格认证中心负责，考务工作委托人力资源社会保障部人事考试中心负责。各省、自治区、直辖市人力资源社会保障行政主管部门会同药品监督管理部门负责本地区的考试工作，具体职责分工由各地协商确定。

（二）报名条件

根据《人力资源社会保障部关于降低或取消部分准入类职业资格考试工作年限要求有关事项的通知》（人社部发〔2022〕8号），凡中华人民共和国公民和获准在我国境内就业的外籍人员，具备以下条件之一者，均可申请参加执业药师职业资格考试：①取得药学类、中药学类专业大专学历，在药学或中药学岗位工作满4年；②取得药学类、中药学类专业大学本科学历或学士学位，在药学或中药学岗位工作满2年；③取得药学类、中药学类专业第二学士学位、研究生班毕业或硕士学位，在药学或中药学岗位工作满 1 年；④取得药学类、中药学类专业博士学位；⑤取得药学类、中药学类相关专业相应学历或学位的人员，在药学或中药学岗位工作的年限相应增加 1 年。凡符合执业药师职业资格考试相应规定的香港、澳门、台湾地区居民，可报名参加考试。

（三）考试类别与科目

执业药师职业资格考试分为药学、中药学两个专业类别。

1. 药学类考试科目　药学专业知识（一）、药学专业知识（二）、药事管理与法规、药学综合知识与技能四个科目。

2. 中药学类考试科目　中药学专业知识（一）、中药学专业知识（二）、药事管理与法规、中药学综合知识与技能四个科目。

各科目具体命题范围可参照国家药监局制定、人力资源社会保障部审定的《国家执业药师资格考试大纲》。

（四）免试要求

符合《执业药师职业资格制度规定》报考条件，按照国家有关规定取得药学或医学专业高级职称并在药学岗位工作的，可免试药学专业知识（一）、药学专业知识（二），只参加药事管理与法规、药学综合知识与技能两个科目的考试；取得中药学或中医学专业高级职称并在中药学岗位工作的，可免试中药学专业知识（一）、中药学专业知识（二），只参加药事管理与法规、中药学综合知识与技能两个科目的考试。

（五）考试周期和时间

考试以四年为一个周期，参加全部科目考试的人员须在连续四个考试年度内通过全部科目的考试。免试部分科目的人员须在连续两个考试年度内通过应试科目。

执业药师职业资格考试日期原则上为每年 10 月，具体考试时间参见人力资源社会保障部人事考试中心各年度发布的"专业技术人员资格考试工作计划"。

（六）成绩发布与证书颁发

考试成绩原则上在考试结束后 2 个月在中国人事考试网发布。

考试合格者，由省、自治区、直辖市人力资源社会保障部门颁发《执业药师职业资格证书》。凡以不正当手段取得资格证书的，由各省、自治区、直辖市专业技术人员管理部门收回资格证书，按《专业技术人员资格考试违纪违规行为处理规定》（中华人民共和国人力资源和社会保障部令第 31 号）严肃处理。

第二节　注册管理

执业药师实行注册制度。持有《执业药师职业资格证书》的人员，经注册取得《执业药师注册证》后，方可以执业药师身份执业。执业药师注册管理是保障公众用药安全、提升药学服务质量的关键环节，通过严格的注册条件和程序及有效的监督管理机制，可以确保执业药师队伍的专业性和规范性，为人民群众提供更加优质、高效的药学服务。

（一）注册管理法律依据

2000 年，根据原人事部、国家药品监督管理局《执业药师资格制度暂行规定》，国家药品监督管理局印发了《执业药师注册管理暂行办法》，对执业药师注册管理工作确立了制度性规定，促进了执业药师队伍的健康有序发展。

2019 年，国家药监局、人力资源社会保障部修订印发了《执业药师职业资格制度规定》，对新形势下执业药师注册和监督管理等方面的工作做出了比较全面的规定，并提出了要进一步完善执业药师注册管理制度，规范执业药师注册管理工作等要求，以适应新形势下执业药师队伍建设发展需要。2021 年 6 月，国家药品监督管理局发布《执业药师注册管理办法》（国药监人〔2021〕36 号），进一步规范执业药师注册及其相关监督管理工作，加强执业药师队伍建设。

（二）注册管理机构与职责

执业药师注册管理工作由国家药品监督管理局负责政策制定和组织实施，并进行指导监督，国家药品监督管理局执业药师资格认证中心承担全国执业药师注册管理信息系统的建设、管理和维护工作，各省、自治区、直辖市药品监督管理部门负责本行政区域内的执业药师注册及其相关监督管理工作。

（三）注册条件和内容

1. 注册条件　执业药师注册申请人需具备以下条件。

（1）取得《执业药师职业资格证书》。

（2）遵纪守法，遵守执业药师职业道德。

（3）身体健康，能坚持在执业药师岗位工作。

（4）经执业单位同意。

（5）按规定参加继续教育学习，取得合格学分证明。

2. 注册内容

（1）执业地区　注册地为省、自治区、直辖市，执业药师需在注册地区内执业。

（2）执业类别　分为药学类、中药学类、药学与中药学类。根据《执业药师职业资格证书》中注明的专业确定执业类别。获得药学和中药学两类专业《执业药师职业资格证书》的人员，可申请药学与中药学类执业类别注册。

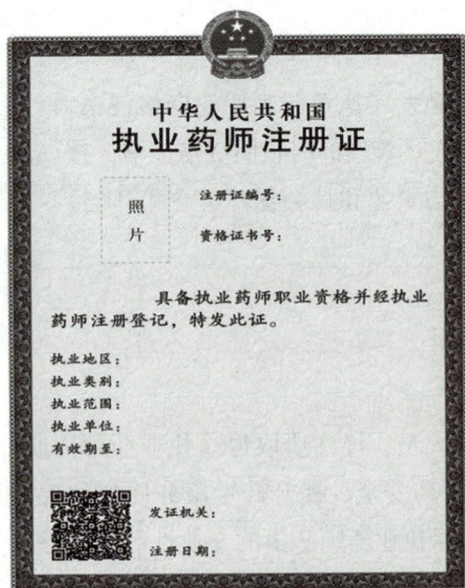

图 14 - 1　执业药师注册证书（样式）

（3）执业范围　药品生产、药品经营、药品使用。

（4）执业单位　包括药品生产、经营、使用及其他需要提供药学服务的单位。执业药师只能在一个执业单位按照注册的执业类别、执业范围执业。

（四）注册程序

1. 申请　申请人通过全国执业药师注册管理信息系统向执业所在地省、自治区、直辖市药品监督管理部门申请注册。

2. 提交材料　申请人应当按要求在线提交注册申请或者现场递交纸质材料。

3. 审核　药品监督管理部门对申请人提交的材料进行形式审查，确保材料齐全、符合规定形式。

4. 决定　自受理注册申请之日起 20 个工作日内作出注册许可决定。准予注册的，颁发《执业药师注册证》（图 14 - 1）；不予注册的，说明理由并告知申请人权利。

💡 **案例分析** --

福建执业药师注册 实现电子证照管理

2024年8月,福建省执业药师注册全面实施电子证照管理,实现执业药师注册"一网通办""跨省通办""网上全程办理",提高执业药师注册管理和便利化水平。电子证照实行后,申报人只需登录福建省药品监督管理局"执业药师注册平台",即可下载和打印执业药师注册证,节省了申请人到窗口办证、注册证邮寄等环节。同时,解决了证照保管、补办等烦恼,也便于社会公众和监管部门验证执业药师注册真伪及详细信息。

(五)注册有效期与延续

执业药师注册有效期为5年。需要延续注册的,申请人应当在注册有效期满之日30日前,向执业所在地省、自治区、直辖市药品监督管理部门提出延续注册申请。药品监督管理部门准予延续注册的,注册有效期从期满之日次日起重新计算5年。超过期限不办理再次注册手续的人员,其《执业药师注册证》自动失效,并不能再以执业药师身份执业。

(六)注册变更与注销

1. 变更 执业药师需变更执业地区、执业类别、执业范围、执业单位的,应向拟申请执业所在地的省、自治区、直辖市药品监督管理部门申请办理变更注册手续。药品监督管理部门应当自受理变更注册申请之日起7个工作日内作出准予变更注册的决定。

2. 注销 符合以下注销注册情形的,药品监督管理部门将依法注销其《执业药师注册证》并予以公告。①注册有效期满未延续的;②执业药师注册证被依法撤销或吊销的;③法律法规规定的应当注销注册的其他情形。

有下列情形之一的,执业药师本人或者其执业单位,应当自知晓或者应当知晓之日起30个工作日内向药品监督管理部门申请办理注销注册,并填写执业药师注销注册申请表。药品监督管理部门经核实后依法注销注册。①本人主动申请注销注册的;②执业药师身体健康状况不适宜继续执业的;③执业药师无正当理由不在执业单位执业,超过1个月的;④执业药师死亡或者被宣告失踪的;⑤执业药师丧失完全民事行为能力的;⑥执业药师受刑事处罚的。

💡 **案例分析** --

政务服务2.0模式赋能杭州市西湖区执业药师注册再提速

为贯彻落实浙江省数字化改革大会的重要精神,持续深化"最多跑一次"改革,杭州市西湖区市场监管局以数字化变革为动力,压缩审批时限,全力推进政务服务2.0模式,今年全面实现了执业药师注册全程网上办理功能。

相比现场办理,执业药师只需通过浙江政务服务网选择在线办理进行网报,无需到现场提交纸质材料,即可申请办理执业药师首次注册、再次注册、变更注册及注销注册,同时还可在线查询办理进度和审批结果,完成审批后,根据执业药师选择,区市场监管局审批窗口将通过快递或窗口自取两种方式将《执业药师注册证》送达到药师手中。

政务服务2.0模式下的全程网办,手续更加简化,审批效率大为提高,以实实在在的成效增进了办事群众的获得感和满意度。药师们表示全程网上办真正实现了"零材料""零跑次",办事更便捷更舒心。

第三节　继续教育管理

执业药师继续教育是针对取得执业药师资格的人员进行的有关法律法规、职业道德和专业知识与技能的继续教育。执业药师继续教育工作要坚持以人民健康为中心，以能力建设为核心，突出针对性、实用性和前瞻性，紧密结合经济社会发展和执业药师行业发展要求，促进建设规模适当、结构合理、素质优良的执业药师队伍，为服务健康中国建设、保护和促进公众健康提供人才保证和智力支持。

一、继续教育管理的背景和原则

（一）继续教育管理的背景

1996 年 6 月 28 日，国家医药管理局《执业药师继续教育管理暂行办法》（国药科〔1996〕250 号）规定执业药师每年脱产参加继续教育的时间累计不得少于 40 学时，注册有效期 3 年内累计不得少于 120 学时。2000 年 8 月 4 日，国家药品监督管理局重新修订了《执业药师继续教育管理暂行办法》（国药管人〔2000〕334 号）。该规定对执业药师继续教育的组织与管理、内容与形式、学分登记等方面作了详细规定。规定执业药师继续教育实行学分制，具有执业药师资格的人员每年参加继续教育获取的学分不得少于 25 学分，注册期 3 年内累计不少于 75 学分。其中指定和指导项目学习每年不得少于 10 学分，自修项目学习可累计获取学分。2003 年，国家食品药品监督管理局对《执业药师继续教育管理暂行办法》（国药管人〔2000〕334 号）进行了重新修订，印发了《执业药师继续教育管理暂行办法》（国食药监人〔2003〕298 号）。该办法规定执业药师继续教育的内容主要包括有关法律法规、职业道德和药学、中药学及相关专业知识与技能，并分为必修、选修和自修三类。执业药师每年继续教育获取学分不得少于 15 学分，注册期 3 年内累计不得少于 45 学分，其中必修和选修内容每年不得少于 10 学分。

2006 年 10 月 12 日，国家食品药品监督管理局发布了《2006—2010 年全国执业药师继续教育指导大纲》（国食药监人〔2006〕532 号），该指导大纲分为执业药师（药学类）课程教学大纲；执业药师（中药学类）课程教学大纲和执业药师（药学类、中药学类）研讨课专题。在课程目录中，增加了药物信息检索、医药伦理学、心理健康学、沟通技巧等课程。2007 年 4 月 4 日，国家食品药品监督管理局人事教育司下发了《关于 2006—2010 年全国执业药师继续教育指导大纲推荐教材的通知》（食药监人函〔2007〕21 号），公布了执业药师（药学类、中药学类）课程推荐教材的名称。

2013 年 5 月，执业药师继续教育工作交由中国执业药师协会承担。2014 年 5 月，经民政部批准，中国执业药师协会更名为中国药师协会。中国药师协会于 2015 年 7 月 30 日印发了《执业药师继续教育管理试行办法》（国药协发〔2015〕8 号），自 2016 年 1 月起施行。该办法规定：执业药师继续教育内容应以药学服务为核心，以提升执业能力为目标，包括八个方面的内容。执业药师继续教育可采取面授、网授、函授等多种方式进行，积极探索网络化培训方式，有效运用现代科学技术拓展培训空间，提升培训效率。鼓励执业药师参加各种在职学历教育学习。攻读药学专业的大专、本科、研究生、双学位课程者，在读期间可视同参加执业药师继续教育培训。由省级（执业）药师协会负责确认。

2015 年 8 月 13 日，人力资源社会保障部以 25 号部令印发了《专业技术人员继续教育规定》，明确继续教育内容包括公需科目和专业科目。公需科目包括专业技术人员应当普遍掌握的法律法规、理论政策、职业道德、技术信息等基本知识。专业科目包括专业技术人员从事专业工作应当掌握的新理论、新知识、新技术、新方法等专业知识。专业技术人员参加继续教育的时间，每年累计应不少于 90 学时，其中，专业科目一般不少于总学时的三分之二。

2021 年 6 月 18 日，国家药监局印发了《执业药师注册管理办法》，规定执业药师注册条件之一即按规定参加继续教育学习。未按规定完成继续教育学习的，药品监督管理部门不予注册。药品监督管理部门按照有关法律、法规和规章的规定，对执业药师注册、执业药师继续教育实施监督检查。执业药师每年应参加不少于 90 学时的继续教育培训，每 3 个学时为 1 学分，每年累计不少于 30 学分。其中，专业科目学时一般不少于总学时的三分之二，并鼓励执业药师参加实训培养。

为贯彻落实《专业技术人员继续教育规定》《执业药师职业资格制度规定》等要求，2024 年 1 月 11 日，国家药监局、人力资源社会保障部联合印发了《执业药师继续教育暂行规定》（国药监人〔2024〕3 号），对执业药师继续教育管理体制、职责分工等内容进行了明确规定。执业药师参加继续教育是执业药师注册执业的必备条件和提升业务能力的重要手段。加强执业药师继续教育管理制度建设，是规范执业药师继续教育活动、提升执业药师队伍素质的重要途径，对提升执业药师专业技术能力、加强执业药师队伍建设、保障公众用药安全具有重要意义。

（二）继续教育管理的原则

1. 服务大局，按需施教　紧紧围绕党和国家事业发展需要，以推进健康中国建设为导向，坚持人才引领驱动，遵循人才成长规律，加强执业药师职业道德教育，引导广大执业药师爱党报国、敬业奉献、服务人民。

2. 以人为本，学以致用　把握执业药师行业特点，坚持理论与实践相结合、培养与使用相结合，引导执业药师完善知识结构，提高专业能力，提升药学服务水平，保障公众用药安全，提升执业药师社会价值。

3. 破立并举，改革创新　坚持人才是第一资源，适应新时代新形势新任务发展变化，深化执业药师继续教育工作体制机制改革，破解发展瓶颈，营造执业药师继续教育体制顺、人才聚、质量高的发展环境。

二、继续教育的组织管理、内容和机构

（一）组织管理

（1）国家药监局会同人力资源社会保障部负责全国执业药师继续教育工作的综合管理和统筹协调，制定全国执业药师继续教育工作政策，指导监督全国执业药师继续教育工作的组织实施，组织开展示范性继续教育活动。

（2）各省级药品监管部门和人力资源社会保障部门，共同负责本行政区域执业药师继续教育工作的综合管理和组织实施。

（3）有关机关、企业、事业单位以及社会团体等在各自职责范围内，依法依规做好执业药师继续教育的规划、管理和实施工作。

（二）内容、方式和机构

1. 内容　执业药师继续教育内容分为公需科目和专业科目，公需科目包括执业药师应当普遍掌握的政治理论、法律法规、职业道德、技术信息等基本知识；专业科目包括从事药品质量管理和药学服务工作应当掌握的行业政策法规，药品管理、处方审核调配、合理用药指导等专业知识和专业技能，以及行业发展需要的新理论、新知识、新技术、新方法等。

国家药监局会同人力资源社会保障部统筹规划执业药师继续教育课程和教材体系建设，组织发布继续教育公需科目指南、专业科目指南，对继续教育内容进行指导。省级人力资源社会保障部门对本行政区域专业技术人员继续教育公需科目有统一规定的，从其规定。

2. 方式　省级药品监管部门会同人力资源社会保障部门组织制定并公开发布本行政区域执业药师

继续教育方式。执业药师继续教育方式包括参加省级以上药品监管部门、人力资源社会保障部门以及执业药师继续教育机构组织的脱产培训、网络培训等继续教育培训活动，以及其他继续教育活动。

其他继续教育活动包括：①参加国家教育行政主管部门承认的药学类、中药学类以及相关专业大学专科以上学历（学位）教育；②承担药品监管部门、人力资源社会保障部门或者相关行业协会学会的执业药师类研究课题，或者承担相关科研基金项目；③公开发表执业药师类学术论文，公开出版执业药师类学术著作、译著等；④担任药品监管部门、人力资源社会保障部门或者相关行业协会学会组织举办的与执业药师工作相关的宣讲、巡讲，以及培训班、学术会议、专题讲座等活动授课（报告）人；⑤参加药品监管部门、人力资源社会保障部门或者相关行业协会学会组织的与执业药师工作相关的评比、竞赛类活动等；⑥省级以上药品监管部门、人力资源社会保障部门认可的其他继续教育活动。

3. 机构　执业药师继续教育机构包括依法成立的高等院校、科研院所、大型企业、社会组织的培训机构等各类教育培训机构，这些机构应当具备与继续教育目的任务相适应的教学场所、教学设施、教材、师资和人员，并建立健全相应的组织机构和管理制度。

三、继续教育的学时管理与考核监督

（一）学时管理

1. 学时要求　执业药师参加继续教育实行学时登记管理。登记内容主要包括继续教育时间、内容、方式、学时数、机构等信息。

执业药师应当自取得执业药师职业资格证书的次年起开始参加继续教育，每年参加的继续教育不少于90学时。其中，专业科目学时一般不少于总学时的三分之二。参加继续教育取得的学时在当年度有效，原则上不得结转或者顺延至以后年度。记入全国专业技术人员继续教育管理信息系统或者记入全国执业药师注册管理信息系统的执业药师继续教育学时，在全国范围内有效。

此外，执业药师在参与援藏、援疆、援青等援派工作期间，视同完成年度继续教育学时；在参与重大突发公共卫生事件工作期间提供药品管理与药学服务的，由执业药师用人单位出具证明，经省级药品监管部门确认符合要求的，可视同参加继续教育。

2. 学时计算标准

（1）参加省级以上药品监管部门、人力资源社会保障部门以及执业药师继续教育机构组织的脱产培训，每天最多按8学时计算。

（2）参加省级以上药品监管部门、人力资源社会保障部门以及执业药师继续教育机构组织的网络培训，按实际学时计算。

（3）参加国家教育行政主管部门承认的药学类、中药学类以及相关专业大学专科以上学历（学位）教育，获得学历（学位）当年度最多折算为90学时。

（4）独立承担药品监管部门、人力资源社会保障部门或者相关行业协会学会的执业药师类研究课题，或者独立承担相关科研基金项目，课题项目结项的，当年度每项最多折算为40学时；与他人合作完成的，主持人每项最多折算为30学时，参与人每人每项最多折算为10学时。

（5）独立公开发表执业药师类学术论文，每篇最多折算为10学时；与他人合作发表的，每人每篇折算最多为5学时。每人每年最多折算为60学时。

（6）独立公开出版执业药师类学术著作、译著等，每本最多折算为30学时；与他人合作出版的，第一作者每本最多折算为20学时，其他作者每人每本最多折算为10学时。每人每年最多折算为60学时。

（7）担任药品监管部门、人力资源社会保障部门或者相关行业协会学会组织举办的与执业药师工作相关的宣讲、巡讲，以及培训班、学术会议、专题讲座等活动授课（报告）人，最多按实际授

课（报告）时间的6倍计算学时。

（8）参加药品监管部门、人力资源社会保障部门或者相关行业协会学会组织的与执业药师工作相关的评比、竞赛类活动等，获得三等奖或者相当等次以上，当年度每项最多折算为30学时，同一活动不累计计算。

（9）省级以上药品监管部门、人力资源社会保障部门认可的其他继续教育活动的学时计（折）算标准，由省级以上药品监管部门会同人力资源社会保障部门确定。

（二）考核监督

《执业药师继续教育暂行规定》分别对激励机制、监督检查、教育质量监测等内容进行了明确规定。

1. 激励机制　用人单位应当建立本单位执业药师继续教育与使用、晋升相衔接的激励机制，把执业药师参加继续教育情况作为执业药师考核评价、岗位聘用的重要依据，此外，执业药师参加继续教育情况，应当作为聘任专业技术职务或者申报评定高一级职称资格的重要条件。

2. 监督检查　省级以上药品监管部门会同人力资源社会保障部门按照有关法律、法规和规章，对执业药师继续教育工作实施监督检查，执业药师继续教育机构、用人单位、执业药师应当对药品监管部门、人力资源社会保障部门的监督检查予以协助、配合，不得拒绝、阻挠。

3. 教育质量监测　省级以上药品监管部门、人力资源社会保障部门应当持续组织对执业药师继续教育机构教学质量开展动态监测，监测情况作为评价继续教育机构办学质量的重要标准和是否继续承担执业药师继续教育任务的重要依据。

💡 **案例分析** --

多方联手、完善体系——做好执业药师注册与继续教育衔接

巩固完善药监部门监督管理、行业协会组织实施、专业机构精心施教、用人单位保障支持、执业药师积极参与的执业药师继续教育体系，持续提升执业药师药事管理与药学服务能力和水平，是执业药师管理相关部门坚持探索和实践的一项重要任务。上海市执业药师协会受委托作为执业药师继续教育组织实施的相关机构和团队，通过统筹协调多方资源，凝聚各方合力，共同推进执业药师继续教育健康发展。

1. 对优质施教资源的拓展利用　上海市执业药师协会委托上海政采项目管理有限公司组织上海市执业药师继续教育施教机构招标遴选工作，最终从6家参与投标的机构中选取复旦大学、上海中医药大学、上海医药职工大学作为上海市执业药师继续教育施教机构，确立优质教育资源在继续教育中的主渠道作用。同时，明确规定知识替代频率，每年必须更新三分之一以上的课程内容；鼓励学员自主择校选课，推动形成施教机构竞争机制，促进施教机构以优质课程、优秀师资、高质量服务吸引学员，不断提高教学质量；举办优质课程评选活动，每年组织学员对所学课程进行评价，并在此基础上聘请专家学者共同评选出"优质课程"；设置"防替考"软件，加强对继续教育效果的测试与评估。

2. 对继续教育的服务与支持　上海市执业药师协会通过运营"上海执业药师继续教育"APP和"上海市执业药师协会"微信公众号，为上海市1万多名执业药师线上完成继续教育报名、缴费、选课、上网学习、考勤、答题、学分登记等环节的操作提供便利，提升继续教育便捷程度和管理水平。通过设置"防挂课、防快进、防替考"管理机制，确保学员该学的内容一门不少，该考的内容一分不落。

3. 注册与继续教育衔接，完善"台台通"　在已开通执业药师继续教育学分查询系统，实现注册与继续教育信息有效衔接的情况下，上海市执业药师协会将执业药师的继续教育学分记入全国执业药师注册管理信息系统，切实落实系统"不断档、不卡档"要求。

第四节　民族药药师管理

一、民族医药与民族药师

（一）民族医药

按照《中华人民共和国宪法》规定："国家发展医疗卫生事业，发展现代医药和我国传统医药"。《中共中央国务院关于卫生改革与发展的决定》中指出："各民族医药是中华民族传统医药的组成部分，要努力发掘、整理、总结、提高，充分发挥其保护各民族人民健康的作用。"

各民族医药具有自己的医疗特色，一些有影响的民族医药，如藏医药、蒙医药、维吾尔医药、傣医药、壮医药等民族医药，在其发展过程中都有悠久的历史和独特的理论体系与医疗实践，对防治疾病，为本民族人民的身体健康和中华民族的繁衍昌盛做出了重要贡献。

2018 年 7 月，《关于加强新时代少数民族医药工作的若干意见》（国中医药医政发〔2018〕15 号）中明确新时代少数民族医药工作的指导思想、基本原则和发展目标，提出持续加强少数民族医药师承教育和继续教育，逐步推进少数民族药执业药师管理相关工作等指导意见。

2024 年 7 月，国家药监局组织召开民族药监管工作专题会议，强调提高政治站位，全面提升民族药监管能力，加强标准管理，筑牢民族药高质量发展安全底线。

1. 民族医药工作的指导思想　全面深入贯彻党中央的领导精神，立足健康中国战略，以实施中医药法和全面落实战略规划纲要为主线，坚持开放包容、守正创新、统筹协调，充分发挥民族医药特色优势，持续提升服务能力，为保障人民健康、传承民族文化、维护团结稳定、促进民族繁荣和经济社会发展作出贡献。

2. 民族医药工作的基本原则

（1）坚持党的领导，凝聚发展力量　铸牢中华民族共同体意识，在思想上行动上同党中央保持高度一致，强化政府在组织领导、规划制定、政策协调等方面的作用，营造推进少数民族医药工作的良好氛围。

（2）坚持以人民为中心，提升服务能力　围绕各族群众对少数民族医药的需求，切实提升少数民族医药服务能力，维护好人民群众的基本健康权益，满足人民日益增长的美好生活需要。

（3）坚持弘扬特色，推动传承发展　遵循少数民族医药自身发展规律和特点，以保护和传承为基础，稳步推进创新，发挥少数民族医药在健康服务中的特色和优势，为人民群众提供全方位全周期健康服务。

（4）坚持分类指导，促进协调发展　针对各少数民族医药所处的不同发展阶段，从实际出发，统筹各民族、各地区、各领域的关系，正确处理好各少数民族医药的共性与个性问题，推动少数民族医药稳步协调发展。

3. 民族医药工作的发展目标　到 2030 年，在民族地区建立较为完善的少数民族医药健康服务网络；少数民族医药健康服务能力进一步提高，防治常见病、多发病、地方病及部分重大疾病能力进一步增强；少数民族医药人才培养体系得到完善，人才队伍稳步壮大，基本建立起符合少数民族医药特点的执业准入制度；少数民族医药得到全面传承保护，科技创新能力稳步提升，可持续发展能力有效提高；少数民族医药产业化水平逐步提高，核心竞争力逐步增强；少数民族医药标准化体系逐步健全，少数民族医药文化得到繁荣发展，少数民族医药国际间交流与合作更加广泛。

（二）民族药师

1. 定义　民族药师是从事民族药药品购销储存、饮片加工、质量检验、制剂调配并指导生产用药的专业人员。民族药师在 2015 版《中华人民共和国职业分类大典》中，属于中医药行业新增九个职业之一。

2. 工作任务

（1）进行藏药、蒙药、维药、傣药、朝药、壮药、哈萨克药等药材收购，饮片、卡擦药等草药加工炮制，成药生产制备技术指导。

（2）监督、检查、抽检民族药质量。

（3）购销、储存、管理民族药品种。

（4）进行民族药材加工，制成丸、散、膏、露剂、蜜膏剂、酒剂、片剂、胶囊剂、液体等剂型。

（5）制备医疗机构内部制剂，进行处方配伍、质量和稳定性检查、药效及毒性控制。

（6）协助医师用药，进行医师处方审方、调配、复核和煎药过程控制、质量检验。

（7）向患者发放药物并向患者说明用药注意事项。

（8）保存配方档案，供应临床用药。

二、民族药执业药师管理

《执业药师职业资格制度规定》强调，国家药监局、人力资源社会保障部会同相关部门逐步推进民族药执业药师管理相关工作。民族药执业药师是指某民族地区统一考试合格，并取得民族药执业药师职业资格证书的人员。经该民族地区注册的民族药执业药师，可在该民族地区内从事药品生产、经营、使用和其他需要提供药学服务的单位，开展药学服务工作。

2024 年 1 月，西藏自治区药监局联合区人社厅、区市场监管局出台了《西藏自治区藏药执业药师职业资格制度规定（试行）》和《藏药执业药师资格考试实施办法（试行）》，成为全国首个民族药执业药师资格制度。该制度的施行，对提高民族医药专业技术人员工作水平，不断壮大民族药执业药师队伍，为促进民族医药产业高质量发展输送人才等具有十分重要的意义。本节以西藏自治区藏药执业药师职业资格制度为例，阐述民族药执业药师的资格考试、注册、继续教育和职责。

（一）资格考试

1. 考试组织　西藏自治区药品监督管理局、西藏自治区人力资源和社会保障厅共同负责藏药执业药师资格考试工作，日常管理工作由西藏自治区药品监督管理局负责。

西藏自治区药品监督管理局负责组织拟定考试科目和考试大纲、建立试题库、组织命审题、考务组织工作（报名通知发布、报名及资格审核、报名费收缴、考点考场落实、考务人员安排、考试组织实施、阅卷），提出考试合格标准建议，根据合格标准生成合格人员名单，印制及发放证书。

西藏自治区人力资源和社会保障厅负责组织审定考试科目、考试大纲，共同对考试工作进行监督、指导、检查，负责确定合格标准。

2. 报考条件　凡中华人民共和国公民，具备以下条件之一者，均可申请参加藏药执业药师职业资格考试：①取得藏药学或相关专业大专学历，在药学岗位工作满 5 年；②取得藏药学或相关专业大学本科学历或学士学位，在药学岗位工作满 3 年；③取得藏药学或相关专业第二学士学位、研究生班毕业或取得硕士学位，在药学岗位工作满 1 年；④取得藏药学或相关专业博士学位；⑤取得藏药学类相关专业相应学历或学位的人员，在药学岗位工作的年限相应增加 1 年。

3. 考试周期和科目

（1）考试周期　藏药执业药师职业资格实行全区统一大纲、统一命题、统一组织的考试制度。原则上每年 11 月举行一次。考试以四年为一个周期，参加全部科目考试的人员须在连续四个考试年度内通过全部科目的考试。免试部分科目的人员须在两个考试年度内通过应试科目。

（2）考试科目　考试科目为：藏药学专业知识（一）、藏药学专业知识（二）、药事管理与法规、藏药学综合知识与技能四个科目。

符合报考条件，按照国家有关规定取得药学或医学专业高级职称并在药学岗位工作的，可免试藏药学专业知识（一）、藏药学专业知识（二）两个科目，仅参加药事管理与法规、藏药学综合知识与技能两个科目的考试。

4. 资格证书

藏药执业药师职业资格考试合格者，由西藏自治区人力资源和社会保障厅颁发《藏药执业药师职业资格证书》。该证书由西藏自治区人力资源和社会保障厅统一印制，西藏自治区药品监督管理局与西藏自治区人力资源和社会保障厅用印，在西藏自治区范围内有效。

（二）注册

1. 注册执业　藏药执业药师实行注册制度。西藏自治区药品监督管理局负责藏药执业药师注册的政策制定、组织实施和管理工作，各地（市）药品监管部门负责藏药执业药师注册的初审工作。取得《藏药执业药师职业资格证书》者，须按规定向西藏自治区药品监督管理局申请注册。经注册后，方可按照注册的执业类别、执业范围从事相应的执业活动。未经注册者，不得以藏药执业药师身份执业。

2. 注册条件　必须同时具备下列条件：①取得《藏药执业药师职业资格证书》；②遵纪守法，遵守执业药师职业道德，无不良信息记录；③身体健康，能坚持在藏药执业药师岗位工作；④经所在单位考核同意。

3. 注册要求　经批准注册者，由西藏自治区药品监督管理局核发《藏药执业药师注册证》。藏药执业药师仅能在 1 家单位进行注册。藏药执业药师变更执业单位、执业范围等应及时办理变更注册手续。藏药执业药师注册有效期为 5 年。需要延续的，应当在有效期届满 30 日前，向所在地（市）注册管理部门提出延续注册申请。

（三）继续教育

（1）藏药执业药师应当按照国家专业技术人员继续教育有关规定接受继续教育，更新专业知识，提高业务水平。西藏自治区鼓励藏药执业药师参加实训培养。

（2）藏药执业药师的继续教育学分，由继续教育管理机构及时记入西藏自治区藏药执业药师注册管理信息系统。

（四）职责

（1）藏药执业药师必须遵守执业标准和业务范围，以保障和促进公众用药安全有效为基本准则。

（2）藏药执业药师必须严格遵守《药品管理法》及国家有关药品研制、生产、经营、使用的各项法规及政策。藏药执业药师对违反《药品管理法》及有关法规、规章的行为或决定，有责任提出劝告、制止、拒绝执行，并向当地负责药品监督管理的部门报告。

（3）藏药执业药师在执业范围内负责对药品质量监督和管理，参与制定和实施药品全面质量管理制度，参与单位对内部违反规定行为的处理工作。

（4）藏药执业药师负责处方的审核及调配，提供用药咨询与信息，指导合理用药，开展治疗药物的监测及药品疗效评价等临床药学工作。

（5）药品零售企业应当在醒目位置公示《藏药执业药师注册证》，并对在岗执业的藏药执业药师挂牌明示。藏药执业药师不在岗时，应当以醒目方式公示，并停止销售处方药和甲类非处方药。藏药执业药师执业时应当按照有关规定佩戴工作牌。

第五节 执业药师注册电子政务服务与应用

一、执业药师注册政务服务

（一）执业药师注册政务服务类型和依据

执业药师注册属于行政许可类政务事项，由各省、自治区、直辖市药品监督管理局负责具体实施。申请人通过全国执业药师注册管理信息系统向执业所在地省、自治区、直辖市药品监督管理部门申请注册。

1. 政务服务类型 执业药师注册政务服务包括执业药师首次注册、延续注册、变更注册、注销注册。

2. 政务服务依据 《国务院对确需保留的行政审批项目设定行政许可的决定》（国务院令第412号）、《执业药师职业资格制度规定》（国药监人〔2019〕12号）第十一条、《执业药师注册管理办法》（国药监人〔2021〕36号）第四条。

（二）执业药师注册政务服务流程

1. 执业药师网上注册流程 按照落实"互联网＋政务服务"要求，《执业药师注册管理暂行办法》规定要完善全国执业药师注册管理信息系统，推进网上全程申报审批。执业药师网上注册申报流程见图14-2。首次注册、延续注册、注销注册的办理时限为20个工作日，变更注册的办理时限为7个工作日。

（1）网上登录 登录"国家药品监督管理局执业药师注册平台"单击"执业药师注册网上申报"，或登录"国家药品监督管理局政务服务门户"单击"个人登录"，登录后选择"其他服务"—"综合"—"全国执业药师注册管理信息系统"—"在线办理"。

（2）网上选择注册省份、办理模式 "网上全程办理"或"网上申报，窗口受理"。

（3）网上选择注册类型、填写申请信息。

（4）网上打印申请表 执业药师首次注册表、延续注册表、变更注册表、注销注册表样式见《执业药师注册管理办法》附件1、3、4、5，或国家药品监督管理局执业药师注册平台公布的表格式样。

（5）网上提交申请 网上申报，窗口受理：网上提交申请、网上打印申请表后，携带申请材料到注册机构进行审核。

（6）网上查询审批状态 申请材料受理后，可以登录查询注册审批的状态。

（7）网上查询注册许可决定 注册通过后，可在"国家药品监督管理局执业药师注册平台"网站查询注册许可决定。

（8）网上领取电子证书（部分省份）或到注册机构领取证书（或由注册机构邮寄证书）。

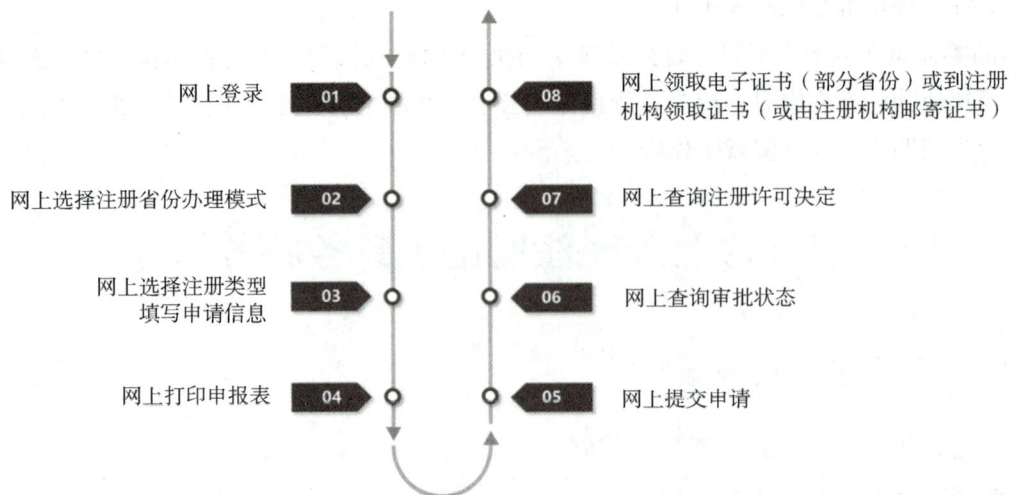

图 14 – 2　执业药师网上注册申报流程图

2. 执业药师网上注册报送材料

（1）首次注册需提交《执业药师首次注册申请表》《执业药师职业资格证书》、身份证明、执业单位合法开业证明、继续教育学分证明。

（2）延续注册需提交《执业药师延续注册申请表》、执业单位合法开业的证明、继续教育学分证明。

（3）变更注册需提交《执业药师变更注册申请表》、执业单位合法开业的证明、继续教育学分证明。

（4）注销注册需提交《执业药师注销注册申请表》（个人或其执业单位提交申请时填写）。

💡 **案例分析**

广西推行"执业药师注册"智能化审批"零跑腿"，实现"秒审批"

2018 年，广西药品监督管理部门以执业药师注册系统为切入口，推进智能审批和审管信息系统一体化，按照"信任在先，过程监管，信用保障"的原则，推行企业和群众办事"网上申报、智能审批、即批即得、电子结果"的新型互联网办事模式，打造"审批更简、监管更严、服务更优"的 24 小时"不打烊"网上政府。使得"执业药师注册证"全程网上办，材料手续还简化；群众办事"零跑腿"还秒批，获得感满满的。

材料简化还可随时办，打破信息壁垒，实现互联互通，实现执业药师注册互联网智能化审批。相关人员表示，智能化审批最大限度地方便了申请人，有效地避免了人为因素的影响，让审批工作更加公开、公平、公正、廉洁、高效。

二、执业药师注册政务应用

以上海市为例，申请人可通过上海一网通办在线政务服务平台或上海市药品监督管理局官网点击"一网通办"，在搜索栏中输入"执业药师注册"查看办事指南或申请办理。

（一）首次注册

执业药师首次注册办理环节及时限见图 14 – 3。

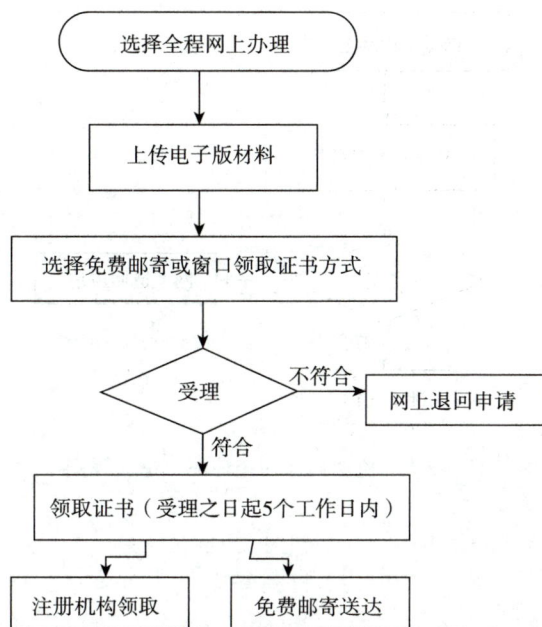

图 14-3　执业药师首次注册办理流程图

（二）延续注册和变更注册

执业药师延续注册和变更注册办理环节及时限见图 14-4。

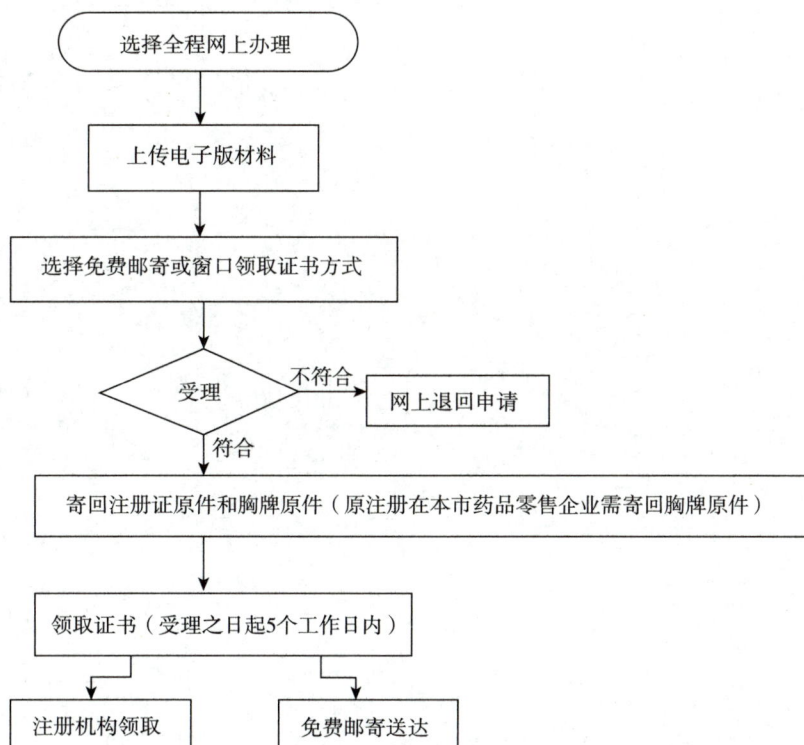

图 14-4　执业药师延续注册和变更注册办理流程图

（三）注销注册

依申请的执业药师注销注册办理环节及时限见图 14-5。

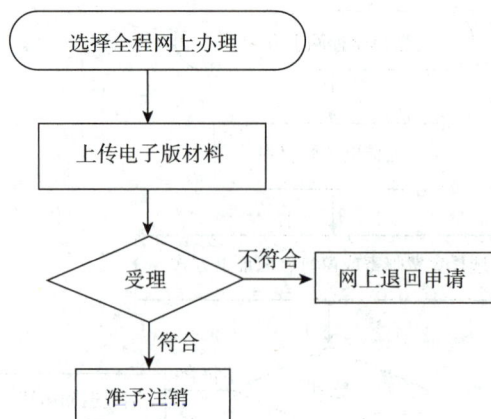

图 14 – 5　执业药师注销注册办理流程图

书网融合······

习题

本章小结

第十五章　药品智慧监管

📖 学习目标

1. 通过本章学习，应能掌握智慧监管平台在实际案例中的具体应用，并理解其对未来药品监管模式的影响；熟悉智慧监管平台的核心功能和技术应用；了解智慧监管平台的发展背景及其在药品监管中的重要性。

2. 能够系统分析追溯管理系统在药品全生命周期中的作用及其发展历程，熟悉其核心功能及应用场景；掌握追溯管理系统的阶段性成效，并能够探讨其未来发展方向。

3. 树立对数据管理与分析系统重要性的全面认知，理解数据管理与分析系统在提升药品监管效率中的关键作用。

在当前全球医药行业加速数字化转型的背景下，药品智慧监管已成为保障药品质量与安全、提高监管效率的重要举措。为落实《国务院办公厅关于全面加强药品监管能力建设的实施意见》及《药品监管网络安全与信息化建设"十四五"规划》的要求，国家药品监督管理局制定并发布了《血液制品生产智慧监管三年行动计划（2024—2026年)》。该计划明确了分阶段推进的目标，包括在未来三年内实现血液制品生产企业从原料血浆入厂到生产、检验等环节的全流程数字化和信息化监管。同时，该计划在部分省份的试点应用已初显成效，例如通过大数据分析和智能化追溯系统，显著提升了生产过程的透明度和安全性。这一实践不仅为我国药品智慧监管提供了现实依据，也为构建更加完善的智慧监管体系提供了参考蓝本。基于该计划的成功实施，本章将进一步探讨智慧监管平台、追溯管理系统及数据管理与分析系统的功能优化及其发展方向。

第一节　智慧监管平台

随着信息技术的迅速发展和社会对药品安全监管要求的提高，传统的药品监管模式逐渐暴露出其局限性和不足。为了更有效地保障药品安全、提高监管效率，各地药品监管部门纷纷探索并应用智慧监管平台。这些平台基于大数据、人工智能、物联网等先进技术，旨在构建覆盖药品全生命周期的监管体系，实现对药品生产、流通和使用全过程的实时监控和精准管理。本节将结合国内多个实际案例，详细探讨智慧监管平台的构建背景、主要功能、实际应用及其对未来药品监管的深远影响。

一、智慧监管平台的构建背景

（一）监管需求的迫切性

药品安全事关公众健康，药品监管的任务艰巨而复杂。随着医药行业的迅猛发展，药品生产和流通环节日益多样化和全球化，监管难度不断增加。传统的监管方式主要依赖于现场检查和人工数据采集，存在监管覆盖面不足、检查频次不够、数据处理效率低等问题。这种方式难以应对不断增长的监管需求，亟需一种更加高效、精准的监管模式。

（二）技术发展的驱动力

现代信息技术的快速发展为药品监管的变革提供了技术基础。大数据分析、人工智能、物联网和区块链技术的广泛应用使数据的采集、传输、分析和共享更加便捷和高效，这些技术为药品监管平台的智能化、精准化和高效化提供了可能。例如，人工智能可以实现对海量数据的自动分析和风险预警；物联网技术可以实时监控药品在生产、运输和储存过程中的环境条件；区块链技术则能够确保药品信息的不可篡改和可追溯性。

（三）政策法规的引导

国家和地方药品监管机构相继出台了多项政策和法规，鼓励并推动智慧监管平台的建设。国家药品监督管理局多次明确提出要加强药品监管的信息化建设，提升药品安全监管的科学化、现代化水平。这些政策为各地智慧监管平台的建设提供了方向和支持，促进了药品监管的技术创新和模式转型。

二、智慧监管平台的主要功能与特点

智慧监管平台的构建目标是通过现代信息技术，实现对药品监管全过程的智能化、精准化和高效化管理。具体来说，智慧监管平台通常具备以下几大核心功能和特点。

（一）智能化监管

智能化监管是智慧监管平台的基础功能。通过引入人工智能、大数据分析、机器学习等技术，平台能够实现对监管对象的自动监控和智能分析。例如，北京市药品监督管理局建设的互联网药品信息智能化监管平台，充分利用图片识别、图文比对、IP查询、盗链监测等技术，对互联网药品信息服务企业进行自动化定时监测。这种智能化的监管方式，不仅能够显著提高监管的效率，还能降低监管的人工成本。

此外，智能化监管还包括对监管结果的智能反馈和处理。平台可以根据监测到的异常情况自动生成风险预警报告，并实时推送给相关监管人员和企业。例如，辽宁省疫苗生产信息化监管系统通过全程追溯、风险预警等功能，能够即时识别疫苗生产过程中的异常行为，并迅速将风险控制在萌芽状态。

（二）精准化监管

精准化监管是智慧监管平台的重要功能之一。通过对数据的深度挖掘和分析，平台能够实现对监管对象的精准定位和分类管理。

精准化监管还体现在对关键风险点的精准识别和干预。例如，河南省药监局实施的药品安全智慧监管"千里眼工程"，通过集成视频监控和数据分析技术，对药品生产和流通的关键环节进行全时段动态监控。该系统能够实时捕捉和分析风险信号，并根据风险等级分类采取针对性的监管措施，例如强化现场检查和增加抽检频次，从而实现精准风险防控。这一监管模式有效提升了监管效能，为药品智慧监管提供了示范性参考。

（三）高效化监管

高效化监管是智慧监管平台的显著优势之一。通过信息化手段，平台能够显著提高监管工作的效率，缩短监管周期。例如，北京市药品监督管理局的互联网药品信息智能化监管平台，通过"一键巡查"功能可以将原本需要2个月完成的巡查工作缩短至10小时。这种高效的监管方式，不仅节省了监管人员的工作时间，还提高了监管的覆盖率和准确性。

高效化监管还体现在数据处理和信息共享的高效性上。智慧监管平台通常具备强大的数据处理能力，能够在短时间内对海量数据进行分析处理，并将结果实时反馈给相关部门和企业。例如，上海市药品安全信用档案系统，通过数据治理和精准开发，实现了监管信息的关联共享，使得行政审批、行政检查等环节的信息交流更加顺畅，显著提高了监管效能。

（四）可视化监管

可视化监管是智慧监管平台的创新特点。通过数据可视化工具，平台能够将复杂的监管数据以直观的图表形式呈现给监管人员，从而提高监管工作的可视性和操作性。例如，江苏省智慧监管平台通过"红黄绿码"和"词云图"的形式，直观展示了企业的风险等级和监管状态，使监管人员能够一目了然地掌握企业的运行状况和风险水平。

可视化监管还包括对监管结果的图形化展示和分析。例如，北京市互联网药品信息智能化监管平台通过智慧大屏，实时展示巡查进度、巡查覆盖率、不合格企业数量等信息，监管人员可以通过互动大屏进行数据分析和决策支持，提高了监管工作的精准性和科学性。

三、智慧监管平台的实际应用案例分析

为了更好地理解智慧监管平台的实际应用效果，本节将结合几个典型的国内案例，深入探讨这些平台在药品监管中的具体应用及其带来的积极影响。

（一）北京市互联网药品信息智能化监管平台

北京市药品监督管理局建设的互联网药品信息智能化监管平台是一个典型的智慧监管案例。北京市互联网药品信息服务企业数量庞大，且监管责任重，传统的人工巡查方式难以满足监管需求。在此背景下，北京市药监局积极探索利用现代信息技术开展风险监管和非现场监管，打造了这一智能化监管平台（图15-1）。该平台的主要功能如下。

1. 企业信息数据库　通过导入企业信息，建立完整的企业数据库，实现对互联网药品信息服务企业的全覆盖监控。

2. 自动化监测　平台利用图片识别、图文比对、IP查询、盗链监测等技术，对企业的互联网药品信息服务活动进行自动化监测，并实现定时巡查和自动预警。

3. 多样化检查方式　平台提供了"定期巡查、一键巡查、抽查、复查、人工检查"等多种检查方式，极大方便了监管人员的工作。

4. 实时反馈与互动　通过连接微信小程序，平台实现了与企业的智能互动，帮助企业解决法律疑问和流程问题，同时监管部门可实时更新检查结果并同步至企业。

该平台的应用效果显著，试点运用后，原本需要2个月完成的全面巡查工作，现在通过自动巡查仅需10小时，极大提升了监管效率。目前，该平台已在全市推广使用，成为北京市药监局破解监管难题的重要工具。

（二）辽宁省疫苗生产信息化监管系统

疫苗生产信息化监管系统是辽宁省药品监督管理局建设的一项智慧监管平台，旨在提升疫苗生产过程的透明度和可控性，确保疫苗质量安全。该系统通过互联网、物联网和大数据技术，对疫苗生产过程中的关键环节进行实时监控和数据分析。系统的主要功能如下。

1. 全程追溯　通过赋码系统，对疫苗的生产批次、原料来源、生产工艺等信息进行全程记录，确保每一批疫苗都可追溯。

2. 风险预警　通过实时监控生产数据，系统能够识别生产过程中可能出现的风险，如温度异常、工艺偏差等，并自动触发预警机制。

3. 企业画像与辅助检查 系统根据历史数据和实时监测结果，生成企业"画像"，帮助监管人员快速了解企业的合规情况和潜在风险，并提供辅助检查建议。

4. 多级监管数据共享 系统将生产数据实时上传至省、市、县三级药品监管部门，实现多级数据共享和联合监管。

自系统上线以来，辽宁省疫苗生产信息化监管系统大幅提升了疫苗生产环节的透明度，杜绝了数据造假和隐瞒生产缺陷等问题。同时，系统还显著降低了疫苗监管的人力成本和时间成本，成为疫苗质量安全监管的重要保障工具。

四、智慧监管平台的阶段性成效与未来发展方向

（一）阶段性成效

本节中，我们探讨了两个具有代表性的智慧监管平台应用案例，涵盖了药品信息监管、医疗器械追溯、疫苗生产监管等关键领域。通过北京市互联网药品信息智能化监管平台，我们看到了信息化技术如何提升互联网药品信息监管的效率和精度。辽宁省的疫苗生产信息化监管系统则通过全程追溯与风险预警等功能，有效解决了疫苗生产过程中的重大风险防控问题。

这些平台的成功实施，充分展示了智慧监管在提高监管效率、降低风险、提升公共安全方面的巨大潜力。它们不仅实现了传统监管模式的转型升级，还为未来更多领域的监管创新提供了宝贵经验和示范。

（二）未来发展方向

虽然这些智慧监管平台已经取得了显著成效，但智慧监管的推进依然面临许多挑战。未来，随着人工智能、大数据、区块链等新兴技术的不断发展与融合，智慧监管平台有望进一步提高自动化程度和智能化水平。为了应对更为复杂的监管需求，平台还需要在以下几个方面进行深入探索和优化。

1. 跨部门数据共享与协同监管 未来智慧监管平台的发展将更加依赖跨部门的数据共享与协作，形成统一高效的监管网络，提高监管的一致性和协同性。

2. 个性化与精准化监管 通过深入挖掘数据资源，智慧监管平台可以更加精准地识别潜在风险，并提供针对性的监管措施，进一步提升监管效能。

3. 公众参与与透明化 提升公众对智慧监管的认识与参与度，通过平台的数据透明化和公众反馈机制，进一步增强监管的公信力和社会监督功能。

第二节　追溯管理系统

一、药品追溯概述

（一）药品追溯的必要性与挑战

随着药品在临床使用中风险的增加，药品监管面临的挑战日益加剧。传统的监管方式难以应对日益复杂的供应链和市场需求，这导致在产品召回和追溯过程中存在诸多不足。当前，药品生产企业在产品销售至代理商和经销商的过程中，常因记录不完善而无法有效追溯至最终使用环节，致使无法及时采取召回措施。这一现象反映出我国药品监管体系在法律法规、技术手段等方面的不足，也揭示了建立完善的药品追溯体系的必要性。

（二）法律法规对药品追溯的支持

为了应对这些问题，2019 年 8 月 26 日，新修订的《中华人民共和国药品管理法》正式通过，明确要求药品上市许可持有人、药品生产企业、药品经营企业和医疗机构建立并实施药品追溯制度，确保药品在生产、流通、销售全过程中的可追溯性。该法律的出台，标志着我国药品监管体系迈入了新的阶段，为追溯制度的建立和完善提供了坚实的法律基础，并明确了药品生产、流通和使用的各个环节均需负起相应的责任。

（三）药品追溯码的应用与技术规范

药品追溯码的应用是实现药品全生命周期追溯的关键。在药品生产过程中，每一个最小销售包装都会被分配一个唯一的追溯码，这一追溯码由一系列数字、字母和符号组成，确保每件药品都可以被精准追踪。为了规范药品追溯码的应用，国家药品监督管理局于 2019 年 4 月和 2022 年 6 月先后发布了《药品追溯码编码要求》（NMPA B/T 1002—2019）和《药品追溯码标识规范》（NMPA B/T 1011—2022）。这些规定详细说明了追溯码的形式，可以采用一维条码、二维条码或 RFID 标签，并规定了追溯码应包含的关键信息，如药品通用名、生产批号、生产企业、规格和有效期等。

药品追溯码的广泛应用，为现代追溯管理系统的实施提供了重要技术支持。这不仅提升了药品信息的透明度，还为监管机构和企业提供了强有力的工具，确保在药品出现质量问题时，能够迅速定位并解决问题，为保障公众健康提供了更高的安全保障。

二、追溯管理系统的背景与重要性

（一）追溯管理系统的背景

追溯管理系统的设计和实施是现代药品和医疗器械监管领域的重大进步。随着药品和医疗器械市场的扩展，供应链变得越来越复杂，传统的追溯方式难以满足现代监管的需求。药品和医疗器械的追溯管理起源于确保产品质量和安全的迫切需求。在全球化背景下，药品和医疗器械的生产、流通及使用跨越多个国家和地区，追溯系统的建设变得尤为重要。

追溯系统不仅是应对市场质量问题的工具，也是提高监管效率、增强消费者信任的关键。传统的追溯方法通常依赖于纸质记录和人工审核，这种方法不仅效率低下，还容易出现数据丢失或篡改的风险。现代追溯管理系统利用先进的技术手段，如条形码、二维码、射频识别（RFID）、区块链等，提升了数据的采集、存储、分析和管理能力，从而有效解决了传统方法中的诸多问题。

（二）追溯管理系统的重要性

追溯管理系统的实施对于药品和医疗器械的质量、安全及监管有着深远的影响，具体表现如下。

1. 保障产品安全 追溯系统可以全面记录产品的生产和流通过程，确保在出现质量问题时能够快速定位问题源头并采取适当的召回措施。通过追溯，监管机构能够迅速查明问题产品的流通范围，避免了质量问题的扩散。

2. 提高监管效率 追溯系统通过自动化的数据采集和处理，显著提高了监管工作的效率。系统可以实时监控产品的流通情况，并自动生成报告，减少了传统人工检查的工作量和错误率，从而提升了监管的全面性和准确性。

3. 增强市场信任 透明的追溯信息可以显著提高消费者对产品的信任。当消费者可以追踪到产品的生产和流通全过程时，会更有信心购买和使用这些产品。追溯系统的透明性有助于维护市场秩序和消费者权益。

4. 支持法规遵循　在许多国家和地区，药品和医疗器械的追溯管理是法规要求的重点。追溯系统可以帮助企业和监管部门确保符合相关法规要求，避免因不合规操作而带来的法律风险和经济损失。

5. 优化供应链管理　追溯系统通过记录和分析供应链中的数据，能够帮助企业优化库存管理和供应链配置。系统可以提供关于库存水平、供应链瓶颈和物流效率的详细分析，从而提高运营效率和降低成本。

三、追溯管理系统的核心功能

（一）数据采集与管理

追溯管理系统的核心功能之一是数据采集与管理。系统通过各种技术手段自动化地收集产品在生产、流通和销售等环节的数据，这些数据包括生产日期、批次号、原材料来源、生产工艺、销售记录等。

1. 数据采集　系统通常采用条形码、二维码、RFID 等技术对产品进行标识和编码。通过扫描设备，系统能够实时采集产品的相关信息。先进的技术可以提高数据采集的准确性和效率，减少人工干预和错误。

2. 数据管理　系统将采集到的数据存储在数据库中，并进行分类和整理。数据库的设计需支持大数据处理，并具备高效的数据检索和查询功能。此外，系统还需具备数据备份和恢复功能，以保障数据的安全性和完整性。

（二）追溯路径记录

追溯路径记录功能使系统能够实时记录产品在供应链中的每一个环节，包括生产、流通、仓储、销售等环节的详细信息。

1. 生产环节记录　记录生产线、生产日期、生产批次等信息。通过生产环节的追踪，监管人员可以了解产品的生产情况和生产质量。

2. 流通过程记录　包括仓储、运输等环节的详细记录。系统记录产品的仓储位置、运输路径和运输时间，确保产品在流通过程中的安全和质量控制。

3. 销售环节记录　记录销售渠道、客户信息等，这些信息有助于追踪产品的最终流向，确保产品的销售过程符合监管要求。

（三）质量监控与预警

质量监控与预警功能使系统能够实时监控产品质量数据，并在发现异常时及时预警。

1. 质量数据监控　系统监控生产过程中的关键质量指标，并记录质量检测结果。通过对质量数据的实时监控，系统能够及时发现质量问题，并采取必要的措施。

2. 预警机制　系统设定异常检测阈值，当检测结果超出阈值时，自动触发预警。预警信息会通知相关人员进行处理，防止质量问题的进一步扩散。

（四）数据分析与报告

数据分析与报告功能使系统能够对追溯数据进行深入分析，生成有价值的报告和统计数据。

1. 数据分析　系统利用数据分析工具对追溯数据进行统计和分析，识别潜在问题和趋势。通过对数据的分析，系统能够提供决策支持，帮助监管人员制定有效的监管策略。

2. 报告生成　系统能够自动生成各种报告，如监测报告、风险评估报告和合规性报告。这些报告有助于监管人员了解追溯情况，评估监管效果，并进行决策。

（五）系统集成与开放接口

系统集成与开放接口功能使追溯管理系统能够与其他相关系统进行集成，实现数据的共享和互操作性。

1. 系统集成　追溯系统需要与生产管理系统、仓储管理系统、销售管理系统等进行集成。系统集成可以确保信息的流畅传递和数据的准确性，提升系统的整体效能。

2. 开放接口　提供 API 接口，允许第三方系统接入追溯系统，实现数据的共享和交互。开放接口可以提高系统的灵活性和扩展性，支持与其他系统的无缝对接。

（六）用户权限管理与安全保障

用户权限管理与安全保障功能确保追溯系统的安全性和数据的保密性。

1. 权限管理　系统设定不同的用户权限，确保只有授权人员能够访问和操作相关数据。权限管理可以防止未授权人员对系统数据的访问和操作，保障系统的安全性。

2. 数据安全　采用加密技术和安全协议，保护系统数据不被非法访问和篡改。系统还需定期进行安全检测和维护，以应对潜在的安全威胁。

四、追溯系统的过程管理

药品追溯系统的建设和管理是保障药品质量安全的重要手段，涉及药品从生产到使用的全过程。为确保追溯系统的有效运行，国家和地方政府制定了详细的标准和技术要求，并明确了各方在追溯系统中的职责与操作流程。本节将从追溯系统的格局、创建者以及具体的追溯过程三个方面详细阐述药品追溯系统的过程管理。

（一）追溯系统的格局

药品追溯系统的构建遵循分层次、分阶段推进的策略，形成了以省级和国家级为主的双层次管理格局。在省级层面，各省级药品监督管理部门负责统筹推进本区域内的药品信息化追溯体系建设，并通过省级药品追溯监管系统采集并监控生产和流通环节的药品追溯数据。与此同时，国家药品监督管理局则负责全国性的药品追溯平台——国家药品追溯协同平台的建设和管理，并确保各省级系统与国家平台的对接，实现全国范围内的药品追溯数据互联互通。

这一格局的形成使得药品追溯系统能够在全国范围内发挥作用，各省在符合国家标准的基础上进行追溯体系的构建和运作，并最终实现药品"来源可查、去向可追、风险可控、责任可究"的目标。

（二）追溯系统的创建者

药品追溯系统的创建与管理是企业与政府共同合作的结果。药品上市许可持有人、生产企业、经营企业以及使用单位是药品追溯系统的主要创建者和执行者。根据国家和省级药品监督管理部门的要求，企业负责建立并运行药品追溯系统，记录和管理药品在生产、流通及使用过程中的追溯数据。

政府部门则在追溯系统的建设和管理中起到了指导和监督的作用。国家药品监督管理局负责制定统一的技术标准和政策要求，地方药品监督管理部门负责落实这些政策，并对企业的追溯系统进行监管，确保其符合法规要求。此外，政府还负责建立国家和省级的药品追溯监管系统，接收并管理企业上传的追溯数据，提供全面的监管支持。

（三）追溯系统的过程管理

药品追溯系统的管理过程贯穿于药品从生产到使用的各个环节，主要包括以下步骤。

1. 赋码管理　药品生产企业按照国家药品监督管理局发布的《药品追溯码编码要求》为每一个药

品销售包装单元生成唯一的追溯码，并将不同包装单元之间的追溯码进行关联。通过这一过程，确保每一单位的药品都具备唯一可识别的身份标识，从而实现从生产到使用全过程的追溯。

2. 信息传递 在药品销售环节，生产企业需将药品的相关追溯信息传递给下游的经营企业或使用单位。下游企业在接收药品时，需对追溯信息进行验证，并将验证后的信息通过追溯系统上传至上游企业。这个信息传递过程确保了药品在每一个环节的追溯数据都能够被及时、准确地记录和追踪。

3. 数据对接与监管 药品生产企业在生成追溯码前，需将追溯码信息向国家药品追溯协同平台进行备案，并保证与该平台的数据对接。这一过程确保了药品追溯码的唯一性和数据的完整性。随着国家和省级追溯系统的建设完成，企业需按规定向国家和省级药品追溯监管系统提供追溯数据，确保政府监管部门能够实时获取药品流通和使用的全过程信息。

4. 公众查询与数据反馈 药品生产企业还需通过药品追溯系统向消费者提供追溯信息查询服务。消费者可以通过追溯码查询所购药品的生产、流通信息，确保药品的安全性和可追溯性。

通过以上步骤，药品追溯系统有效地管理了药品的整个生命周期，确保在发生质量安全问题时，能够迅速定位问题的来源并采取必要的应对措施。这一过程管理不仅保障了药品的安全性，还提高了药品监管的效率和透明度。

五、追溯管理系统的实际应用案例分析

（一）福建省"两品一械"网络交易监测系统

福建省药监局委托泉州市市场监管管理局建设了"药品安全网络交易监测中心"，探索建立了"两品一械"网络交易监测工作机制。该系统通过大数据技术建立了网络经营主体数据库、网络店铺数据库和商品库，为网络销售监测提供了基础数据支撑。系统的特点包括建立了"三库合一"的数据库、完善了精准的网络销售监测模型、应用了智能实时的数据采集处理技术、嵌入了区块链存证技术，并搭建了上下互通的业务协同架构。这些措施显著提高了网络销售的监管效率和精确度，有效应对了网络销售领域的风险挑战。

（二）河南省药监局药械追溯系统

河南省药监局建设了药械追溯系统，旨在落实全国统一的药品信息化追溯标准和编码要求。系统集成了药品生产、流通、使用等环节的追溯信息，实现了数据的归集和整合。具体成效包括整合了第三方平台数据、分析企业追溯数据建立评价体系、方便日常检查的企业档案视图、构建多维度追溯服务以及监控医疗器械唯一标识的实施情况。系统显著提升了药品和医疗器械的监管精细化和精准化水平，为全省药品追溯监管提供了强有力的数据支撑。

（三）云南省中药全产业链追溯协同平台

云南省药品监督管理局搭建了中药全产业链追溯协同平台，旨在加快中药材产业的数字化转型。平台实现了从种子到成品的全产业链追溯，并通过政府引导和平台赋能，打破了地方保护和市场分割。平台的建设不仅覆盖了全省中药生产企业，还推动了中药产业的质量管理体系升级，助力优质产品的跨区域流通。系统为中药产业的发展提供了重要支撑，促进了全省药品信息化追溯体系的建设。

六、追溯管理系统的阶段性成效与未来发展方向

（一）阶段性成效

追溯管理系统的建设和应用在实践中取得了显著的阶段性成效。首先，系统提升了药品和医疗器械的安全性，通过对产品流通全过程的实时监控，有效减少了市场上的假冒伪劣产品。其次，系统增强了市场的透明度，消费者能够通过扫描产品标识获得详细的产品信息，从而提升了消费者的信任度。再

次，系统显著提高了监管效率，通过自动化的数据采集和分析，减少了人工干预，提高了工作效率。最后，系统在应急响应方面也发挥了重要作用，能够快速追踪到问题产品的具体批次和销售渠道，支持及时的产品召回和风险控制。

（二）未来发展方向

未来，追溯管理系统的发展方向将主要集中在以下几个方面。

1. 技术升级　随着技术的不断进步，追溯管理系统需要不断升级，融入人工智能、大数据分析等先进技术，以提高系统的智能化水平和数据分析能力。

2. 系统整合　未来的追溯管理系统将进一步整合不同平台的数据，实现跨平台的数据共享和互联互通，以提供更全面的追溯信息。

3. 国际化　随着全球化进程的推进，追溯管理系统需要考虑国际标准的接轨，实现国际间的数据互通和合作，以应对跨国药品和医疗器械的监管挑战。

4. 用户体验　提升系统的用户体验，将是未来发展的一个重点方向。通过优化系统界面和操作流程，提高系统的易用性和便捷性，从而更好地服务监管人员和企业用户。

5. 政策支持　政府和监管机构需要继续推动相关政策的完善和实施，为追溯管理系统的发展提供政策支持和资金保障。

第三节　数据管理与分析

一、数据管理与分析系统的背景与重要性

随着科技的进步和数据处理技术的发展，数据管理与分析在医药领域的重要性日益显著。通过有效的数据管理与分析，医药监管部门能够全面掌握药品安全动态，优化监管决策，提高公共卫生服务质量。关键背景因素如下。

（一）法规政策推动

国家药品监管政策日益强调数据驱动的监管模式，要求各地监管部门建立完善的数据管理系统，以提升药品监管的科学性和精确性。例如，《国务院办公厅关于全面加强药品监管能力建设的实施意见》提出要推进药品、医疗器械和化妆品的数字化管理。

（二）数据量激增

医药领域的数据量持续增加，包括药品生产、流通、销售、使用等环节的数据。如何从这些海量数据中提取有价值的信息，成为提升监管效率的关键问题。

（三）技术进步

人工智能、大数据分析等技术的快速发展为药品监管提供了新的解决方案。通过先进的数据分析工具，监管部门能够实时监控药品安全状态，及时发现潜在风险。

（四）公众需求

公众对药品安全的关注日益增加，对透明、可信的药品管理信息有了更高的需求。数据管理与分析能够满足这些需求，提高公众对药品监管的信任度。

二、数据管理与分析系统的核心功能

数据管理与分析系统的核心功能在于通过数据的采集、处理、分析和应用，实现对药品安全的全面监控和精准管理。具体包括以下几个方面。

（一）数据采集与整合

系统通过多渠道、多平台的数据采集模块，整合来自药品生产、流通、销售等环节的各类数据。例如，海南省临床真实世界数据研究平台通过整合医疗机构和特许药械追溯平台的数据，为药品注册研究提供支持。

（二）数据治理与标准化

对采集的数据进行标准化处理和数据治理，确保数据的准确性和一致性，包括数据清洗、数据格式统一、缺失值处理等。安徽省药品安全信用档案系统通过数据整合和标准化，提高了数据的可用性和可靠性。

（三）数据分析与建模

利用先进的数据分析技术，如人工智能、大数据分析等，对数据进行深度挖掘，建立数据模型和分析工具。例如，江苏省基于人工智能的药品智慧审批系统，通过人工智能技术优化审批流程，提高效率和准确性。

（四）数据可视化与报告

将分析结果通过图表、报表等形式进行可视化展示，帮助决策者更直观地理解数据背后的信息。四川省药品安全信用档案系统通过可视化展示企业信用风险和监管状态，提高了监管的透明度。

（五）风险预警与决策支持

基于数据分析结果，系统能够提供风险预警和决策支持。河南省药品监督管理局的大数据分析决策系统，通过构建风险模型和数据分析，为药品监管部门提供了科学的决策依据。

三、数据管理与分析系统的实际应用案例分析

（一）海南省临床真实世界数据研究平台

1. 背景与目标　海南省临床真实世界数据研究平台是国内首个区域性真实世界数据平台，通过采集乐城先行区内医疗机构信息化系统和特许药械追溯平台的数据，形成满足药械注册研究所需的真实世界数据。平台旨在为药械注册研究提供支持，推动真实世界研究的开展。

2. 核心功能

（1）数据采集与整合　整合医疗机构和追溯平台的数据，形成统一的真实世界数据。

（2）数据治理与标准化　进行标准化的数据治理，确保数据的准确性和一致性。

（3）数据分析与建模　建立数据分析数据库，支持研究项目和数据的可视化管控。

（4）风险预警与决策支持　支持对数据的全程追溯，提供决策支持。

3. 应用成效

（1）提升研究能力　为药械注册研究提供了可靠的数据支持，提高了研究的科学性和准确性。

（2）优化监管决策　通过数据分析和可视化管控，优化了药械监管决策过程。

（3）推动真实世界研究　促进了以药械注册为目的的真实世界研究的发展。

（二）医药商品配送全程轨迹温度可视化及回执电子签收可视化监管系统

1. 背景与目标　该系统旨在解决医药经营企业在配送过程中的管理盲点，通过全程轨迹可视化和冷链温度可视化系统，提高药品运输的安全性和效率。系统还通过回执电子签收可视化监控，杜绝特管药品流弊事件。

2. 核心功能

（1）数据采集与整合　实时采集药品配送全程轨迹和冷链温度数据。

（2）数据治理与标准化　进行数据处理，确保数据的准确性和一致性。

（3）数据可视化与报告　通过可视化平台展示配送情况和签收状态。

（4）风险预警与决策支持　提供运输过程的实时监控和风险预警。

3. 应用成效

（1）提升配送安全性　通过全程轨迹和温度可视化，提高了药品运输的安全性。

（2）优化签收流程　通过电子签收系统，减少了签收过程中的法律风险和操作繁琐。

（3）提高监管效率　实时监控和风险预警系统，提高了药品运输的监管效率。

（三）"e齐美"化妆品多元共治系统

1. 背景与目标　"e齐美"化妆品多元共治系统运用电子营业执照，将化妆品经营者的证照、监管、档案等信息精准归集，搭建企业端、公众端、政务端和执法端四个端口，实现化妆品监管的智治、共治、自治和法治四治融合模式。

2. 核心功能

（1）数据采集与整合　将化妆品经营者的各类数据进行精准归集。

（2）数据治理与标准化　处理和标准化数据，提高数据的准确性和一致性。

（3）数据分析与建模　提供自动化标签、企业自治等功能，支持智能分析。

（4）风险预警与决策支持　通过风险预警和法规宣贯，提高监管的科学性和准确性。

3. 应用成效

（1）提升监管能力　通过自动化标签和企业自查，实现了化妆品安全的智控和共治。

（2）优化监管方式　系统操作性强，易推广，提升了化妆品监管的效率。

（3）促进企业合作　系统的友好设计促使企业主动使用和推广，实现了双赢。

（四）安徽省药品安全信用档案系统

1. 背景与目标　安徽省药品安全信用档案系统整合了药品、医疗器械、化妆品的信用信息，覆盖药品上市许可持有人、医疗器械注册人等，旨在推动药品监管信息的关联融通和有序共享。

2. 核心功能

（1）数据采集与整合　汇集药品监管信息，包括许可备案、监督检查、违法行为等。

（2）数据治理与标准化　进行数据整合和标准化处理，提高数据的可用性。

（3）数据分析与建模　通过信用档案信息的应用，为精准监管提供数据支持。

（4）风险预警与决策支持　支持重点监管、信用监管和协同监管。

3. 应用成效

（1）提升监管效率　通过信用档案系统，提高了药品监管的效率和精准性。

（2）优化信用管理　实现了药品安全信用信息的关联和共享，增强了信用管理能力。

（3）推动监管现代化　助力药品监管体系和能力的现代化，提高了监管能力。

四、数据管理与分析系统的阶段性成效与未来发展方向

数据管理与分析系统在当前的应用中已取得了显著的成效，但未来仍需不断发展和优化。

（一）阶段性成效

1. 监管效率提升　数据管理与分析系统在提高药品监管效率、优化监管流程方面取得了阶段性成效。

2. 风险预警能力增强　系统通过建立风险模型和数据分析，提高了药品安全风险的预警能力。

3. 公众信任度提高　通过数据的透明化和可视化展示，增强了公众对药品监管的信任度。

4. 决策支持优化　系统提供了科学的数据支持和决策依据，优化了药品监管决策的质量和效率。

5. 推动技术创新　数据管理与分析系统的应用推动了技术的创新和发展，提升了现有技术的应用效果。

（二）未来发展方向

1. 数据集成与共享　未来应进一步推动数据的集成和共享，实现跨部门、跨层级的数据协同管理。

2. 技术升级与创新　不断引入和应用新技术，如人工智能、区块链等，进一步提升数据分析和管理的能力。

3. 用户体验优化　在系统设计中应更加注重用户体验，提高系统的易用性和操作便捷性。

4. 国际合作与标准化　加强与国际组织的合作，推动数据管理与分析的国际标准化，提升全球药品监管的协同效果。

通过不断优化数据管理与分析系统，能够进一步提升药品监管的科学性和有效性，为药品安全保障提供更强有力的支持。

本章探讨了药品智慧监管的背景及其在药品监管中的重要性，强调了智慧监管平台通过整合大数据、人工智能等技术提升监管效能。智慧监管平台通过集成实时监测、风险预警等功能，实现了从药品生产到使用的全生命周期监管。追溯管理系统在药品全生命周期中提供了关键的追溯链条，确保药品安全，其核心功能包括信息记录和查询等，未来将进一步智能化。数据管理与分析系统通过对海量数据的分析，支持风险评估和决策制定，显著提升了监管效率。表15-1展示2023和2024年各省、自治区、直辖市上报的国家药品监督管理局的智慧监管系统建设案例及其特点，进一步了解各地的实际应用及其对药品监管的贡献。

表15-1　2023和2024年各省、自治区、直辖市智慧监管系统

序号	地区	智慧监管系统名称	建设单位	特点
1	北京市	互联网药品信息智能化监管平台	北京市药品监督管理局	智能化、精准化、高效化、可视化
2	北京市	基于医疗数据的药品监管应用场景决策支持系统	北京市药品监督管理局	医保医药协同，智能风险识别，精准监管决策
3	天津市	UDI追溯小程序	天津市药品监督管理局	全覆盖、高效率、广应用、新手段
4	天津市	特药追溯监管系统	天津市药品监督管理局	全生命周期追溯、区块链技术、跨部门数据共享、实时预警
5	辽宁省	疫苗生产信息化监管系统	辽宁省药品监督管理局	全程追溯、风险预警、企业画像、辅助检查
6	上海市	药品安全信用档案系统	上海市药品监督管理局	数据关联融通、信用动态评级、提升监管效能
7	上海市	药品移动监管应用	上海市药品监督管理局	全环节移动监管，数据共享，效率提升
8	上海市	上海药监局数字化试验区（上海）药品安全监管智能驾驶舱	上海市药品监督管理局	实时数据展示药品监管全景，动态监控风险和业务态势
9	江苏省	智慧监管综合平台下的医疗器械风险建模实际应用	江苏省药监局	风险预警模型、精准监管、动态评估
10	江苏省	基于人工智能的药品智慧审批系统	江苏省药监局	AI优化药品审批流程，提升效率与成功率，缩短审批时间

续表

序号	地区	智慧监管系统名称	建设单位	特点
11	江苏省	徐州市药品智慧监管平台	江苏省药监局	大数据与互联网技术提升药品监管效能，实现全覆盖与智能追溯
12	江苏省	南京市药化智慧监管平台	江苏省药监局	统一平台提升药品监管效率，实现数据追溯与科学监管
13	浙江省	e齐美化妆品多元共治系统	衢州市市场监督管理局	化妆品智治、共治、自治、法治四治融合监管模式
14	浙江省	金华市零售药店全场景智控系统	浙江省药品监督管理局	金药匙全场景智控，药店监管全覆盖，便民服务全方位
15	安徽省	药品安全信用档案系统	安徽省药品监督管理局	信用监管理念、数据关联融通、精准监管
16	安徽省	亳州市中药饮片信息化追溯系统	安徽省药品监督管理局	中药饮片全链条追溯，实现质量控制与责任追究
17	福建省	两品一械"网络交易监测系统	泉州市市场监督管理局	三库合一、精准监测模型、智能实时数据采集
18	福建省	平潭综合实验区社会治理网格化平台	福建省药品监督管理局	网格化信息报送、风险隐患处置、预警分析
19	福建省	大田智网－药品监测平台	福建省药品监督管理局	提升药品监管效能，支持疫情防控和新法规要求
20	河南省	药品安全智慧监管"千里眼工程"	河南省药品监督管理局	视频监控、数据分析、全时段监管
21	河南省	药械追溯系统	河南省药品监督管理局	追溯信息整合、数据分析、企业档案视图
22	河南省	药监局大数据分析决策系统	河南省药品监督管理局	数据驱动监管改革，动态分析提升效能，精准预警决策辅助
23	新疆维吾尔自治区	药品监管电子证照系统	新疆维吾尔自治区药品监督管理局信息中心	电子证照标准化、无感发证、临期预警
24	新疆维吾尔自治区	"大模型＋"药品闭环移动执法系统	新疆维吾尔自治区药品监督管理局信息中心	利用"大模型"精准执法，实现药品监管闭环管理与远程指挥
25	广东省	基于UDI的共享平台搭建与智慧精细化管理项目	中山大学附属第一医院	UDI数据共享、精细化管理、全生命周期追溯
26	广东省	高风险药品数字化监管系统	广东省药品监督管理局	数字化监管、科学化监管、智能化监管
27	广东省	药品委托生产跨省协同监管系统项目	广东省药品监督管理局	建立跨省药品委托生产协同监管系统，实现高效透明的跨省协作
28	海南省	临床真实世界数据研究平台	海南博鳌乐城国际医疗旅游先行区管理局	真实世界数据采集、数据治理、研究支持
29	海南省	药品零售监测监管系统	海南省药品监督管理局	药品零售系统实现精细化追溯与高效监测，提升购药体验
30	山西省	医药商品配送全程轨迹温度可视化及回执电子签收可视化监管系统	国药集团山西有限公司	配送轨迹可视化、冷链温度监控、电子签收
31	四川省	成都市"互联网＋智慧监管"特种药品监管平台	四川省药品监督管理局	实现购药登记信息实时共享与精细化管理
32	四川省	高新区智慧药安监管系统	四川省药品监督管理局	实现风险预警、数据治理、监管能力全面提升
33	重庆市	渝中区零售药店风险预警平台	重庆市药品监督管理局	通过大数据与AI实现药店风险预警与智慧监管

续表

序号	地区	智慧监管系统名称	建设单位	特点
34	重庆市	垫江县市场监督管理局药品零售智慧监管系统	重庆市药品监督管理局	利用互联网实现药品零售全程智慧监管与执业药师管理
35	湖北省	药品生产智慧监管应用平台	湖北省药品监督管理局	运用大数据、云计算实现药品生产全流程智慧监管
36	湖北省	药品网络销售监测系统	湖北省药品监督管理局	实现多渠道预警与全流程监管
37	湖南省	药品监督管理局智慧监管标准化检查系统	湖南省药品监督管理局	实现检查标准化，数据实时共享，提升监管效能
38	江西省	零售药店智能化监管与服务平台（智慧药店）	江西省药品监督管理局	实现全过程智能监管，支持远程监控与智能服务
39	贵州省	贵阳市观山湖区医美机构冷藏药械冷链监测平台	贵州省药品监督管理局	实现冷藏设备实时监控、预警，提升监管效率和安全保障
40	云南省	中药全产业链追溯协同平台	云南省药品监督管理局	中药全链追溯平台，提升产业数字化与质量管理
41	云南省	药品审核查验信息服务平台（APP）	云南省药品监督管理局	药品审核APP，实现检查全流程数字化、智慧化管理
42	青海省	海东市"安康河湟"信息化平台	青海省药品监督管理局	实现药品监管全覆盖、数据化、移动化管理
43	内蒙古自治区	药品智慧监管平台预警溯源系统	内蒙古自治区药品监督管理局	流程溯源预警，非现场监管，数据整合共享
44	吉林省	生物制品批签发数字化平台	吉林省药品监督管理局	自动化数据比对，实时预警监控，智能质量评估
45	黑龙江省	七台河市场监管局药品"码上知"监管平台	黑龙江省药品监督管理局	一店一码监管，便民反馈投诉，提升购药体验
46	陕西省	药品安全评价系统	陕西省药品监督管理局	多维指标体系，动态评估风险，助力科学监管
47	河北省	"两品一械"抽样OCR识别及移动化应用	河北省药品监督管理局	OCR技术助力，两品一械移动抽样，高效便捷监管
48	河北省	"两员"基层管理系统——"燕赵药情"小程序	河北省药品监督管理局	燕赵药情小程序，两员协作，基层药品安全闭环监管
49	甘肃省	药品检验一体化平台	甘肃省药品监督管理局	全程可控追溯，全环节覆盖，数据共享，智能化监管
50	甘肃省	药品监督管理局审核查验系统	甘肃省药品监督管理局	全程数字化审评，随机分派检查员，数据分析提升效能
51	甘肃省	零售药店重点品种销售监测系统	甘肃省药品监督管理局	重点品种实时监测，数据对接多部门，智能预警保障用药
52	广西壮族自治区	医疗器械经营数字化智慧监管系统	广西壮族自治区药品监督管理局	数字化转型提升检查效率，智能化监管全程跟踪
53	广西壮族自治区	药品智慧监管平台2.0	广西壮族自治区药品监督管理局	统一框架整合系统，提升监管效率与协同

书网融合……

习题　　　　本章小结

第十六章　医疗器械电子政务应用

PPT

📖 **学习目标**

1. 通过本章学习，应能掌握医疗器械产品备案注册、医疗器械生产备案与许可、医疗器械经营备案与许可等三大环节的监管机构、准备材料的内容、具体申报的流程相关知识。

2. 培养申报某具体医疗器械从产品备案与注册、注册到生产备案与许可、经营备案与许可等各重要环节的能力。

3. 树立实践工作意识，建立医疗器械质量保证占首要位置的意识，提高法治意识。

在医药行业领域，医疗器械占据了重要的位置，与药品、化妆品共同组成了国家药品监督管理局的监管内容。而医疗器械的电子政务则是智慧监管的具象化，既能够促使监管效能增倍，又能够推动监管的现代化发展，是适应社会生产方式转变的重要手段之一。

根据《医疗器械监督管理条例》，医疗器械是指直接或者间接用于人体的仪器、设备、器具、体外诊断试剂及校准物、材料以及其他类似或者相关的物品，包括所需要的计算机软件；其效用主要通过物理等方式获得，不是通过药理学、免疫学或者代谢的方式获得，或者虽然有这些方式参与但是只起辅助作用。按照风险程度可将医疗器械分为三类：第一类是风险程度低，实行常规管理可以保证其安全、有效的医疗器械；第二类是具有中度风险，需要严格控制管理以保证其安全、有效的医疗器械；第三类是具有较高风险，需要采取特别措施严格控制管理以保证其安全、有效的医疗器械。

从概念中可以看出，在疾病的治疗环节，尽管医疗器械无法治愈某疾病，仅起到辅助治疗、缓解疾病、功能补偿等作用，但无论是公众的日常生活，还是医疗机构中检测疾病的工具，都离不开医疗器械的贡献。本章将阐述电子政务在医疗器械全生命周期中的实际应用及未来发展趋势。

第一节　研制、备案与注册

2020 年 10 月，国家药品监督管理局发布了《关于试点启用医疗器械电子注册证的公告》，同步发放医疗器械电子注册证与纸质医疗器械注册证，进一步落实了国务院关于深化"放管服"改革、优化营商环境、推进"互联网 + 政务服务"工作的重要决策部署，为企业提供了更加高效、便捷的政务服务。

2024 年 5 月，国家药监局再次发布《关于实施医疗器械注册有关事项行政文书电子化的公告》，明确了自 2024 年 6 月 1 日起，对医疗器械不予注册、注册申请终止审查、说明书更改不予同意等行政文书实行电子化，申请人可通过国家药监局政务服务门户"我的办件"查询，且电子文书与纸质文书具备同等法律效力，国家监管机构对医疗器械电子政务工作的推进已逐步走向正轨。

在科技的不断进步下，医疗器械的研发已成为医学领域中的重要部分。无论是从技术角度还是影响人类健康和安全的角度，器械研发都决定着未来公众治疗疾病方式的更新换代。

（一）研制

医疗器械的研制是一个复杂而精细的过程，涉及多学科交叉与高度监管。从创意萌芽到最终产品上市并服务于患者，每一步都至关重要。研制还是医学创新的重要力量之一，其过程涉及医学、工程、材料、生物学等多个学科领域。

医疗器械的研制包括研发和设计，大致可从以下几个步骤来执行。

1. 确定研发方向　医疗器械的研发方向应该是针对现有临床需求的，如挽救重症患者、手术刀具、康复治疗等，在确保医疗技术领先的同时，还要考虑市场需求。

2. 制定研发计划　针对研发的方向制定具体的研发计划，包括产品研发、临床研究、生产工艺等相关环节。研发计划必须严格按照实际情况制定，并根据实际情况进行适时调整。

3. 进行产品设计　医疗器械的研发必须确保产品的功能、应用性、安全性等方面的要求。在设计过程中必须考虑患者的需求，进行合理的结构设计。

4. 准备临床评价　除符合规定的免于临床评价的医疗器械外，其余医疗器械在上市前均需要执行临床评价这一过程，评价符合要求后方可申请上市。医疗器械临床评价是指申请人（注册人）或者备案人通过临床文献资料、临床经验数据、临床试验等信息对产品是否满足使用要求或者适用范围进行确认的过程。因此，针对特定疾病和患者，部分医疗器械的临床评价过程就需要实施临床试验，实验数据审批通过后方可被允许上市。医疗器械的临床试验有治疗和使用效果、安全性等多个方面，必须确保数据的真实性和有效性，以便后面的注册流程。

5. 确定生产工艺　要确保生产工艺的规范性和合理性，包括质量控制和技术要求等相关问题。同时必须考虑成本的控制等问题。

总之，医疗器械的研制环节需要各个学科领域的人才协同努力，从而使产品能够满足科学、安全和医学需求的多个方面。医疗器械研制是一个漫长而曲折的过程，需要耐心、精细和创新的精神。

（二）备案与注册

医疗器械经过研制后，即进入到备案或注册的过程，第一类医疗器械执行产品备案流程，第二类、第三类医疗器械执行产品注册流程。

备案与注册流程是监管机构为了保证使用者用械安全而设置的关键环节，同时也是判断产品性能和作用的重要手段。随着网络的不断普及，医疗器械备案、注册流程也不断更新迭代，从最初的线下提交纸质版申请资料，到如今的网上办事大厅处理业务，医药监管正式进入到了电子政务信息时代。

1. 医疗器械备案　在医疗器械领域，第一类医疗器械备案是一项重要的程序，境内第一类医疗器械的备案审批机关为设区的市级药品监督管理部门，境外第一类医疗器械的备案审批机关为国家药品监督管理局。

（1）备案流程　根据《医疗器械监督管理条例》的规定，产品备案需要提交的资料包括：①产品风险分析资料；②产品技术要求；③产品检验报告；④临床评价资料；⑤产品说明书以及标签样稿；⑥与产品研制、生产有关的质量管理体系文件；⑦证明产品安全、有效所需的其他资料。其中，如果符合免于临床评价的情形可无需提交临床评价资料。

企业通过所在地的药品监督管理部门在线政务服务平台填写并上传备案申请材料。监管部门对提交的备案材料进行受理和审查。如果材料齐全、符合形式要求，将予以受理；否则，会一次性告知需要补正的材料。审查通过后，企业将获得第一类医疗器械产品备案凭证。

根据《医疗器械注册与备案管理办法》，第一类医疗器械备案编号的编排方式为：×1 械备×××××2××××3。其中：×1 为备案部门所在地的简称；进口第一类医疗器械为"国"字；境内第一类医疗器械为备案部门所在地省、自治区、直辖市简称加所在地设区的市级行政区域的简称（无相应设区的市级行政区域时，仅为省、自治区、直辖市的简称）；××××2 为备案年份；××××3 为备案流水号。

（2）备案要点

1）产品分类准确 确保所备案的医疗器械准确归类为第一类，这关系到后续的监管要求和备案流程。比如，某些具有特殊功能或结构的产品，可能容易被误判分类。

2）技术要求合规 产品技术要求应符合相关的国家标准、行业标准以及法规要求。例如，对于一些涉及电气安全的产品，其技术要求必须满足电气安全的相关标准。

3）临床评价合理 根据产品的特点和风险程度，选择合适的临床评价路径。对于一些风险较低、已有充分临床数据支持的产品，可以通过同品种比对等方式进行临床评价。

（3）医疗器械网上备案步骤 以沈阳市国产第一类医疗器械产品备案为例进行介绍。

国产第一类医疗器械的备案由市级市场监督管理部门负责，这里以辽宁省沈阳市的国产第一类医疗器械网上备案为例，进入沈阳政务服务网在搜索栏输入"医疗器械产品备案"，点击后便可进行第一类医疗器械的备案申报操作（图 16 - 1）。

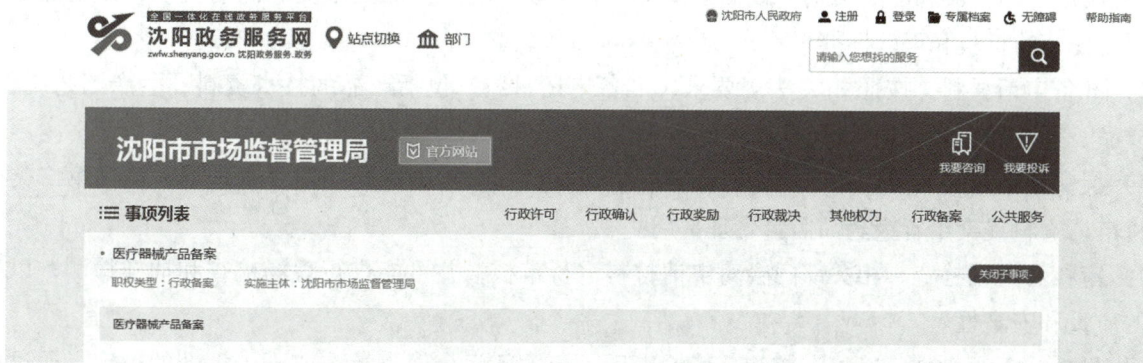

图 16 - 1 沈阳政务服务网门户

2. 医疗器械注册 是指医疗器械注册申请人（以下简称申请人）依照法定程序和要求提出医疗器械注册申请，药品监督管理部门依据法律法规，基于科学认知，进行安全性、有效性和质量可控性等审查，决定是否同意其申请的活动。境内第二类医疗器械的注册审批机关为各省级药品监督管理部门，境内第三类医疗器械和进口第二、三类医疗器械的注册审批机关为国家药品监督管理局。

根据国家药监局颁布的《关于公布医疗器械注册申报资料要求和批准证明文件格式的公告》（2021年第 121 号），医疗器械注册申报的详细资料及说明见表 16 - 1。

表 16 - 1 医疗器械注册申报资料要求及说明

申报资料一级标题	申报资料二级标题	申报资料一级标题	申报资料二级标题
1. 监管信息	1.1 章节目录 1.2 申请表 1.3 术语、缩写词列表 1.4 产品列表 1.5 关联文件 1.6 申报前与监管机构的联系情况和沟通记录 1.7 符合性声明	4. 临床评价资料	4.1 章节目录 4.2 临床评价资料 4.3 其他资料
2. 综述资料	2.1 章节目录 2.2 概述 2.3 产品描述 2.4 适用范围和禁忌证 2.5 申报产品上市历史 2.6 其他需说明的内容	5. 产品说明书和标签样稿	5.1 章节目录 5.2 产品说明书 5.3 标签样稿 5.4 其他资料
3. 非临床资料	3.1 章节目录 3.2 产品风险管理资料 3.3 医疗器械安全和性能基本原则清单 3.4 产品技术要求及检验报告 3.5 研究资料 3.6 非临床文献 3.7 稳定性研究 3.8 其他资料	6. 质量管理体系文件	6.1 综述 6.2 章节目录 6.3 生产制造信息 6.4 质量管理体系程序 6.5 管理职责程序 6.6 资源管理程序 6.7 产品实现程序 6.8 质量管理体系的测量、分析和改进程序 6.9 其他质量体系程序信息 6.10 质量管理体系核查文件

（1）医疗器械注册流程　一般包括以下步骤。

1）确定产品分类和注册类别　根据产品特点和用途，确定产品的分类和注册类别，以便确定注册申请所需提交的材料和审核标准。

2）准备申请材料　按照相关法规要求，准备申请材料，包括产品的技术资料、生产工艺流程图、产品样品、标签和包装标识等。

3）提交申请材料　境内第三类医疗器械将申请材料提交给国家药品监督管理局，境内第二类医疗器械将申请资料提交给省级药品监督管理部门。

4）审核和现场检查　相关部门会对申请材料进行审核，并可能进行现场检查和抽样检测，以确保产品的质量和安全性。

5）批准或不予批准　经过审核和现场检查后，相关部门会做出批准或不予批准的决定。通过监管部门的审核后，产品便可获得医疗器械注册证，并允许进入市场销售。

《医疗器械注册与备案管理办法》规定，医疗器械注册证编号的编排方式为：×1 械注 ×2 × × × × 3 ×4 × ×5 × × ×6。其中，×1 为注册审批部门所在地的简称，境内第三类医疗器械、进口第二类和第三类医疗器械为"国"字，境内第二类医疗器械为注册审批部门所在地省、自治区、直辖市简称；×2 为注册形式，"准"字适用于境内医疗器械，"进"字适用于进口医疗器械，"许"字适用于香港、澳门、台湾地区的医疗器械；× × × ×3 为首次注册年份；×4 为产品管理类别；× ×5 为产品分类编码；× × × ×6 为首次注册流水号。延续注册的，× × × ×3 和 × × × ×6 数字不变。产品管理类别调整的，应当重新编号。

（2）医疗器械注册费用　因产品类别、申请材料数量和质量、审核环节等因素而异。部分省份的医疗器械注册费用较高，但也有少数省份不收取医疗器械的注册费用。此外，需注意以下事项。

1）遵守相关法规要求　在准备申请材料和审核过程中，需要遵守相关法规要求，确保材料的真实性和完整性。

2）保证产品质量和安全性　在生产和质量控制方面，需要保证产品的质量和安全性，以确保产品的安全性和有效性。

3）合理安排时间和预算　在注册过程中，需要合理安排时间和预算，以确保按时完成注册申请和审核等环节。

4）关注后续监管和更新　获得医疗器械注册证后，还需要关注后续监管和更新要求，及时进行产品更新和改进。

总之，医疗器械注册是保障公众健康和安全的关键措施，需要遵守相关法规要求、保证产品质量和安全性、合理安排时间和预算、关注后续监管和更新等方面的工作。

（3）医疗器械网上注册步骤　以国产第三类医疗器械首次注册申请为例进行介绍。

目前，我国的医疗器械产品全部实行网上系统备案与注册的操作，包括国家药监局网上办事大厅和各省级、市县级的相关网络平台。

国产第三类医疗器械由国家药监局负责审批发放注册证，首次注册的医疗器械注册人，首先进入国家药品监督管理局政务服务门户官网，点击网站首页右侧的"政务服务事项目录"，找到"医疗器械注册审批"这一事项，里面包括国产第三类医疗器械注册审批和进口二、三类医疗器械注册审批，根据实际情况选择相应的服务内容（图16-2）。此处，申请注册的医疗器械注册人需要注册并登录后，方可办理相关事宜。

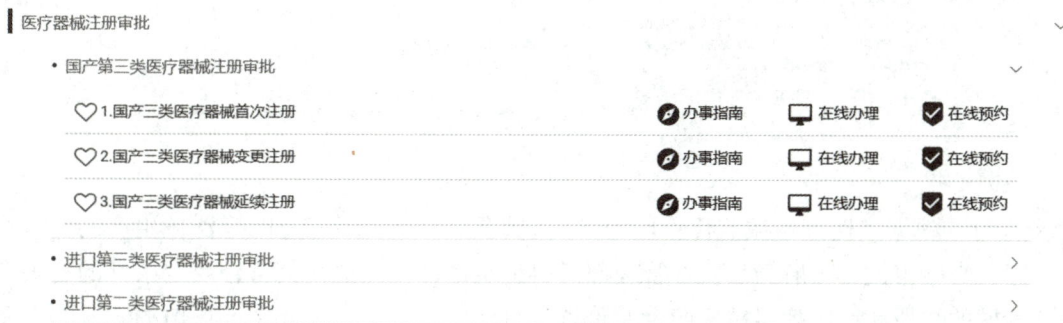

图 16-2　境内第三类医疗器械网上注册申请页面

除境内第三类医疗器械首次注册外，境内第三类医疗器械的变更注册和延续注册、进口第二、三类医疗器械的网上注册申请，流程都与上述内容相同。

第二节　生　产

医疗器械生产环节可包括生产备案、生产许可、委托生产等活动类型。从近年来的医疗器械市场行业数据来看，医疗器械生产企业数量呈逐年上升趋势。

《医疗器械监督管理条例》规定了从事医疗器械生产活动应具备的条件，包括：①有与生产的医疗器械相适应的生产场地、环境条件、生产设备以及专业技术人员；②有能对生产的医疗器械进行质量检验的机构或者专职检验人员以及检验设备；③有保证医疗器械质量的管理制度；④有与生产的医疗器械相适应的售后服务能力；⑤符合产品研制、生产工艺文件规定的要求。

无论是申请生产备案，还是申请生产许可证，上述的生产活动条件是所有类型医疗器械都应当遵守的要求。

1. 生产备案

（1）生产备案凭证　根据《医疗器械监督管理条例》，从事第一类医疗器械生产的，应当向所在地设区的市级人民政府负责药品监督管理的部门备案，在提交符合规定条件的有关资料后即完成备案。

根据国家药监局关于实施《医疗器械生产监督管理办法》《医疗器械经营监督管理办法》有关事项的通告（2022年第18号），完成备案的医疗器械会获得一张医疗器械生产备案凭证，上面印有第一类医疗器械生产备案凭证编号：××药监械生产备××××××××号，其中：第一位×代表备案部门所在地省、自治区、直辖市的简称；第二位×代表所在地设区的市级行政区域的简称；第三到六位×代表4位数备案年份；第七到十位×代表4位数备案流水号。另外，备案凭证可将根据实际情况进行变更与补发。

（2）生产备案流程网上操作步骤　以国产第一类医疗器械为例进行介绍。

以沈阳市第一类医疗器械申请备案凭证为例，进入沈阳政务服务网门户，申请人可选择"第一类医疗器械生产企业开办备案"事项或者"第一类医疗器械生产企业变更备案"事项进行办理（图16-3）。

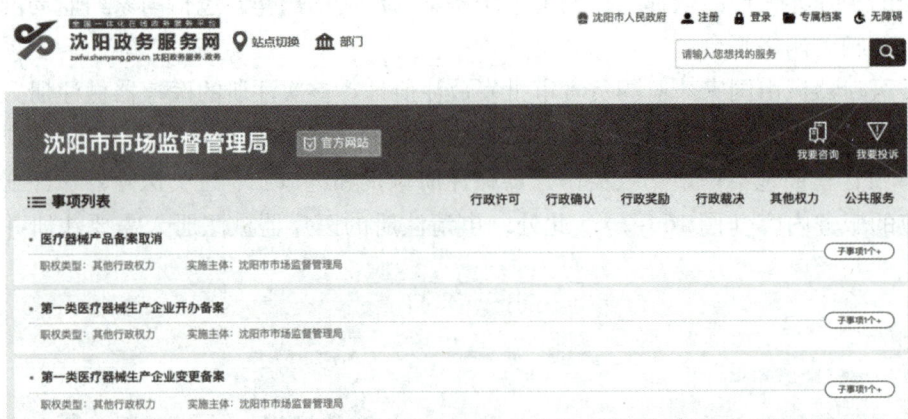

图16-3　沈阳政务服务网门户

2. 生产许可　根据《医疗器械监督管理条例》，从事第二类、第三类医疗器械生产的，应当向所在地省、自治区、直辖市人民政府药品监督管理部门申请生产许可并提交其符合规定条件的有关资料以及所生产医疗器械的注册证。医疗器械生产企业跨省、自治区、直辖市设立生产场地的，应当向新设生产场地所在地省、自治区、直辖市药品监督管理部门申请医疗器械生产许可。

（1）生产许可证　《医疗器械生产许可证》编号的编排方式为：×药监械生产许××××××××号。其中：第一位×代表许可部门所在地省、自治区、直辖市的简称；第二到五位×代表4位数许可年份；第六到九位×代表4位数许可流水号。《医疗器械生产许可证》有效期为5年，有效期满需要延续的，应在有效期届满前90个工作日至30个工作日期间提出申请。

同时，生产许可也可以根据各实际情况进行内容的变更。生产地址变更或者生产范围增加的，应当向原发证部门申请医疗器械生产许可变更；企业名称、法定代表人（企业负责人）、住所变更或者生产地址文字性变更，以及生产范围核减的，应向原发证部门申请登记事项变更。

（2）生产许可流程网上操作步骤　以国产第三类医疗器械为例进行介绍。

国产第二、三类医疗器械的生产环节全部归为各省级药监部门管理，从许可类证件的申请到后续的监督、检查和处罚，严格执行"谁发证、谁负责"的原则。

以辽宁省第三类医疗器械的生产许可为例，首先进入辽宁省药品监督管理局官方网站，点击"政务服务"事项，再继续进入其中的"办事指南"（图16-4），即跳转到辽宁政务服务网门户。

在辽宁政务服务网门户能够找到"第二类、第三类医疗器械生产许可"这一事项，其下包含六个子事项，各申请人可根据实际需求分别选择办理（图16-5）。

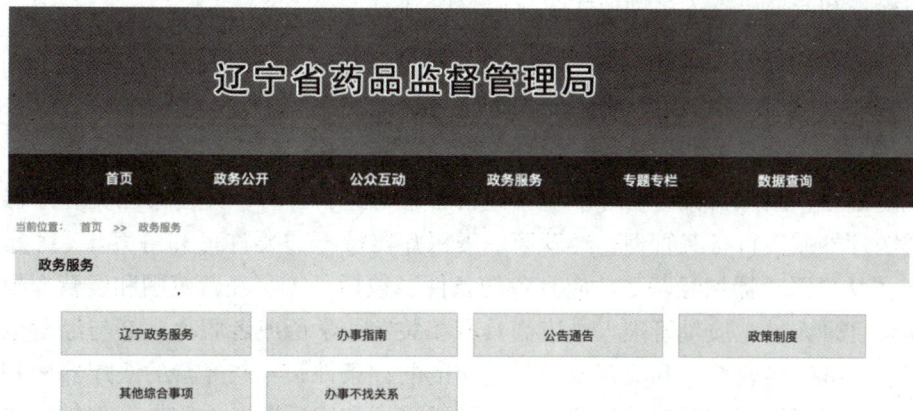

图 16-4 辽宁省药品监督管理局官方网站

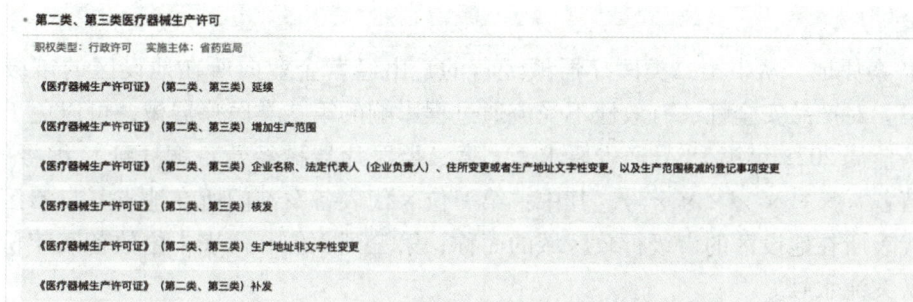

图 16-5 辽宁政务服务网门户

3. 生产环节的风险分级监管 2022 年，国家药监局发布了《关于加强医疗器械生产经营分级监管工作的指导意见》，要求按照"风险分级、科学监管，全面覆盖、动态调整，落实责任、提升效能"的原则，开展医疗器械生产经营分级监管工作，夯实各级药品监管部门监管责任，建立健全科学高效的监管模式，加强医疗器械生产经营监督管理，保障人民群众用械安全。

在器械的生产环节，明确监管级别划分原则。监管级别划分和检查要求可以按照以下原则：对风险程度高的企业实施四级监管，主要包括生产本行政区域重点监管品种目录产品，以及质量管理体系运行状况差、有严重不良监管信用记录的企业；对风险程度较高的企业实施三级监管，主要包括生产除本行政区域重点监管品种目录以外第三类医疗器械，以及质量管理体系运行状况较差、有不良监管信用记录的企业；对风险程度一般的企业实施二级监管，主要包括生产除本行政区域重点监管品种目录以外第二类医疗器械的企业；对风险程度较低的企业实施一级监管，主要包括生产第一类医疗器械的企业。涉及多个监管级别的，按照最高级别进行监管。

而监管的频率也根据不同的监管级别进行了细分。一般情况下，对实施四级监管的企业，每年全项目检查不少于一次；对实施三级监管的，每年检查不少于一次，其中每两年全项目检查不少于一次；对实施二级监管的，原则上每两年检查不少于一次；对实施一级监管的，原则上每年随机抽取本行政区域25%以上的企业进行监督检查，并对新增第一类医疗器械生产企业在生产备案之日起 3 个月内开展现场检查，必要时对生产地址变更或者生产范围增加的第一类医疗器械生产企业进行现场核查。

另外，省级药品监督管理部门应当根据医疗器械生产分级监管细化规定，结合监督检查、监督抽验、不良事件监测、产品召回、投诉举报和案件查办等情况，每年组织对本行政区域医疗器械注册人备案人、受托生产企业风险程度进行科学研判，确定监管级别并告知企业。一旦出现严重事故、新增高风险产品等情况时，应立即评估并调整监管级别。在检查时，药监部门应综合运用监督检查、重点检查、跟踪检查、有因检查和专项检查等多种形式强化监督管理。

第三节 经 营

根据风险程度划分，医疗器械经营环节包括经营备案与经营许可，经营第三类医疗器械实行许可管理，经营第二类医疗器械实行备案管理，经营第一类医疗器械不需要许可和备案。《医疗器械经营监督管理办法》规定了从事医疗器械经营活动应具备的条件，包括：①与经营范围和经营规模相适应的质量管理机构或者质量管理人员，质量管理人员应当具有相关专业学历或者职称；②与经营范围和经营规模相适应的经营场所；③与经营范围和经营规模相适应的贮存条件；④与经营的医疗器械相适应的质量管理制度；⑤与经营的医疗器械相适应的专业指导、技术培训和售后服务的质量管理机构或者人员。从事第三类医疗器械经营的企业还应当具有符合医疗器械经营质量管理制度要求的计算机信息管理系统，保证经营的产品可追溯。

1. 经营备案

（1）经营备案凭证 从事第二类医疗器械经营的，由经营企业向所在地设区的市级负责药品监督管理的部门备案。对产品安全性、有效性不受流通过程影响的第二类医疗器械，可以免于经营备案。

根据国家药监局 2022 年第 18 号通告要求，《第二类医疗器械经营备案凭证》编号的编排方式为：××药监械经营备×××××××号。其中：第一位×代表备案部门所在地省、自治区、直辖市的简称；第二位×代表所在地设区的市级行政区域的简称；第三到六位×代表 4 位数备案年份；第七到十位×代表 4 位数备案流水号。

（2）经营备案流程网上操作步骤 以沈阳市第二类医疗器械经营备案为例进行介绍，进入沈阳市政府服务网，搜索即可找到相关事宜并按实际需求进行办理，包括"第二类医疗器械经营开办备案""第二类医疗器械经营变更备案"和"第二类医疗器械经营备案注销"（图 16－6）。

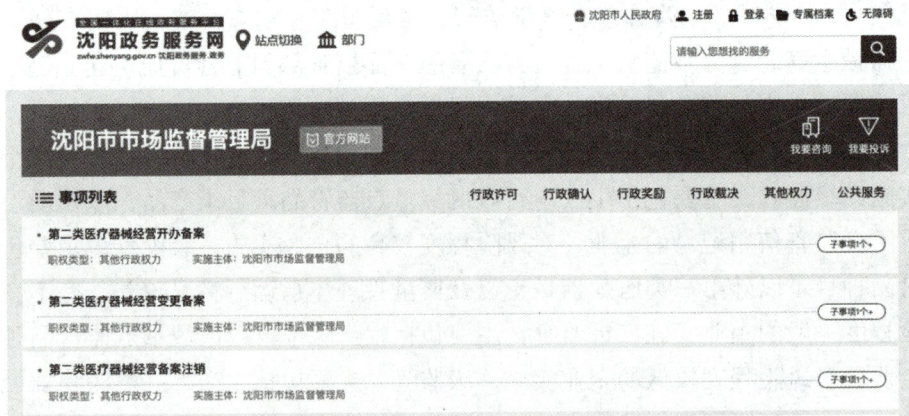

图 16－6 医疗器械经营备案操作页面

2. 经营许可

（1）经营许可证 从事第三类医疗器械经营的，经营企业应当向所在地设区的市级负责药品监督管理的部门提出申请，并提交资料。《医疗器械经营许可证》编号的编排方式为：××药监械经营许×××××××号。其中：第一位×代表许可部门所在地省、自治区、直辖市的简称；第二位×代表所在地设区的市级行政区域的简称；第三到六位×代表 4 位数许可年份；第七到十位×代表 4 位数许可流水号。《医疗器械经营许可证》有效期为 5 年，有效期满需要延续的，应在有效期届满前 90 个工作日至 30 个工作日期间提出申请。医疗器械经营许可证变更的，应当向原发证部门提出医疗器械经营许可证变更申请。

（2）经营许可流程网上操作步骤　第三类医疗器械的经营许可同样是由市级药监部门负责审批发证，进入沈阳政务服务网门户，从"第三类医疗器械经营许可"事项中能够找到其包含的四个子事项，即《医疗器械经营许可证》的变更、核发、延续和注销（图16-7）。

图16-7　第三类医疗器械经营许可子事项

申请人可根据企业的实际情况选择有关事项进行操作，与医疗器械的经营备案类似，都是通过网络平台的注册、登录后实施的各事项申报，节约了企业的办事等待时间，也缓解药品监管部门的工作压力，通过网络即可一次性办理所有事项。

3. 经营环节的风险分级监管　根据国家药监局的工作指导意见，对医疗器械经营环节按风险分级进行了分级监管规定，由国家药监局负责指导和检查全国医疗器械经营分级监管工作，并制定医疗器械经营重点监管品种目录，该目录会依据实际情况进行动态调整。

具体原则如下。对风险程度高的企业实施四级监管，主要包括"为其他医疗器械注册人、备案人和生产经营企业专门提供贮存、运输服务的"经营企业和风险会商确定的重点检查企业；对风险程度较高的企业实施三级监管，主要包括本行政区域医疗器械经营重点监管品种目录产品涉及的批发企业，上年度存在行政处罚或者存在不良监管信用记录的经营企业；对风险程度一般的企业实施二级监管，主要包括除三级、四级监管以外的经营第二、三类医疗器械的批发企业，本行政区域医疗器械经营重点监管品种目录产品涉及的零售企业；对风险程度较低的企业实施一级监管，主要包括除二、三、四级监管以外的其他医疗器械经营企业。涉及多个监管级别的，按最高级别对其进行监管。

检查频率也各不相同，实施四级监管的企业，设区的市级负责药品监督管理的部门每年组织全项目检查不少于一次；实施三级监管的企业，设区的市级负责药品监督管理的部门每年组织检查不少于一次，其中每两年全项目检查不少于一次；实施二级监管的企业，县级负责药品监督管理的部门每两年组织检查不少于一次，对角膜接触镜类和防护类产品零售企业可以根据监管需要确定检查频次；实施一级监管的企业，县级负责药品监督管理的部门按照有关要求，每年随机抽取本行政区域25%以上的企业进行监督检查，4年内达到全覆盖。必要时，对新增经营业态的企业进行现场核查。

另外，企业的监管级别属于动态调整形式，药监部门会根据医疗器械经营分级监管细化规定，在全面有效归集医疗器械产品、企业和监管等信息的基础上，每年组织对本行政区域医疗器械经营企业、跨设区的市增设库房的医疗器械经营企业进行评估，科学研判企业风险程度，确定监管级别并告知企业。

第四节　上市后管理

医疗器械上市后的监管要求严格程度并不低于药品，风险最高的第三类医疗器械监管规定甚至要高于某些种类的药品。医疗器械自身的结构特征也决定了监管机构的灵活管理方式，进行医疗器械的上市后监管是确保医疗器械在实际使用过程中持续符合安全、有效和法规要求的关键环节。

（1）要建立医疗器械上市后的监管制度　应制定详细的上市后监管计划，明确监督的目标、范围、频率和方法。确定负责上市后监督和管理的团队或部门，并明确其职责和权限。其中，需要考虑建立与医疗机构、患者和其他利益相关者的沟通渠道，以便及时获取使用反馈和不良事件信息。

（2）要收集和分析使用数据　建立数据收集系统，定期收集医疗器械的使用数据，包括销售数据、使用情况报告、不良事件报告等。对收集到的数据进行分析，评估医疗器械的安全性和有效性，并识别潜在的问题或改进点，使用统计方法和数据分析工具来支持决策制定和风险评估。

（3）进行不良事件的监测和报告　医疗器械同样会出现不良事件，从医用胶带导致的过敏情况，到植入式医疗器械造成对患者身体的损伤，不同类型的不良事件其处理结果也不一致。监管时，应首先建立不良事件监测和报告系统，确保及时收集、记录、分析和报告医疗器械的不良事件。另外，企业应与监管机构保持沟通，及时提交不良事件报告，并遵循相关法规要求。最后，对不良事件进行深入调查，确定根本原因，并采取相应的纠正和预防措施。

第五节　信息化监管

近年来，药监系统积极运用信息化创新医疗器械监管方式方法，将信息化工作逐步由政务服务向全生命周期风险数据归集、关联分析、深化应用方面拓展，推进各层级监管信息互联互通、共享共用，推动医疗器械智慧监管再上新台阶。

监管机构以《国家药品监督管理局政务服务平台管理办法》为基础，构建国家药监局政务服务办事统一入口，国家药监局政务服务事项实现 100% 在线办理。完善国家药监局政府网站功能，持续优化政务服务门户搜索功能，完成网站适老化与无障碍基础改造并通过评测。在国家药监局的网站中，医疗器械唯一标识数据库专栏还获得了优秀创新案例的称号，再次证明了医疗器械电子政务监管良好的可行性。

医疗器械电子政务服务的优势在于实现了 24 小时不间断的服务方式，申请人可依据自己的时间灵活办理申请事项。企业证照的全面电子化已深入推进，实现了国家药监局医疗器械注册相关电子证照制发、核验、全生命周期管理等功能。2023 年 10 月，国家药监局与国办共同完成药品监管全部 35 种证照类型的工程标准的发布，在国务院各部门中走在前列。

在 2019 年《关于加快推进药品智慧监管的行动计划》和 2022 年《药品监管网络安全与信息化建设"十四五"规划》发布实施的基础上，2023 年 8 月，国家药监局又发布了《关于加快推进省级药品智慧监管的指导意见》及 3 个配套技术指南。一系列文件的制定与发布为国家、省级医疗器械智慧监管一体化建设提供了根本依据。

同时，国家药监局针对医疗器械唯一标识（UDI）制度制定了医疗器械唯一标识数据库标准规范 2 项、医疗器械及体外诊断试剂注册及备案管理基本数据集及数据元标准规范 4 项、医疗器械品种档案和信用档案基本数据集规范 16 项，为加强国家、省两级医疗器械信息化协同建设、数据协同共享奠定了基础，加快构建全国"一盘棋"的智慧监管体系。

2024 年，医疗器械监管信息化将贯彻落实国家药监局信息化工作推进会有关要求，按照"统筹协同、业务主导，循序渐进、务求实效"的工作思路，坚持问题导向、需求导向、应用导向，统筹推动全系统医疗器械监管信息化工作，加快实现医疗器械全生命周期数字化管理，切实让信息化成为引领医疗器械监管现代化的关键动力。

书网融合……

习题　　　　本章小结

第十七章　化妆品电子政务应用

学习目标

　　1. 通过本章学习，应能掌握化妆品注册备案信息服务平台、化妆品智慧申报审评系统、化妆品原料安全信息登记平台各功能的使用方法、操作流程、注意事项等；熟悉化妆品及化妆品新原料注册备案资料电子化及电子注册证管理要求、化妆品生产经营行政许可系统、化妆品网络经营监测平台、化妆品追溯监管系统、化妆品不良反应监测信息系统功能模块及使用；了解化妆品监管 APP、化妆品安全监管信息公开与信息化标准规范建设情况。

　　2. 具有熟练使用化妆品各电子政务应用系统的能力，具有整理和填报化妆品注册备案及许可相关事项申报电子资料的能力，具有了解化妆品监管信息化建设发展趋势和需求的能力。

　　3. 树立依法依规从事化妆品生产经营活动和服务意识，守护人民群众用妆安全。

　　化妆品是指以涂擦、喷洒或者其他类似方法，施用于皮肤、毛发、指甲、口唇等人体表面，以清洁、保护、美化、修饰为目的的日用化学工业产品。作为日常生活消费品，化妆品直接作用于人体，其质量安全关系到人民群众的健康。党中央、国务院高度重视药品、化妆品等产品质量监管工作，为了规范化妆品生产经营活动，加强化妆品监督管理，保证化妆品质量安全，保障消费者健康，促进化妆品产业健康发展，2020 年 6 月 16 日国务院令第 727 号公布《化妆品监督管理条例》，自 2021 年 1 月 1 日起施行。《化妆品监督管理条例》在化妆品监管电子政务方面明确规定，国家加强化妆品监督管理信息化建设，提高在线政务服务水平，为办理化妆品行政许可、备案提供便利，推进监督管理信息共享。2022 年 4 月国家药监局印发《药品监管网络安全与信息化建设"十四五"规划》（国药监综〔2022〕23 号）进一步要求加强化妆品监管业务信息化应用整合及移动化建设，其中国家局加强化妆品监管信息系统平台化、集约化和服务化建设，构建统一用户管理、统一基础信息资源管理、统一业务协同管理的化妆品应用支撑体系，逐步整合系统，强化化妆品注册备案及上市后监管的业务协同与数据共享。各省局加强化妆品生产许可、日常监管、信用档案等业务系统和数据库的建设。同时在任务专栏中要求推进国家化妆品不良反应监测信息系统建设，持续推进"化妆品监管"等重点移动应用建设；鼓励各级药品监管部门根据实际应用场景，创新服务内容，提升服务广度，逐步构建全方位、多维度的化妆品监管移动互联服务新格局。

第一节　化妆品注册备案信息服务

一、化妆品注册备案信息服务平台

（一）化妆品、化妆品新原料注册备案基本规定

　　化妆品、化妆品新原料注册，是指注册申请人依照法定程序和要求提出注册申请，药品监督管理部门对申请注册的化妆品、化妆品新原料的安全性和质量可控性进行审查，决定是否同意其申请的活动。化妆品、化妆品新原料备案，是指备案人依照法定程序和要求，提交表明化妆品、化妆品新原料安全性

和质量可控性的资料，药品监督管理部门对提交的资料存档备查的活动。国家对特殊化妆品和风险程度较高的化妆品新原料实行注册管理，对普通化妆品和其他化妆品新原料实行备案管理。国家药品监督管理局加强信息化建设，为注册人、备案人提供便利化服务。化妆品、化妆品新原料注册人、备案人按照规定通过化妆品、化妆品新原料注册备案信息服务平台申请注册、进行备案。

（二）化妆品注册备案信息服务平台建设概况

为贯彻落实党中央、国务院关于深入推进"放管服"改革的重大部署，保障《化妆品监督管理条例》《化妆品注册备案管理办法》落地实施，加强对化妆品注册备案工作管理，自 2021 年 4 月 1 日起，化妆品注册备案信息服务平台上线，平台以企业信息资料管理、普通化妆品备案管理和化妆品智慧申报审评模块为基础，按照大系统、大平台的建设思路，整合化妆品注册、备案、检验业务数据，加强化妆品监管业务的协同和信息资源共享，并与国家药监局网上办事大厅、国家药品智慧监管平台等进行对接，方便化妆品企业一站登录、一网通办，实现化妆品和化妆品新原料注册、备案业务的"一平台办理"。其中，企业信息资料管理模块已于 2021 年 4 月 1 日上线，2021 年 5 月 1 日起启用了普通化妆品备案管理和化妆品智慧申报审评模块，2023 年根据《牙膏监督管理办法》（国家市场监督管理总局令第 71 号）增加普通化妆品（牙膏）备案管理模块。

化妆品注册备案信息服务平台实现了五个方面的整合：一是把注册和备案业务整合为一个平台，用户在化妆品服务平台绑定一次权限后，多个功能模块可以自由切换使用；二是将国产和进口备案业务整合为一个模块，统一通过普通化妆品备案管理模块办理，方便企业办事；三是将化妆品及化妆品新原料注册备案的企业信息资料管理功能进行整合，实现企业信息统一管理、数出一源，为不同化妆品业务中企业信息的一致性提供保障，并为下一步整合牙膏备案用户打好基础；四是将注册备案业务与检验业务数据整合，企业办理化妆品注册备案时，可通过检验报告编号自动关联、调取对应检验报告信息，减少资料填报及提交，简化企业操作；五是与国家药监局网上办事大厅和国家药品智慧监管平台整合对接，分别实现企业和监管人员的一站登录，避免不同业务系统间重复登录。同时，为提升用户体验，提高企业申报效率，化妆品服务平台从系统功能进行考虑，新增诸多亮点功能。如普通化妆品备案管理模块中，增加了产品复制功能，可在线对已填报的产品备案信息进行复制，方便企业申报同类产品，有效减少对相同信息的重复录入；针对之前企业名称等信息变更后，需逐个变更产品信息的情况，增加一次性变更功能，可批量对产品备案信息中的企业名称等信息一次性变更，大大减少企业逐个申请的工作量；对企业填报备案信息时常用的基本信息，增加了受托企业、原料生产商、商标等常用信息的维护功能，方便企业在申报时直接选择相关信息，便利企业操作。此外，化妆品服务平台还提供电子签章功能，使用电子签章的企业可在系统中填报信息后，在系统中自动生成电子文件，使用电子签章盖章后直接提交，无需打印盖章后再回传至系统，节约企业资源，缩短申报时间。

（三）化妆品注册人备案人信息档案系统

目前已有多地省药监局成功上线了化妆品注册人备案人信息档案系统，化妆品注册人备案人信息档案系统实现了与国家药监局化妆品注册人备案人信息档案系统的对接，同时为省内各级监管部门提供了便捷的信息检索和管理工具。借助这一系统，监管部门能够实时获取化妆品注册人备案人的最新信息，从而有效提升监管效率，确保化妆品市场的安全与规范。

（四）化妆品注册备案信息服务平台使用

1. 用户注册、登陆及授权　按照化妆品注册备案信息服务平台操作手册，使用符合条件的浏览器在国家药监局网上办事大厅注册账号，绑定化妆品新原料注册、备案，普通化妆品（牙膏）备案等办理业务。注册账户分为法人用户和个人（自然人）用户两类，认证身份后，获取相应的权限。个人（自然人）想要进入"化妆品注册备案信息服务平台—企业信息资料管理"中进行业务操作，需法人进行经办人授权后，从法人登录入口登录。

法人和个人（自然人）都从法人登录入口登录。平台支持用户名、手机号、身份证号、统一社会信用代码方式登录。法人账号系统会定期核验法人的相关认证信息，如果法人信息发生变更，系统会提示法人用户重新核验，否则账号无法正常使用。首次登录平台，需将当前登录的网上办事大厅的用户账号与化妆品注册备案信息服务平台的账号进行绑定。

2. 化妆品企业信息资料管理　注册用户成功登陆，绑定授权业务系统后，选择"企业信息资料管理"，跳转至系统的切换用户类型页面，就可选择用户进行业务操作。提交企业信息资料，分为化妆品用户和新原料两种用户类型。其中化妆品用户分为注册人/备案人、境内责任人和生产企业三种角色类型，新原料用户分为注册人/备案人、境内责任人两种角色类型。

"企业信息资料管理"主要包含以下功能：①企业信息资料提交，用户首次登录系统后，进行企业信息资料的提交；②企业信息维护，用户对已经审核通过的企业信息进行相应的信息维护、更新。

3. 化妆品注册备案资料项目及要求

（1）首次申请特殊化妆品注册或者办理普通化妆品备案时，境内的注册申请人、备案人和境内责任人应当提交以下用户信息相关资料：①注册人备案人信息表及质量安全负责人简历；②注册人备案人质量管理体系概述；③注册人备案人不良反应监测和评价体系概述；④境外注册人、备案人应当提交境内责任人信息表；⑤境内责任人授权书原件及其公证书原件；⑥注册人、备案人有自行生产或者委托境外生产企业生产的，应当提交生产企业信息表和质量安全负责人信息，一次性填报已有生产企业及其信息。生产企业为境外的，应当提交境外生产规范证明资料原件。

（2）我国境内仅从事受托生产的企业，应当提交上述第⑥项中的生产企业信息表，以便关联确认委托生产关系。

（3）具有境内注册人或者备案人、境内责任人、生产企业等多重身份的，或者同一境内责任人对应多个境外注册人、备案人的，可以一次性提交全部相关资料，取得相应的用户权限。已有用户可以根据情况补充提供相关资料，增加用户权限。

4. 普通化妆品（牙膏）备案管理　普通化妆品（牙膏）备案管理平台涵盖备案管理（国产、进口）和常用信息维护（国产、进口）。国产化妆品与进口化品操作类似，用户注册、登陆、授权绑定后选择"普通化妆品（牙膏）备案管理"，即可进入对应的菜单进行业务操作。需要注意的是，如企业信息资料管理中，企业信息未提交且审核通过，则无法进入普通化妆品（牙膏）备案管理。

"普通化妆品（牙膏）备案"主要包含以下功能：①国产备案，国产化妆品的备案管理；②常用信息维护（国产），国产化妆品的常用信息维护；③进口备案，进口化妆品的备案管理；④常用信息维护（进口），进口化妆品的常用信息维护；⑤年报，国产及进口产品年报提交；⑥留样地点，产品留样地点信息。

二、化妆品智慧申报审评系统

（一）化妆品智慧申报审评系统简介

在国家局统一部署下，中检院积极探索审评技术和信息化的融合，搭建了化妆品智慧申报审评系统（E-system for cosmetic submission and intelligent evaluation，ECSIE），实现了特殊化妆品注册和化妆品新原料注册及备案核心业务全过程信息化网络办公。系统具备以下优势及特点。

1. 多系统深度融合　通过多系统深度融合实现了化妆品注册、备案业务工作的有效协同，例如在针对风险管控时，实现了一处风险、全局触发。

2. 全过程数字认证技术应用 在申报、审评、制证等各环节引入数字认证技术，大幅提高各环节工作效率。在国家局相关单位业务信息系统中属于数字认证技术应用程度最彻底的信息系统。

3. 全方位数据安全保障 在网络传输、页面展示、后台存储等环节应用密码保护等技术对数据进行加密保护，开创性采用第三方数据审计方式实现对程序开发人员数据库操作行为的追溯审计，有效防范内部人员的非授权操作，防止敏感信息泄露。

4. 智慧申报审评功能实践 系统实现了按企业申报类别智能生成资料目录树，引导企业快速规范提交资料，提升"一次性通过率"，开展生产工艺完整性自动判定、标签禁用语自动识别等智能辅助审评功能建设，为智慧申报审评提供信息技术支撑。

（二）化妆品智慧申报审评系统使用

在国家药品监督管理局政务服务大厅用户注册、登陆、授权绑定后选择"化妆品智慧申报审评系统"，即可进入对应的菜单进行业务操作。

1. 特殊化妆品申报（图17-1）

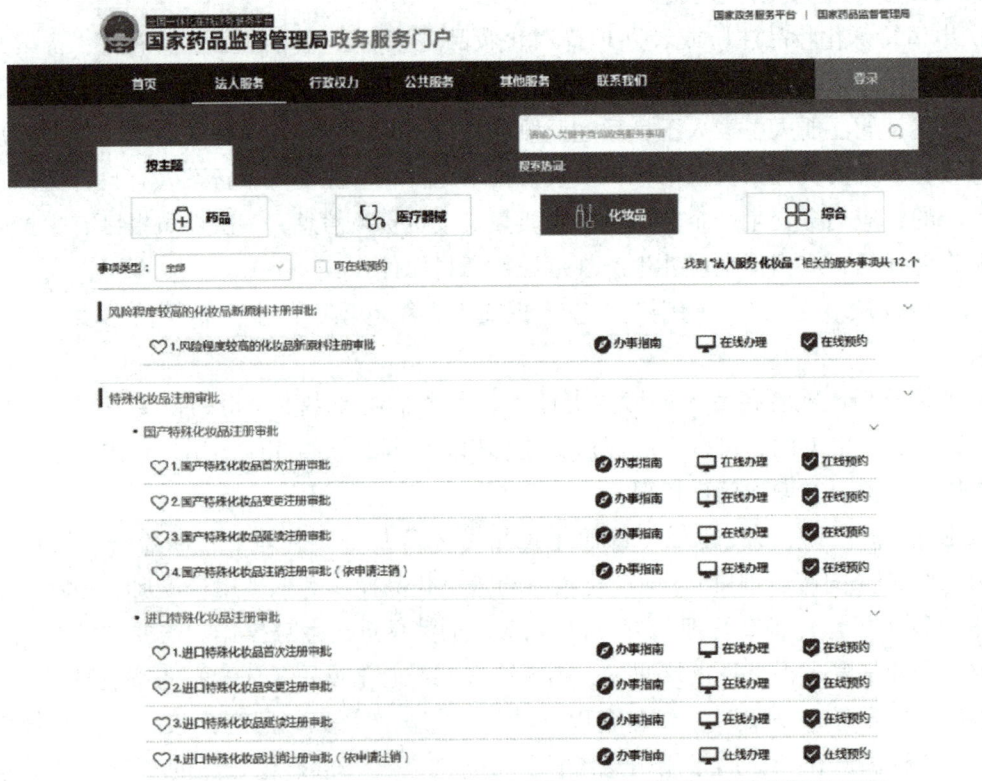

图 17-1 特殊化妆品注册审批在线办理界面

特殊化妆品注册人和境内责任人用户在申报上的操作上没有区别，化妆品注册人/境内责任人用户登录系统后用户登录系统后，进入首页，点击【特殊化妆品申报】—【首次申请】菜单，进入首次申请页面：在弹出的页面选择"国产—境内注册人"或"国产—境外委托境内生产"或"境外注册人"或"境内委托境外生产"。选择"申报类别"，点击【确定】进入申报信息页面，申报信息页面包含7个页签，分别是注册申请表、产品名称命名依据、产品配方、产品执行的标准、产品标签、产品检验报告、产品安全评估资料。

2. 变更申请 是针对单一产品的变更。在首页，点击【特殊化妆品申报】—【变更申请】菜单，进入变更申请页面。输入批件的批准文号，点击【搜索】可加载出产品名称与需要选择的变更事项。

可同时选择多种变更事项。依次在注册申请表页面、产品名称命名依据页签、产品配方页签、产品执行的标准页签、产品标签页签、产品检验报告页签、产品安全评估资料页签录入变更后的内容。所有变更事项内容填写完成后，在产品安全评估资料页面，点击【提交】将变更申请提交至受理大厅。变更申请的申请单可在【申请单管理】功能页面进行查看，并追踪流程信息。

3. 延续和注销申请　产品注册证的批件有效期剩余 30 个工作日到 90 个工作日时，注册人或境内责任人可发起延续申请。在首页，点击【特殊化妆品申报】—【延续申请】菜单，进入延续申请页面。在首页，点击【特殊化妆品申报】—【注销申请】菜单，进入注销申请页面。

4. 纠错申请　在首页，点击【特殊化妆品申报】—【纠错申请】菜单，进入纠错申请页面：在纠错申请页面，输入产品注册证号，点击【搜索】，自动加载出原申请单产品信息、批件信息。录入纠错说明，上传相关附件后，勾选"已阅读"，点击【暂存】按钮可暂存申请，暂存的申请可在申请单管理进行修改和查看；点击【提交】按钮则直接提交纠错申请至受理大厅。

5. 撤回和终止申请　受理大厅已经受理，但在技术审评还未创建报批报告的申请单，特殊化妆品注册用户可以对该申请单发起撤回申请。在首页，点击【特殊化妆品申报】—【撤回申请】菜单，进入撤回申请页面。提交至受理大厅的申请，若还未完成受理，可以对该申请单发起终止申请。在首页，点击【特殊化妆品申报】—【终止申请】菜单，进入终止申请页面。

6. 补发和再次注册申请　若注册企业的产品注册证原件破损或遗失，可申请补发。在首页，点击【特殊化妆品申报】—【补发申请】菜单，进入补发申请页面。针对首次申请不批准的，发布不予许可决定书的申请单，注册人可发起再次注册。在首页，点击【特殊化妆品申报】—【再次注册申请】菜单，进入再次注册申请页面。

三、化妆品原料安全信息登记平台

（一）化妆品原料安全信息登记平台简介

为贯彻落实《化妆品注册备案管理办法》《化妆品注册备案资料管理规定》等法规文件，国家药监局组织建立了化妆品原料安全信息登记平台，自 2021 年 12 月 31 日上午 9 时起，化妆品原料生产商或其授权企业可以登录该平台报送原料安全相关信息。其中，境内用户直接通过国家药监局网上办事大厅的"化妆品原料安全信息登记平台"模块进行登陆；境外用户需在"化妆品原料安全信息登记平台"注册（图 17-2），上传经由中国公证机关公证或由我国使（领）馆确认的企业主体证明文件，审核通过后登录。化妆品原料安全信息登记平台上线后，化妆品注册人、备案人、境内责任人仍可以通过化妆品注册备案信息服务平台填报原料生产商出具的原料安全信息文件，也可以填写化妆品原料安全信息登记平台生成的原料报送码关联原料安全信息文件。

化妆品原料安全信息登记平台主要用于《已使用化妆品原料目录》收录的已使用化妆品原料相关安全信息的统一登记。原料生产商应当按照相关法规规定和技术规范的要求进行原料安全信息登记，并对原料安全信息内容的真实性、完整性负责。原料安全信息登记完成后，原料平台将自动生成相应的报送码，化妆品注册人、备案人可在产品注册备案时通过报送码进行关联，无需重复填报详细的原料安全信息资料，提高化妆品注册备案工作效率。

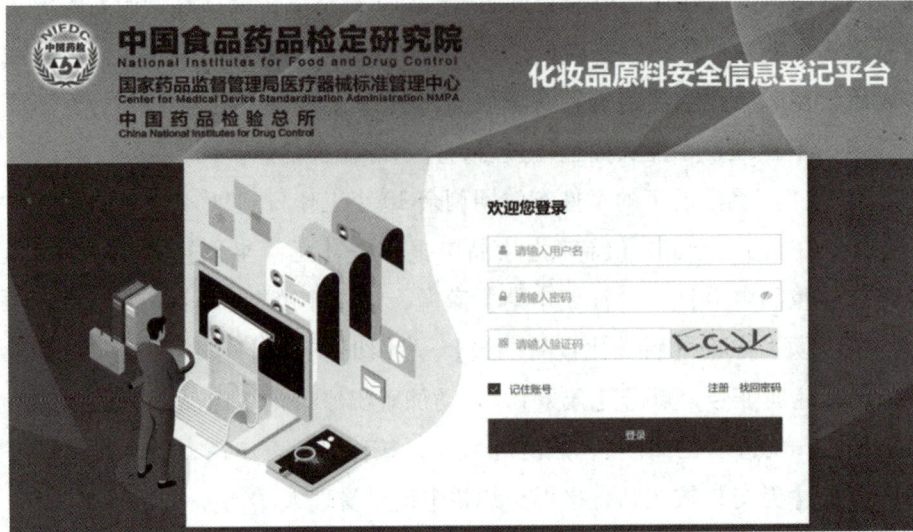

图 17 – 2   化妆品原料安全信息登记平台

（二）化妆品原料安全信息登记平台使用流程（图 17 – 3）

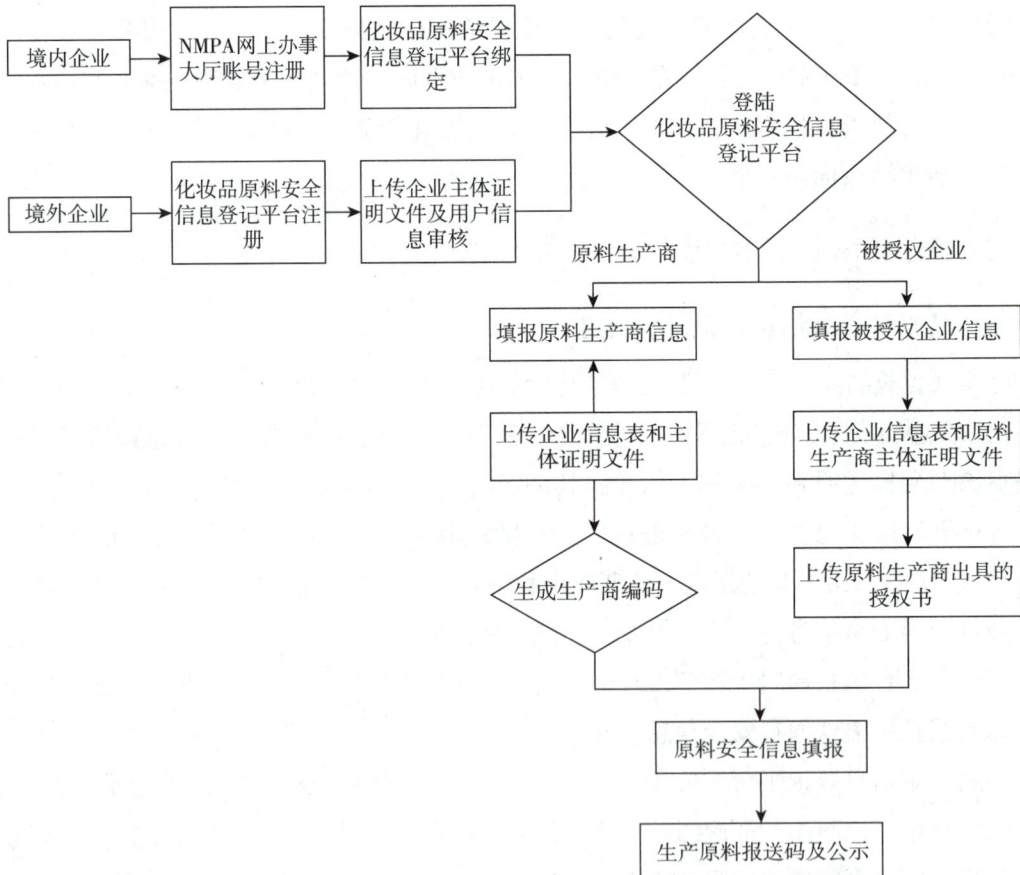

图 17 – 3   化妆品原料安全信息登记平台使用流程

四、化妆品及其新原料注册备案资料电子化及电子注册证管理

（一）化妆品及化妆品新原料注册备案资料电子化管理

《国家药监局关于全面实施化妆品及化妆品新原料注册备案资料电子化有关事项的公告》（2024年第91号）明确，自2024年9月1日起，境内的化妆品及化妆品新原料注册人、备案人、境内责任人和化妆品生产企业在提交用户信息资料、化妆品及化妆品新原料注册备案资料时，仅需要通过化妆品注册备案信息服务平台提交电子版资料，相关纸质版资料无需提交，由境内的化妆品及化妆品新原料注册人、备案人、境内责任人或者化妆品生产企业自行存档。按照《化妆品注册备案资料管理规定》《化妆品新原料注册备案资料管理规定》《化妆品注册备案资料提交技术指南（试行）》等规定需提交资料原件、第三方证明资料和其他纸质版资料的，由境内的化妆品及化妆品新原料注册人、备案人或者境内责任人签章确认资料真实性，并通过信息服务平台提交相关电子版资料。

（二）化妆品电子注册证管理

依据《电子签名法》《全国一体化在线政务服务平台电子证照管理办法（试行）》《国家药品监督管理局电子证照管理办法（试行）》等，自2022年1月1日起，按照《化妆品注册备案管理办法》获准注册的特殊化妆品和化妆品新原料，发放电子注册证，自2022年5月1日起，特殊化妆品获准注册证变更、延续的，发放电子注册证。此前已发放的纸质注册证在其有效期内继续有效。获准注册证变更的特殊化妆品，注册人（境内责任人）应当按照《化妆品注册备案管理办法》《化妆品注册备案资料管理规定》等规定，向国家药监局行政许可事项受理服务部门交还其持有的纸质注册证。

特殊化妆品和化妆品新原料电子注册证生成后将推送至注册人（境内责任人）网上办事大厅的法定代表人空间，推送成功即送达，注册人（境内责任人）可登录领取。注册人应当正确使用和妥善保管电子注册证，电子注册证可实现即时领取证书、短信提醒、证书授权、扫码查询、在线验证、全网共享等功能。

第二节 化妆品生产经营使用电子监管

一、化妆品生产经营许可监管系统

（一）化妆品生产经营许可监管系统简介

化妆品生产经营许可监管系统是药品智慧监管平台的重要子系统或化妆品模块，加强对生产经营主体的精准监管、智慧监管和信用监管。在基础信息查询、检查计划制定、监管任务管理、日常监督检查、案件办理以及企业端数据传送、查询上报等方面，运用信息化手段进行精细化监管，为监管工作提质增效，有力保障人民群众用妆安全。目前国家药品智慧监管平台（图17-4）已汇聚了医疗器械注册管理系统、化妆品生产许可管理系统等30多个应用系统，平台是国家药监局监管人员的统一工作门户，实现对国家药监局和直属单位业务办理系统的整合与集中展示。各接入应用系统按平台标准和规范进行页面设计、用户体系等内容的改造和对接。

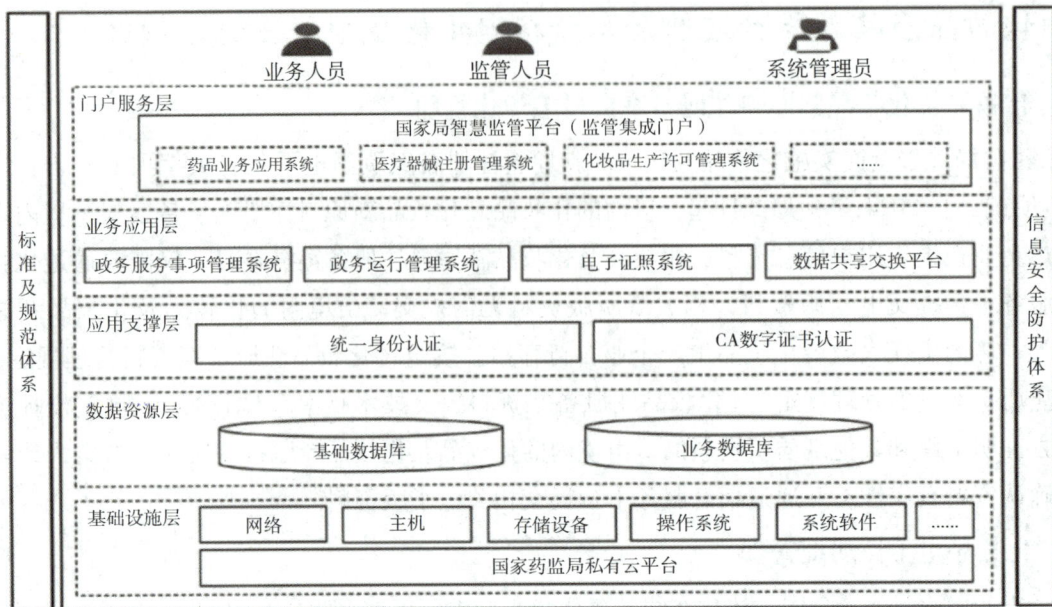

图 17－4　国家药品智慧监管平台示意图

（二）化妆品生产经营许可监管系统使用

1. 以江苏省化妆品监管子系统为例　系统启用后，省内化妆品生产企业（仅针对实际生产的企业，委托生产企业和境内责任人后续另行通知）应通过江苏政务服务网及时登录系统，具体登录途径如下：江苏政务服务网综合旗舰店—省药品监管局旗舰店—智慧政务服务平台—网上办事—化妆品—其他行政权力—化妆品生产监管。

江苏省化妆品生产监管系统内设了全省化妆品生产企业库和产品库，实现了化妆品监督检查从方案的计划、实施及检查后整改工作的全流程电子监管。本系统还实现了检查员、企业在线电子签名，自动生成具有双方签名的检查报告，检查员可以在线填写廉政报告以及上传存档证据附件。企业通过江苏政务进入本系统可以完成更新基础信息、上传整改报告、自查报告等功能，实现政企在线互动，提质增效，将有效提高化妆品监管的针对性和有效性，为建立化妆品生产企业质量安全信用体系奠定基础。

2. 以辽宁省《化妆品生产许可证》核发为例

（1）申请条件　①辽宁省境内的化妆品生产企业；②符合《化妆品监督管理条例》和《化妆品生产质量管理规范》的要求。

（2）申请材料（图 17－5）

（3）办理流程（图 17－6）

二、化妆品网络经营监测平台

（一）国家化妆品网络经营监测平台

国家化妆品网络经营监测平台利用信息化技术手段开展化妆品网络经营监测及采集信息的研判工作，及时推送涉嫌违法违规线索，并对线索处置反馈结果进行统计、分析，重点对化妆品网络经营活动和化妆品电子商务平台服务行为开展网络监测。利用国家化妆品网络经营监测平台，可以进一步提升化妆品智慧监管水平，加强化妆品网络经营监管力度，强化网络经营违法线索的核查处置，严厉打击网络经营违法行为。

材料名称	来源渠道	原件份数	复印件份数	纸质原件扫描电子版上传
化妆品生产许可证申请表	申请人自备	1	0	是
生产场所合法使用的证明材料	申请人自备	1	0	是
厂区总平面图及生产车间、检验部门、仓库的建筑平面图	申请人自备	0	0	是
证明生产环境条件符合需求的检测报告	申请人自备	1	0	是
生产设备配置图	申请人自备	1	0	是
施工装修说明	申请人自备	1	0	是
企业质量管理相关文件目录	申请人自备	1	0	是
工艺流程简述及简图	申请人自备	1	0	是
企业按照《化妆品生产质量管理规范》开展自查并撰写的自查报告	申请人自备	1	0	是

图 17 – 5 《化妆品生产许可证》核发申请材料列表

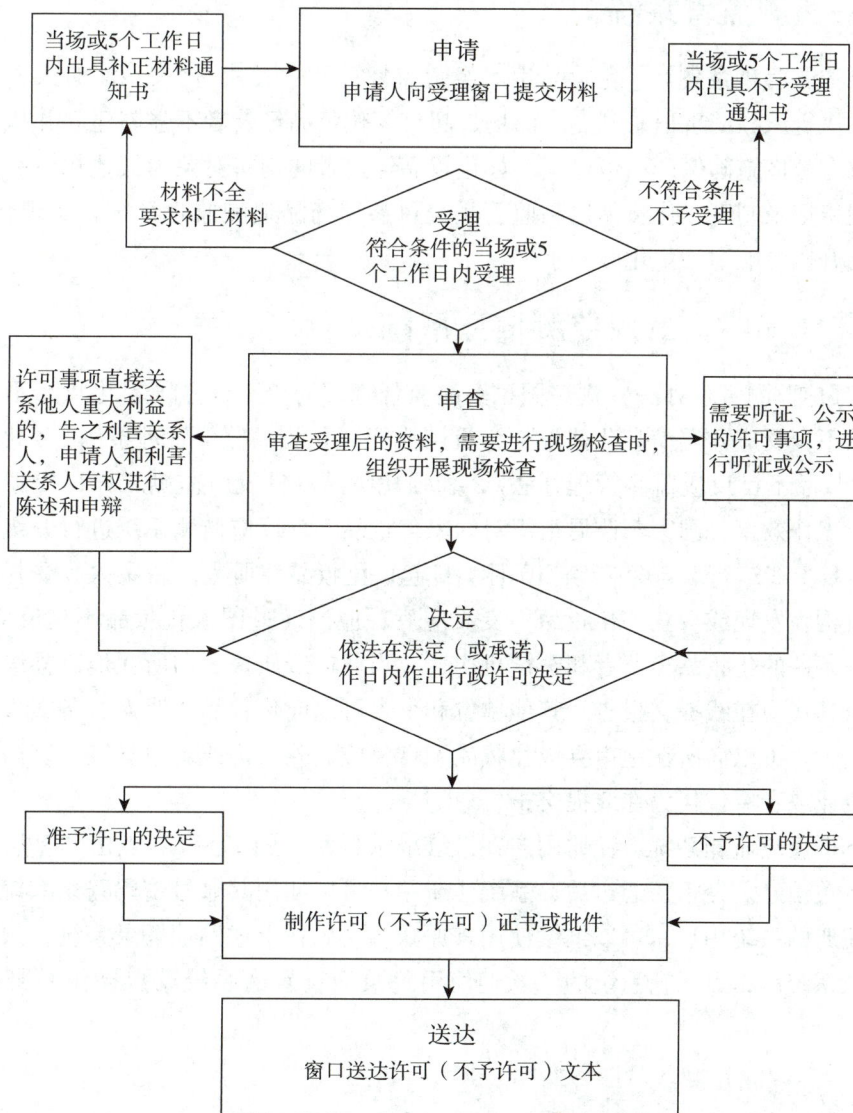

图 17 – 6 《化妆品生产许可证》核发办理流程

（二）地方化妆品网络经营监测平台建设

化妆品网销监管"台州经验"——"数字辨妆"智慧监管系统　自 2016 年以来，在浙江省药监局支持下，台州市局在全国率先启动并持续研究网销化妆品数字监管，总结出流程再造＋技术赋能，线上监测＋线下核查，案件查办＋行业规范的化妆品网销监管"台州经验"，有效解决了监管部门在监测化妆品网络销售过程中对网销化妆品问题线索发现难、网销存疑信息固证难、网销线索落地难等问题。

主要做法：一是成立专业＋技术团队，梳理问题，明确网络监测内容，建立经营主体、注册/备案和特征技术指标等备查数据库；二是通过技术开发，形成分布式技术采集、官方数据精准比对、电子证据同步保全、云端线索分发流转、涉嫌信息法证抽检、监管数据可视分析等技术模块，满足实际监管需求；三是通过线上线下一体化，实现多源头数据比对，提升线上监测精准度；多纬度数据分析，提升产品网抽靶向性；多渠道信息汇集，提升线索核查落地率。

主要优势和特点：创新监管思路，寻求技术支撑，重塑监管流程，基本实现全流程数字化闭环监管。体现在准备阶段高起点，深谋划；研发阶段重流程，讲成效；应用阶段建机制，求完美。

三、化妆品追溯监管系统

依据《化妆品监督管理条例》《化妆品生产经营监督管理办法》，化妆品注册人、备案人、受托生产企业应当建立并执行产品销售记录制度。商场、超市等化妆品经营者不强制建立并执行产品销售记录制度，但应当采取有效措施确保产品可追溯。如化妆品经营者的销售对象为其他化妆品经营者，鼓励其建立并执行产品销售记录制度。化妆品追溯监管系统可参照药品追溯监管系统，实现化妆品来源可溯、去向可追，不断提升监管能力，优化服务水平。

四、国家化妆品不良反应监测信息系统

《化妆品不良反应监测管理办法》规定国家药品监督管理局负责建立国家化妆品不良反应监测信息系统，加强化妆品不良反应监测信息化建设。为贯彻执行《化妆品监督管理条例》《化妆品生产经营监督管理办法》《化妆品不良反应监测管理办法》，加强化妆品不良反应监测工作，提高化妆品不良反应报告、分析、评价工作效率，国家药监局组织对国家化妆品不良反应监测系统进行升级完善，新版系统于 2022 年 10 月 1 日上线运行。自 2022 年 10 月 1 日起，化妆品注册人、备案人、受托生产企业、化妆品经营者、医疗机构在发现或者获知化妆品不良反应后，应当通过国家化妆品不良反应监测系统报告。暂不具备在线报告条件的化妆品经营者和医疗机构，应当通过纸质报表向所在地市县级化妆品不良反应监测机构报告，由其代为在线提交报告。其他单位和个人可以向化妆品注册人、备案人、境内责任人报告化妆品不良反应，也可以向所在地市县级化妆品不良反应监测机构或者市县级负责药品监督管理的部门报告，由上述企业或者单位代为在线提交报告。

国家化妆品不良反应监测系统新注册用户在系统登录页面（图 17－7）点击"基层机构注册"提交注册申请，填写有关信息。经审核通过后，系统注册用户可以使用其账号密码登录系统，报告化妆品不良反应。此前已注册的系统用户，可以继续使用其原账号密码在上述网址登录系统，报告化妆品不良反应。注册用户登录系统后，可以在系统的"欢迎使用"页面查看《系统用户操作手册》及《系统操作视频》。

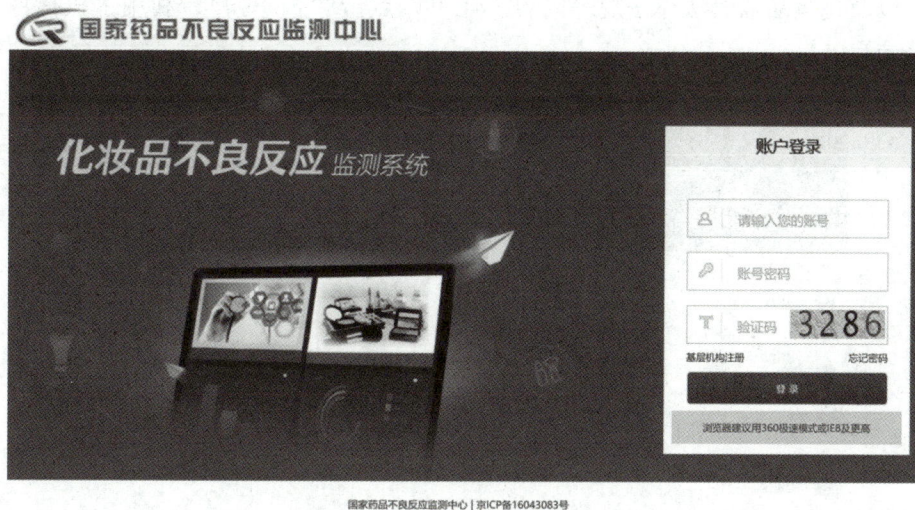

图 17 - 7　国家化妆品不良反应监测系统登陆界面

五、化妆品监管 APP

（一）化妆品监管 APP 简介

化妆品监管 APP 是国家药品监督管理局发布的一款化妆品数据查询软件，具有查询化妆品合法性信息、科普化妆品知识、通告不合格产品、发布市场监管动态、在线投诉举报等多种功能。化妆品监管 APP 自 2019 年全国化妆品安全科普宣传周发布以来，受到公众、行业的广泛关注和使用。最新版在设计上主要有以下三方面特点。一是提高公众使用便捷度和易用性，根据用户习惯和关注重点，提供公众版和专业版不同版本风格，方便查找所需信息；增加帮助中心，解答用户使用中的常见问题；增加使用导引页，新功能使用方法一目了然。点击"扫一扫"，利用手机摄像头扫描产品条码来查询化妆品信息。二是加强面向企业和监管人员的服务，推出化妆品政策法规库，方便查阅新条例新办法；增加化妆品统计图表展示，直观了解产品、企业总体情况。三是优化 APP 设计和功能，结合宣传周 LOGO 蝴蝶元素，升级 APP 图标并重新设计整体页面风格；增加知识答题、调查问卷功能，便于开展与公众、行业等的互动。

📎 知识拓展

全国化妆品安全科普宣传周

全国化妆品安全科普宣传周是国家药监局打造的化妆品科普宣传品牌活动，首届全国化妆品安全科普宣传周于 2019 年 5 月 20 日在京启动，主题为"安全用妆，点靓生活"，通过系列科普活动提升公众对化妆品安全的科学认知。国家药监局在启动仪式上推出了一款名为"化妆品监管"的 APP，具备商品信息查询、化妆品知识科普、投诉举报、公布抽检信息等功能。国家药监局监管人员表示守护公众化妆品使用安全，监管手段要创新，要充分运用信息化技术，逐步将化妆品注册备案、生产经营、监督抽检等监管信息有机整合，构建社会各界参与渠道和平台，共同织就一张无时不有、无处不在的监管网。

（二）化妆品监管 APP 使用

下载化妆品监管 APP，安装完成后打开化妆品监管 APP，即可进入主界面，根据用户习惯和关注重点，可以自由选择公众版或者专业版（图 17 - 8）。通过各个模块来查找产品相关信息，包括既往化妆品抽检的信息，以及化妆品监管法律法规等内容。还可以点击"扫一扫"，利用手机摄像头扫描产品条码来查询化妆品信息。

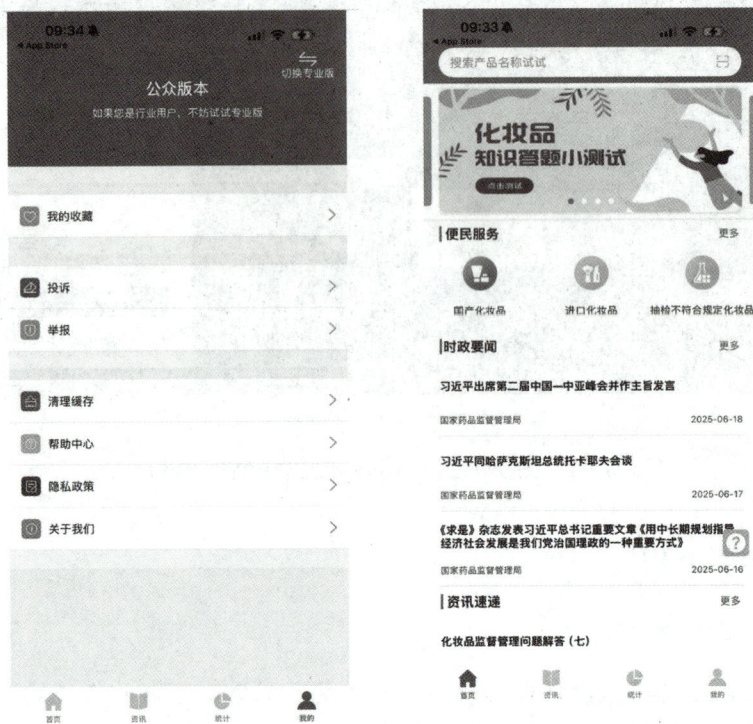

图 17 – 8　化妆品监管 APP 公众版本界面

第三节　化妆品安全监管信息公开与信息化标准

一、化妆品安全监管信息公开

（一）化妆品安全监管信息公开范围

依据《中华人民共和国政府信息公开条例》《食品药品安全监管信息公开管理办法》等有关规定，各级化妆品监督管理部门应当遵循全面、及时、准确、客观、公正的原则公开以下化妆品安全监管信息。

（1）化妆品审评审批服务指南、产品（配方）注册证书（批件）、标签和说明书样稿等信息。

（2）化妆品生产经营许可服务指南、生产经营许可证等信息。

（3）化妆品的备案日期、备案企业（产品）、备案号等备案信息。

（4）化妆品日常监督检查和飞行检查等监督检查结果信息。

（5）化妆品监督抽检结果中的有关被抽检单位、抽检产品名称、标示的生产单位、标示的产品生产日期或者批号及规格、检验依据、检验结果、检验单位等监督抽检信息。

（6）化妆品行政处罚决定信息。

（7）化妆品召回信息。

（8）化妆品相关统计信息等。

（二）化妆品安全监管信息查询

访问国家药品监督管理局，通过化妆品数据查询栏目（图 17 – 9），就可以查询化妆品注册信息、化妆品新原料备案信息、化妆品注册和备案检验检测机构、普通化妆品（含牙膏）备案信息、化妆品生产企业信息等。以化妆品注册信息等查询为例，可以通过输入产品名称中文、产品类别、注册人、注册证号、批件状态查询相关化妆品注册的具体信息，包括产品名称、产品类别、注册人名称、注册人住所地址、生产信息、注册证号、批准日期、注册证有效期、批件状态、产品执行的标准、产品标签样稿、功效宣称依据摘要等。

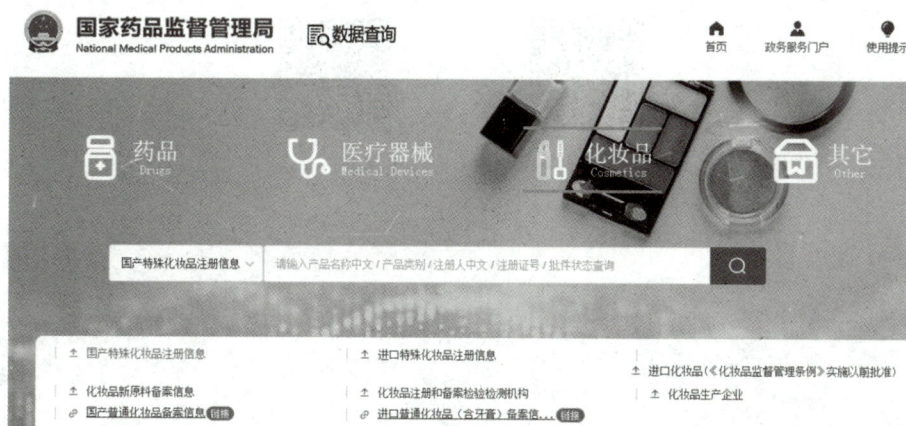

图 17 – 9　国家药品监督管理局化妆品数据查询界面

二、化妆品监管信息化标准建设

化妆品监管信息化标准规范主要包括化妆品电子证照、信息追溯、品种档案、信用档案、行政许可等方面的信息化标准规范。按照化妆品监管信息化标准体系建设要求，依据《化妆品监督管理条例》《化妆品注册备案管理办法》《化妆品生产经营监督管理办法》等规定，国家药监局目前已组织制订了《化妆品生产许可管理基本数据集》《普通化妆品备案管理基本数据集》《特殊化妆品注册管理基本数据集》《化妆品监管信息基础数据元 第 1 部分：生产许可与注册备案》《化妆品监管信息基础数据元值域代码 第 1 部分：生产许可与注册备案》5 个信息化标准。还需制定的标准有《药品监管信息化基础术语第 4 部分：化妆品、化妆品生产监督检查基本数据集》《化妆品经营监督检查基本数据集》《化妆品检查员基本数据集》《化妆品案件查办管理基本数据集》《化妆品不良反应报告管理基本数据集》《化妆品抽检管理基本数据集》《化妆品网络经营管理基本数据集》等。

（1）《化妆品生产许可管理基本数据集》规定了化妆品生产许可管理所涉及的基本数据集的类目、数据项描述、数据子集等相关内容，适用于化妆品生产许可管理的信息化建设和相关数据库建设。

（2）《普通化妆品备案管理基本数据集》规定了普通化妆品备案管理所涉及的基本数据集的类目、数据项描述、数据子集等相关内容，适用于普通化妆品备案管理的信息化建设和相关数据库的建设，包括国产普通化妆品及进口普通化妆品。

（3）《特殊化妆品注册管理基本数据集》规定了特殊化妆品注册管理所涉及的基本数据集的类目、数据项描述、数据子集等相关内容，适用于特殊化妆品注册管理的信息化建设和相关数据库的建设，包括国产特殊化妆品及进口特殊化妆品。

（4）《化妆品监管信息基础数据元 第 1 部分：生产许可与注册备案》规定了化妆品监管信息数据元的标识符、中文名称、短名、定义、（数据元值的）数据类型、表示格式、允许值、计量单位、版本和数据元的来源。包括化妆品生产许可、产品注册和备案业务相关的申请/受理、现场检查、审批等信息相关数据元。适用于化妆品监管领域相关信息数据标识、信息交换与共享。

（5）《化妆品监管信息基础数据元值域代码 第1部分：生产许可与注册备案》规定了化妆品监管相关信息的数据元值域代码，适用于化妆品监管领域相关信息的数据标识、交换、识别和处理。

书网融合……

| 习题 | 本章小结 |

第十八章　保健食品电子政务应用

PPT

学习目标

1. 通过本章学习，应能掌握保健食品注册备案信息服务平台使用方法、操作流程、注意事项等；了解各省市保健食品监管系统发展现状及保健食品安全监管信息公开与信息化标准规范建设情况。

2. 具有整理和填报保健食品注册备案及许可相关事项申报电子资料的能力。

3. 树立依法依规从事保健食品生产经营活动和服务意识，对未来保健食品行业监管系统的发展提出展望。

保健食品是指声称具有保健功能或者以补充维生素、矿物质等营养物质为目的的食品。即适宜于特定人群食用，具有调节机体功能，不以治疗疾病为目的，并且对人体不产生任何急性、亚急性或慢性危害的食品。保健食品作为一类特殊的食品，其安全性与功能性直接关系到广大消费者的身体健康。党中央、国务院对此给予高度重视，制定了一系列政策与措施，旨在规范保健食品的生产与经营活动，加强监督管理，确保产品质量安全，保障消费者健康权益，同时促进保健食品产业的持续健康发展。

2011 年 12 月，国家发改委、工信部共同发布了《食品工业"十二五"发展规划》，首次将"营养与保健食品制造业"列入国家发展规划。为规范和加强保健食品注册备案管理工作，2016 年 2 月国家食品药品监督管理总局发布《保健食品注册与备案管理办法》，指出要调整保健食品上市产品的管理模式，优化保健食品注册程序。2017 年 6 月，国务院办公厅发布《国民营养计划（2017—2030 年）》，提出要发展食品营养健康产业，着力发展保健食品等新型营养健康食品。2019 年 8 月，国家市场监督管理总局发布《保健食品原料目录与保健功能目录管理办法》，推进保健食品注册备案双轨制运行，建立开放多元的保健食品目录管理制度，以原料目录和功能目录为抓手，进一步强化产管并重，社会共治。2022 年 3 月，国务院办公厅发布了《"十四五"中医药发展规划》，提出要丰富中医药健康产品供给，以保健食品、特殊医学用途配方食品、功能性化妆品、日化产品为重点，研发中医药健康产品。2023 年 8 月，国家市场监督管理总局、国家卫生健康委、国家中医药局联合发布了《允许保健食品声称的保健功能目录 非营养素补充剂（2023 年版）》及配套文件，规范保健功能声称管理，落实企业保健功能声称和研发评价主体责任，促进产业创新和高质量发展。这些文件的发布实施，有利于保健食品行业的发展，满足市场对不同功能保健食品的需求。

第一节　保健食品注册备案信息服务

一、保健食品注册备案基本规定

保健食品注册，是指市场监督管理部门根据注册申请人申请，依照法定程序、条件和要求，对申请注册的保健食品的安全性、保健功能和质量可控性等相关申请材料进行系统评价和审评，并决定是否准予其注册的审批过程。保健食品备案，是指保健食品生产企业依照法定程序、条件和要求，将表明产品安全性、保健功能和质量可控性的材料提交市场监督管理部门进行存档、公开、备查的过程。国家对使用保健食品原料目录以外原料的保健食品以及首次进口的保健食品（属于补充维生素、矿物质等营养物质的保健食品除外）实行注册管理，对使用原料已经列入保健食品原料目录的保健食品以及首次进口的属于补充维生素、矿物质等营养物质的保健食品实行备案管理。国家市场监督管理总局加强信息化建设，为注册人、备案人提供便利化服务，保健食品注册人、备案人按照规定通过保健食品注册备案信息服务平台申请注册、进行备案。

二、保健食品备案管理信息系统建设概况

按照《中华人民共和国食品安全法》《保健食品注册与备案管理办法》关于保健食品备案管理的相关规定，为统一规范全国保健食品备案管理工作，保健食品备案信息系统于 2017 年 5 月 1 日正式上线运行，为保健食品备案提供了统一的信息化平台。

通过保健食品备案管理信息系统的建设，备案人可以在线填写和提交备案材料，减少了纸质文件的使用，同时也便于备案管理部门的电子化存档和检索。通过系统自动生成备案申请表、产品配方、标签说明书、产品技术要求等文档，减少了人工填写的错误和时间成本，提高了工作效率。此外，备案信息的公开和备查，增加了保健食品市场的透明度，有助于消费者和监管部门更好地了解和监管产品信息，备案管理部门可以及时发现和处理不符合要求的备案申请，保障保健食品市场的安全。

三、保健食品注册管理信息系统建设概况

根据《保健食品注册与备案管理办法》《保健食品注册审评审批工作细则（2016 年版）》《保健食品注册申请服务指南（2016 年版）》相关规定，原国家食品药品监督管理总局组织开发了新的保健食品注册管理信息系统，自 2017 年 8 月 1 日正式上线运行，为注册申请人提供了一个统一的电子化平台，用于提交新产品注册、延续注册、变更注册、转让技术、证书补发及相关补充资料的申请。

2023 年，保健食品注册管理信息系统进行了功能升级，新版保健食品注册系统通过多项功能调整显著提升了用户体验和操作效率。首先，注册申请人的企业基本信息自动填充统一社会信用代码，减少了手动输入错误的可能性，提高了数据的准确性。其次，系统新增的预审服务为申请人提供了审评前的咨询，帮助解决材料完整性和审评意见的对应性问题，从而提升了法规一次性补正的合规性。材料目录的调整及重新划分使得材料提交更加规范和便捷，申请人只需按照新的目录要求上传材料即可。通知形式的更新引入了系统电子通知功能，申请人可以在进度跟踪中查看并下载受理、审评相关通知及电子证书，信息获取更加及时和方便。打印控件的更换保证了打印功能的正常使用，而企业经营异常状态的限制则确保了申请的有效性和企业的合规性。整体而言，新系统通过这些调整优化了用户操作流程，提高了数据处理的准确性，增强了系统的便捷性和信息透明度。

第二节　保健食品生产经营使用电子监管

一、保健食品生产经营监管政策与措施

（一）国家层面

2016 年 2 月，国家食品药品监督管理总局发布《保健食品注册与备案管理办法》，规定了保健食品注册与备案的分类管理制度，明确了注册申请的受理、审评、审批流程，以及备案的具体要求，该办法自 2016 年 7 月 1 日起实施。为进一步推进和规范保健食品备案管理工作，根据相关食品安全国家标准

及注册产品情况，2021 年 1 月，市场监管总局制修订了配套的《保健食品备案可用辅料及其使用规定（2021 年版）》和《保健食品备案产品剂型及技术要求（2021 年版）》，将粉剂、凝胶糖果纳入保健食品备案剂型，规定了可用辅料及其使用要求，以及备案产品剂型的具体技术要求，于 2021 年 6 月 1 日起施行。此外，为了推动保健食品原料目录制定工作，市场监管总局在前期开展的功能类保健食品原料目录招标研究基础上，结合既往产品的配方、功能、安全性、质量控制等实际情况，以及中国营养学会对大豆分离蛋白和乳清蛋白保健功能、用量等研究成果，制定了《保健食品原料目录 大豆分离蛋白》《保健食品原料目录 乳清蛋白》。根据《中华人民共和国食品安全法》（以下简称《食品安全法》）规定，市场监管总局会同国家卫生健康委、国家中医药局于 2023 年 6 月 2 日发布了上述目录。

（二）省级层面

1. 福建省　为贯彻落实《中共中央 国务院关于深化改革加强食品安全工作的意见》，提升保健食品质量安全水平，更好保护消费者合法权益，围绕保健食品领域非法生产经营、欺诈和虚假宣传、违法广告等突出问题，2020 年 4 月福建省市场监管总局等七部门联合印发《保健食品行业专项清理整治行动方案（2020—2021 年）》，组织实施保健食品行业专项清理整治行动，旨在有效净化保健食品市场，不断提高人民群众对保健食品消费市场的获得感、幸福感、安全感。2020 年 6 月，福建省市场监管局等七部门转发市场监管总局等七部门关于印发《保健食品行业专项清理整治行动方案（2020—2021 年）》的通知，提出要畅通举报投诉渠道，广泛开展科普宣传；大力整治保健食品欺诈和虚假宣传行为；深入推进保健食品注册和备案管理。

2. 广东省　为助推保健食品行业高质量发展、消除重大食品安全隐患，广东省市场监督管理局着力加强保健食品生产、经营及消费全链条监管，从开展保健食品体系检查和企业自查、实施"一企一策"精准帮扶助力中小企业完善质量安全管理体系以及开展特殊食品经营示范店建设指导等多方面入手，提升企业产品质量安全保障能力，规范经营行为，推动全省保健食品行业高质量发展。此外，针对监督检查发现经营者普遍存在的进货查验、索证索票制度落实不到位的问题，广东省市场监管局按照"互联网＋市场监管"工作部署，积极推进广东省特殊食品电子追溯系统的上线运行，以信息化手段督促特殊食品生产经营者进一步落实食品安全主体责任，落实索证索票和进货查验制度，确保特殊食品可追溯。

3. 吉林省　在保健食品监管方面实施分级管理制度。根据《吉林省保健食品生产企业九项自律制度（试行）》和《吉林省保健食品经营企业九项自律制度（试行）》，保健食品生产企业应建立电子追溯系统，按照"企业主导、政府推动、便捷追溯、品牌示范"的原则，应用互联网等技术，建立企业电子追溯系统，实现从原辅料采购、生产、出厂、运输等过程实时追踪监控，初步实现产品来源可追溯、去向可查证、责任可追究。同时，企业必须严格按照批准注册的工艺进行生产，确保生产出合格的产品。

4. 江苏省　为打击保健食品领域虚假宣传，持续净化保健食品市场秩序，增强消费者的获得感、幸福感、安全感，江苏省市场监管局精心组织，创新举措，因地制宜推动保健食品专项清理整治行动有序开展，探索出一套符合江苏保健食品市场现状的"清、明、准"工作模式。提出建立保健食品品种库，开发保健食品基础数据库软件，按照"一企一档"的原则，要求企业将持有的和受委托生产的注册证号、备案号、产品配方、生产工艺和质量标准逐一录入，并组织力量对企业录入的真实性和完整情况进行比对、核查。

5. 辽宁省　2024 年 4 月，辽宁省市场监督管理局印发《2024 年辽宁省特殊食品安全监管工作要点》要求，进一步明确保健食品安全全程追溯基本要求，指导保健食品生产经营者通过信息化手段建立、完善食品安全追溯体系，实现重点企业、重点品种可追溯，进一步落实"两个责任"，防范化解风险隐患。

2024 年 4 月 10 日至 5 月 13 日，辽宁省市场监督管理局组织食安辽宁智慧监管系统食品溯源项目组技术人员共同赴沈阳、辽阳、朝阳等地进行实地调研，共走访了 7 家保健食品经营企业，其中 6 家为保健食品连锁经营企业总部、1 家为某知名品牌保健食品的辽宁地区总经销商，调研组现场了解了保健食品经营企业供货商资质审核、进货查验记录制度落实、保健食品防伪和消费者查询等方面情况，与企业共同探讨了保健食品安全电子追溯体系建设基本思路和实际需求，进一步明确了工作方向。下一步，辽宁省市场监督管理局将依托食安辽宁智慧监管系统建立辽宁省保健食品安全信息追溯平台，向社会公众提供便捷的保健食品安全信息服务。

6. 浙江省　为了加强食品安全追溯管理，便利生产经营者履行法定追溯义务，落实生产经营者主体责任，保障公众身体健康和生命安全，营造公开、透明、诚信的市场环境，浙江省于 2023 年 9 月发布《浙江省食品安全数字化追溯规定》，该规定自 2024 年 1 月 1 日起施行。该规定明确了食品如保健食品以及食用农产品生产、加工、销售以及餐饮服务环节的食品安全数字化追溯要求。其中，食品安全数字化追溯是指通过全省统一的食品安全追溯管理系统，运用现代信息技术手段，依法采集、留存、传递、应用生产经营相关追溯信息，实现规定类别、品种的食品和食用农产品来源、去向、问题可追溯的活动。

7. 上海市　为进一步规范保健食品经营市场秩序，确保广大消费者消费安全和健康权益，指导本市保健食品经营者开展自查管理，2020 年 3 月上海市市场监管局印发《上海市保健食品经营管理指南（试行）》，指出保健食品广告需经过市场监管部门审查，广告内容必须真实，不得夸大或误导消费者。广告中应明确标示"保健食品不是药物，不能代替药物治疗疾病"。此外，网络保健食品经营者应在其网站首页显著位置公示相关证照信息，并对销售的保健食品进行明确标示，同时应记录和保存交易信息。

8. 长三角地区三省一市　为进一步加强长三角地区特殊食品安全监管协作，加强保健食品生产经营企业食品安全信息追溯管理，推进落实保健食品生产经营企业主体责任，实现保健食品来源可追溯、去向可追踪、责任可追究，严防严管严控食品安全风险，2021 年 9 月，上海市、江苏省、浙江省及安徽省市场监督管理局发布了《关于推进长三角地区保健食品生产经营企业食品安全信息追溯试点工作的指导意见》，指出保健食品生产经营企业应当自建食品安全追溯体系，或应用政府已建系统，或采用第三方技术机构服务等方式，采用二维码等技术开展食品安全信息追溯管理，形成覆盖生产经营全过程，记录并保存进货查验、出厂检验和销售记录的追溯信息数据链，鼓励有条件的保健食品生产经营企业采用物联网、区块链等先进技术实现信息追溯。

二、保健食品追溯监管系统

以广东省特殊食品电子追溯系统为例进行介绍。

随着特殊食品市场的不断扩大，食品安全问题愈发受到重视。特殊食品包括婴幼儿配方奶粉、保健食品等具有特定人群或功能需求的产品。由于其目标人群的特殊性和对健康的直接影响，特殊食品必须得到更为严格的监管。广东省特殊食品电子追溯系统应运而生，旨在通过信息化手段对特殊食品的流通链条进行全面跟踪，确保其从生产到消费者手中的每一个环节都能追溯到位。系统的最终目标是实现食品安全的"零事故"，提升消费者的信任感。该系统已于 2021 年 11 月 18 日正式上线运行，并在全省范围内的特殊食品生产经营者全面推广应用。

追溯系统通过多种数据采集方式，包括条形码、二维码、RFID 等，记录每一批特殊食品的生产、加工、运输、储存和销售信息。生产企业需要在每一环节中录入详细的产品信息，例如生产日期、批次号、原料来源、生产设备、质量检测报告等。消费者、监管部门和相关利益方可以通过系统查询特殊食品的详细信息。例如，消费者通过扫描产品上的二维码，可以了解到该食品的生产日期、生产企业、质量检验结果等信息，从而判断产品的真伪和安全性。监管部门可以通过系统追溯到特定的生产批次，迅速定位问题源头，采取必要措施。

第三节　保健食品安全监管信息公开与信息化标准

一、保健食品安全监管信息公开

依据《保健食品注册与备案管理办法》《食品生产经营监督检查管理办法》等有关规定，保健食品监管信息公开的范围包括生产经营许可信息、注册备案信息、监督检查和抽检信息、行政处罚和案件处理信息、召回信息、风险预警等。通过这些信息公开制度，确保消费者知情权得到保障，推动社会对保健食品行业的监督，进一步提高产品安全水平和市场透明度。

1. 保健食品生产经营许可信息　生产企业和经营企业的许可信息，包括企业名称、许可证编号、生产经营范围、生产场所、许可状态等信息。

2. 保健食品注册和备案信息　对通过注册或备案程序的保健食品，监管部门需公开注册/备案的基本信息，包括：产品名称、注册/备案编号、功能声称、主要原料成分、生产企业名称及地址、注册审批状态等信息。

3. 保健食品监督检查和抽检信息　监管部门每年对保健食品进行定期或不定期的抽检，并将抽检结果向社会公布。公开的信息包括：产品抽检批次、检测项目及检测结果、是否合格、不合格产品及企业的具体信息等。

4. 行政处罚和案件处理信息　监管部门对保健食品生产经营企业违法行为的处罚决定、案件处理结果等应向社会公开，具体内容包括：处罚企业名称、违法事实和处罚依据、罚款金额、责令整改等处罚措施、处理时间等信息。

5. 保健食品召回信息　生产企业或经营企业在发现保健食品存在安全隐患或质量问题时，应主动召回问题产品。召回信息需向社会公开，具体内容包括：召回原因、召回的产品批次、数量、召回企业及联系方式、召回产品的处理措施。

6. 风险预警与风险评估信息　对保健食品安全风险进行评估后，如发现潜在安全隐患，监管部门应及时发布风险预警，包括：预警等级、风险来源、可能影响的产品或企业、防范措施和建议等信息。

二、保健食品监管信息化标准建设

1. 信息化平台建设　全国统一的监管系统：通过建立全国统一的监管信息化平台，整合地方和中央监管部门的数据信息，实现跨区域、跨部门的数据共享和监管协同，避免信息孤岛和重复监管。

2. 保健食品注册与备案信息化

（1）在线注册与备案系统　国家市场监督管理局推出了保健食品注册备案信息管理系统，企业可以通过该系统在线提交产品的注册或备案申请，实现了从纸质到电子化的转型。这大大缩短了审批时间，提升了效率。

（2）电子档案管理　该系统不仅支持注册和备案的在线申请，还建立了电子档案管理系统，监管部门和企业都可以随时查阅历史记录，提高了信息的透明度和可追溯性。

3. 数据共享与信息互通

（1）跨部门数据共享　监管信息化标准建设的一大特点是实现了监管数据在各级市场监管部门、药品监督管理局以及其他相关部门（如工商、税务、公安等）之间的共享与互通。通过构建大数据监管平台，保健食品的生产、经营和流通数据可以在多部门间互联互通，提高监管的准确性和有效性。

（2）电子化追溯系统　在保健食品生产和流通环节推行电子化追溯系统，通过赋予每件产品唯一的追溯码，消费者和监管部门可以通过扫描追溯码，实时获取产品的生产信息、流通信息、检验信息等，确保产品全生命周期的安全可控。

4. 标准体系的制定

（1）监管标准规范　国家市场监督管理总局和其他相关部门不断推进保健食品监管标准的制定和更新，主要涵盖保健食品的生产、流通、检验检测、风险评估等各环节。标准的制定和推广有助于提高监管工作的规范性和透明度。

（2）技术标准的统一　保健食品监管信息化要求各地监管平台遵循统一的技术标准和数据接口，确保各地、各部门信息系统的互联互通和数据共享。技术标准涵盖了数据格式、传输协议、信息安全等方面，减少了系统不兼容和信息不对称的问题。

5. 智能化与大数据应用

（1）大数据分析与风险预警　借助大数据技术，监管部门可以通过信息化平台收集、分析海量的保健食品市场数据，进行风险监测与预警。通过分析产品投诉、抽检不合格信息、市场销售数据等，能够提前发现潜在的安全隐患。

（2）智能监管　一些地方开始试点智能监管系统，利用人工智能、区块链等新兴技术来提高监管效率。比如通过 AI 分析市场销售数据，判断保健食品的风险等级，优先对高风险产品进行抽查和监管。

以山东省聊城市中小阿胶企业监管平台建设为例：该平台有效提升了综合监管效能，一是利用该平台可实现对企业的线上巡察，全方位巡察生产加工场所是否清洁、企业是否按技术要求规范生产等，对违规操作进行抓拍，实现远程可视化监管，大大提高了监管效率。二是线上对企业产品实现全流程追溯，企业将原辅料供应商资质及原辅料检验报告和原辅料购进数量、领料加工记录、成品出入库信息、销售记录均录入该平台，市场监管部门可对生产企业实现全链条监管，对产品实现全流程追溯。三是能够对企业用电用水用气等能源消耗与原料消耗匹配程度进行风险评估，发现企业采购不明来源原料或者非法生产的风险。如企业能源消耗大、原料消耗少，各能源消耗占比超出参考值范围，平台将推送风险提示，执法人员根据推送信息核查企业是否存在原料违规采购、使用等情况。四是利用该平台可及时发现企业及供应商等各类资质到期等情况，如许可即将超期，该平台会发出预警，智能化提醒监管人员进行核查、提醒企业人员及时延续办理。

6. 信息公开与社会监督

（1）公众查询平台　国家和地方的保健食品监管信息化平台已经向公众开放，消费者可以通过这些平台查询保健食品的备案信息、生产企业资质、抽检结果等。这样不仅增强了监管的透明度，还促进了社会监督。

（2）企业信息公开　通过信息化平台，监管部门定期公开保健食品企业的生产经营许可信息、产品备案信息、抽检不合格产品名单、行政处罚信息等，提升了监管的公开性和企业的自律性。

第四节 保健食品电子政务应用实操

一、保健食品备案管理信息系统实操

保健食品备案流程见图 18 - 1。

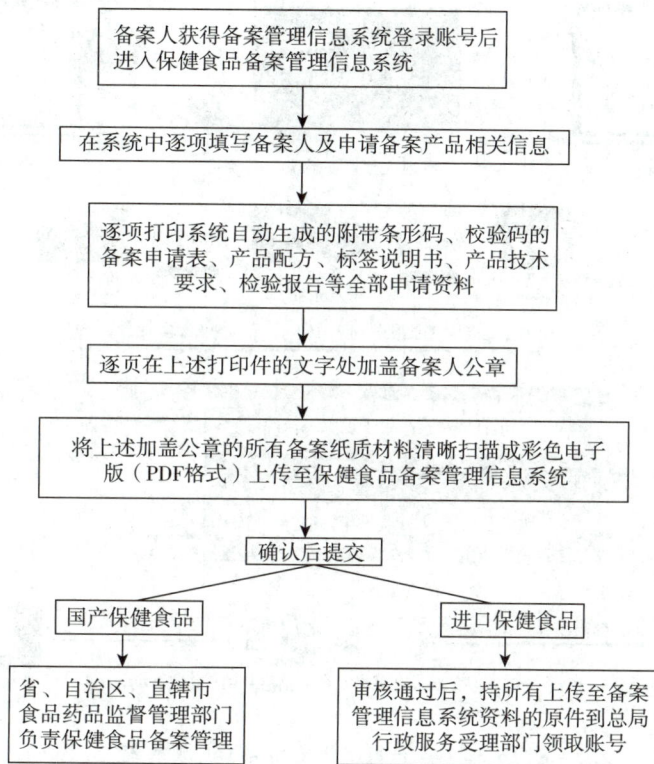

图 18 - 1 保健食品备案流程

二、保健食品注册管理信息系统实操

保健食品注册申请服务指南   保健食品注册管理信息系统（申报端）   保健食品注册系统操作指南（首次申请）

三、保健食品电子追溯系统实操

以广东省特殊食品电子追溯系统为例。广东省作为国家食品安全溯源研究示范省，为加强特殊食品安全监管，以信息化手段督促特殊食品生产经营者落实索证索票和进货查验制度，落实食品安全主体责任，有效提升监管和服务效能，2021 年，广东省市场监督管理局着手建设广东省特殊食品电子追溯系统（图 18 - 2）。

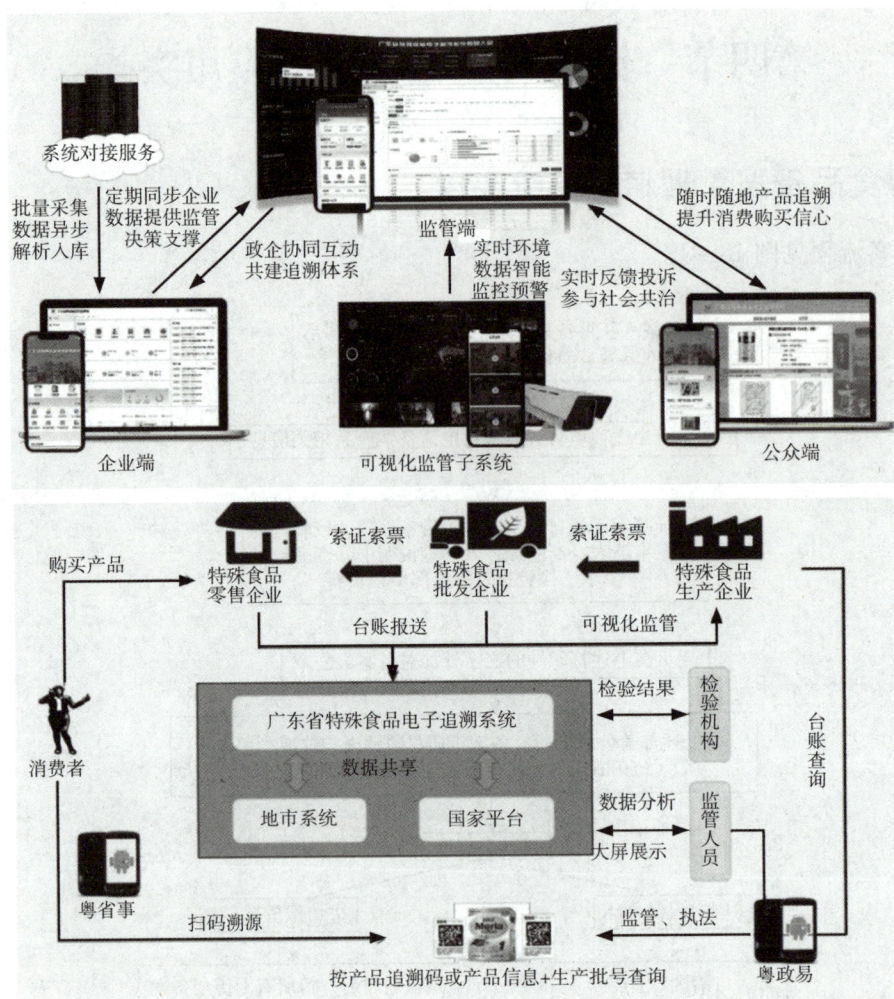

图 18-2　广东省特殊食品电子追溯系统

广东省特殊食品电子追溯系统操作手册

书网融合……

习题

本章小结

参考文献

［1］周鸣乐，李敏，李刚．电子政务理论与应用［M］.3 版．北京：清华大学出版社，2024.

［2］杨兰蓉，陈涛，徐晓林．电子政务（数字政府）［M］.3 版．北京：科学出版社，2024.

［3］金江军，电子政务理论与方法，［M］.5 版．北京：中国人民大学出版社，2022.

［4］陈玉文．医药电子商务［M］.北京：中国医药科技出版社，2007.

［5］陈玉文，王晓靓，张伟，等．美国医药电子政务概述［J］.中国药业，2003(12)：29－30.

［6］侯胜田．医药市场营销学［M］.北京：中国医药科技出版社，2009.

［7］隋振宇，宋华琳，林长庆．"互联网＋"背景下完善我国网络药品经营监管的探索［J］.中国药房，2019，30（16）：2166－2170.

［8］徐进荣，韩明丽．新版药品经营质量管理规范的特点分析［J］.临床医药文献电子杂志，2018，5（41）：180.

［9］李锦连，杨伊凡，谢金平，等．药品上市许可持有人及相关主体的责权利分析［J］.中国食品药品监管，2024，(2)：42－49.

［10］杨世民．药事管理学［M］.6 版．北京：中国医药科技出版社，2019.

［11］张冬新，郭佳宏．电子政务信息安全保密管理问题探析［J］.信息系统工程，2022，(7)：44－47.

［12］郑晓航．电子政务与信息网络安全分析［J］.电脑知识与技术，2020，16（30）：233－234.

［13］景日晨，蔡秋梅．新时代加强电子政务信息安全的管理思路研究［J］.中国管理信息化，2020，23（24）：196－197.

［14］孙京林，余伯阳．药品生产质量管理规范检查的历史与展望［J］.中国新药杂志，2022，31（3）：201－205.

［15］潘思伟．电子政务信息交换加密方法的实现［J］.现代信息科技，2020，4（1）：142－144. DOI：10. 19850/j. cnki. 2096－4706. 2020. 01. 051.